版权声明

THE THEORY AND PRACTICE OF GROUP PSYCHOTHERAPY, 6th Edition

by Irvin D. Yalom and Molyn Leszcz

Copyright © 2020 by Irvin D. Yalom and Molyn Leszcz

Permission for use of any material in the translation work must be authorized in writing by China Light Industry Press Ltd. / Beijing Multi-Million New Era Culture and Media Complany, Ltd.

The Chinese translation rights published by arrangement with Basic Books, an imprint of Perseus Books, LLC, a subsidiary of Hachette Book Group, Inc. All rights reserved.

The Theory and Practice of Group Psychotherapy
(6th Edition)

团体心理治疗
理|论|与|实|践
（原著第6版）

[美] 欧文·D.亚隆（Irvin D. Yalom）
[加] 默林·莱兹克兹（Molyn Leszcz）◎著

蒋 娟 李 鸣◎译
李 鸣◎审校

中国轻工业出版社

图书在版编目（CIP）数据

团体心理治疗：理论与实践：原著第6版／（美）
欧文·D.亚隆（Irvin D. Yalom），（加）默林·莱兹克兹
（Molyn Leszcz）著；蒋娟，李鸣译. —北京：中国轻工
业出版社，2022.11

ISBN 978-7-5184-4010-8

Ⅰ.①团…　Ⅱ.①欧…②默…③蒋…④李…
Ⅲ.①集体心理治疗　Ⅳ.①R459.9

中国版本图书馆CIP数据核字（2022）第094568号

总　策　划：石　铁
策划编辑：戴　婕　　　　　责任终审：张乃东　　　责任校对：万　众
责任编辑：戴　婕　潘　南　　整体设计：侯采薇　　　责任监印：刘志颖

出版发行：中国轻工业出版社（北京东长安街6号，邮编：100740）
印　　刷：三河市鑫金马印装有限公司
经　　销：各地新华书店
版　　次：2022年11月第1版第1次印刷
开　　本：710×1000　1/16　印张：36
字　　数：475千字
书　　号：ISBN 978-7-5184-4010-8　　定价：168.00元
读者热线：010-65181109，65262933
发行电话：010-85119832　传真：010-85113293
网　　址：http://www.chlip.com.cn　http://www.wqedu.com
电子信箱：1012305542@qq.com
如发现图书残缺请与我社联系调换
220110Y2X101ZYW

欧文·D. 亚隆（Irvin D. Yalom）：

我想把这本书献给我挚爱的妻子——玛丽莲（Marilyn）。
我们相伴了65年，她于2019年去世。

默林·莱兹克兹（Molyn Leszcz）：

献给下一代：锡德（Sid）、皮特（Pete）、露西（Lucy）和玛戈（Margot）。

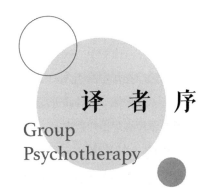

译 者 序

Group
Psychotherapy

团体心理治疗在我国正受到越来越多的重视，有关团体心理治疗的书籍也受到越来越多读者的喜爱。团体心理治疗这一形式自20世纪40年代首次被呈现在世人面前以来，已经有了长足的发展，也逐渐被应用于许多不同的治疗领域。如今，团体治疗的形式已十分丰富，本书所讨论的团体治疗并非指单一形式的团体治疗，而是包含了不同理论取向、应用于各种场合、形式多样的团体治疗。因此，本书适合各类心理治疗专业人士、兼职心理咨询师以及对这一领域感兴趣的普通读者阅读。读者可以从不同角度借鉴书中关于治疗师的工作内容、任务、角色、各治疗阶段的团体现象和治疗师使用的技巧，例如：如何组建团体，如何处理脱落，以及如何对团体治疗师进行培训。读者完全可以根据自己的工作经验，融会贯通，把书中的治疗实例应用到自己的临床实践中。在各种理论百花齐放的心理咨询行业中，对心理治疗的各种理论取向的包容和整合是本书的一大亮点。书中的团体心理治疗工作原理并不拘泥于某个理论流派，而是被放置于存在主义哲学理念的背景下，通过阐述团体心理治疗中的疗效因子，对理论流派和观点的核心要素进行了整合。从本书中，我们不仅可以了解具体的操作方法，更为重要的是，我们还可以了解操作方法背后的指导原理，以及大量针对团体治疗的实证研究结果。

《团体心理治疗——理论与实践》（*The Theory and Practice of Group Psychotherapy*）原著如今已是第6版，自其首次出版以来，时间上跨越了50年。本书曾被《美国精神医学期刊》（*American Journal of Psychiatry*）评选为近10年最具影响力的教科书之一，也被团体治疗业内人士视为行业的"圣经"。如果你查阅有关团体治疗的书籍或文章，就不难发现，本书被引用的频率是非常高的。在本书中，欧文·D. 亚隆（Irvin D. Yalom）整合了他本人从业多年的实践经验，将团体治疗的"表面"与"核心"加以区分。"表面"包括各治疗学派的理论、技术、形式和特定的治疗环境，而"核心"

则包括治疗操作本身引发治疗性改变的真实机制。本书突出介绍了团体治疗的核心因素——疗效因子，对此进行了详尽的讨论，并在此基础上进一步介绍了基于疗效因子的各种心理治疗取向。

《团体心理治疗——理论与实践》（原著第6版）可以作为初学者的入门书籍，因为书中描述的具体操作步骤清晰实用，极易上手；同时，它又可以作为资深治疗师的参考书。书中对团体治疗疗效因子的分析，对团体治疗不同阶段的介绍，对困难来访者的阐释，对团体治疗过程的详解，对如何成为一名合格的团体心理咨询师的指导，无论是对团体咨询还是个体咨询工作都具有极大的指导意义。

我们连续翻译了原著第4版、第5版和现在的第6版，并且距离上次翻译第5版已过了整整12年。在翻译本书的过程中，书中呈现出的作者扎实的理论功底和人性的光辉令我们印象深刻。书中要求团体心理治疗师做到真诚、合作、严谨、谦逊、悲悯和自我反思，这同样令人动容。很多时候，来访者并不能够记得治疗师说过什么，但是治疗师的态度和来访者体验到的情感会久久地留在他们心中。

本书的翻译工作由我和我的老师李鸣教授合作完成。于我而言，翻译本书的过程，无论是对原文的理解还是中文的表达方面，都是对我的心理治疗理论基础和实际操作水平的一次全面测试。作者在书中的许多精辟见解使我受益至今，时常敦促我在咨询实践中不断进取。全书的审校工作由李鸣老师完成，他严谨、细致的治学风格都体现在本书的译文中。囿于译者的学识和水平，译文如有不当之处，尚望有识之士不吝指教。

蒋娟
于2022年春

第6版序言

Group
Psychotherapy

自本书第5版出版以来，已经过去了15年。在第6版中，我们的任务是介绍这些年来团体治疗领域涌现出的重要创新。我们怀着喜悦和感激的心情，继续着40年前在斯坦福大学开启的长期合作，共同探讨了我们作为经验丰富的协同治疗师所开展的工作，并在撰写本书时相互支持、相互激励。我们在书中主要以"我们"的人称来写作，表示我们的想法互相交织。有时，为区分我们个人的经验，我们会切换到单数第一人称——我，并使用括号中的名字（亚隆或莱兹克兹）来表示谁正在叙述。

我们的目的是为读者提供团体治疗实践方面的新知识和经验积淀。书中提供了大量临床例证，使上述思想和原则更加鲜活、生动，也使本书更具实用性和指导意义。与以前的版本一样，本书适用于学生、受训者、一线从业者，也适用于督导师和教师。

团体治疗自20世纪40年代首次应用以来，就随着临床实践的变化而不断发生变革。新的临床症状、治疗设置和理论方法不断出现，团体治疗方法也随之改变。如今，团体治疗的种类是如此丰富多彩，以至于我们更愿意把它看作包含多种治疗方式的整体，而非单一的治疗方式。在各年龄段和存在不同临床需求的人群中，团体治疗一直都被证明是十分有效的。总体而言，团体治疗和个体治疗的疗效相当，但花费要低得多。在精神健康、物质滥用问题以及生理疾病的治疗方面也同样如此。

相比过去，在当今的数字化时代，互联网的应用使团体治疗更容易实现。地域距离已不再是问题。现代技术为团体治疗师创造了新的机会和挑战：随着团体治疗从线下转移到线上，什么发生了改变，而什么没有改变？这是我们在这一版中关于网络团体心理治疗的新章节里将要讨论的问题（见第14章）。

现在，无论是在北美还是在其他地方，民族和文化背景各异的来访者都会参加团体治疗。因此，治疗师必须发展出多元文化取向，提升文化适应上的敏感性和技能。治疗团体从来都是"困难对话"与话语的交流场所，而种族差异和性别认同等问题可以在回应良好的团体治疗环境中有效地得到解决（见第16章）。 治疗团体形式是帮助心灵受创与流离失所的个体的有效载体。

然而，与此相悖的是，团体治疗师的专业培训未能与团体治疗的广泛临床应用并驾齐驱。越来越少的专业培训项目——无论是在心理学、社会工作、心理咨询还是精神病学领域——能够为未来的从业者提供他们所需要的深度培训和督导。我们经常在不同场合看到，治疗师在受训不足或缺少督导的情况下仓促上阵，他们被要求带领的团体中的成员有着复杂的经历和多样化的需求。此外，经济压力、专业层面的竞争以及当下精神健康领域中生物医学主导的医疗模式，都会加剧这一现象。每一代人都天真地认为自己发明出了真正的解决方法。精神健康是一个独特的领域，人们总是过度高估或低估其价值，即便是该领域的从业者也不例外。令人鼓舞的是，美国心理学会最近把团体心理治疗确立为一种专业门类。这一决定将促使人们更加重视这一领域的教育和培训，我们希望这些进展将使团体治疗提升到一个新的高度，以保证团体治疗的实践范围能够不断扩大。我们知道，培训具有改革性的意义。

如今，治疗师被要求在实践中承担更大的责任，而团体治疗师也受此影响。我们都必须遵守循证实践的原则。长期以来，从业人员反对用研究、评估和收集数据的方式来指导临床工作，认为这是对治疗的干扰，会妨碍他们发挥自主性和创造性。将循证实践看作要严格遵循的条条框框，这样的观点在我们看来是不合时宜的。行之有效的观点是将循证实践作为提高临床治疗有效性的指导和原则。我们在整本书中详细阐述了循证的团体治疗师的特征：建立有凝聚力的团体和牢固的人际联系，有效传达出真诚而准确的共情，处理反移情，以及保持对文化差异的觉察和敏感性。不断反思治疗的方法、有意识地持续提升专业素养，这也是一个循证的团体治疗师的特征。收集正在进行的治疗团体的数据，能为我们提供及时的反馈，让我们了解每次治疗、每个成员身上究竟发生了什么（见第13章）。

我们也看到，团体治疗师目前在工作中使用的方法种类繁多，令人眼花缭乱。认知行为、心理教育、人际关系、格式塔、支持性-表达性（supportive-expressive）、现代分析（modern analytic）、精神分析、动力性互动（dynamic-interactional）、心理剧……所有这些方法，现在都可用于团体治疗。为了将个体的心智、身体和大脑间的相互影响整合到治疗工作中，团体治疗师还会将依恋理论和神经生物学方面的最新研究发现带入团体治疗的过程（见第 2 章和第 3 章）。

虽然本书篇幅有限，无法一一讨论各种治疗方法，但指导我们撰写本书第 1 版的策略仍然有效。这种策略就是，在讨论每种团体疗法时，将"表面"与"核心"部分区分开。表面部分包括某种流派的特征、形式、特定技术、专用术语和围绕这种理论的氛围；核心指的是对治疗过程的本质性体验，即治疗性改变的核心机制。

如果你忽视"表面"部分，仅仅考虑引发来访者有效改变的机制，你会发现这些改变机制的数量有限，而且不同团体中的机制极为类似。例如，治疗目标相似的团体，尽管其外在形式大相径庭，但背后可能有类似的治疗性改变机制。这些机制依旧构成了本书的核心组织原则。我们首先会详细讨论 11 个疗效因子，然后描述以上述因子为基础的团体心理治疗方法（见第 1—4 章）。

另一个难题是选择讨论哪种类型的团体。现在，团体治疗的种类如此繁多，不可能逐一详述。因此，我们会将讨论聚焦于一个团体治疗的典型情境——门诊心理治疗团体，然后提供一系列原则，以便学习者能够根据各自的实际情况来调整这一基础团体模型（见第 15 章）。

我们的典型门诊心理治疗团体至少需要持续几个月，治疗目标远大，包括症状缓解和人格改变。我们将对这类团体详加描述，从形成团体的构思到团体治疗的完成：首先是有效筛选的原则、团体组建和准备阶段（见第 8 章和第 9 章），然后是团体发展，从团体的首次会谈到团体的高级阶段，以及常见的治疗难题（见第 10—12 章）。

在经济利益的驱动下，当代的团体治疗情境是受其他类型的团体所主导的，这些治疗团体周期更短，治疗目标也更有限。那么，本书为何选择聚焦在门诊治疗团体这一特定形式？原因是，长程团体治疗已经存在了数十年，积累了大量来自实证研究与经过深思的临床洞察的知识。我们相信，本书描述的典型团体是一种高强度、目标远大的团体治疗形式，对来访者和治疗师的要求也很高。这类团体也为治疗师提供了一个独特的视角，用以观察团体进程、团体动力和团体带领。这些视角将为治疗师今后的临床工作提供有益的帮助。要带领这样的团体，治疗师需要熟练掌握复杂的治疗策略和治疗技术（见第 5—7 章）。然而，一旦学习者掌握了这些技术，并了解如何根据不同的治疗情景适时调整，那么就能将这些技术灵活应用于不同的临床情境。

学习者应努力成为有创造力的、慈悲的治疗师，并且懂得如何将理论应用于实践。而要成为这样的治疗师，需要有同样慈悲且能够理解这一点的督导师（见第16章）。随着临床需求的日益增长，加之团体治疗的高效能和高效率，团体治疗必将成为未来的治疗模式。团体治疗师必须做好准备，抓住机遇，同时也需做好自身关怀，使自己的工作持续高效，并在工作中找到意义。

本书的读者大多是临床工作者，因此本书旨在提供即时的临床参考。然而，我们同时也认为，临床工作者也须熟悉自身领域的研究成果。尽管治疗师不一定亲自从事研究，但应能评估和参考他人的研究成果。

本书最重要的潜在假设之一是，对于有效的团体治疗而言，"此时此地（the here-and-now）"的人际互动是关键的。真正有效的团体能为成员提供一个场所，使他们置身其中并与他人自由地互动，识别并理解各自在互动中浮现出的问题。最终，这会使他们得以改变那些适应不良的人际模式。我们认为，如果团体治疗仅仅建立在其他假设之上，比如心理教育或认知行为原理，就不可能收获全部的治疗效果。如果强调人际互动，团体治疗将会更富有成效。我们将在本书中深入讨论这一人际互动焦点的范围和性质，以及它为个体带来性格与人际方面的重要改变的能力。人际互动是团体治疗的引擎，能利用好这一点的治疗师，更能胜任各种形式的团体治疗，也能使不同形式的团体治疗更富有成效（见第15章）。

我（亚隆）的小说《叔本华的治疗》（*The Schopenhauer Cure*）可以作为本书的辅助读物。它描写了一个团体心理治疗的故事，阐述了团体进程中的许多原则和治疗技术。因此，在本书的某些部分，我们会请读者参阅《叔本华的治疗》中对治疗技术的虚构描述。

内容冗长的厚重书籍往往容易被放到书架上的"参考书"中间。为了避免本书落得如此下场，我们努力不让本书增重。因此，我们不得不删掉一些旧的章节和引文，以添加许多新的素材。这是一件令人痛苦的事，而且在删除那些被"判处死刑"的段落时，我们的心和我们的手指头都很痛。但我们希望，这样做能使本书成为一部及时的、与时俱进的作品，能够在未来15年及更长的时间里对学习者和从业人员有所裨益。

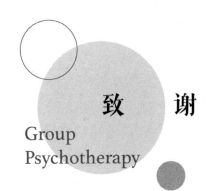

致　谢

Group Psychotherapy

欧文·D. 亚隆：

我由衷感谢斯坦福大学提供的学术自由和图书馆设施，使本书得以顺利完成。我要感谢我大师级的导师Jerome Frank，是他将我引向团体治疗的领域，并给我树立了一个正直而具有奉献精神的榜样。我还要感谢那些阅读了本书第6版并提供了宝贵意见以帮助修订本书的人：Ruthellen Josselson(哲学博士)、Meenakshi Denduluri (医学博士)，以及我的儿子Ben Yalom，他熟练地编辑了本书的几个章节。最后，我要感谢我无领导治疗团体的成员，他们让我更加相信治疗团体的力量和有效性。

默林·莱兹克兹：

我由衷感谢多伦多大学精神病学系和西奈山医院为本书的编写所提供的支持。我要感谢我多伦多的同事，他们对本书做出了贡献，并缩短了它的完成时间。这些同事包括：Lesley Wiesenfeld（医学博士）、Joel Sadavoy（医学博士）、Danny Silver（医学博士）、Paula Ravitz（医学博士）、Jan Malat（医学博士）、Roisin Byrne（医学博士）、Smrita Grewal（医学博士）、Robert Maunder（医学博士）和Jon Hunter（医学博士）。我还要感谢团体治疗的同事，他们的投入是非常有价值的。他们是：Gary Burlingame（哲学博士）、Greg Crosby（社会工作硕士）、Haim Weinberg博士（哲学博士）、Martyn Whittingham（哲学博士）和Steinar Lorentzen（哲学博士）。Liz Konigshaus以极高的效率和不屈不挠的精神完成了汇编大量参考文献和引文的艰巨任务；Jon Grosz对编辑的过程做出了重要贡献；Marie Maguire提供了必不可少的行政支持。我的孩子Benjamin Leszcz、Talia Leszcz和Noah Leszcz，以及我的妻子Bonny Leszcz也全程贡献了他们的见解和鼓励。

　　我们二人都非常感谢Lisa Kaufman和Katherine Streckfus，她们对这本书进行了非常缜密而全面的编辑。

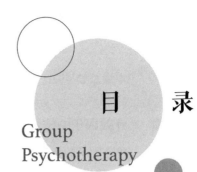

目 录

Group
Psychotherapy

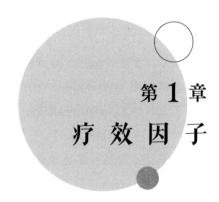

第 1 章
疗 效 因 子

　　团体治疗可以帮助来访者吗？事实证明，完全可以。大量有说服力的实效研究结果明确而一致地表明，团体治疗是一种非常有效的心理治疗手段。团体治疗不仅与个体心理治疗效果相当，而且能更有效地利用精神健康医疗资源[1]。然而矛盾的是，精神健康专业培训项目却减少了对团体治疗的培训。这是一个值得关注的现象：我们需要确保团体治疗的高水准，以获得我们期待的影响力与来访者需要的效果[2]。在本书中，我们将重点探讨能够提高治疗有效性的疗效因子和团体带领者的特征。

　　团体治疗如何帮助来访者？这或许是一个幼稚的问题。但是如果我们能够在一定程度上准确而肯定地做出回答，那么我们就有了一个能够随心使用的核心组织准则，可以用来应对心理治疗中最棘手、最有争议的问题。一旦确定了这个准则，改变过程中的关键方面将构成治疗的合理依据，而治疗师就可以据此制订相应的措施和策略，塑造团体的体验，使团体治疗在不同的来访者群体中、在不同的情景下都最大限度地产生效果。尽管团体治疗富有疗效，但治疗师的工作成效却存在很大差异[3]。有效的团体工作的核心是了解如何最好地落实有疗效的团体过程。幸运的是，许多研究成果可以带给我们启迪。仅凭经验有时并不奏效，那么怎么做才能提高治疗工作的成效呢？我们应该进行深思熟虑的实践和自我反思，倾听他人对我们工作的反馈，灵活运用共情性的、同调（attuned）的治疗关系[4]。

　　我们认为，治疗中的改变是一个极其复杂的过程，发生在各种人类体验错综复杂的相互作用中。我们将这些相互作用称为"疗效因子"。透过简单的要素去探究复杂的事物，从基本组成过程去接近整体的现象，这样的做法有很多优点。因此，我们将从描述和讨论这些基础要素开始。

　　根据我们的观点，治疗性体验可以自然划分为以下 11 个主要因子：

1. 灌注希望（instillation of hope）；

2. 普遍性（universality）；

3. 传递信息（imparting information）；

4. 利他主义（altruism）；

5. 原生家庭的矫正性重现（the corrective recapitulation of the primary family group）；

6. 发展社交技能（development of socializing techniques）；

7. 行为模仿（imitative behavior）；

8. 人际学习（interpersonal learning）；

9. 团体凝聚力（group cohesiveness）；

10. 宣泄（catharsis）；

11. 存在主义因子（existential factors）。

在本章接下来的部分中，我们将讨论前面7个因子。人际学习和团体凝聚力非常重要，并且十分复杂，因此我们会在之后的两个章节中分别讨论它们。存在主义因子会在第4章中讨论，以该章节的其他内容作为背景，更便于读者理解。宣泄和其他疗效因子错综复杂地交织在一起，也会在第4章中讨论。

对于这些疗效因子的区分是人为的，虽然我们将单独讨论每一个因子，但它们之间是互相依存的。它们既不独立存在，也不单独起作用。另外，这些因子代表着改变过程的不同部分：有些因子在认知层面起作用（比如人际学习），有些因子在行为变化层面起作用（比如发展社交技能），而有些因子在情绪层面起作用（比如宣泄）。更确切地说，有些因子既是治疗的动力，又是改变的前提（比如团体凝聚力）。虽然相同的疗效因子可能存在于各种类型的团体治疗中，但是它们的相互作用和相对重要性在各个团体中可能十分不同。并且，由于个体差异的存在，同一个团体中不同的来访者也可能因不同的疗效因子而获益[5]。

我们要记住，这些疗效因子是人为建构的，然而我们可以把它们看作给学习者提供的一张认知地图[6]。疗效因子的分类不是一成不变的，其他临床工作者和研究人员也得出了不同的（同样是人为建构的）疗效因子群。有一组研究人员提出了一个核心的疗效因子：来访者心怀希望，认为他们的情绪表达和关系觉察能够转化为社会学习[7]。没有一种解释系统可以涵盖治疗中的所有疗效因子。在核心层面，治疗的过程极为复杂，而个体在其中的体验方式也是无穷无尽的（我们将在第 4 章中更充分地讨论这些议题）。

我们所列举的疗效因子，来自我们和其他治疗师的临床经验，来自获得成功治疗的来访者的观点，也来自相关的系统研究。尽管如此，这些来源的可靠性并不是完全不容置疑的；团体成员和团体带领者并非完全客观，而我们的研究方法也常常受限在研究范围内。

我们从不同的团体治疗师那里得到的疗效因子清单五花八门，并且内部是不一致的，反映着这些治疗师对于各类团体和来访者的研究。治疗师绝不是客观公正而不带偏见的观察者，他们为了掌握某种治疗方法而花费了大量的时间和精力。他们列出的清单大多由他们所信奉的特定流派所决定——这是效忠效应（allegiance effect）[8]。即使是理念相同、理论取向一致的治疗师，他们对于来访者状况改善的原因也可能持完全不同的观点。但这并不让人意外。心理治疗的历史上不乏高效能的治疗师，但他们成功的原因却并非如他们所述。来访者的状况大幅改善，而自己却对改善的原因一无所知——哪个治疗师没有碰到过这种情况呢？

一个重要的信息来源是，团体成员认为哪些疗效因子最有用，哪些最无用。研究人员不断提出有关疗效因子的重要问题。疗效因子对所有团体成员都具有相同的作用吗？是什么在影响来访者的反应？是来访者与治疗师的关系，或者来访者与其他团体成员的关系吗？还是团体治疗的质量和深度[9]？此外，研究还发现，团体成员认可的疗效因子可能会与治疗师或团体观察者的观点大相径庭[10]。来访者对于治疗的反应也可能受多种其他因素的影响，比如团体类型（门诊团体、住院团体、日间医院团体或短程治疗团体）[11]、来访者的年龄和诊断[12]、来访者的动机水平和依恋类型[13]、团体带领者的治疗理念[14]、团体成员对于相同事件的不同体验方式以及彼此间体验的相互影响[15]。

除了这些不足，来访者的陈述仍不失为一个丰富的、未被充分开发的信息来源。毕竟，来访者自身的体验才是最重要的，我们越脱离他们的体验，我们的结论中推论的成分就越重。诚然，改变过程中的某些方面超出了来访者的理解觉察范围，但这并不意味我们可以对他们的描述置若罔闻。纸笔测验或结构式问卷可以提供可轻易获得的数据，但却经常容易忽视来访者体验的细微差别与丰富性。如何获得来访者的陈述是一门艺术。提问者越能进入来访者的内心世界，来访者对于治疗体验的描述就越清晰而有意义。

除了治疗师的观点和来访者的陈述外，还有第三种评估疗效因子的重要方法：系统性的研究。目前，最常见的研究方法是寻找治疗中的变量与治疗结果之间的相关性。通过探究哪些变量和成功的治疗结果显著相关，我们能建立一个合理的基础，据此对疗效因子进行描摹。不过，这种研究方法本身具有许多潜在的问题：疗效的测量在方法上存在困难，而治疗中变量的选择和测量也同样是个问题[16]。

通过上述方法，我们得出了本书所要讨论的疗效因子。我们并不认为这些结论是绝对的，相反，我们提供的只是目前适用的准则，有待其他临床研究者的检验与扩充。

灌 注 希 望

研究一致表明，灌注希望和维持希望在任何心理治疗中都是至关重要的。一些研究表明，来访者对帮助的高期望与积极的治疗结果显著相关[17]。大量数据记录了信念治疗（faith healing）和安慰剂治疗的有效性——它们都是完全通过希望和信心来起作用的治疗方法。在团体治疗中，心怀希望的来访者更愿意深度参与治疗工作[18]。当来访者和治疗师对治疗抱有同样的积极期望时，心理治疗中出现积极结果的可能性会更高[19]。这种积极期望的力量远远超过简单的想象：脑成像研究证明，安慰剂并不是无效的，它能够对大脑产生直接的生理影响[20]。

团体治疗师可以利用这一点，竭力提升来访者对团体治疗疗效的信任和信心。这项任务应当始于治疗开始之前。在团体开始前的介绍中，治疗师要强化来访者的积极期望，纠正他们的负性成见，还要对团体治疗的疗愈性质给予清晰、有力的说明。这种说明要结合治疗师对来访者的具体困难的解释，让人容易理解并能够在文化层面产生共鸣（第9章和第10章对团体开始前的准备程序做了详细的讨论）。

团体治疗的进展不仅来自正性期望所带来的整体改善效果。对于团体治疗这种特定形式的希望感也是治疗进展的重要资源。治疗团体中的成员总是处在应对—崩溃（coping-collapse）的连续谱上的不同位置。因此，每个成员都会不断地接触到接受治疗后状况有所改善的其他团体成员——经常是和自己有类似问题的人。我经常听到来访者在团体治疗结束时感叹，看到其他人的进步对他们来说有多么重要。

团体治疗师应该努力发挥这一疗效因子的最大作用，时常提醒团体成员注意他们所取得的进步。如果我们收到最近结束治疗的成员的信息，得知他们在持续取得进展，那么我们会特意与现在的团体分享这一消息。长程的团体成员经常发挥同样的功能，自发地为充满疑惑的新成员提供例证。

以下是一个老年精神专科日间医院中的团体案例。

◯ 贝蒂是一名86岁的抑郁女性。她对治疗充满抵触，也是第一次参加团体。团体中有另一名成员，88岁的萨拉。萨拉对贝蒂说的一番话，效果远远超出治疗师对贝蒂所做的准备和鼓励工作。萨拉是这样欢迎新成员的："贝蒂，欢迎你来到这个团体。如果你像我一样，你可能从未想过自己会来这里，或许是你的女儿逼你来的。但是，我想告诉你，这是一个非常特别的地方，这个团体改变了我的生活。我已经准备好结束治疗了，但团体工作令我受益匪浅——我是带着宝贵的财富离开的，这些财富会让我今后的生活变得更好。在这里，我认识到，孤独是很糟糕的，我学会了如何寻求帮助和主动接触别人，我也知道自己值得被人关爱和关注。相信我，如果你参加这个团体并投入治疗，改变同样会发生在你的身上。"

研究表明，治疗师相信自己、相信团体的有效性同样是至关重要的。这对于培育和维持治疗师的效能感必不可少（更多关于治疗师自我照顾的内容请参见第16章）[21]。在初始会谈中，治疗师应与来访者分享自身的信念，努力将这种乐观精神传递给来访者。

许多自助团体——比如，由丧亲的父母组成的慈爱伙伴团体（Compassionate Friends）、由施暴的男性组成的战胜暴力团体（Men Overcoming Violence）、乱伦幸存者团体（Survivors of Incest）、面向癌症患者及其家人的吉尔达俱乐部（Gilda's Club）、抑郁症和双相情感障碍支持团体（the Depression and Bipolar Support Alliance）以及由接受过心脏手术的患者组成的修复之心团体（Mended Heart）——都非常强调给个体灌注希望[22]。在匿名戒酒会（Alcoholics Anonymous）、匿名戒毒会（Narcotics Anonymous）和过量进食者匿名会（Over-eaters Anonymous）等12步康复项目中，大多数的会谈都以组员分享他们的"经验、力量和希望"作为开场。在匿名戒酒会中，戒酒成功的成员一次次地讲述他们在康复项目的帮助下从低谷走向康复的故事，这样做不仅仅是给新成员灌注希望，同时也在提醒自己，只要他们不再碰酒杯，生活就能不断"变得更好"。这类组织的优势在于，它由成员而不是专业人员管理；发言者、带领者和其他工作人员都是康复中的嗜酒者——他们本身就是其他成员鲜活的榜样。

同样，有些物质滥用治疗项目也会雇用处于康复期的戒毒者，让他们担任同辈团体的带领者，以此让团体成员感受到希望。很多项目都是由已经成为专业心理咨询师和治疗师的戒毒康复者所创立和（或）运营的。项目成员会受到这些康复者的鼓舞：通过接触这些曾经沉沦又浪子回头的人，成员对康复有了更多的憧憬。面向患有关节炎和心脏病等慢性病患者的自我管理团体，也会借经过受训的成员来鼓励新成员去积极面对他们的健康问题[23]。通过其他成员来为参与者提供激励是这类治疗方案的关键部分。这样的团体可以改善成员的健康状况，降低医疗护理的成本，提高成员的自我效能感，同时也常常使得团体治疗的效果优于个体治疗[24]。

普　遍　性

许多人进入治疗时忧心忡忡，认为只有他们自己是不幸的，只有他们有着某种恐怖的或者不被接受的问题、想法、冲动和幻想。在某种程度上，我们所有人都会有这样的忧虑，但极端的社交孤立使这些来访者的独特感被放大了。他们的人际困难使其无法与人深交，无法形成深入的亲密关系。在日常生活中，他们既无法得知他人类似的感受和经历，也无法对他人吐露真心，从而得到来自他人的确认和接纳。

在治疗团体中，特别是在早期阶段，消解来访者的这种独特感，会让他们大感宽慰。当听到其他成员坦露类似的担忧时，来访者的共鸣油然而生，感觉和这个世界有了更多关联。他们可能会把这个过程形容为"欢迎来到人类世界"的体验。简单地套句老话，就是"同舟共济"，或者更悲观地说——"同是天涯沦落人"。对于有的来访者而言，感受到自身状况的普遍性正是康复的开始，也是团体治疗师竭力创造的治疗环境所具有的核心特征[25]。

没有任何人的行为或想法会完全脱离他人的体验。在治疗中，团体成员会坦露各种各样的行为，比如乱伦、酷刑、盗窃、挪用公款、谋杀、自杀尝试甚至一些由更深的绝望所驱动的幻想等。通常，当一个团体成员带着信任或勇气敞开心扉时，其他团体成员也会以真诚相待，接纳这些行为，将其视作自己也可能会有的经历，并随之吐露心声。这种方法的应用并不限于团体治疗：普遍性在个体治疗中也发挥着作用，只是在个体治疗中，来访者得到一致性确认的机会更少，因为治疗师在自我暴露方面更为节制。

在我（亚隆）进行的 600 小时的自我分析中，我曾体验过"普遍性"这个疗效因子，印象深刻。当时，我在描述我对母亲怀有的极其矛盾的情感。让我非常困扰的是，尽管我对母亲怀有强烈的积极情感，但我同时也希望母亲早早去世——这样我就能继承她的部分财产。在那一刻，我的分析师只说了一句话："那似乎是我们都会有的想法。"这句朴实无华的回应给了我很大的安慰，而且使我能进一步探索自己更深层的矛盾情绪。

尽管人类的问题纷繁复杂，但仍然具有某些明显的共性，治疗团体的成员很快就能看到彼此间的相似之处。有一个例子可以说明这一点：很多年来，我都会让培训团体（T-groups）的成员（这些团体的成员并非来访者，而是专业人员，如医学生、精神科住院医师、护士、精神科技术人员及和平队的志愿者）完成一项名为"最高机密"的作业。团体成员被要求在纸上匿名写下他们最不愿意和他人分享的一件事。令人惊讶的是，他们的秘密竟如此相似，而且可以划归为几大类。最常见的秘密是深信自己能力不足——感觉自己是无能的，只是靠虚张声势过日子。第二类常见的秘密是人际间深深的疏离感——不论表面看起来如何，许多人认为他们内心深处不会也无法真心地去关心或爱一个人。第三种常见的类型是各种与性有关的秘密。那些寻求专业帮助的人，他们的主要困扰在性质上也大同小异。在自我价值感和与他人建立关系的能力方面，来访者几乎总是怀有深深的忧虑*。

当这种内心秘密对于个体而言尤其重要并导致其与他人隔绝时，加入一个由有类似体验的人所组成的特定团体，将有助于消除个体的耻辱感和羞耻感，尤其是当

---

* 在团体治疗工作中，有好几种使用这些信息的方法。其中一种已被证实有效的方法是，将写着匿名秘密的纸张发给大家，每个人都会拿到一个别人的秘密。随后，每个成员要把手上的秘密大声念出来，然后谈谈如果自己藏着这个秘密将有何感受。这个方法通常可以有效地展现出普遍性、共情以及他人的理解能力。

团体强调普遍性的时候。对于这类个体，团体治疗可能比个体治疗更有效。例如：针对暴食症患者的短程结构化团体会将这一点纳入治疗方案，包括要求来访者进行自我暴露，分享自己对于身体形象的态度，以及有关进食习惯和催吐行为的详细描述。当来访者发现自己并不孤单，发现其他人也有相同的困境和生活经历时，他们常常会如释重负[26]。

同样，性虐待团体中的成员也能从普遍性的体验中获益匪浅[27]。对于这些团体的成员来说，分享（通常是第一次）他们受虐经历的细节以及随后感受到的内在重创，是治疗过程中不可或缺的一部分。一项2013年的研究比较了团体治疗和个体治疗对遭受性虐待的刚果女性的疗效，她们的主要症状与耻辱感、羞耻感和社交孤立有关。研究发现，团体干预所带来的积极效果比个体治疗更为显著和持久[28]。

同质性团体中的成员由于有着共同的亲身经历，他们之间的对话带有一种强有力的真实性，这或许是治疗师也难以企及的。在我（莱兹克兹）刚开始从事团体治疗工作时，我带领了一个由七八十岁的抑郁男性组成的团体。有一次，一个刚刚丧妻的77岁男性表达了想自杀的想法。当时的我比他年轻得多，因此犹豫了，担心自己的任何回应都会被认为是幼稚的。这时，一位91岁的团体成员开口了，分享了他痛失相伴了60年的妻子的经历。他也曾陷入自杀的绝望中，但最终走了出来，重新开始他的人生。他的叙述引起了其他团体成员深深的共鸣。

某种程度上，当代的治疗团体是社会的缩影，团体成员有着不同的性别、性取向和文化背景，因此团体带领者尤其需要注意团体成员对普遍性的感受。在以白人为主的团体中，少数族裔成员可能会因不同文化在自我暴露、相互交流、情感表达等方面的差异而倍感孤立。有关种族、性别认同和性取向的讨论颇具挑战性，需要团体成员的勇气、信任和人文关怀。治疗师必须帮助团体成员认识到文化传统、压迫、边缘化和特权对个体身为一个人的感受所产生的影响[29]。我们同时也需关注对于人类处境和悲剧的跨文化回应，即普遍性回应[30]。只有在团体治疗中，文化背景差异悬殊的个体才能找到共同点，例如：一个年轻的巴勒斯坦男同性恋者和一个年长的、信仰共产主义的犹太女异性恋者，可能对于追求社会公平的边缘化群体身份都有着强烈认同。因此，治疗师应尽可能地了解团体成员的文化、社群背景，以及他们对自身文化的依恋程度[31]。治疗师的多元文化胜任力和他们工作的有效性是密切相关的[32]。

普遍性不是单独发挥作用的，它与其他疗效因子相结合，共同起效。当来访者感受到自己和他人的相似之处并且与人分享自己最深层的忧虑时，伴随而来的宣泄和来自他人的接纳，都会使他们进一步获益。

传 递 信 息

在传递信息的整体框架下，我们囊括了由治疗师提供的针对精神健康、精神疾病和一般性精神动力学知识的教导式指引（didactic instruction），以及治疗师或其他团体成员给出的忠告、建议或直接指导等。

教导式指引

成功的人际互动团体治疗结束时，大部分参与者都会对共情、症状的意义、人际间动力和团体动力以及心理治疗的过程有较为深刻的了解。团体治疗可以提升个体对情绪的理解能力[33]。作为团体旁观者的学生经常惊叹于团体成员驾轻就熟地运用心理学关键概念的能力。一般而言，团体中的这种教育过程是内隐的：大多数团体治疗师只会在团体早期给予直接的教导式指引，指导团体成员如何专注于此时此地、如何提供人际反馈。然而，最近，许多团体治疗方法都把正式的指导或心理教育确定为团体项目的重要部分。

关于心理教育一个的重要先例是马克斯韦尔·琼斯（Maxwell Joncs）的工作。20世纪40年代，他在团体工作中一星期给病人授课3小时，讲解有关神经系统的构造、功能以及与精神病症状和障碍的关联的内容[34]。L.科迪·马什（L. Cody Marsh）也相信心理教育的重要性，他在20世纪30年代进行写作，当时他为自己的来访者开设班级，同时举办讲座、布置作业和讲解评分[35]。许多其他的自助团体也非常强调信息的传递。源泉团体（Wellspring；面向癌症患者）、丧偶父母团体（Parents Without Partners）以及修复之心团体等都鼓励成员间彼此交换信息，也经常邀请专家莅临团体开展讲座[36]。团体的环境也很重要——这是来访者学习的场所。上述团体的氛围都充满合作与协作的气息，而不是规定和从属的基调。

当代的团体治疗文献中有大量对于特定团体的描述，这类团体由一些面临特定障碍或无法改变的生活危机的成员所组成，例如：惊恐障碍患者[37]、肥胖症患者[38]、暴食症患者[39]、离异后处于适应阶段的个体[40]、疱疹患者[41]、冠心病患者[42]、受性侵儿童的父母[43]、男性施暴者[44]、居丧者[45]、艾滋病病毒携带者或艾滋病患者[46]、性功能障碍者[47]、性侵受害者[48]、乳房切除术后自我形象调适者[49]、慢性疼痛患者[50]、器官移植者[51]、预防抑郁复发者[52]、孤独症谱系障碍患者[53]、孤独症儿童父母、智力障碍患者[54]以及具有癌症遗传或家族倾向者[55]。当然，还有大量针对各种问题的网络和社交媒体团体[56]。

这些团体除了提供成员之间的相互支持外，一般还会进行心理教育，直接给来访者传授一些有关疾病本质或生活情境方面的指导，检验来访者对疾病的错误认知和无益的反应。比如，惊恐障碍患者团体的带领者会告知成员惊恐障碍产生的生理学原因，压力与唤醒水平上升如何促进肾上腺素的分泌，而这可能会导致过度换气、呼吸急促及头晕。团体带领者会指出，在惊恐障碍发作时，患者常常误读自己的症状（"我快死了"或"我要疯了"），从而加剧症状，形成恶性循环。通常，带领者可以向团体成员解释，惊恐发作在本质上是无害的；然后，指导团体成员去体验如何降低惊恐发作的强度，并逐渐缓解发作，以及如何识别惊恐发作的早期迹象并防止其进一步发展。另外，带领者应向成员教授调节呼吸与渐进式肌肉放松等技巧，还可以让全体成员一起参与练习，给惊恐发作的成员提供支持[57]。

在团体中，来访者还可以学习正念和冥想减压的方法。通过主动聚焦注意，来访者学习用接纳和不评判的态度来清晰地观察自己的想法和感受，以此减轻压力，改善焦虑和抑郁[58]。

丧亲团体的带领者会解释哀伤的自然周期，帮助成员认识到他们经历的痛苦会有几个不同的阶段。当他们逐渐经历这一系列的阶段时，他们的痛苦会自然而然地减轻。带领者会帮助来访者对丧亲后一年内将会出现的情绪变化有所准备，例如，每当重要的日子（节日、周年纪念日、生日等）来临时，他们将感到极度悲痛[59]。面向原发性乳腺癌女性患者的心理教育团体既会给成员提供有关疾病、治疗方案和未来风险方面的信息，还会给她们介绍如何在患病期间培养健康的生活方式。对于团体效果的评估显示，团体治疗给这些参与者带来了显著而持久的心理社会获益[60]。

对即将进入心理治疗团体并感到恐惧的来访者，大多数团体治疗师会对他们使用类似预期指导的方法。例如，安排治疗前访谈，澄清心理障碍的重要成因并为来访者提供一些自我探索的方法[61]。治疗师可以预见来访者的恐惧并给他们提供一种认知框架,从而帮助他们更有效地应对进入团体后可能会遇到的文化冲击(见第10章)。

因此,教导式指引在团体治疗中有多种应用形式:传递信息、给团体提供框架、解释疾病进程和改变破坏性思维等。通常,这样的指导在团体的初始阶段发挥着纽带的功能,直到其他的疗效因子开始起作用。不过,在某种程度上,解释(explanation)和澄清(clarification)本身就是有效的治疗因素。对某一现象的解释是获得掌控的第一步。假如火山爆发是因为上帝发怒,那么至少有望通过取悦上帝来控制火山爆发。理解能够提升掌控感,而掌控感会转而增强自我效能感,这是每一种有效治疗的常用法宝[62]。

治疗师应反复强调:在当下的世界,回应恐惧和焦虑的最好方式是积极应对(例如,投入生活、公开表达、相互支持),而不是垂头丧气地退缩和回避。积极的应对姿态不但与我们的常识相吻合,而且神经生物学研究也表明,积极应对能够激活大脑中重要的神经回路,而这些回路有助于调节身体的压力反应[63]。

接受心理治疗的来访者也是如此:当来访者对精神病症状的来源、意义和严重性感到不确定而产生恐惧和焦虑,这些情绪可能会加重他们的恶劣心境,使得有效的探索变得极为困难。而教导式指引会向来访者提供理论框架和解释,其固有的价值使其在众多的治疗手段中占据一席之地(见第5章)。

直接建议

和治疗师的教导式指引不同的是,来自团体成员的直接建议在每个治疗团体都会出现。在动力取向的人际互动治疗团体(dynamic interactional therapy group)中,直接建议是团体早期阶段必不可缺的一部分。由于它出现得如此频繁,我们甚至可以用它来估计一个团体的年龄。如果我们观察到,一个团体中的成员经常说"我认为你应该……""你应该做的是……"或者"你为什么不……",我们便有理由确定这是个年轻的团体,或者是个正面临一些困难的老团体,其发展受到了阻碍或出现了暂时的退行。换句话说,直接提供建议可能反映出团体成员对更亲密的接触的阻抗,他们尝试去经营关系而不是与彼此联结。在互动治疗团体的早期,有成员直接给出建议是很常见的,但具体的建议很少能给来访者带来直接的好处。然而,提出建议的过程——而不是建议的内容——可以间接带来一些好处,因为它体现出成员间相互的兴趣和关心。当一个男孩的父亲告诉团体成员，是他内在的恶引发了孩子的社交焦虑，其他成员可能会告诉他一些可以帮助孩子的社区资源。但是，让这位父亲触动更大的是来自其他成员的反馈，他们认为他在对待孩子和其他成员时明显展现出了礼貌、关心和大度。团体成员还会内化团体工作的成果：一个即将结束团体治疗的成员谈到，他会常常在心中和团体对话，将他在团体中的所得运用于现实生活中。他开玩笑说，他要给自己文一个"WWGS"的文身，意思是"团体成员会怎么说（What would group say）？"。

给予建议和寻求建议的行为，常常是我们理解人际病理机制（interpersonal pathology）或团体动力的一个重要线索。比如，如果一个来访者不断地索求忠告与建议，但最终却总是拒绝他人的建议，让他人感觉挫败，那么团体治疗师就能很清楚地知道他是个"拒绝帮助的抱怨者（help-rejecting complainer）"或是个喜欢说"是的……但是（yes…but）"的来访者[64]。在团体中，有些人可能会为了获得注意和关爱而寻求他人对某个问题的建议，但这个问题可能无法解决或已经被解决了；有些人如饥似渴地吸纳建议，却从不回报其他有相同需求的人。有些人竭力在团体中维持一个较高的地位或一个能够自力更生的冷酷形象，因此他们从来不直接寻求帮助；有些人则急于取悦他人，以至于他们从来都对自己的需求置若罔闻。有些人会过度表达对他人的感激，而有些人则对他人的馈赠不露声色，只是默默记在心里，待僻静独处时细细品味。上述这些人际互动模式都可以在团体中得到讨论，让当事人获益。

其他不以人际互动为焦点、更结构化的团体，则会直接有效地利用成员提出的建议和指导。比如，行为塑造团体、准备出院的过渡团体、生活技能团体、沟通技巧团体和匿名戒酒会都提供相当多的直接建议。其中，匿名戒酒会十分善于利用指导和口号。比如，它会在介绍性资料中建议参与者，将目标只设定为在未来24小时内禁酒——"每次过好一天"，而不是考虑如何才能终生戒酒。一个帮助慢性精神病患者提升沟通技巧的团体报告，团体在使用了一个包含聚焦式反馈、录像回放以及问题解决方案的结构化团体项目后取得了非常好的效果[65]。据一个中国的精神分裂症患者团体报告，对患者及其家人进行心理教育，产生了非常显著的积极效果[66]。患有身体与精神疾病的退伍军人可以从全人教育团体中受益，这类团体能够帮助他们更好地照顾自己的身体，提升应对压力的技能[67]。基于社区的团体教育干预项目，能够帮助参与者提升对情绪的觉察和应对逆境的能力[68]。学校系统中也会开设旨在解决青少年饮酒问题的团体，在团体中向学生展示情绪脆弱性与饮酒行为之间的关系[69]。

　　某些建议会比其他建议效果更好吗？研究人员在一个面向男性性犯罪者的行为塑造团体中发现，给建议的行为是很普遍的，并且对于不同的成员，建议的有用程度不尽相同。最无效的方式是直接给出建议，比如："你不要一直盯着手机了"。这种建议很容易让人感觉受到干涉。最有效的方法是提供如何达成目标的多种选择，比如："如果你不想那么孤单，或许你可以试试参加一些病房里的活动，或者从房间里出来，到大厅走走"。这些建议更容易给人带来合作的体验[70]。在抑郁症对家庭关系的影响这方面，心理教育如果能够和团体成员的个人生活相结合——鼓励成员审视自己的抑郁症状是如何影响自己的生活和家庭关系的，那么其效果会远优于抽象的理论说教[71]。

利 他 主 义

　　在一个古老的犹太教故事中，拉比①和上帝谈论有关天堂和地狱的问题。上帝说："我带你去看地狱。"然后带领拉比进入一个房间，房间中央有一张大的圆桌，桌子边上围坐着一群在极度的饥饿与绝望中挣扎的人。桌子中间有一大锅炖肉，足够给每个人吃。炖肉的香味非常诱人，连拉比都流口水了。但是，没有人在吃。每个人手中都拿着一个长柄的勺子，足够伸到锅里盛出一勺子的肉，但因为勺子太长，没有人能够把食物放到嘴里。拉比感受到他们深切的痛苦，同情地低下了头。上帝说："现在我带你去看天堂。"他们进入另一个房间，这里和第一个房间完全一样，有相同的大圆桌、一大锅炖肉和长柄勺子。然而，这里却是一片欢乐，每个人都营养良好、身材丰腴且精力充沛。拉比无法理解，看向上帝。上帝说："其实很简单，只是需要一点技巧而已。你看，这个房间里的人都知道互相喂食！"*

―――――――――――――

① 犹太教中的教会精神领袖。——译者注

* 1973年，在首个面向癌症晚期患者的团体中，一名患者讲述了这则寓言故事，作为团体第一次会面的开场。这位女性［我（亚隆）曾在另一本书中描述过她，并称她为葆拉·韦斯特（Paula West）；详见我的著作《妈妈及生命的意义》（*Momma and the Meaning of Life*；New York: Basic Books，1999）］从团体最开始时就协助我进行概念化和组织的工作（见第15章）。她讲述的故事被证明是有先见之明的，因为后来许多成员都从利他这一疗效因子中获益匪浅。

在治疗团体中，在故事中的天堂里，成员们通过付出而有所收获——在给予的行为中，蕴含着深刻的回报。许多精神病患者在刚开始治疗时都士气低落，深感自己无法为他人提供有价值的东西。但当他们发现自己对别人有价值时，会产生一种全新的体验，自尊也会提升。这是团体治疗的惊人之处，只有它可以给来访者带来这样的体验。诸如马丁·塞利格曼（Martin Seligman）的积极心理学等基于优势的方法，挑战了治疗领域中对病理机制的过度偏重，转而重视成员的优势、积极特质、意义、感恩以及彼此之间的宽容大度[72]。利他主义中的互谅互让还鼓励成员在接受帮助和提供帮助的角色之间灵活转变[73]。

当然，来访者在团体治疗过程中总是能为彼此提供很多的帮助。他们互相支持、安慰、提供建议和领悟，而且共同分享类似的困惑。相比于治疗师的观察，来访者经常更容易接受其他团体成员的反馈。对许多来访者而言，治疗师仍然是花钱请来的专家；来自其他成员的自发的、真诚的反应和回馈代表的才是真实世界，因而是可靠的。在回顾治疗的过程时，几乎所有的来访者都认为其他成员对于他们的进步有着重要的影响。他们有时会提到其他成员给他们提供的具体支持和建议，但有的时候，仅仅是体会到其他成员的存在本身就已经足够了。

以下两名团体成员间的互动就是一个很好的例子。德里克是一位长期焦虑的、孤僻的男性，40多岁，最近刚刚加入团体，并因为持续忽略其他成员的反馈和关心而激怒了他们。凯茜对此有所回应，她与德里克分享了自己在团体中的一次重要体验。凯茜是一位长期抑郁且有物质滥用问题的35岁女性，她曾经在好几个月的时间里都回绝其他人的关心，因为她觉得自己不值得别人这样对她。后来，其他成员告诉她，她的回绝会伤害别人。于是，她决定要更多地接受别人对她的帮助。不久之后，她惊讶地发现自己感觉好多了。也就是说，她不仅从她所接受的支持中获益，而且从她有能力接受帮助，并让对方感受到自己为她提供的价值中有所收获。

利他主义在其他治疗系统中也是一个备受推崇的疗效因子。在原始文化中，一个烦恼的人常被分配宴会的准备工作或社区的一些服务工作[74]。在天主教圣地（如法国卢德尔），利他主义也在疗愈过程中扮演重要的角色——生病的人不仅仅为自己祈祷，也为别人祈祷。人们常常渴求被需要和对他人有用的感觉。

初来乍到的团体成员常常并不珍惜其他成员能够带来的疗愈效果。他们会问："盲人怎么能带领盲人呢？"或"我怎么可能从和我一样困惑的人身上学到东西？我们最后会相互连累。"探索来访者苛刻的自我评价，是处理来访者这种阻抗的最佳方式。通常，一个不敢期望从他人那里得到帮助的来访者，其实是在说："我没有任何有价值的东西可以提供给别人。"

在利他行为中，还有另一个更微妙的益处。许多抱怨生命没有意义的来访者其实沉浸于病态的自我关注（self-absorption）中，他们穷思竭虑地每日三省吾身，或者咬紧牙关、拼命苦撑来实现自我。我们同意维克多·弗兰克尔（Victor Frankl）的看法，生命的意义感只会随之而来，不可刻意追寻：它永远是一种衍生而来的现象，当我们超越自我，当我们专注于自我之外的他人（他物）而处于忘我的境界时，它便会显现[75]。对于面向患有危及生命的疾病（如癌症）的病人团体，对于生命意义和利他主义的关注是团体心理治疗中尤为重要的组成部分[76]。

原生家庭的矫正性重现

大多数来访者（那些受创伤后应激障碍或某些疾病、环境应激所苦的人除外）进入团体治疗时，都曾在他们的第一个也是最重要的团体中有过高度不适的体验。这个团体就是原生家庭。治疗团体在许多方面都类似于家庭：有权威/父母的角色和同辈/兄弟姐妹的角色，包含深度的人际暴露、强烈的情感、深层的亲密感以及敌对和竞争的感受。实际上，治疗团体经常由一对男女治疗师共同带领，尽可能地营造类似父母般的氛围。一旦来访者能克服最初的不适和不安，他们迟早会以曾经与父母双亲及兄弟姐妹互动的方式，在团体中与治疗师及其他成员互动。

如果团体的带领者被视为父母的角色，那么团体成员将会产生与父母/权威形象相关的反应，比如：极度地依赖带领者，赋予带领者不切实际的全知与全能；盲目地反对带领者，认为他们在控制自己或者把自己当成幼儿对待。有的成员会对带领者持警惕态度，认为他们试图剥夺成员的独特性，而有的成员则试着把协同治疗师分开，就像在挑起双亲之间的不和与竞争。还有一些成员会嫉妒协同治疗师有机会在团体之外讨论"他们这些孩子"，也可能会在其中一个治疗师不在场时坦露更多的内容，又或者会和其他成员激烈竞争，努力争取治疗师的注意和关心。当治疗师关注其他人时，有些成员就会陷入深深的嫉妒；他们可能会将精力集中在其他成员身上寻求联盟，企图推翻治疗师的带领，也可能会完全将个人利益置于脑后，无私地满足治疗师和其他成员的需要。

显然，类似的现象也会出现在个体治疗中，但不同的是，团体提供了大量、各式各样的矫正的可能性。在我（亚隆）的一个团体中，有一位在几次治疗里都保持沉默且绷着脸的来访者——贝齐，抱怨自己接受的不是个体心理治疗。她表示，团体治疗使她感到压抑，因为团体成员无法满足她的需求。她说自己可以畅快地和治疗师或任何一位成员单独谈话。后来，在其他人的追问下，贝齐才透露了她的不满，她认为团体中其他人都比她更受重视。比如，在最近一次治疗中，有一位成员度假归来，受到了大家的热烈欢迎，而她之前度假回来时却基本上没有人在意。而且，还有一位成员因为给另一位成员提供了重要的分析而受到表扬，然而她几个星期前也发表过类似的观点，但并未引起注意。她也留意到，自己逐渐对与他人共享团体时间这件事情感到愤恨，而这已经持续一段时间了；在等候发言时她很不耐烦，当注意力从她身上挪开时，她也感到生气。

贝齐是正确的吗？团体治疗对她来说是种错误的治疗方式吗？当然不是！上述所有的批评皆深深地根植于她早期与兄弟姐妹的关系，并不构成她拒绝团体治疗的正当理由。恰恰相反，团体的治疗方式对她特别有意义，团体让她的嫉妒与她对于被关注的渴求浮出水面。在个体治疗中，这些特定的冲突可能永远不会浮现，因为个体治疗师总是关注来访者说的每句话和每一种需要，并且来访者可以用尽整节会谈的时间。

然而，重要的不是重现早期的家庭冲突，而是矫正性地重现这些冲突。不加修复的重现只会雪上加霜。治疗师一定不能允许抑制个人成长的关系模式冻结成僵化的、一成不变的系统——这样的系统正是许多家庭结构的特征。反之，治疗师必须对来访者固着的角色不断地进行探索和挑战，并建立起鼓励个体研究自身的关系和尝试新行为的团体规则。对许多来访者而言，与治疗师及其他成员一起解决问题的过程，也是在处理长期以来悬而未决的议题（要在多大程度上直接对过去的问题进行工作，这是个复杂且有争议的话题，我们将在第5章中讨论）。

发展社交技能

社会学习，即个体发展出基本社交技能的过程，是存在于所有治疗团体中的疗效因子，尽管治疗师所教授的技能的性质，以及在多大程度上直接教授这些技能，会依据团体类型而有较大差异。某些团体可能会把重点明确放在社交技能的培养上，比如为日间医院的患者做结束治疗准备的团体或青少年团体。在这类团体中，治疗师可能会请来访者进行角色扮演，模拟和未来雇主交流或邀请心仪对象约会的场景。

在其他团体中，社会学习是更为间接的。在人际互动团体中，基本规则是鼓励成员彼此坦诚相待，因此成员可能获知关于自己适应不良的社会行为的大量信息。比如，来访者会发现自己在和别人交谈时由于尴尬而倾向于回避对方的目光，或者对别人持不可一世的傲慢态度，或者自己身上存在其他各种破坏社会关系的社交习惯。对于缺乏亲密关系的个体，团体往往是首次给予他们准确的人际反馈的来源。很多人会为他们难以解释的孤独感而悲叹，而团体治疗提供了丰富的机会，让来访者了解他们是如何加深自己的孤立和孤独的。例如，一位年轻的男性来访者因预料到自己将被拒绝和羞辱，所以在团体中表现得沉默寡言，压抑自己的情感，而这样的行为确保了他所恐惧的消极结果会如期出现[77]。

团体治疗在开始前和结束后都为成员提供了宝贵的聊天机会。这种额外的社交时间常常极具价值。比如，一位来访者多年来总觉得别人回避和他交往，在团体治疗中，他了解到那是因为自己总是抢话，且絮叨而不着边际。几年后，他告诉我（亚隆），他生命中最重要的其中一件事，就是一个团体成员告诉他："当你谈论你的感受时，我喜欢你，想和你靠得更近一些；但当你开始谈论事情的细枝末节时，我就想立刻离开房间！"

我们并不希望将治疗过度简单化：治疗是个复杂的过程，显然它远远不能简单地概括为提高认识和有意识地刻意改变行为。但是，就像我们将要在第 3 章中说明的，社会学习的收获绝不是微不足道的；在治疗性改变的初期，这些收获十分重要。来访者会逐渐认识到，他们的主观意图和对别人的实际影响之间可能存在巨大差异[78]。了解自己在人际互动中言谈举止的意义，是人际学习的核心，会使人受益终身。

通常，经过较长时间的团体治疗的成员会习得相对成熟的社交技能：他们能和进程（即团体成员间的人际动力）保持同调；他们学会如何有效回应他人；他们掌握了解决冲突之道；他们较少臆断，更擅于识别体验和表达共情。这些技巧对团体成员将来的社会交往具有很大帮助，也是他们的情商和良好的社交适应的重要基石[79]。

行 为 模 仿

在个体治疗期间，来访者的言谈举止可能会逐渐接近他们的治疗师。许多证据也显示，团体治疗师会通过示范作用而影响团体成员的沟通模式，例如：治疗师的自我暴露、支持和及时且带有关怀的回应等[80]。团体成员不仅可以学习治疗师，还可以从观察其他成员解决问题的过程中学习[81]。同质性团体——例如，向精神病患者教授减少幻听的策略的认知行为团体——聚焦于所有成员共同面对的挑战，因而行为模仿在这类团体中可能会特别有效[82]。

治疗过程中行为模仿的重要性难以估量，但社会心理学研究表明，治疗师往往可能低估其重要性。阿尔伯特·班杜拉（Albert Bandura）一直主张，直接强化无法完全解释社会学习过程，实验证明，模仿是一种有效的治疗方法[83]。在团体治疗中非常普遍的是：来访者通过观察另一个有类似困扰的成员的行为而获益，这种现象通常被称为替代性治疗或旁观者治疗（vicarious or spectator therapy）[84]。

行为模仿在早期治疗阶段尤其重要，因为来访者会认同资深成员或治疗师[85]。即使模仿行为只是昙花一现，它或许也能在一定程度上激活来访者，使其开始尝试新的行为，从而开启一个增加适应性的循环。事实上，来访者在整个治疗过程中不断"尝试"，一点一滴地仿效他人行为，继而逐渐放弃那些不适合自己的行为，这是治疗中很普遍的现象。这个过程具有确凿的治疗作用：认识到什么不是真正的自我，就朝着发现真正的自我更近一步。

○ 肯是一名38岁的工程师，已婚。在和妻子的一次冲突中，他在暴怒之下把妻子推撞到墙上，因此来接受治疗。他对自己的冲动行为深感震惊和羞愧，但他同时意识到，这是由于自己无法识别和表达某些重要的感受。他大部分时候都保持沉默，但在需要投入情绪时偶尔会变得暴躁。他认识到，他的情感迟钝源自童年经历，他成长于一个非常传统的移民家庭，父亲专制、严厉，常常通过羞辱他人来树立行为规则。父亲的权威不容挑战，于是肯逐渐形成了敢怒不敢言的个性。

在治疗团体中，肯在很长一段时间内都很安静，偶尔的发言会反映出他面无表情背后的深刻感受。随着治疗进展，他的生活有所改善，显然，他与妻子和孩子的关系更为亲密了。

谈到自己的变化，肯说，当他看到成员们公开谈论自己的情绪和对彼此的感受时，他深感触动。这给他上了很好的一课。团体中的协同治疗师有着和他类似的文化背景，曾经讲述了自己是如何逐渐增加人际开放度的；其他团体成员也给肯提供了有益的反馈，他们表示很难解读他一成不变的面部表情。这两者都对他产生了深刻的影响。肯对协同治疗师的认同帮助他克服了导致自己沉默的文化因素。虽然相比于其他人，肯的自我暴露仍然有些微妙和平淡，但他已经懂得，对他人敞开心扉有益于增进亲密，而不会招致羞愧和耻辱。

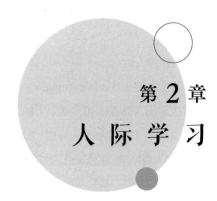

第 2 章

人 际 学 习

我们所定义的人际学习，是一个宽泛而复杂的疗效因子，它在团体治疗中的重要性类似于个体治疗中的领悟、移情修通和矫正性情绪体验等重要疗效因子。然而，人际学习也是团体治疗中独有的过程，随着治疗师特定的行为而展开。对有效的团体带领的研究显示，理解人际学习——理解其与治疗关系及真正的、准确的共情之间的深层关系——是团体治疗师带领能力的核心要素[1]。为了描述人际学习如何促使个体发生治疗性改变，我们首先需要讨论另外三个概念：

1. 人际关系的重要性；
2. 矫正性情绪体验；
3. 团体是社会的缩影。

人际关系的重要性

无论我们用什么视角来研究人类社会——不管是浏览人类的演化历史，还是细阅单个个体的发展，我们总是不得不将人放在其基本的人际关系中去考量。对于原始人类文化和当代社会的研究的可靠资料显示，人类总是生活在成员关系密切、持久的团体中，对归属感的需要是人类的一种强有力的根本动机[2]。早年经历中形成的依恋模式对个体具有持久的影响；在个体识别和管理情绪以及建立人际关系方面，这种影响可以持续终身。这些结论来自一项长达80年、针对81名男性所做的追踪研究[3]。早期的安全依恋可促进人的心理韧性，而同样，早年的重大创伤也可能使人终身容易罹患多种躯体和心理疾病[4]。这些事件带来的影响受皮质醇的分泌和我们身体的炎症反应所调节，作用于最基础的身心反应水平，会改变基因表达并形成潜在的终身风险[5]。

约翰·鲍尔比（John Bowlby）从他对早期母婴关系的研究中得出结论：依恋行为对生存而言是必不可少的，从神经生物学的角度来说，人类的依恋倾向是刻在基因里的[6]。如果母亲和婴儿分离，那么他们都会在寻找丧失的客体的同时体验到强烈的焦虑。如果分离时间较长，对婴儿的影响将是深远的。唐纳德·W. 温尼科特（D. W. Winnicott）指出：“从来没有婴儿这回事，只有母婴二元体。[7]”著名精神分析学家斯蒂芬·米切尔（Stephen Mitchell）描述道，我们都生活在“关系网”中，“只有把一个人放在他过去和现在的关系之网中，我们才能理解他”[8]。鲍尔比和温尼科特预见到当代关系神经科学和人际神经生物学这两个学科的出现[9]，两者都试图综合理解人际关系中的心理学和生物学。丹尼尔·西格尔（Daniel Siegel）在此基础上进行了拓展，他把心智、大脑和人际关系称为“健康三角”。为了达到自我整合和自我调节的目的，这三者协同处理摄入的信息[10]。我们的关系处理模式植根于我们的生物神经活动。理解人际关系和生物学之间的相互影响能促进我们更有效地与来访者保持同调，也能更好地让来访者投入治疗，同时还能帮助我们利用言语、副言语①和非言语沟通来理解来访者，并向其传达这种理解[11]。这种被理解的体验有助于来访者将自身的基本情感需求正常化，这些需求曾因羞耻感和评判而受到压抑。这样的理解也能深化治疗的有效性，营造一个疗愈性的治疗氛围[12]。

○ 埃琳娜是一位患有双相情感障碍和强迫症的女性，她在度假回来后重新参加团体治疗，并分享了自己的近况。度假前，她曾说这次旅行她不准备像往常一样拜访母亲，而是计划与男朋友胡安一起去度假。她害怕和母亲相处，因为母亲总是对她患病这件事冷嘲热讽。

此前，她曾在团体治疗中谈到，她与胡安或任何一个她爱的男性在一起时都很难感到安全和信任，因为她有很深的无价值感。想到要和他单独过夜，她就焦躁不安，难以入眠，这更加剧了她认为自己不值得被他关心的想法。其他团体成员指出，在团体中，她在寻求其他人的关心和支持方面感到难以启齿，而这与她觉得自己不配得到胡安的关心有异曲同

---

① 原文为paraverbal，指音调、语速、停顿、响度等。——译者注

工之处。在她试图为了减少生活中的扰动而结束与胡安的关系时，团体成员也提出了建设性的质疑意见。

正是因为团体成员的回应，埃琳娜才同意和胡安一起去度假。不出所料，她和胡安同床共眠时辗转难寐。但她事先已和胡安谈过，胡安告诉她，如果她睡不着，可以叫醒他。第一晚埃琳娜还不太情愿，但第二天晚上她还是叫醒了胡安。胡安带着爱意温柔地抚摩了她的背部，然后她安然入睡了。尽管度假那一周她的睡眠仍然有些困难，但这并不妨碍他们共享美好时光。

团体成员对她的坦诚报以热烈的支持，但埃琳娜却发现自己面对表扬时无所适从；她不习惯这样的支持。随着她参与团体治疗的时间越来越长，她与胡安的关系也越来越坦诚和充满爱意。有一次，她告诉大家：胡安对她说，他最喜欢跟她一起旅行。团体中立刻响起了热烈的掌声。这使埃琳娜确信：她对于关怀、赞赏和爱护的需求是正当的，也能够被满足。

我们生来就互相关联。对于我们的幸福和健康而言，没有什么比深度的、有意义的人际关系更重要。有证据表明，孤独的、与外界隔绝的个体出现高危死亡因素的概率会显著增高[13]。社交孤立与吸烟和肥胖一样，是导致过早死亡的高危因素[14]。反之，社会联结和融入群体对包括癌症和艾滋病在内的严重疾病都具有积极作用[15]。

随着心理治疗师逐渐认识到人际关联和依恋的重要性，当代心理动力学治疗模型得到了发展。我们从以弗洛伊德的理论为基础的"一人"心理学——着重分析来访者的内心冲突及其驱力——转向将来访者的人际体验置于心理治疗的中心的"二人"关系心理学[16]。借用斯蒂芬·米切尔的描述，团体分析和现代分析性团体采用的也是一种"关系模型，这种模型将人类心智设想为自我在与他人关系中的互动结构里形成的产物"[17]。

基于哈里·斯塔克·沙利文（Harry Stack Sullivan）的早期研究及其人际取向的精神病学理论，人际取向心理治疗的知名度有所提升[18]。尽管沙利文的著作具有重要影响力，但当代的治疗师却很少阅读他的作品。一方面，他的文笔较为晦涩（虽然他的著作已经有非常优秀的、浅显易懂的英文版）[19]；另一方面，当代心理治疗思想中已经充斥着他的观点，以至于他原著的内容显得过于常见而平淡无奇。然而，最近的个体心理治疗和团体心理治疗都聚焦于将认知和人际取向的疗法相融合，因而人们重新对沙利文的著作产生了兴趣[20]。著名的人际取向理论家和研究者唐纳德·基斯勒（Donald Kiesler）认为，人际的视角实际上是最适合用来对认知、行为和心理动力学疗法进行有意义的整合的模式，也是最全面的整合性心理疗法[21]。

虽然对人际理论的全面讨论超出了本书的范围，但我们将描述其中一些关键概念，因为沙利文的构想对理解团体治疗过程非常有帮助，并且他的理论与我们对于人际神经生物学的不断深入的理解不谋而合[22]。值得注意的是，他的思想不但经受住了时间的考验，而且随着时间推移而历久弥新。沙利文认为，人格几乎可以看作个体与生活中重要人物之间的互动的产物。人类具有漫长而无助的婴儿时期，与他人建立亲密联系的需求如同其他生物性需求一样，是人的基本需求，也是一种生存需求。成长中的孩子在寻求安全感的过程中，倾向于培养和强化那些得到肯定的自我特征，而压制或否认那些遭到否定的部分。最终，个体参照生活中重要他人的评价，逐渐发展和形成自我概念。

> 自我可以说是由他人的评价构成的。假如他人的评价以贬低为主（比如，对于一个遭人遗弃的、从不曾被爱过的孩子，或一个被不是真心想要抚养孩子的父母所领养的孩子来说），即如果个体的自我动力主要由被贬低的体验所构成，那么这将导致个体今后对他人及自我的评价，都倾向于敌对与轻视[23]。

我们以重要他人对我们的评价为基础，构建出对于自我的评价。当然，这一构建过程会贯穿我们整个发展周期。针对青少年的研究结果指出，令人满意的同伴关系和自尊是不可分割的两个方面[24]。对于老年人来说也同样如此。无论年龄多大，我们都需要富有意义的人际联系[25]。

沙利文用"平行扭曲（parataxic distortions）"一词来描述个体扭曲自己对他人的感知的倾向。当个体同他人产生联系时，常常不是以他人的现实属性为基础，而是主要基于自己内心世界中对于他人的感受和态度，这样就产生了平行扭曲。虽然平行扭曲与移情的概念类似，但还是有两个重要的区别：第一，前者的范围更广，它指的不仅是个体对治疗师的失真的看法，还包括个体对其他所有人际关系的曲解（其中当然包括个体和其他团体成员之间的关系）；第二，前者的理论基础更广，平行扭曲不仅是简单地将对过去的真实人物的态度转移到现有的关系中，还包括因个人内在需要而产生的对人际现实的扭曲。在本书中，我们通常会使用"移情"一词来指代所有的人际扭曲，无论这种扭曲发生在来访者和治疗师之间还是各成员之间，因为这是当今治疗师普遍认可的说法。

移情性扭曲源于个体脑海深处对于早期人际互动体验的记忆[26]，这些记忆促进了内部工作模型的形成，而内部工作模型塑造了贯穿个体一生的依恋模式[27]。内部工作模型也被称为图式（schema），包含个体对自我的认知、理解人际关系的方式，以及随之产生的人际行为——不仅是自身的行为，还有他人相应的行为[28]。许多当代的心理治疗模型都以这些原则为基础，包括莱斯特·卢博尔斯基（Lester Luborsky）的核心冲突关系主题（Core Conflictual Relationship Theme）、汉斯·赫尔曼·施特鲁普（Hans Hermann Strupp）和杰弗里·宾德（Jeffrey Binder）的曲解-错构序列（misconstrual-misconstruction sequence）、保罗·瓦赫特尔（Paul Wachtel）的循环性心理动力学（cyclical psychodynamics）和锡安山控制-掌控模型（Mt. Zion Control Mastery model）[29]。例如，一个在抑郁和过度操劳的双亲身边成长的年轻女性，很可能感觉如果她要保持与别人的联结和依恋关系，她必须表示顺从、压抑自己的独立性，并尽力满足他人的情感需求。而在心理治疗中，她或许是第一次有机会去打破自身僵化、受限的人际关系模式。

人际扭曲（即平行扭曲）趋向于自我保持。例如，如果一个人的内在形象是自我贬低的，那么他可能会通过选择性忽视或投射，扭曲性地认为他人的态度是严厉和拒绝的。此外，这个过程本身会逐渐恶化，因为个体可能会逐渐形成某些习性和行为特质，例如卑躬屈膝、防御性地对抗或傲慢，这些特点最终会导致现实中的他人用严厉和拒绝的态度来对待他。这种因果关系循环常常被称为"自我实现预言"——个体预料到他人会有某种特定反应，然后自己下意识地做出会引起该反应的行为。换言之，人际互动中的因果关系是循环的而不是线性的。人际关系研究表明，一个人的人际信念可以通过行为反映出来，从而对他人产生一些可预期的、限定性的影响[30]。人际防御会造成问题，并非解决之道[31]。这些不良的防御模式可以通过临床评估和客观的人际测量来加以阐明[32]。

根据沙利文的观点，人际方面的扭曲是可以矫正的，主要是通过一致性确认，也就是将自己和他人的人际评估进行比较。一致性确认也是团体治疗中一个特别重要的概念。个体在了解其他成员对一些重要事件的观点以后，常常会逐渐改变自己受到扭曲的看法。

让我们来看看沙利文对于治疗性过程的见解。他认为恰当的精神健康研究的重点，应该是与人相关的进程或人与人之间发生的进程[33]。我们应把精神障碍和以各种方式呈现的精神病性症状放在人际的背景下考量，并对此进行相应的治疗[34]。适应不良的人际行为可以进一步被其僵化、极端、扭曲、循环并且似乎不可避免的特性所界定[35]。相应地，治疗应着眼于矫正人际层面上的扭曲，使个体能够更充分、更灵活地生活，以一种合作性的姿态参与人际交往，获得现实的、相互满足的人际关系。正如沙利文所言："人能在多大程度对自己的人际关系有所觉察，就能在多大程度上保持精神健康。[36]"精神病学意义上的疗愈就是，"自我得到了拓展，最终的效果是，来访者眼中的自己与他人眼中的自己基本一致"[37]。尽管治疗不一定能让来访者关于自己的核心消极信念完全消失，但有效的治疗能让来访者在处理人际关系时更灵活、更具掌控力，并能够用更多元的、灵活的、共情的和更具适应性的行为来回应他人，以具有建设性的方式来代替人际互动的恶性循环[38]。

改善人际交流模式是很多针对儿童品行障碍和反社会行为的亲子团体治疗的焦点。如果儿童的需要和父母的期望未能得到恰当表达，双方都会产生无助感和低效能感。这通常容易导致儿童出现冲动行为，而父母的回应也会暗含敌意和贬低，甚至可能会在不经意间夸大事实[39]。在这样的治疗团体中，通过心理教育、问题解决、人际技巧训练、角色扮演和互相反馈，父母和儿童有望能够认识到并矫正不良的人际循环模式。

总的来说，心理治疗的目标和方式都围绕着人际互动，这一点也与团体治疗密切相关。这并不是指参加团体治疗的全部（或者大部分）来访者都在直接寻求人际关系方面的帮助。然而，我们观察到，来访者的治疗目标常常会在几次团体治疗后发生转变。他们最初的目标是减轻痛苦，在治疗的过程中，这个目标经过调整，最终被新的目标——在本质上通常与人际关系有关——所取代。例如，目标可能从减轻焦虑或抑郁，转变为学习与他人沟通、更信任他人、更坦诚地面对他人，并学习如何去爱。在短程团体治疗中，治疗师应在评估和准备阶段就以合作和坦诚交流的态度，帮助来访者把他们的担忧和期待转化为人际层面的议题[40]。

动力学治疗早期的一个重要步骤是,让来访者的治疗目标从减轻痛苦转变为提升人际功能。治疗师也应该把这一目标的转变牢记于心。我们知道,抑郁由多种因素引起,但是我们相信人际病理机制是其中的一个重要成因,会使个体持续抑郁。因此我们相信,在和抑郁的来访者工作时,团体治疗师有必要首先将抑郁的问题放在人际关系层面考量,然后去处理抑郁背后潜在的人际关系问题[41]。例如,将抑郁问题转换为人际关系问题——如被动依赖、孤独隔离、唯命是从、压抑愤怒和对分离过度敏感——然后在治疗中处理这些问题。

人际关系已经成为心理治疗架构中不可缺少的部分,因此其重要性无须多言。人们需要彼此,这种需要是基于原始和长期生存的需要,是社会化的需要,也是追求满足感的需要。没有人可以超越人类相互联系的需要——包括临终之人、流浪汉和有权有势者。

在带领晚期癌症患者团体的许多年里,我们一再被这一点所震撼:在死亡面前,更让我们恐惧的不是不复存在或虚无,而是我们终将独自上路的感受[42]。人际关系上的忧虑常常萦绕在临终病人的心头——担心被人抛弃,甚至被躲开。

临终病人的孤独处境常常有两个方面。一方面,病人自己经常回避他们最珍视的人,因为他们害怕自己会使家人和朋友陷入绝望的泥潭;另一方面,病人的家人和朋友可能会不知所措,不知道该说些什么,担心让病人或者自己难过,因此逐渐疏远病人,这也会加深病人的孤独感。我们同意伊丽莎白·库伯勒-罗斯(Elisabeth Kublor-Ross)的观点:如果　个人得了不治之症,问题不在于是否要与病人谈论疾病,而在于如何开诚布公地与病人谈论它。病人总归会通过身边人的言谈举止和回避退缩慢慢知道死亡将至[43]。

○ 在人际沟通中,人们很容易陷入回避和犹豫不决。我(莱兹克兹)回忆起,在我带领由转移性乳腺癌女性患者组成的团体时,我的母亲被诊断出晚期胰腺癌。一天晚上,在晚饭的餐桌上,母亲提出一个问题:为什么家里没人谈论我儿子本吉的成人礼(那是8个月后的事)?我们都陷入了长时间的沉默。母亲接着补充道:"你们现在不谈论本吉的成人礼,是因为你们都知道我在那之前就已经死了。"这时,平时温和克制的父亲变得焦躁不安，迅速回应道："你太悲观了，你应该充满希望，不应该思考这些悲观负面的事情。"

听了父亲的话，母亲看起来更沮丧了。这时，我决定像我一直以来鼓励团体成员及其家人时所做的那样，把身体靠向她并对她说："妈妈，我希望你的判断是错误的，但你有可能是对的，而且我们没有谈论本吉的成人礼，确实是因为我们不想面对这样的可能性。我现在意识到，我们的回避让你感到孤单和疏离。虽然我们无法改变你最终的病情，但我们一定可以改变你当下的感受。今后，我保证会告诉你我们的一切计划，并尽量让你一起参与。"

妈妈笑了，对我说了谢谢，然后说道："现在，我知道你是做什么工作的了。"最终，母亲没能活到参加我儿子的成人礼，但在生命的最后几个月里，她都生活在开放、亲密和沟通顺畅的氛围中——这对她和我们家人都意义非凡。

医生常常会和晚期癌症患者保持较大的心理距离，这也增加了患者的孤独感。医生或许是为了回避自己的失败和无能感，也可能是为了回避自己对于死亡的恐惧。他们错误地认为，作为医生，他们已经尽力了。但是从患者的角度来说，此刻是他们最需要医生的时候，他们需要的不是技术上的帮助，而是有人在身边。他们需要人与人之间的联系，需要能够接触他人，倾诉衷肠，并知道自己虽不久于人世，但会一直活在他人心中。心理治疗手段开始处理临终病人的这些需求，具体来说是他们对孤独的恐惧和对于在关系中保持尊严的渴望[44]。

想一想流浪汉的情况，这些习惯被拒绝的人或许会声称（或表现得）他们不需要任何人。但尽管他们看似习惯了无人做伴，事实却并非如此。我（亚隆）曾去过一所监狱，在那里的所见所闻使我感到震撼：人类对于关系的需要是无所不在的。当时，一位精神科技师向我寻求督导，他带领的是一个由12名囚犯组成的治疗团体，团体成员都是冷酷无情的罪犯，犯下了种种罪行，从对未成年人的性侵犯到谋杀。他抱怨这个团体毫无生气，总是关注一些团体之外的、与团体不相干的事情。我同意去观察他的团体，并建议他单独让每位成员评价所有人在团体中受欢迎的程度，以获得一些社会计量学的资料。（我当时希望对于这项任务的讨论将促使成员将注意力转向团体自身。）我们原本商定在下次团体治疗前讨论调查的结果，但后来一些意外事件导致我们不得不取消了那次讨论。

在接下来的那次团体会谈中，那位热情但专业经验尚浅、对人际需求不敏感的治疗师宣布，他准备直接说出团体成员受欢迎程度的调查结果。团体成员听到后都变得焦躁不安，他们明确表示不希望知道结果。多个成员激动地说，他们可能会是这份名单上的最后几名。因此治疗师很快放弃了宣读调查结果的打算。

随后，我为下一次的团体会谈提出了另一个方案：每个人要表明自己最在意谁的投票，并给予解释。这个方法也是比较危险的，只有三分之一的团体成员冒险做了选择。尽管如此，团体成员已经切换到互动模式，出现了一定程度的张力、投入和从未有过的兴奋感。这些成员都已经遭到了社会的最终拒绝，他们被监禁、隔离以及公然被标记为被驱逐者。在一般人看来，他们似乎是冷酷无情的，对于人际层面微妙的认同和拒绝漠不关心。但事实完全相反，他们非常在意。

而位于人类命运另一端的个体，即拥有权力、声誉和财富的人，也同样需要被人接纳和与他人交流。我（亚隆）曾和一位极为富有的来访者一起工作了3年，她面对的最大问题是财富使得她和别人之间产生了隔阂。有人会尊重她本人而不是她的金钱吗？她是否一直被人利用？她能向谁抱怨拥有9000万美元财产所带来的负担？有关她财富的秘密使她无法靠近他人。（顺便说一句，孤独的议题也与团体治疗师相关，我们会在第7章中讨论团体治疗师角色所固有的孤独。）

我们相信每个团体治疗师都遇到过这样的来访者：他们宣称对团体不感兴趣或游离于团体之外，会说"我才不管他们怎么说我、看我或认为我怎样，这对我都无所谓，我完全不关心他们"或其他类似的话。面对这类来访者，我们的经验是，如果我们能让他们在团体待得足够久（对于具有回避型依恋风格的人来说，这往往是困难的），他们对于联结的渴望必然会浮出水面[45]。事实上，他们深深地关心着这个团体。这种情况给治疗师带来的挑战是，治疗师需要在这类来访者不可逆地唤起其他成员的反感和怨恨之前对来访者的人际交往模式进行处理。有一个团体成员在好几个月的时间里对团体表现得毫无兴趣，当治疗师邀请她向其他人提出一个自己最想在团体中讨论的私人问题时，她的提问出乎所有人的意料。那位冷淡而疏离的女性问了这样一个问题："你们是怎么能受得了我的？"

很多来访者相当渴望或者焦急地期待团体会面；有些人在团体结束后的当晚会

因为受到太大的扰动而无法开车回家或无法安然入眠；许多人整个星期都和团体成员进行着想象中的对话。此外，这种和其他成员交往的体验通常会持续很长时间，我们知道许多来访者在团体结束后的几个月甚至几年里都还会想起和梦见团体成员。

简单来说，人们不会在团体中长久地对其他成员漠不关心。并且，来访者不会是因为感到无聊而放弃团体治疗的。他们或许会不屑、鄙视、恐惧、沮丧、羞耻、恐慌和怨恨，但绝不要相信他们会无动于衷！

总而言之，我们已经从人际理论的视角回顾了人格发展、人际神经生物学、成熟功能、心理病理机制和精神病治疗方面的内容。我们提到的很多议题在团体治疗过程中具有很重要的指导作用，包括：来访者的痛苦有很大一部分来自不良的人际关系；良好的关系对于疗愈过程必不可少；一致性确认在调整人际扭曲时的作用；治疗过程是人际关系的适应性矫正；人类的社会需求是恒常而强烈的，等等。现在，让我们将重点转移到矫正性情绪体验上，它是理解人际学习这一疗效因子所要掌握的三个重要概念的第二个。

矫正性情绪体验

1946年，弗朗兹·亚历山大（Franz Alexander）提出了"矫正性情绪体验"的概念。据他描述，治疗的基本原则是"在更适当的情形下，使来访者暴露于他过去不能承受的情感情境中。而来访者要获得帮助，必须经历矫正性的情绪体验，以修复既往经历中的创伤性影响"[46]。亚历山大坚持认为，单有理智上的领悟是不够的，治疗还必须包含情感体验和系统的现实检验。由于移情的存在，来访者会用一种扭曲的方式与治疗师在情感层面进行互动，但他们必定会逐渐认识到这个事实："这些情绪反应……是与咨访关系不匹配的，并且同样与来访者当前日常生活中的人际关系不匹配。[47]"

尽管矫正性情绪体验的概念被误认为是不可靠的，因而被批判了许多年，但当代的心理治疗界将其视作心理疗效的奠基石。来访者的改变——无论是行为层面的改变还是涉及过往关系的内在影像的深层次改变——不是主要发生在诠释和领悟的过程中，而是发生在充满意义的、此时此地的关系体验中，这种体验能够对来访者的病理性信念产生冲击[48]。当这种冲击发生时，来访者可能会发生重大的变化：来访者会表达更多的情绪，回忆起更多有重要影响的个人经历，变得更大胆，并表现出更强的自我感[49]。他们对人际关系以及自己在关系中的角色会有更加平衡的理解[50]。矫正性情绪体验能使来访者去尝试修复或者创造（可能是第一次）人际间的信任——杰出的心理治疗理论家和研究者彼得·福纳吉（Peter Fonagy）及其同事称之为认识性信任（epistemic trust）。换言之，矫正性情绪体验可以让来访者更信任他人的言行举止，而不陷入过度警觉[51]。

这些基本原则——关乎来访者在治疗中的情感体验以及通过现实检验在自己身上发现不恰当的人际反应的重要性——在团体治疗和个体治疗中都是极其关键的，并且在团体治疗中或许更加重要，因为团体治疗有机会产生更多的矫正性情绪体验。而在个体治疗中，矫正性情绪体验虽然珍贵，但是可能更少出现，因为个体治疗的咨访关系与外界隔绝的程度更高，而且来访者也能更多地质疑咨访关系的自发性、范围和真实性。（我们相信亚历山大也意识到了这一点，因为他认为分析师可能必须像演员一样，在必要时扮演某种角色来制造期望实现的情绪氛围——因此早期才会出现对于这一人为产物的批评[52]。）现在，矫正性情绪体验的作用已经重获认可，它是团体治疗的"疗愈"性质中的重要催化剂[53]。

在治疗团体中，治疗师无须扮演，因为团体本身包含各种内在张力——植根于个体内心深处的原始张力，例如：手足之争、为了赢得领导/父母关注而展开的竞争、争权夺利、性张力、平行扭曲以及各成员在文化、种族、性别、民族、经济地位、社会阶层、教育程度和价值观方面的差异。但是仅仅唤起和表达这些原始情感是不够的，它们必须要转化为矫正性情绪体验。要实现这一过程必须具备两个条件：（1）团体成员必须体验到团体具有足够的安全性和支持性，这样他们才可能公开表现出这些张力；（2）团体成员必须充分参与并给予真诚的回应，这样个体才能有效地进行现实检验和处理他人的反馈[54]。

在多年的临床工作中，我们常常这样做：当来访者结束团体治疗后，我们会同他们会谈，询问治疗中的关键事件、转折点或最有帮助的某个事件。我们的来访者提到的事件几乎都充斥着强烈的情感，且和其他成员有关。在这些事件中，治疗师的角色较少被提及。

我（亚隆）的来访者最常提及的重要事件，是自己突然对另一个成员表达出强烈的不满和愤怒〔杰尔姆·弗兰克（Jerome Frank）和爱德华·阿舍尔（Eduard

Ascher）报告了类似的结果][55]。在每一个案例中，来访者都顺利渡过了情绪的风暴，和另一方继续保持沟通，由衷地体验到解脱内心压抑后的自由，并更有能力潜心探索自己的人际关系。

这些关键事件有如下几个重要特征。

1. 来访者表达出强烈的负性情感。

2. 对来访者而言，这种表达是一种前所未有的、独特的体验。

3. 来访者一直都害怕表达愤怒，但表达之后，发现并没有发生想象中的灭顶之灾：无人离开或死亡，而房顶也没有塌下来。

4. 现实检验随之而来。来访者认识到，要么是自身的愤怒强度和指向不合时宜，要么是自己先前对于情感表达的回避是非理性的。来访者可能会（也可能不会）获得一定的洞察，了解到自己产生不合时宜的情感反应或之前回避体验、表达这种情感的原因。

5. 之后，来访者可以更自由地与他人互动，更深入地探索人际关系。

因此，当两个团体成员发生冲突时，我们认为他们很可能会在治疗过程中成为对彼此而言特别重要的角色。实际上，如果冲突令人非常不适，那么我们或许会将这种感觉直接表达出来，以此缓解难堪，在团体成员可能感到恐惧时提供涵容和希望。

来访者经常提及的第二类关键事件也与强烈的情感有关——但在这类事件中，情感是正性的。例如，一个习惯回避、有强迫倾向的来访者提到，有一次，某个成员因为心情不好而中途离场，而自己追了上去并安慰了他。事后，他深受震动，因为没想到自己居然能关心、帮助别人。类似的还有：发现了自己的活力，感受到自己的真实情感等。这些事件的共同特征如下所述。

1. 来访者表达了强烈的正性情感，而这在他们的日常生活中实属罕见。

2. 来访者害怕的灾难性后果——被人嘲笑、拒绝、被情绪淹没、毁灭他人——并未发生。

3. 来访者发现了过去未知的一部分自我，因此能用一种新的方式与他人建立关系。

来访者经常提及的第三类关键事件与第二种类似，常常涉及自我暴露，能促使来访者更深入地参与团体治疗。例如，一个孤僻、沉默寡言的男性成员缺席了几次团体会谈，他坦露道自己非常希望能听到团体成员对他说，他们在他缺席时十分想念他。这时，其他成员也纷纷以不同的方式表达出自己对于来自团体的关心、支持和肯定的心理需求。

概括而言，团体治疗中的矫正性情绪体验包含下列几个要素。

1. 来访者在人际互动中进行强烈的情感表达，并且这种表达对于来访者而言具有一定风险。
2. 团体具有足够的支持性，能够承受这种风险。
3. 现实检验，允许来访者通过团体成员的一致性确认对事件进行审视。
4. 来访者认识到自己的某些人际感觉和行为或对于某些人际行为的回避是不恰当的。
5. 能够促进来访者与他人进行更深入、更真诚的互动。

治疗必须是一种情绪的和矫正性的体验。向来访者阐明事实却不提供修复的机会，可能会令其痛苦并陷入混乱。如果我们鼓励团体成员带着他们的脆弱、希望和恐惧，以真实的面貌加入团体，那么我们有责任让他们感受到这样做是值得的。治疗过程中团体成员的这种双重感受十分重要，在本书中我们会反复强调这一点。我们必须要体验到强烈的情绪，但同时我们也要通过理性去理解这些情绪体验的内涵。这个过程的典型顺序是：来访者产生情绪体验，然后表达情绪，最后完成对情绪的加工[56]。随着时间的推移，来访者根深蒂固的一些信念也会随之改变——如果来访者新的人际行为能够引出具有建设性的人际回应，这些改变将会得到正强化。即便是人际层面的细微改变也能反映出深刻的变化，因此，这些细微的改变需要得到治疗师和团体成员的肯定和强化。

○ 邦妮是一位抑郁的年轻女性，她生动描述了自己的孤立和疏离感，随后转向艾丽斯，后者一直默默不语。邦妮和艾丽斯经常发生争吵，因为邦妮指责艾丽斯忽视和拒绝自己。然而，在这次的会谈中，当邦妮用温和的语气问艾丽斯她的沉默意味着什么时，艾丽斯回答道，她在边仔细倾听边想，她们两人有许多相似之处。随后她补充道，邦妮温和的询问使她能够说出自己的想法，而不是为自己辩护，否认邦妮关于自己对她漠不关心的指责。在早期的治疗中，她们的交流方式对双方都不利。邦妮产生了看似微弱却很重要的改变，以一种共情的态度和艾丽斯交流，这创造了修复以往不良关系模式的机会，而不是重复。

这种阐述和"此时此地"的概念有直接的关联，"此时此地"是团体治疗的关键概念，我们将在第6章做深入讨论。这里仅说明基本假设：假如团体治疗聚焦于"此时此地"，它的力量和有效性就会增加。

但对于"此时此地"的关注（即聚焦于此刻治疗室正在发生的事）要产生治疗效果必须具备两个条件：团体成员必须尽可能多地体验到彼此是自然而坦诚的，而且必须对这种体验进行反思。要使情绪体验转化为治疗性体验，这种反思，或者说自我反思回路（self-reflective loop），是至关重要的。我们在第5章讨论治疗师的任务时将会知道，大部分团体在进入"此时此地"的情感交流时几乎没有太大困难，但治疗师的任务是要将团体引向这个过程中的自我反思部分。因为，强烈的情绪体验本身并不具备足够的力量来引发改变。

我（亚隆）和两位同事进行的一项研究表明，心理治疗的过程既包含情绪成分，也包含理智成分。我们研究了20世纪70年代流行的许多强调促进或引发情绪体验的会心技术（表达和体验强烈情感、参与自我暴露、给予和接收反馈）[57]，以多种形式探究了团体成员在这些团体中的体验和团体治疗的效果之间的关系。结果有些出乎意料，它打破了当代许多关于成功的会心团体（encounter groups）体验所具有的核心要素的刻板印象。虽然情绪体验被认为是极其重要的，但它不能用于区分成功的团体治疗和不成功的团体治疗。换句话说，那些没有改变或者甚至在团体中产生了破坏性体验的成员，可能和治疗成功的成员一样重视团体中的情绪事件。我们的研究中有证据显示，对情绪事件的认知是不可或缺的——在团体互动中，来访者需要具备某些认知结构或理性系统，用以理解自己被唤起的情绪并为之赋予相应的意义。

团体是社会的缩影

一个少受框架限制、自由互动的团体最终将发展成一个由全体成员组成的社会缩影。只要在一起的时间够长，每个成员将呈现出真实的自己，他们与团体互动的方式会像他们与自己社交圈里的其他人互动的方式一样，这样他们就在团体中创造出他们长期以来的人际环境。换句话说，随着时间推移，来访者将在团体中有意无意地、自然地表现出自己适应不良的人际行为。他们不需要描述或介绍他们的详细病理机制史，因为他们迟早会在其他成员面前表现出这些部分*。

此外，成员的行为是准确的信息来源，并且不会有自我陈述中未经觉察的、不可避免的盲点。个体通常很难报告自己的性格病理，因为它深深地融入了个体的自我结构，不在意识和直接的觉察范围内。而团体治疗侧重他人的反馈，对于存在性格病理问题的个体而言是一种特别有效的治疗形式[58]。大卫·佩恩（David Payne）在《纽约时报》（*The New York Times*）上发表了一篇名为《为何团体治疗会有效》（*Why Group Therapy Worked*）的文章，并在其中提出了令人信服的观点。

> 为什么在个体治疗不起效时，团体治疗却有效？部分原因在于，在团体治疗中，我身边有9面智慧且精准的镜子，反射出我在个体治疗中不想面对的问题行为。个体治疗引导我聚焦于过去，关注我童年所受的创伤，而团体治疗迫使我面对此时此地的自己，一个时而伤害他人的成年人。对于我而言，这样的领悟无疑是促成改变的苦口良药[59]。

这一观点在团体治疗中极其重要，是本书所描述的团体治疗方法的基石。每位成员的人际互动方式最终将会在团体的交互中显示出来。一些人际互动方式尤其容

---

* 一项2015年的研究调查了207个团体成员对人际关系核心维度（归属和支配）的自评得分。研究者指出，个体对其在团体外行为的自评分数，与其他成员对该成员在团体中行为的评分之间存在显著的一致性。研究结果为"团体是社会的缩影"这一观点提供了额外的证据。S. Goldberg and W. Hoyt, "Group as Social Microcosm: Within-Group Interpersonal Style Is Congruent with Outside Group Relational Tendencies," *Psychotherapy* 52(2015): 195-204.

易导致人际冲突，这在团体的早期阶段就会露出端倪。例如，专横、暴躁、心怀恶意、习惯苛责、非常消极或卖弄风情的人，甚至可能在头几次团体会谈中就制造出人际纷争。他们适应不良的社会交往方式很快就会引起团体成员的注意。另一些人的困境可能需要更多的时间才会呈现在团体治疗的"此时此地"中，这些人具有同等程度或更严重的困扰，但他们的人际困境更隐晦。比如，他们可能擅长悄无声息地利用他人；或稍感亲密便开始恐惧，因此望而却步；或假装参与，维持一个百依百顺的服从者角色等。

团体成员间最初的互动常常会自然聚焦于人际问题最突出的团体成员。有些人际互动风格在单次互动或单次团体会谈中就一目了然，有些则需要通过多次会面的观察才能理解。一些临床案例可以使这些原理更加生动*。我们也鼓励读者观看根据小说《叔本华的治疗》拍摄的视频，名为"团体治疗：现场演示"，这个视频在美国团体心理治疗协会（American Group Psychotherapy Association，简称AGPA）举办的年会上播出。它用实际案例过程，加上解说并附有教学指南，很好地诠释了这里所描述的原理[60]。

先发制人

乔治因为将为人父而参加团体治疗。他知道自己好恫吓他人，在工作和人际关系中他常被认为是攻击好斗和恃强凌弱的。事实上，是他的个体治疗师（一名女性社会工作者）推荐他接受团体治疗的，因为他隐晦的、带有性意味的言论对她构成了威胁。

乔治很快地回忆起自己的成长经历。小时候，他曾被父亲羞辱和欺负；他决心要成为一个不同的父亲。他在团体里讲述了一件非常关键的往事：他的父亲经常邀请他一起摔跤，开始时氛围总是友好的，但每次摔跤的结局都是父亲骑在他身上，嘲笑说他的软弱是可悲且令人厌恶的。乔治被不断地羞辱和训斥；父亲告诉他，如果他不够强悍，就必然招致欺凌。

乔治长大后习得了这种看待他人的视角。他有一种病理性信念：与人亲近就是

---

* 在后文的临床案例中（包括本书其他地方的案例），为了保护来访者的隐私，我们修改了某些信息，如姓名、职业和年龄。文中描述的团体互动内容也不是逐字再现，而是根据每次团体治疗后的记录改写而成。本书中展示的所有临床案例都已征得来访者的知情同意。

自取其辱。父亲教育他先发制人才能确保安全，在这种情况下，他如何能表现出温情呢？他拒绝在团体中表露情感，总是带着挑衅的意味去贬低其他成员之间逐渐加深的情谊，质疑人们是否真心关心彼此。同时，他摆出一副"大爷式占座"的姿态，在团体中占据了与体型不相称的物理空间。然而，每次会谈他都准时出现，很少缺席。

在一次关键的会谈中，一位名叫黛安娜的成员讲述了一个令她沮丧的周末——她在那个周末和3个不同的男人发生了关系。在巨大的情感困扰下，她向团体求助：为何于她而言，性方面的亲密来得如此容易，但获得情感上的亲密却如此困难？她常常觉得自己的身体是她唯一迷人和有价值的地方。这时，很多团体成员都表达了对她的支持，赞赏她向大家吐露心声的勇气。

然后，乔治开口了："黛安娜，我知道你的问题在哪里。很明显，你是个荡妇。"他的话立刻在团体中炸开了锅。黛安娜哭了起来，其他成员纷纷指责乔治的残忍和无情。一开始，乔治仍坚持己见，说："我只是说出了事实。"作为团体的带领者，我（莱兹克兹）知道我不能以牙还牙，像乔治对黛安娜那样无情地对乔治说话。而且，黛安娜现在更加需要团体的支持，因为她是如此脆弱。所以，我问乔治为什么要说那些话——他的评论背后的意图是什么？他的话会对黛安娜有什么影响？他觉得她会有什么感受？其他团体成员会对他有什么看法？我补充道，乔治的评论是如此具有挑衅性，我们必须去理解言语背后的含义，而不仅仅是对评论做出回应。

乔治有些震惊，表示他并不想伤害黛安娜——事实上，他喜欢黛安娜，并被她吸引。但因为喜欢她，他觉得和她在一起更容易受到伤害，也很在意她对他的反应。他希望自己不那么脆弱，更具掌控权。团体成员开始探讨，他对黛安娜的评论是如何源自他自身的脆弱情感。他是为了减轻自己的脆弱感而攻击他人，但这样做只会让自己更容易受到伤害——看看团体的愤怒和反击吧。（当时，有受训者通过单向玻璃观察这个团体，在他们的观后讨论里，一个观察者提到，他必须努力克制住自己闯进房间痛揍乔治的冲动。）

乔治把一个安全友好的团体变成了一个充满敌意的环境。他得到的进一步反馈是，他其实享有很大的控制权——能够和他人成为盟友，或者让他人变成采用拒绝姿态的攻击者。随后，黛安娜说道："我能理解你的问题，乔治，但我不能为你的治疗而牺牲自己。我还得忍受你多久？"

乔治请求她的原谅。黛安娜回答道："我愿意原谅你，但我此刻很难宽恕你，我需要看到你在更长的时间里都用不同的态度来对待我——而这不会在一夜之间发生。"

这种情感上的交互为双方开启了探索自我的大门。黛安娜感受到了团体成员对她的关心以及因她而对乔治产生的愤怒，这鼓励了她在生活中设定边界，更好地照顾自己。这对乔治来说也是个转折点：他开始放下自己的防御性攻击，变得越来越温和，努力获得团体的接纳。

"那些可恶的男人"

琳达，46岁，离过3次婚，因为焦虑和随后的慢性胃肠不适而来到我（亚隆）的团体。她主要的人际关系问题是她在和现任男友的关系中饱受折磨，且有自毁倾向。事实上，她在过去的人生里碰到的一系列男性（父亲、兄弟、老板、情人和丈夫），都在身体上和心理上虐待过她。她曾经遭受（并且仍在遭受）的来自男性的虐待真是令人心痛。

刚开始，团体中的其他人除了安慰她和抱着同情心听她诉说现任老板及男友对她的持续虐待以外，什么都帮不了她。然而，随后发生的一件事生动地阐明了她的内在动力。有一天早上，她打电话给我，极其痛苦地说她和男友发生了激烈的争吵，她感到恐惧，想要自杀。她觉得她不可能等待4天后的团体会面，请求我马上与她进行会谈。虽然这给我带来了不便，但我还是重新安排了我那天下午的咨询预约，并排出时间与她会面。大约在我们约定时间前的30分钟，她打电话给我秘书说她最终无法如期到达。

在接下来的那次团体会谈中，我询问她发生了什么事，琳达说她决定取消紧急会谈是因为她下午感觉好些了，而且她知道我有一条规定：在整个团体治疗的过程中，每个来访者只能和我紧急会面一次。因此，她觉得最好省下这次会谈，以便能在将来更加危急的情况下使用。

她的回答令我感到困惑。我从未这样规定过，我也从未拒绝与真正处在危机中的人会面。其他团体成员也不记得我曾发表过这样的声明。但琳达固执己见，坚持声称她听我说过，不管是我的否认还是其他团体成员的一致意见，都无济于事。她似乎对于给我带来的麻烦也无动于衷。在团体讨论中，她变得戒备而言辞激烈。

这次事件呈现在团体这个社会缩影中，给团体提供了大量信息和重要线索，使我们得以看到在琳达和一些男性的不良关系中，她自己的一部分责任。在这之前，团体只能完全听信她对这些关系的描述。琳达的描述很具说服力，团体接受了她的观点，认为她是"那些可恶男人"身边的受害者。通过对"此时此地"事件的审视，我们发现，琳达至少扭曲了她对生活中一个重要男性的看法：她的治疗师。此外，还有一点极其重要，她以一种高度可预测的方式扭曲了现实——她把我体验为一个远比真实的我更不顾及他人、不敏感的权威形象。

这是新的发现，而且是十分具有说服力的发现，它直接呈现在所有成员的眼前。团体第一次开始怀疑琳达对自己和男性关系的描述的准确性。毫无疑问，她准确描述了自己的感受，但她的感知显而易见地存在失真的部分：她对男性的期待，以及她与男性之间充满冲突的关系，使她常常误解了男性在她面前的行为。

从团体这一社会缩影中，我们还可以看到更多的东西。上述事件中的一个重要信息来源是团体讨论的气氛：充满防御、烦躁和愤怒。很快，我也开始烦躁起来，因为我很费力地调整了我的日程来同琳达会面，但她却置若罔闻。她坚持认为我宣布过一个无情的规则，无视我和团体其他成员的一致确认，这让我更加烦躁。我甚至陷入了幻想，问自己："如果和琳达整天在一起，而不是一周只有一个半小时，那该会是一种什么情形？"如果这样的事屡屡出现，我能想象自己会很生气，恼怒不已，不再关心她的需求。这是前面描述的"自我实现预言"的一个绝佳例子：琳达预测男性用会某种方式对待她，然后无意识地做出了一些行为，从而实现了自己的预言。

没有感受的男性

艾伦，男性，30岁，未婚，是一名科学家。他寻求治疗的原因简单而明确：他希望自己在和女性互动时能感受到性兴奋。大家对这一问题饶有兴致，开始寻找答案。他们探究艾伦早年的生活、性爱好、性幻想等，最后劳而无获，于是转而讨论团体中的其他问题。在团体过程中，艾伦对于他自己和别人的痛苦似乎是冷漠而迟钝的。例如有一次，一个未婚的成员极其痛苦地哭诉道她怀孕了，并准备堕胎。她谈到自己的恐惧，感觉自己身处一场醒不来的噩梦中。她提到自己曾食用过致幻蘑菇，体验很糟糕。面对她目前的困境和悲伤，艾伦似乎不为所动，反而对致幻的话题更有兴趣，还追问她关于不同致幻毒品的效果的问题。当其他成员指出他的迟钝时，他还疑惑不已。

发生过许多类似的事情后，团体开始不再期待艾伦有任何情绪反应。当别人直接询问艾伦的感受时，他也常常是顾左右而言他。几个月以后，面对艾伦一再提到的问题——"为什么我对女性没有性方面的感觉？"——团体成员想出了一个答案。他们请艾伦思考：为什么他对任何人都没有任何感觉？

艾伦的行为渐渐地发生了变化。他学会通过探究自己无法掩饰的自主神经反应（脸色潮红、胃部不适、手心冒汗）的表现，来发现和识别自己的情绪。有一次，团体中一名容易激动的女性威胁说要离开团体，她表示，试图和艾伦共处的过程让她恼火，因为他是个"该死的机器人，心理上又聋又哑"。艾伦再次表现得无动于衷，只说了一句："我不想和你一般见识。"

然而，在下一次的团体会谈中，当其他人问艾伦上周回家后有什么感受时，艾伦说，他回家之后哭得像个孩子。（一年后，艾伦离开团体，在他回顾自己的治疗过程时，他确认这件事是一个关键的转折点。）随后的几个月，他更能感受和表达对其他成员的感觉，他在团体中的角色从一个被人容忍的"吉祥物"变为被人接纳的同伴。其他成员对他更尊重了，而他的自尊也有所提升。另外，他开始发展团体外的社会交往，生平第一次可以享受约会了。

每日最低需求

埃德，一名47岁的工程师，因为孤独和找不到合适的伴侣而寻求治疗。埃德的社会关系模式十分单一：他从来没有亲密的男性朋友，与女性也只能保持短暂的、无法获得满足的性关系，并且最终他总是遭到拒绝。

起初，埃德良好的社交能力和生动的幽默感让他受到其他成员的一致好评，但随着时间的推移，其他成员之间的关系逐渐加深，而埃德渐渐被落下。一段时间之后，他在团体中的经历与他在团体之外的社交生活越来越相似。他的行为中最显眼的部分是，他对待女性的方式非常单一，并且具有侵犯性。他的目光时常紧盯她们的胸部或两腿之间；谈话时总是想方设法偷窥她们的性生活细节；他对女性的评论直白而充满性意味。在很长时间里，他对团体中的男性成员都不闻不问。

由于无法理解依恋的意义，埃德在很大程度上认为人与人是可以互换的。例如，一位成员描述了她的强迫性幻想：她迟到的男友可能已死于车祸。埃德当时的反应是安慰她，说她那么年轻、那么迷人，一定可以找到另一个至少是同等质量的男人。再比如，当一位协同治疗师要暂时缺席，以及随后另一位治疗师要长久地离开团体时，很多团体成员都表现出担忧，而埃德对此大惑不解。他说，肯定会有一个具有同等能力的治疗师来带领团体的，甚至来个实习生也可以。（事实上，他曾在走廊里见过一位外表迷人的女心理学家，他非常希望她能来当团体的治疗师。）

埃德直截了当地描述了他对情感的"每日最低需求"。随着时间的推移，其他团体成员清楚地认识到，埃德获取"每日最低需求"的对象是随机的，其身份并不重要，重要的是可获得性。

这样，团体治疗过程的第一阶段——人际病理机制的展现——就逐渐向前发展。埃德并不与他人建立真正的联系，而是把他人当作满足自己生活需要的工具和客体。没过多久，他就在团体内再现了他所习惯的、荒芜的社交环境——所有人都远离他。男性成员对他置若罔闻，以此回馈他的冷漠；女性基本上对他避之不及，都不愿意为他提供"每日最低需求"，而那些他特别渴望的女性对他的好色和自私嗤之以鼻。埃德在团体中展现的人际问题在很大程度上影响了他后续的团体治疗。随后，他的治疗全然聚焦于他与其他成员的关系，并因此获益良多。

社会缩影中的动力学互动

团体成员和团体环境之间存在丰富而微妙的动力学相互作用。每个成员会塑造自己的社会缩影。团体中的互动越是自然，社会缩影就显现得越快速和真实，团体成员的核心困扰和议题也就越有可能被激发出来并得到处理。

团体不仅提供了一个社会缩影，使团体成员的适应不良行为清晰地展现出来，而且它还是一个实验室，能十分清楚地显示出行为的意义和背后的动力。治疗师观察的不仅是行为，还有触发行为的事件和其他人对该行为的反应。

团体互动是如此丰富，每个团体成员身上适应不良的互动循环会反复出现，这使得他们拥有了大量反思和理解的机会。但是如果要改变病理性的信念，团体成员必须获得明确而有用的反馈。如果反馈的呈现方式让人太有压力或过于挑衅，那么个体可能无法吸收他人的意见。有时，成员给出的反馈可能为时过早——成员间尚未建立牢固的信任关系，反馈会显得比较直接；有时，反馈可能使人觉得受到贬低、压迫或者伤害[61]。我们如何能避免无用或伤人的反馈呢？如果团体成员能够观察到行为背后的缘由，并且对他人内在的体验和潜藏的动机保持敏感，那么在给予反馈时就会较少攻击和责备彼此。因此，共情是使团体治疗富有成效的关键因素。然而，对团体成员和治疗师而言，当面对有挑衅或攻击行为的来访者时，共情可能就会变成一个艰巨的任务。团体带领者精准表达的共情，对于成员的安全感、情绪健康和心理发展至关重要[62]。团体带领者同时还能为成员示范，真诚的沟通和互动既可以让他人感受到关怀，也可以是发人深省的。我们在与自己认同的人互动时，更容易产生共情，而且，当我们自己的压力和恐惧较弱时，也更容易保持共情的状态——因此，治疗师对自身的理解和对反移情的觉察具有巨大的价值[63]。

近年来发展形成的主体间性理念和现代分析性团体治疗方法有助于理解这一议题[64]。这些理论给团体成员和治疗师提出了如下问题："我认为对方表现出了挑衅行为，而我在其中扮演了什么角色？对方的表现如何与我有关？"换句话说，团体成员和治疗师之间是持续不断地相互影响的。关系模式不是受外部影响而固化的，而是由关系中的人共同建构的。在团体互动中，某成员在认知上对事件的扭曲不仅仅是该成员一个人造成的。从一个更平衡的、主体间的视角来看，每个成员在此时此地的感受都与其他成员和团体带领者有关。

例如，团体中有一个来访者反复迟到，这十分令人恼怒，团体成员必然会对这种现象表达愤怒。但是治疗师也应当鼓励团体去发现这一特殊行为（迟到）的意义。姗姗来迟可能意味着"我不在乎这个团体"，但也可能有其他更复杂的人际内涵："没有我也不会怎么样，那么我又何必赶时间呢？""我打赌没人会注意到我的缺席——我在这儿的时候他们好像也没注意到我。"又或者是："这些规则是为其他人制定的，而不是我。"

如果团体成员想要获得对彼此的共情性理解，那么他们需要理解和分析的不仅是个体行为的潜在意义，还包括这些行为对其他人的影响。团体的参与有助于提升成员的情绪智力和心智化（对自己和他人的心理状态、欲望、恐惧、信念、期待和愿望的理解）水平[65]，并且能够促进团体成员将他们从治疗团体中学习到的东西迁移到自己的现实生活中。缺少对他人内心世界的感知，我们的人际关系就会变得让人困惑、沮丧且具有重复性，因为我们会不假思索地为他人安排我们故事中预先设定好的角色，而无视他人实际的动机和愿望。

例如，伦纳德因严重的拖延问题而来到团体。按照伦纳德的观点，拖延不仅是一种困扰，而且是对很多问题的解释。拖延解释了他在工作和社交方面的失败，也是他沮丧、抑郁和酗酒的理由。并且，拖延让他得以回避有关上述现象的重要洞察和更确切的解释。

在团体过程中，我们已非常熟悉伦纳德的拖延行为，并且经常被此激怒或者感到挫败。在团体成员的共同努力下，我们逐渐靠近他神经质性格部分的根基，而就在这时，他总会设法拖延团体工作的进程。他会说："我今天不想被团体弄得不舒服""我的新工作对我来说成败攸关""我快撑不住了""让我休息一下，不要再逼了""我已经戒酒3个月了，上次会谈弄得我在回家的路上又去了酒吧"，等等。他总能找出不同的理由，但主题永远不变。

一天，伦纳德宣布了一个重磅消息，那是他很长时间里一直想做的事：他辞去了原来的工作，找到了一个教师的职位。现在，还剩下最后一步——取得教师资格证，他需要花大约2小时的时间填写申请表。

只有2小时，但他却做不到！他一直拖延到最后一天，才告诉团体截止时间，然后哀叹他那残暴的恶魔——拖延——害了自己。团体中的每个人，包括治疗师，都体验到了一股强烈的渴望：让伦纳德坐下来（甚至可能是让他坐在某个人的大腿上），将笔放在他手中，握着他的手填写申请表。团体中一位最具母性特质的成员真的就是这样做的。她带伦纳德回家，给他做饭，然后手把手教他填申请表。

当我们开始回顾事情始末，终于能意识到他的拖延意味着什么：这是一种悲哀的祈求，渴望获得自己失去的母亲。这样的理解使许多事情变得清晰可辨，包括伦纳德的抑郁（另一种对爱的更绝望的渴求）、酗酒和强迫性暴饮暴食背后的动力。

我们相信，团体即社会缩影的含义已足够清楚了。如果团体成员能够以一种自然、不设防御的方式自由互动，那么他们将在团体中生动地重现和展示他们的病理机制。因此，训练有素的治疗师可以透过团体会谈这样鲜活的戏剧情景，理解每个来访者行为背后的动力，从而打破他们的不良人际循环。

识别社会缩影中的行为模式

要想发挥社会缩影的治疗作用，治疗师首先必须学习如何识别团体成员重复出现的适应不良的人际模式。在伦纳德的例子中，治疗师可利用的关键线索是团体成员和带领者对伦纳德行为的情绪反应。在特定成员面前，治疗师或其他团体成员可能会感觉愤怒、被利用、精疲力尽、受压迫、被威胁、厌烦、想流泪等一个人对另一个人可能产生的各种感受。

这些感觉传递着鲜活而不可或缺的信息，治疗师应当认真对待。如果团体成员被激起的感觉和来访者的期待背道而驰，或者和来访者的期待一致但是会妨碍来访者成长（正如伦纳德的例子所呈现的），那么其中必定隐含着来访者问题的关键点。当然，这一观点还蕴含了许多复杂的部分，有些批评者可能会说，强烈的情感反应常常是由个体本身的问题造成的，不一定与另一个来访者的问题有关。例如，如果一个自信、果敢的男性引起了另一个男性强烈的恐惧、嫉妒和愤恨，我们就很难断定后者的反应显示出了前者的问题。这正是团体治疗的一大优势：团体中有多个观察者可供比较，这样就比较容易区分个体化的、非常主观的反应和更加客观的反应。

团体成员并不会自然而然地感觉自己有权提供这样的反馈。他们往往会提供很多的理解和支持，可能要在治疗师的积极鼓励下才会去探究，有什么事情是他们正在回避的，哪些问题是秘而不宣的。普通的社交通常不会鼓励这种程度的公开反思和评论，但这却是有效的团体治疗的精髓[66]。

治疗师应寻找来访者身上持续反复出现的行为模式，以及团体成员对此产生的多种反应。此外，治疗师要依靠最有用的证据：自身的情感反应。像基斯勒所说，如果我们被一个成员的人际行为"钩住（hooked）"，那么我们自身的反应即是来访者对其人际关系造成的影响的最佳体现[67]。但是如果我们能够"脱钩"——也就是，拒绝做出来访者常常让他人产生的行为（这样的行为只会强化来访者惯常的人际循环）——治疗价值就会产生。通过保持或恢复我们的客观视角，我们能为来访者提供有意义的人际关系反馈。从这个角度来说，治疗师被每位团体成员所触发的想法、感受和实际行为，都具有非凡的价值。我们自身的反应不是缺陷，而是极为宝贵的信息。但我们需要区分，这种反应是来访者在所有人身上都会唤起的，还是属于我们自己的更主观的反应，源自我们当前或过往的经历。显然，这种区分不是非黑即白的，但作为治疗师，我们的主要任务之一就是追溯我们对来访者的反应的来源[68]。

鉴于所有的治疗师都会有盲点，也存在出现人际扭曲的方面，那么我们如何确定自己的反应是客观的呢？协同治疗——两个或以上的治疗师共同带领团体——为这个问题提供了一个答案。协同治疗师同时暴露在相同的临床情境中，所以，对比不同治疗师的反应，就可以清楚地区分治疗师的主观反应和对团体间互动的客观评价。此外，团体治疗师处于一个有利的位置，可以保持更清醒的头脑，因为与个体治疗师相比，他们可以观察团体中上演的各种适应不良的人际关系剧目，而无须处于这些互动的中心。

我们将在后面讨论培训以及治疗师的任务和技术的章节中，更充分地探究这个问题。现在只需要记住，上述这一论点强有力地解释了为什么治疗师应尽可能全面地了解自己。新手团体治疗师有义务踏上自我探索的终身之旅，这一旅程应包括个体和团体治疗，以及团体的体验式学习[69]。

上述种种并不意味着治疗师不需要认真考虑每一位来访者的反应和反馈，包括患有严重心理疾患的来访者。即使是最夸张的、非理性的反应，也包含了现实的内核。再者，有严重疾患的来访者有时也可能提供有价值的、准确的反馈——没有人会在任何一个方面都非常矛盾。

最后，团体治疗师应掌握一个基本原理：团体成员经常会对相同的刺激产生十分不同的反应。在一个由七八个人组成的团体中，对于发生在团体中的事件，每个成员的知觉、观察和解释可能都是不一样的。一个相同的事件，八个不同的反应——怎么会这样？唯一可能的解释似乎是：八位成员各有其不同的内在世界。妙极了！因此，对同一事件不同反应的分析是了解团体成员内在世界的捷径。

或者，让我们再次看看团体会谈的固定形式：在与他人分享团体或治疗师的关注、自我暴露、寻求帮助或帮助他人方面，每个成员都有着明显不同的反应。这种差异通过移情（成员对于团体带领者的反应）表现得淋漓尽致。面对同一个治疗师，不同的成员可能分别认为他是温暖的、冷酷的、拒绝的、接纳的、能干的或者无能的。这些观点会让团体成员和治疗师（尤其是新手）感到愧疚甚至不堪重负。

有时，团体犹如一个罗夏（Rorschach）测验，映射出团体成员对两位协同治疗师的观察。一位团体成员认为，两位团体带领者都非常专业，这对他来说就足够了；另一位成员感叹对两位带领者知之甚少，她渴望与他们走得更近；第三位成员说，团体过程提供了大量信息，让她感觉与治疗师关系亲近；还有一位成员注意到，其中一位带领者似乎比另一位更坦率，这让她对两位带领者之间的关系产生了好奇；第五个人补充说，他更喜欢团体带领者让人看不透和与人保持距离，这样他就不用担心治疗师的感觉或想法——他的童年一直都沉溺于母亲对他的言行的评价中。在这一次充满活力的团体会谈中，一位新成员突然泪流满面，表示自己难以承受。她需要通过一致性和确定性来确认自己一直以来都是对的，可这样的一致性和确定性在哪里？如果同一问题能产生如此多不同的答案，她又怎么知道该如何生活？

社会缩影是真实的吗？

我们经常会听到团体成员质疑社会缩影的真实性。他们可能会声称他们在这一特定团体中的行为是不典型的，完全不能代表他们的日常行为。他们也可能会说，团体中的成员都有各自的困扰，他们难以获得准确的感知。他们甚至可能会说，团体治疗是不真实的，它是人为营造出的氛围，是扭曲的，不能反映一个人的真实行为。这些观点在新手治疗师看来是难以应付的，甚至颇有道理，但实际上是有悖事实的。在某种程度上，团体的确是人为的：团体成员不是亲朋好友，他们也不出现在彼此的日常生活中。虽然成员之间以私人的形式相联系，但他们的全部关系就在于每周1~2次在一个专家的办公室中会面。而且，他们的关系是暂时性的，因为一开始就已在团体契约中定下了结束关系的时间。

面对这些争议时，我经常会想到厄尔和玛格丽特，他们是我（亚隆）职业生涯早期所带领的团体中的成员。玛格丽特进入团体中时，厄尔已在团体4个月了。当他们在团体中看到对方时，两人都十分尴尬。原来一个月前，他们都碰巧参加了塞拉俱乐部（Sierra Club）组织的野营活动，并一起"亲密地"共度了一个晚上。他们双方都不想和对方在一个团体中。对厄尔而言，玛格丽特是个愚蠢、肤浅的女性，就像他后来在团体中说的那样："空有一副诱人的躯壳"。对玛格丽特而言，厄尔是个呆瓜，她将他的阳具当作报复她丈夫的工具。

尽管如此，他们还是在团体中一起工作，每周见面一次，这持续了将近一年。在这期间，他们对彼此有了更深入的了解：他们分享了他们最深的感受；他们也经受住了彼此间激烈的、充满攻击的争执；他们帮助对方度过了伴有自杀冲动的抑郁阶段；他们为彼此流泪，而且不止一次。什么是真实的世界？什么是营造的氛围？

有一位团体成员说过："在很长的时间里，我一直认为团体是在常规的环境中处理非常规的体验；后来我才发现，事实与之相反——团体是在非常规的环境中处理常规的体验。[70]"治疗团体之所以真实的原因之一是团体消除了个体间的社会、性别和地位博弈，成员们一起经历重要的生活体验，彼此努力真诚相待，竭力摈弃与真实相悖、扭曲的表象。有多少次，我们都听到团体成员说"这是我第一次对别人说这件事"？团体成员不是彼此的陌生人，相反，他们对彼此的了解深刻而全面。的确，团体成员间相处的时间只占他们生命中的一小部分，但是心理上的现实与物理上的现实是不可同日而语的，在物理角度上，团体成员每周见面一两次，但从心理角度来说，团体共处的时间远不止此。

移情和领悟

在上述内容中，我们探讨了作为改变媒介的人际学习，在对此做出结论之前，我们希望大家将注意力转向两个值得进一步讨论的概念。移情和领悟（insight）在大多数有关治疗过程的观点中都扮演着极其重要的角色，不容忽视。在我们的治疗工作中，我们非常依赖且重视这两个概念。我们在本章中阐述的内容，是将移情和领悟融入人际学习这一疗效因子中。

移情是人际知觉扭曲的一种特定形式。在个体的心理动力学治疗中，对这种扭曲的识别和修通是重中之重。在团体治疗中，如我们所见，修通人际层面的扭曲也是十分重要的。但是，在团体治疗中，这种扭曲的程度要大得多，种类也多得多。修通移情——成员与治疗师关系中扭曲的部分——仅仅是治疗过程中应被检验的一系列扭曲的其中之一。

对许多来访者（也许是大多数来访者）来说，咨访关系是他们最需要修通的重要关系，因为治疗师是父母、教师、权威的象征，也是既定文化和价值观的象征。但是大部分来访者还有其他人际领域的冲突，例如权力、自信、愤怒、同辈竞争、亲密、性、慷慨、贪婪和嫉妒。大量研究强调，很多团体成员认为修通与其他成员之间的关系非常重要[71]。

尽管自我理解对团体治疗中的来访者而言十分重要，但团体治疗更侧重于人际互动的层面，而个体治疗则更多地关注个体内部和内在的精神世界[72]。在一项针对短程危机团体、为期12个月的追踪研究中，研究人员请团体成员指出他们自己所获帮助的来源。42%的人认为是团体成员而不是治疗师帮助了他们，28%的人表示团体成员和治疗师均有帮助，而只有5%的人声称治疗师是促成改变的主要因素[73]。

这类研究为团体治疗师所要使用的技术带来了重要启示：治疗师必须促进成员

间互动的发展和修通，而不应该仅关注于来访者与治疗师的关系。我们将在第6章和第7章中进一步讨论这一点。

领悟这一概念很难被准确地描述，它不是单一的概念。我们倾向于把它理解成广义上的"向内看"，这一过程包含澄清、解释和解除抑制。当个体发现一些有关自身（行为、动机系统或无意识）的重要事情时，领悟就产生了。这也为个体在人际关系中更好地理解他人的情绪体验［丹尼尔·西格尔称之为"第七感 (mindsight)"］做好了准备[74]。

在团体治疗的过程中，来访者至少可以得到下列4种不同层次的内省。

1. 来访者可以对自己在人际互动中的呈现方式产生较为客观的认识，他们可能会第一次知道他人如何看待自己：被他人认为是紧张的、温暖的、冷漠的、诱惑的、痛苦的、傲慢的、自负的、谄媚的等。

2. 来访者可以了解自己与他人互动时所表现出的复杂行为模式。他们可能会看到自己多种行为模式中的一部分，例如：是否利用他人，持续讨好以寻求认可，诱惑然后抛弃／回避他人，没完没了地与他人竞争，恳求关爱，或者仅认同治疗师或男性／女性成员等。

3. 来访者可以逐渐了解自己人际行为背后的动机。来访者通常会认识到，他们之所以采取某些行为，是因为他们相信其他行为可能带来可怕的后果——被羞辱、嘲笑或抛弃。例如，冷漠、疏离的来访者可能会了解到，他们回避亲密是因为害怕被吞没并失去自己；好斗、报复心强、习惯控制他人的来访者可能会发现，他们深深地、无止境地渴望被照顾，而这一点让他们感到恐惧；腼腆、谄媚的来访者则可能害怕自己压抑的、破坏性愤怒的爆发。

4. 最后，在第四个层面的领悟中，来访者会理解他们行为的深层根源。通过探讨个人早期在家庭和成长环境中的经历，来访者会逐渐了解自己当前行为模式的根源。不幸的是，很多人会认为这一层面的领悟是"深层"或"好"的，而其他层面的领悟则是"肤浅"或"微不足道"的。但一味强调探究早年经历来解决当下的困境，可能反而会妨碍来访者提升自我觉察和人际交往技能[75]。

　　每个治疗师都遇到过这样的来访者：他们对于自己如何受到原生家庭、成长经历或社会文化环境的塑造和影响有相当深刻的领悟，但并没有出现任何治疗性改变。获得这类领悟和持续改变之间并不存在经过证实的、一致的关系。此外，来访者在没有获得这类领悟的情况下产生显著临床改变也是很常见的。事实上，我们所推崇的有关早年经历的类型与成人的行为及性格之间关系的假设，在许多方面都值得推敲[76]。

　　首先，我们必须考虑新近的神经生物学研究在记忆存储方面的成果。如今，记忆被认为至少有两种形式，对应两条截然不同的大脑神经通路[77]。我们最为熟悉的记忆被称为"外显记忆"，这种记忆包括个体能回忆起的细节、事件和对于个人生活的自传式记忆。有史以来，心理动力学治疗中的许多探索和诠释都围绕着外显记忆进行。记忆的第二种形式被称为"内隐记忆"，它存储了我们最早的关系体验，这些体验很多都早于我们的语言发育。内隐记忆影响着我们如何与他人交往和建立关系。因此，仅靠谈话或许并不能改变早年的塑造性经历给个体带来的影响。治疗关系中一时一刻的真实互动才是促成来访者改变的原动力[78]。

　　对于记忆的新认识促使精神分析理论发生变革。彼得·福纳吉对精神分析的治疗过程和有关疗效的文献进行了详尽的回顾，并总结道："对过去经历的复原可能有用，但是对来访者当前与人相处方式的理解才是变化的关键。因此，来访者的自我和其他表征都需要改变，而这种改变只有在此时此地才可能有效完成。[79]"

　　如果进一步讨论这类因果关系，我们就会偏离人际学习的内容，但我们将在第5章和第6章更深入地讨论这个话题。目前，我们强调了理解是促进改变的手段，这就足够了。获得领悟（"向内看"）是重要的，但来访者需要的是普遍意义上的领悟，而不是刨根问底式的。心理治疗师需要摒弃过往的观点——追求对早年经历的"深刻"或"关键"性理解。有时，来访者深刻感受到的或对来访者而言意义深远的东西，不一定与对其行为的早期根源的揭示有关。

本 章 概 述

我们界定并描述了人际学习这一疗效因子的三个不同组成部分：

1. 人际关系的重要性；

2. 矫正性情绪体验；

3. 团体是社会的缩影。

现在，让我们把这三个要素放在一起考量，人际学习这一疗效因子的作用机制就一目了然了。

1. 心理病症源自有问题的人际关系，心理治疗的目的是要帮助来访者学习如何建立免受扭曲的、令人满意的人际关系。

2. 心理治疗团体的发展如果没有受到严重的结构性限制，它将演变为一个社会缩影，即每位来访者的社交环境的微型表征。

3. 通过获得他人的反馈、自我反思和自我观察，团体成员逐渐意识到自身人际行为的重要方面：长处和局限、人际扭曲、自己的人际意图和所造成的结果之间的差距，以及会引起不期望获得的他人回应的适应不良行为。团体成员无法从他们先前在不良关系里的经验中学习，因为他们生活中的其他人感受到他们的脆弱，并通常会遵从常规社会互动的规则和礼仪，所以有所克制，不会直言相告——他们的行为如何导致了关系中的问题。因此，这一点非常重要：来访者从未学会分辨自己行为中令人反感的方面和"自己是个完全不被接纳的人"这一自我概念。而治疗团体鼓励成员提供准确的反馈，使得他们有机会区分这两者。

4. 在治疗团体中，一般的人际互动顺序如下。

（1）病理机制的呈现：来访者展现出自己的不良行为。

（2）通过反馈和自我观察，来访者：

A. 能够更好地反观自身的行为；

  B. 意识到自身行为对以下几点的影响：

   a．他人的感受；

   b．他人对自己的看法；

   c．自己对自己的看法。

5. 充分认识到上述互动序列的来访者，也会意识到自己对自身人际关系所负有的责任。

6. 充分接受自己对于自身人际关系所负有的责任的来访者，随后就可以设法处理这一发现所带来的必然后果：既然他们能构建自己的社会关系网络，就有能力去改变它。

7. 对上述互动序列的理解给来访者带来多大的意义，与来访者体验到了多少情感成正比。来访者的体验越真实、情绪强度越大，其影响就越大；体验越抽象、理智化，学习就越无效。

8. 作为这一团体治疗序列所带来的结果，来访者会冒险尝试用新的方式与人相处，继而渐渐产生改变。产生改变的可能性取决于：

  (1) 来访者的改变动机／对现有行为模式的不满程度；

  (2) 来访者的团体参与度——也就是，团体在来访者心中的重要程度；

  (3) 来访者的性格结构和人际互动风格。

9. 改变一旦发生，来访者就会意识到自己之前害怕会发生一些灾难性后果是杞人忧天，与现实不符。改变行为并不会导致死亡、毁灭、抛弃、嘲笑或吞没 *。

10. 社会缩影的概念是双向的：不仅是来访者在团体外的行为会在团体中

---

* 新的关系体验可能会激活神经通路，在这些神经通路中，更侧重情绪的脑区（皮质下）会受到更侧重认知、计划和评估的脑区（前额叶皮质）的影响，从而促进神经生物学上的改变。这些神经生物学作用甚至有望修复个人因早年逆境而受损的遗传基质，强调了心智和大脑间的相互联系。参见 D. Siegel, *Pocket Guide to Interpersonal Neurobiology: An Integrative Handbook of the Mind* (New York：W. W. Norton，2012). S. Gantt and B. Badenoch，eds.，*The Interpersonal Neurobiology of Group Psychotherapy and Group Process* (London: Karnac Books，2013). A. Smith et al.，"Epigenetic Signatures of PTSD: Results from the Psychiatric Genomics Consortium PTSD Epigenetics Workgroup," *Biological Psychiatry* 81 (2017): S36.

显现，来访者在团体中习得的行为也会渐渐出现在来访者团体外的人际关系中。

11. 适应性循环逐渐启动，首先出现在团体内，随后会出现在团体外。当人际扭曲逐渐消失，来访者建立有益的人际关系的能力也会随之提升。来访者的社交焦虑会减少，自尊水平提高，对他人的苛刻评价变得柔和，也不再那么需要隐藏自我了。

上述序列中的每一步都需要治疗师根据具体情况采取特定行动。在许多时候，治疗师必须对来访者的痛苦表达共情；鼓励来访者进行自我观察，承担责任，勇于尝试；消除来访者对于灾难性后果的幻想；强化学习的迁移等[80]。我们将在之后的章节中充分探讨这里提到的每一个任务和技术。

第 3 章
团体凝聚力

在本章中，我们将探讨凝聚力的特性，团体凝聚力作为疗效因子的大量依据，以及团体凝聚力产生治疗效果的各种不同途径。

什么是团体凝聚力？团体凝聚力如何影响治疗效果？简单来说，团体凝聚力在团体治疗中的重要性类似于咨访关系在个体治疗中的重要性。首先，针对个体心理治疗的大量研究表明，良好的咨访关系是取得积极治疗效果的重要基石。治疗联盟与治疗效果之间的关联是心理治疗领域最可靠的研究结果之一[1]。在团体治疗中，良好的治疗关系是否也必不可少？已有文献中的证据再次显示，在团体治疗中，"关系"与良好的治疗效果密切相关[2]。但是团体治疗中的关系比个体治疗中的关系要复杂得多。毕竟，个体治疗中只有两个人，而在团体治疗中，有许多个体（通常是6~10人）一起工作。因此，仅仅说良好的关系对于成功的团体治疗必不可少是不够的，我们还必须指明这里包含了哪些关系：来访者和团体治疗师（如果有协同治疗师，则不止一位）之间的关系？个人和其他成员之间的关系？或者甚至是个人和作为一个整体的"团体"之间的关系？换句话说，我们需要考虑个人内在变量、人际变量和团体变量等因素[3]。

在过去的60年里，大量针对心理治疗疗效的对照研究已经证明：平均而言，接受心理治疗者的状况得到了显著改善，并且团体治疗的效果与个体治疗的效果几乎相同[4]。此外，还有证据表明，与其他疗法相比，某些来访者可能会从团体治疗中获得更大的好处，尤其是受病耻感与社交孤立困扰的来访者和寻求新的应对技能的来访者[5]。

支持团体治疗有效性的研究证据如此充分，这促使我们将注意力转向另一个问题：有效的心理治疗需要具备哪些必要条件？毕竟，不是所有的心理治疗都会成功。事实上，有证据表明，治疗可能使来访者改善，也可能使来访者变得更糟——虽然大多数治疗师帮助了来访者，但也有一些治疗师让部分来访者恶化了[6]。为什么会这样？一个成功的治疗师有哪些特点？虽然这涉及很多因素，但富有成效的治疗师能够怀着同理心与他们的来访者保持同调，也能够为来访者的痛苦提供一种可理解的、在文化上能引起共鸣的解释及相应的治疗方案，进而帮助来访者建立自我效能感[7]。现有研究证据完全支持以下的结论：治疗师与来访者要就治疗目标及任务达成一致，他们之间充满信任、温暖、共情性理解及接纳的治疗关系有助于治疗走向成功——甚至连成功的药物治疗也是如此[8]。

尽管建立积极的治疗联盟是所有有效治疗的必由之路，但要做到这一点不可能一蹴而就，也不是遵循常规就能水到渠成的。针对心理治疗的广泛研究聚焦于治疗联盟的性质，促成、维持治疗联盟所需的特定措施，以及当治疗联盟出现问题或受损时如何修复[9]。

关系的质量是否与治疗师的理论取向有关？研究给出的答案是否定的。经验丰富且富有成效的治疗师虽然来自不同的流派（心理动力学、精神分析、情绪聚焦、人本主义、人际关系、认知行为），但他们对理想的治疗关系的观点，以及他们和来访者实际建立的治疗关系却十分相似（但有别于他们所属流派的新手治疗师）[10]。

另外，请注意，投入度高、凝聚力强的治疗关系在所有有效的心理治疗中都不可或缺，即使是在所谓的偏机械化的治疗方法（认知、行为或系统取向的心理治疗）中也同样如此[11]。在美国国立精神卫生研究院（National Institute of Mental Health，简称NIMH）抑郁症治疗合作研究项目开展的第一批大型比较心理疗法的试验中，一个试验总结道：认知行为治疗或人际取向治疗要取得成功，需要"来访者与一个慈爱的、能够给予支持和抚慰的权威人物建立起积极依恋"[12]。研究表明，认知治疗中的咨访关系和咨询技术可以相互促进：来访者和治疗师之间强有力的、积极的纽带本身就有消解抑郁信念的作用，能够帮助来访者调整认知上的扭曲。倘若缺失这样一种积极的纽带，那么干预措施只是花拳绣腿，甚至有害无益[13]。来访者对治疗师的感受至关重要，也是预测治疗效果的良好指征[14]。来访者对治疗师的感受很大程度上源自治疗师的行为和对自我的使用[15]。治疗师建立关系的核心能力越来越受重视，已成为培训项目的重点[16]。

如前所述，在团体心理治疗中，关系也扮演着同等重要的角色。但比起个体心理治疗中的咨访关系，团体治疗中的关系有着更宽泛的含义——它不仅包括来访者与团体治疗师的关系、与团体其他成员的关系，同时还包括来访者与整个团体的关系。在本书中，我们将所有这些团体中的关系都称为"团体凝聚力"。凝聚力作为团体的基本特性已被广泛研究，数百篇学术论文、综述和元分析研究都对此进行了探讨[17]。然而不幸的是，这些文献本身缺乏凝聚性，它们使用着不同的定义、量表、被试以及评定视角，同时还缺乏复制性研究[18]。

然而，这些有关凝聚力的研究整体上一致认为，不同团体中的"团体感(groupness)"是有程度差异的。团结意识（或对于"我们"的感觉）更强的人，会更重视团体，出勤率和参与度更高，也会拥有更多的相互支持。但要准确定义凝聚力十分困难。有一份缜密的综述总结道，凝聚力"就像尊严一样，每个人都能识别它，但显然没有人能够描绘它，更无法测量它"[19]。问题在于凝聚力指的是多个重叠的维度。一方面，凝聚力指一种团体现象——整体的团队精神；另一方面，它还包含了个体凝聚力（或者更严格地说，是团体和带领者对个体的吸引力）[20]。此外，来访者的情绪体验和对于团体有效性的感受，都影响着团体凝聚力[21]。

在本书中，我们将团体凝聚力定义为团体对其成员的吸引力[22]。在有凝聚力的团体中，成员们会感觉温暖、舒心、有归属感；他们重视团体，并反过来感觉到自己受到其他成员的重视、接纳与支持[23]。

团队精神与个体凝聚力是相互依存的。有时，团体凝聚力的计算方式仅仅是团体对每个成员的吸引力水平的简单累加。一些更新、更复杂的测量团体凝聚力的方法——例如加里·伯林盖姆（Gary Burlingame）等人开发的《团体问卷》(Group Questionnaire，简称 GQ）——影响力逐渐上升，可获得效度更高、更可靠的测量结果*。

---

* GQ 是由 30 个问题组成的自评报告，它将团体凝聚力、团体氛围、治疗联盟和共情这几个维度汇总到 3 个量表中：《积极纽带量表》《积极工作量表》和《消极关系量表》。这 3 个量表共同描绘了团体成员在整个团体关系中的体验。GQ 综合了团体的两个关键方面：关系质量和关系结构。关系质量分为积极或消极，而关系结构反映着要考量的是成员之间、成员和带领者还是成员和团体间的关系。《积极纽带量表》描述的是成员间的凝聚力、成员和带领者之间的联盟以及成员和团体间的氛围。《积极工作量表》描述的是成员之间与成员和带领者之间的工作任务和目标。《消极关系量表》描述的是成员间的共情失败、成员和带领者之间的联盟破裂以及成员和团体间的冲突。这一综合评估方法可以很好地解决以前的难题——凝聚力和团体关系测量的可重复性。参见 J. Krogel et al., "The Group Questionnaire: A Clinical and Empirically

当我们越深入地考察凝聚力，事情就变得越复杂。例如，我们知道，每个成员对凝聚力的看法会受团体中其他成员对团队凝聚力看法的影响。团体凝聚力通常被认为是每个成员归属感的总和，我们也了解到，团体对每个成员的吸引程度是不同的——个体的人格、人际模式和依恋类型都会对此产生影响[24]。此外，团体凝聚力不是固定的，而是会在团体治疗过程中不断波动起伏。同时我们知道，团体早期的凝聚力对随后完成更具挑战性的工作至关重要[25]。研究指出，个体在团体中的归属感不同于个体对整个团体运转的优劣程度的评价。很多人都会感觉"团体运转良好，但我不是他们中的一员"[26]。有些人（例如，患有进食障碍的来访者）也可能重视团体中的互动与联结，但却完全反对团体工作的目标。

在结束探讨定义之前，我们必须指出，团体凝聚力不仅本身具有强有力的治疗作用，同时它也是其他疗效因子发挥作用的前提。当我们说在个体治疗中起作用的是咨访关系时，我们的意思并不是只要有爱或充满爱的接纳就足够了；而是说，理想的咨访关系能够创造出合适的条件，使得治疗所需要的冒险、自我暴露、情感宣泄以及内在和人际层面的探索能得以展开。团体治疗也是如此：其他团体疗效因子也需要在有团体凝聚力的基础上才能够良好地运作。

团体凝聚力的重要性

虽然前面分别讨论了不同的疗效因子，但它们在很大程度上是相互依赖的。例如，治疗过程中并不单纯是情感宣泄或感受到普遍性。重要的不仅仅是畅所欲言，也并不只是发现别人具有和自己相似的问题，知道自己不是唯一一个受苦的人；真正重要的是将个人的内心世界满怀情感地与他人分享，然后感受到他人的接纳。被他人所接纳，使来访者开始怀疑原本坚定的信念：自己是令人讨厌的、不被接受的、不值得被爱的。对归属的需要是我们人类的本质属性。团体中的归属感和个体治疗

（续）Derived Measure of Group Relationship，" *Psychotherapy Research* 23 (2013): 344-54. G. Burlingame，K. Whitcomb，S. Woodland，J. Olsen，M. Beecher and R. Gleave，"The Effects of Relationship and Progress Feedback in Group Psychotherapy Using the GQ and OQ-45: A Randomized Clinical Trial，" *Psychotherapy: Theory, Research and Practice* 55(2018): 116-31.

中的依恋都能满足这种需要[27]。因此，治疗团体会产生一种积极的、自我强化的循环：信任—自我暴露—共情—接纳—信任[28]。如果团体在成立早期就建立起不加评判地接纳和包容的准则，并且成员遵循团体的程序和准则，那么一个人无论过去做了什么（行为不轨、社交缺陷、离经叛道、物质滥用、卖淫、刑事犯罪等），都可以在这样的团体氛围中被其他成员接纳。

通常，来访者因人际交往方面的技能不足，很少有机会在一对一的关系或者团体中进行有效的分享。而且，对许多与外界隔绝的来访者来说，治疗团体是他们唯一能与人深交的地方。在几次会面后，团体成员经常会深深地感受到团体比其他任何地方都更有家的感觉。甚至多年以后，当有关团体心理治疗的大部分记忆都逐渐褪色，他们仍然会记得那种归属感及被接纳的感受。

正如一个治疗成功的来访者在回顾其持续两年半的治疗时所言："最重要的是有这么一个团体在那里，有一群人听我倾诉，他们不会抛弃我。团体中有那么多的关心、恨意和爱，而我是其中的一部分。我现在已经好多了，而且有自己的生活了，但一想到那个团体不复存在，心里还是有些难过。"

除此以外，团体成员知道他们不是团体凝聚力的被动受益者；他们也为团体凝聚力做出了贡献，并建立了持久的关系——可能是他们有生以来的第一次。有一个成员说，他经常将孤独归因于自己无可名状的、顽固的、令人厌恶的性格缺陷。在他屡经挫折和感到徒劳，决心不再缺席团体会谈后，他发现自己应对这份孤独负有责任：关系并不是注定枯萎的。他过去的关系之所以失败，是因为他选择了忽视。

有些成员会将团体内化，让自己的内在世界有人做伴。多年以后，一位来访者回顾道："团体仿佛一直在我左右，观察着我。我总是问自己，对于这件事或者那件事，团体成员会怎么说？"通常，治疗性改变会一直持续得到巩固，这是因为即便在多年以后，成员也不愿辜负团体对自己的期望[29]。

我们有很多来访者，社会关系贫乏，从未觉得自己受到重视或是团体中的一部分。对这些个体来说，积极的团体体验本身可能就有治疗效果。团体归属感能够提升成员的自尊，满足成员的归属需要，同时也能促进成员的责任感和自主性[30]。

然而，对一些成员来说，归属感也可能催生心理退行：归属感可能令人生畏，因为它会唤起个体对丧失自我和放弃自主的恐惧[31]。但是，更常见的是，治疗团体中的成员对彼此来说十分重要。治疗团体在创立之初可能会被认为是一个无足轻重的人为建构，但随着时间的推移，成员们日益敞开心扉，团体对于他们而言逐渐变得意义重大。我们知道有一些团体，其中的成员陪伴彼此走过了严重抑郁、躁狂发作、离婚、流产、自杀和受到性虐待的日子，甚至在有两个成员发生性接触而违反团规，使其他人在此时此地感觉受到背叛时，团体成员们仍然能够互相支持。

即使是在最让人难以置信的情况下，来访者也可以形成有凝聚力的团体。最近的一项针对被边缘化的、患有丙型肝炎的静脉注射吸毒者的团体治疗的研究就证实了这一点[32]。我们曾目睹一个团体把某个成员送去医院，见过很多团体为死去的成员哀悼，也曾看到一个癌症支持团体的成员在其他成员的葬礼上发表悼词。伴随强烈情感的共同经历往往会使关系变得更加牢固。在现实生活中，又有多少关系能有如此丰富的内涵呢？

团体凝聚力的好处：证据

与个体心理治疗中咨访关系重要性的相关研究相比，有关团体凝聚力的重要性的实证依据或许不够丰富和系统，但仍然是清晰且有价值的[33]。要研究凝聚力的作用会更为复杂[34]，因为其中涉及那些与凝聚力紧密关联的变量，如团体氛围（参与度、回避性和团体内部的冲突程度）[35]、治疗师的共情能力[36]和工作联盟（团体成员和治疗师之间的关系）[37]。伯林盖姆及其同事设计的《团体问卷》，综合了上述所有维度[38]。然而，对这些维度的类似研究的结果都指向了同一结论：有效团体治疗的核心在于关系[39]。

对于当前医疗保险监管体制下的团体治疗，团体凝聚力的重要性不亚于过去。事实上，面对来自行政部门的限制和干涉，当代的团体治疗师应承担起更大的责任来维护团体的治疗关系[40]。

接下来，我们要梳理一下迄今与凝聚力相关的当代研究和文献。这些内容展现了团体治疗研究人员用于评估和解释团体凝聚力及其临床影响的许多方法。（对研究方法不感兴趣、更希望了解凝聚力的临床意义的读者，可直接阅读"凝聚力和疗效的关系：小结"部分。）

- 在一项针对接受过团体治疗的来访者的早期研究中，研究人员发现，超过半数的来访者认为团体治疗中主要的帮助形式是成员间的相互支持。认为团体有凝聚力的来访者，参加团体会谈的次数更多，与其他成员的社会接触也更多，并且认为团体有治疗作用。状况有所好转的来访者明显更可能感觉到被其他成员接纳，而且当被问及团体治疗的体验时，他们明显更可能提及特定的成员来举例说明[41]。

- 我（亚隆）在1970年报告了一项研究，该研究请在团体治疗中获益的来访者回顾其团体治疗经历，并对我在本书中描述的一系列疗效因子的有效性进行评分[42]。从此，许多研究都沿用了类似的设计，探究来访者认为团体治疗的哪些方面最有效，并获得了大量数据。我们将在下一章对这些结果进行深入探讨。目前只需要注意，研究一致表明，来访者认为团体凝聚力是团体治疗能够取得成功的决定性因素。

- 在一项关于两个长程治疗团体的为期6个月的研究中，观察者评估了每次团体治疗过程里，每个成员在5个变量（接纳度、活跃度、敏感度、发泄／宣泄和进展情况）上的得分[43]。同时每个成员每周会进行自我测评。结果显示，无论是观察者，还是团体成员，都认为"接纳度"是与进展情况最相关的变量。

- 一项针对12个治疗团体中的47名来访者的研究也得出了相似的结论。研究者发现，成员自己感知到的人格改变，与成员对团体的投入程度及成员对整个团体凝聚力的评估都显著相关[44]。

- 我（亚隆）和同事一起评估了5个门诊治疗团体中全部40个来访者治疗一年后的结果[45]。随后，我们计算了该结果与治疗开始3个月内测得的许多变量间的相关性。我们发现，良好的疗效只与两个预测变量显著相关：团体凝聚力与个体的受欢迎程度。也就是说，在治疗早期最被团体吸引的来访者（高凝聚力）和在治疗的第6周及第12周被其他成员评为较受欢迎的来访者，在第15周时的治疗效果会更好[46]。在此研究中，相比于团体凝聚力，受欢迎程度与疗效的正相关性甚至会更高。我们稍后将对此做简短讨论，说明受欢迎程度与团体凝聚力之间的相关性，以及团体凝聚力通过何种机制调节着个体的改变。

- 同样的结果也出现在结构化程度更高的团体中。例如，一项针对51个参与了10次团体行为治疗的成员的研究显示，"被团体吸引"的程度与自尊的提升呈显著正相关，与团体成员的脱落率呈显著负相关[47]。

- 成员之间的关系品质也是体验性团体（目的是向参与者教授团体动力学，如培训团体和过程性团体）中的基本要素。一项设计严谨的研究发现，在一个有11名成员、每周会面2次、共进行了64小时会谈的培训团体中，成员间关系的品质与疗效之间存在显著相关[48]。结果显示，最能与他人建立一对一互动关系的成员，在治疗过程中进步最大[49]。此外，成员所感知的他们与团体带领者之间的关系，与其改变程度无关。

- 我（亚隆）与莫顿·利伯曼（Morton Lieberman）、马修·迈尔斯（Matthew Miles）两位同事一起进行了一项针对18个会心团体中的210个成员的研究，这18个团体涵盖了当时团体治疗领域中较有代表性的10种流派取向——格式塔、沟通分析、培训团体、锡南农（Synanon）、个人成长、伊莎林（Esalen）、精神分析、马拉松、心理剧和录音团体（一个由录音指导语带领的团体）[50]。该研究用多种方法评估凝聚力，发现团体凝聚力和治疗效果高度相关[51]。结果显示，团体吸引力确实是决定治疗成败的重要因素。所有评估凝聚力的方法，均显示凝聚力与疗效呈正相关。在团体中很少体验到归属感与团体魅力的成员（即使这是在治疗早期测得的），不太可能从团体中获益，事实上，这样的成员可能会获得消极的结果。而且，总体凝聚力较强的团体，其成员的整体疗效明显优于凝聚力弱的团体。

- 另一项针对体验性培训团体的大型研究（N=393）发现，亲和性（一个与凝聚力高度重合的建构）与疗效之间有较强的关联[52]。

- 罗伊·麦肯齐（Roy MacKenzie）与福尔克尔·楚施克（Volker Tschuschke）研究了住院患者长程治疗团体中的20名成员，将成员个人"对团体的情感联系"和成员对"团体工作"的评价区分开，发现成员的归属感与之后的疗效相关，而成员对整个团体工作的评价则与疗效无关[53]。

- 西蒙·布德曼（Simon Budman）与同事一起制定了一份量表，由经过训练的评分员观看团体治疗录像带，旨在对凝聚力做更精确的评定。他们研究了15个治疗团体，发现在最具凝聚力的团体中，来访者的精神病症状得到了更多的缓解，而自尊也在更大程度上得到了提升。在会谈早期（每次会谈的前30分钟）就展现出的团体凝聚力预示着更好的治疗效果[54]。

● 一些研究考察了在团体治疗中来访者和团体带领者之间的关系对疗效的影响。埃尔莎·马尔齐亚利（Elsa Marziali）及其同事探究了一个高度结构化的人际治疗团体（治疗共进行30次，来访者为边缘型人格障碍患者）中的团体凝聚力，以及来访者和团体带领者的关系[55]。研究发现，凝聚力与成员和带领者的关系之间存在密切联系，佐证了布德曼的发现。二者都与疗效呈正相关[56]。然而，成员和团体带领者的关系能够更好地预测疗效。来访者和治疗师之间的关系对那些较为脆弱或人际关系不稳定的来访者特别重要，对他们而言，治疗师发挥着重要的涵容和支持的功能。

● 安东尼·乔伊斯（Anthony Joyce）及其同事进行的一项研究，探究了短程团体治疗带给经历了复杂丧失和丧亲者的体验。他们报告，来访者与治疗师之间的联盟强度是良好疗效的指征，并且这与疗效之间的相关性比团体凝聚力与疗效之间的相关性更为显著。这一结论强调，治疗师应关注来访者的个人体验，而不仅仅是团体凝聚力。特别是对于短程治疗来说，一个好的开始是必不可少的[57]。

● 研究还发现，当社交恐惧症团体的来访者在K. R. 麦肯齐（K. R. MacKenzie）的《团体氛围问卷》（Group Climate Questionnaire）中获得更高的参与得分时，来访者在团体结束时和随访期间测得的疗效都将显著优于得分较低的人。相反，更高的回避得分与更高的痛苦程度之间存在相关性。团体带领者也应该明了，团体冲突得分高常常预示团体出现了问题，团体发展过程中并不是必然会出现较多冲突[58]。

● 在一个针对社交恐怖症的短期结构化认知行为治疗团体的研究中，经过12周的治疗，团体成员和治疗师的关系加深了，这与治疗结果呈正相关，但凝聚力保持不变，且与疗效不相关[59]。在这个研究中，团体只是治疗的形式，而并非治疗的主体。治疗师并没有特意加强成员间的纽带，因此研究者认为，对于这种高度结构化的团体，最重要的是围绕治疗任务开展的成员与治疗师的合作关系[60]。

- 一项对34名受抑郁症和社交孤立困扰的来访者的研究表明，经过12次旨在解决问题的人际互动团体活动，那些从团体带领者身上体验到温暖和积极关注的来访者会获得更好的治疗效果。反之亦然，来访者和治疗师的消极关系会导致疗效较差。然而，这种相关研究没有证实变量间的因果关系：来访者是因为在治疗中表现得更好而容易受治疗师关注呢？还是这种关注会促使来访者更努力，体验到更强的幸福感呢[61]？

- 一项针对现役军人创伤后应激障碍的住院团体治疗的研究表明，团体凝聚力对良好疗效有显著贡献。团体凝聚力能够解释结果变异中的50%。每一位军人与团队中其他人合作的能力和意愿是预测疗效的重要而独特的因素[62]。

- 美国团体心理治疗协会举办的短期高强度培训团体，其培训效果与成员参与度相关[63]。团体成员的踊跃参与可能与积极结果高度相关，因为积极参与可能促进更多的人际交流和自我暴露[64]。

- 面向170名精神科住院医师开展的高强度体验性团体培训也有类似的发现，这些住院医师认为团体凝聚力在促进自我暴露和相互反馈方面具有很大作用[65]。

- 有充分证据表明，个体依恋风格也会影响凝聚力和疗效之间的关系。寻求安全感的焦虑型依恋个体更多受益于团体凝聚力；但是，冷漠/回避型依恋类型的成员可能会退缩，治疗师需要以适合他们的节奏开展工作[66]。

- 一项针对327名接受密集治疗的住院团体（每周2次，持续12周的心理动力团体）成员的研究显示，团体凝聚力和疗效存在显著相关，但在不同条件下会有一些差异，个体间的人际模式也会影响凝聚力和疗效之间的相关性。对于那些具有冷漠和控制型人际模式、比起较顺从的成员更难融入团体的个体,团体凝聚力更为重要[67]。

- 匹配度很重要!大量研究都证实了这一点。个人的参与感与整个团体的参与水平越一致,参与度与疗效之间的相关性就越强[68]。匹配度也受到文化规范的影响。西方文化中对待权威、情绪表达、自我暴露和个人主义的态度可能与其他文化中的相应观点大相径庭[69]。

- 研究还表明,团体带领者往往会高估团体的凝聚力、团体吸引力以及成员和团体之间的联结。使用伯林盖姆团队的《团体问卷》(Group Questionnaire) 或巴里·邓肯(Barry Duncan)和斯科特·米勒(Scott Miller) 的《团体评分量表》(Group Session Rating Scale),可为团体带领者提供持续的反馈,提醒治疗师注意那些凝聚力下降或滞后的成员。这样做可以为早期修复提供机会,从而提高疗效[70]。

凝聚力和疗效的关系:小结

现在,让我们总结一下研究文献中关于凝聚力和疗效间关系的主要发现。团体凝聚力对疗效具有显著和持续的作用。无论是短程还是长程(超过20次会谈)团体治疗都是如此,且与治疗情境、来访者的年龄、性别和问题类型并不相关。在人数为9人或以下的团体中,凝聚力和疗效之间的相关性最为明显,而在人数较多的团体中则不那么明显。这种相关性在人际互动团体中最为突出,但即使在高度结构化的团体中,这种相关性仍然存在。来访者的依恋类型和人际风格对凝聚力和疗效间关系有重要影响。关注文化、性别、性取向和种族特点,可以增强治疗师在团体中建立关系的能力。

团体成员非常珍视自己在团体中所得到的接纳与支持。治疗效果与团体的吸引力和个体在团体中的受欢迎程度呈正相关,而个体在团体中的受欢迎程度是一个与团体支持和团体接纳密切相关的变量。获得良好疗效的成员和其他成员之间的关系更多地让双方感到满意。情感联系、自我暴露和对于团体有效性的体验都有助于增强团体凝聚力。团体早期形成的凝聚力与良好的疗效之间存在相关性。团体带领者要及时发现凝聚力方面的问题并迅速解决,而且要关注每个成员在团体中的个人体验。团体带领者往往会高估团体的联结强度和参与度。团体要形成凝聚力,需要治疗师积极地关注成员与团体间动力的相互影响。定期对团体及成员的状态进行反馈有助于治疗师做到这一点，对可能影响团体凝聚力的因素保持警惕，及时做出反应。

对于有些来访者和团体（特别是高度结构化的团体）来说，团体成员与带领者的关系可能是最根本的因素。稳固的治疗关系不一定能保证良好的疗效，但不良的治疗关系肯定不会产生有效的治疗。

大量研究表明，团队凝聚力可以提高团体成员的出勤率和参与度，也可以让成员给彼此带来更大的影响以及许多其他的效果。在稍后讨论凝聚力促进治疗性改变的机制时，我们将仔细探讨这些研究结果。

下面的临床案例阐明了关注成员对团体凝聚力的体验的重要性。

○ 卡伦是一位35岁的大学教授，她寻求团体治疗是为了改善她与学生之间的人际交往。虽然她是一位优秀的教师，教学评价也一直很好，但她讨厌她的学生，觉得他们具有侵入性，令人生厌。她说："下课后，我总是迫不及待地回到办公室，马上把'请勿打扰'的牌子挂在门上。"

她的个人生活也是类似的，她总是孤芳自赏。虽然曾有一段5年的婚姻，但她从未与丈夫同房。每一次，卡伦都拒绝亲密接触。人际关系让她感受到威胁，她害怕这些关系会削弱她的自主性和人格。

刚进入团体时，她就明确表示自己无意与他人拉近关系，她的目标是学习如何应付和容忍他人。她确信自己对亲密关系的厌恶是来自她与母亲的关系，她的母亲控制欲极强，对她极尽贬低。卡伦生活中的所有决定都是屈从于母亲的旨意。卡伦认为，要靠近母亲是不可能的，同时，要反抗母亲没完没了的要求和控制也是枉费心机。

卡伦加入团体几个月后，有两名新成员加入。乔是其中一员，他是一名中年男子，急于摆脱长期以来的孤独感和疏离感，试图立即与其他成员拉近关系。团体会谈开始后不久，他就开始询问卡伦的个人情况：你结婚了吗？恋爱了吗？

卡伦厉声回答道："绝对不要问我私人问题。我不想谈论我的私人问题，尤其是和一个我不认识的人。"

乔吃了一惊，向我（莱兹克兹）投来求助的目光。他说："我原以为我们来这里是为了互相了解，培养更开放的心态。我很困惑。这个团体是怎么运作的？"

从团体成立时就认识卡伦的另一个成员直接对她说："我知道你不太愿意分享自己的事情，但是乔只是想了解我们。如果你坚持不分享、不和我们交谈，你打算怎么从这个团体中获益呢？"

我很清楚，卡伦的刻板防御会让新成员感到挫败，也会破坏重要的团体规范，比如自我暴露和相互反馈。而卡伦对此的一部分回应是："我不会成为默林马戏团里受训的猴子，对别人言听计从。"听完她的话，我更加担心了。

卡伦这番有关"受训的猴子"的言论，听起来是在进一步攻击团体的凝聚力、团体规范，以及我本人。出于我的愤怒和对团体的保护，我很想回应道："是的，卡伦，如果你拒绝参与，那你来这里干什么？"幸运的是，我控制住了自己。这样的言论是有害的，很可能会使卡伦离开团体。

于是，我说："卡伦，我对你强烈的反应感到困惑。我很想知道你此刻在团体中体验到了什么。我感受到一种非常焦灼的气氛。"

卡伦回答："我认为我在第一次治疗时就已经说得很清楚了，我来这里是为了学习容忍别人，而不是被他们拷问。"

我说："这让我想起我们的第一次谈话，卡伦。你说你母亲常把她的意愿强加于你。第一次会谈，你就清楚地告诉我们，你对别人给你施加的压力非常敏感，你再也不想屈从于任何人的意愿。在我看来，大家都很尊重这一点，从不向你询问你生活中的痛苦，而是接受你，耐心地等待你感到合适时，主动分享你的想法。是这样吗？"

"是的，直到今天。直到乔问我那些问题。我可不愿意在这里被你们拷问。"

我转向新成员，问道："乔，你有什么想法？"

"噢，"乔转身对卡伦说，"我没参加过团体治疗。我很抱歉。我有些紧张，而且很不自在，我只是想成为这里的一员。我真是笨手笨脚的，但我绝不是有意让你难堪。"

卡伦把目光移开，快速擦了擦眼睛，示意是时候换个话题了。

这对卡伦来说是一次难忘的经历，在后来的治疗中，她把这称之为一次至关重要的学习体验。她意识到没有人想让她成为受训的猴子，而她当下可以以自己的节奏参与团体，并处理自身的焦虑——不得不在新成员面前展现自己会令她无所适从。

有趣的是，卡伦在这个团体里待了3年，并成了一名积极参与治疗且受到重视的成员。几年后，我接到转介，去会见她现在的丈夫。他们育有两个孩子，卡伦强烈建议丈夫参加团体治疗，以解决抑郁和社交回避的问题。她一直在敦促他在关系中投入更多的感情。

运 作 机 制

团体的接纳和成员间的信任是如何帮助受困扰的个体的呢？除了单纯的支持与接纳以外，肯定还需要其他东西；治疗师在从事心理治疗的初期就知道仅有爱是不够的。虽然，治疗师与来访者关系的品质很关键，但治疗师除了与来访者建立温暖而真诚的治疗关系外，还必须做很多工作[71]。治疗关系会创造一个良好的条件来启动其他过程。那么其他的过程是什么？它们的重要性如何呢？

卡尔·罗杰斯（Carl Rogers）对治疗关系的深刻见解，将治疗师的共情、真诚和无条件的积极关注置于中心地位——至今，这仍和将近70年前一样重要。事实上，这些概念在当代心理治疗学界已经更加深入人心。我们将从他对于个体心理治疗中治疗关系的运作模式的观点谈起[72]。在对治疗过程最为系统的描述中，罗杰斯提到，当治疗师与来访者建立了理想的治疗关系时，就会产生以下的特征性过程。

1. 来访者越来越自在地表达自己的感受。
2. 来访者逐渐具备现实检验能力，能更好地区分对周围环境、对自身和对他人/自身体验的感受与知觉。
3. 来访者更能意识到自身体验与自我观念间的不一致。
4. 来访者能意识到以往被自己否认或扭曲的感受。

5. 来访者将过去被扭曲或否认的部分整合进自我概念中，其自我概念逐渐与自身体验相符。

6. 来访者越来越能体验到来自治疗师的无条件积极关注而不感受到威胁，同时也能体验到自身无条件的积极关注。

7. 来访者逐渐体会到自己才是评判一个客体或体验的本质与价值的核心。

8. 来访者较少地基于自身对他人评价的感知去做出回应，而更多地考虑他人的评价如何能促进自身的发展[73]。

2017年的一项研究述评证实了这些原则，这项研究采用《来访者体验量表》（Client Experience Scale；一个主要基于卡尔·罗杰斯理论的7分制量表），探究了400名接受各类心理治疗的来访者对心理治疗的深度体验。该研究发现，良好的疗效和来访者的体验深度之间存在显著的相关性[74]。体验的深度是理解意义的必要条件，它最有可能在牢固的治疗关系中出现[75]。治疗师不必激发来访者成长的愿望（好像我们能做到似的！），相反，我们的任务是为来访者移除成长过程中的障碍。要做到这一点，其中一个方法是在治疗团体中营造理想的治疗氛围。成员之间坚固的纽带不仅有助于消除个体的无价值感，而且鼓励成员进行自我暴露和承担人际风险。这些变化能够帮助成员消除固有的、消极的自我信念[76]。

有实验证据表明，在个体治疗中，良好的咨访关系——牢固的治疗联盟、治疗师的共情以及对治疗结果的一致期望——类似于团体治疗中的团体凝聚力，都可以促进来访者的自我反思。尽管来访者的体验至关重要，但治疗师的作为对于治疗联盟的建立更关键[77]。高度的团体凝聚力与高度的亲密感、敢于冒险、共情倾听和真诚反馈密切相关。如果团体成员认为他们的团体在人际学习任务上做得很好，就会在积极和自我强化的循环中产生更大的凝聚力[78]。团体任务的成功能加强团体内部的情感纽带。

团体凝聚力之所以具有强大的功效，或许是因为很多来访者在儿童期和成年都没有获得过同龄人持续的、可靠的接纳。安是一个团体的新成员，她曾透露，虽然她很喜欢她的学生，但她对教师这份工作感到恐惧，她和同事的关系总是充满紧张和敌意。对此，她的个人治疗收效甚微，而在团体中，她很快意识到，她有一种强烈的需要：她需要自己是永远正确的，而这样做往往显得自以为是，让他人感觉受到贬低。在团体中，成员很容易看到她人际行为中的问题和由此产生的痛苦。团体成员给了她清晰而直接的反馈，让她看到自己是如何影响他人的。她听取了团体的建议，在团体内外迅速地调整了自己的行为。团体成员发现，来自他人的确认是一种全新而重要的体验。此外，成员彼此之间的接纳和理解，比治疗师的接纳更具影响力与意义。毕竟，其他成员并没有关心、理解他人的义务，他们不收任何费用，这也不是他们的"工作"[79]。

我们也可以通过当前对依恋和人际神经生物学方面的研究，来思考团体凝聚力的作用。有凝聚力的团体可为其成员提供安全的依恋基地，促进情感安全以及提高探索和冒险的意愿。在团体中，成员们有了一个欢迎他们的避风港[80]。有凝聚力的团体可降低成员对被拒绝、羞耻和指责的恐惧，这样又可进一步促进成员间更多的互动，也让成员更能够容忍自身被唤起的情绪，而上述这些因素都是有效治疗所必不可少的[81]。我们与他人的紧密联系在帮助我们调节情绪困扰方面扮演着关键角色。人类通过彼此相伴、互相确认和共情性回应来帮助彼此调节情绪[82]。

在当代社会中，科技进步影响下的文化氛围涉及我们生活的方方面面——社交、工作、娱乐——也无情地侵蚀着我们的人际联系，而团体关系中形成的亲密联结可被看作一种对这类影响的反作用力。这种团体人际间的真实互动削弱了人们对社交媒体和虚拟关系的关注。看看在智能手机陪伴下成长的年轻一代，抑郁和社交孤立的现象在他们之间十分普遍，尽管他们中的许多人都很希望与人真实接触[83]。谁没有在某个餐厅里看到过每个人都专注于电子设备而不是与身边的人互动呢？治疗团体是个例外：没有电子设备，而人与人之间的直接交流是顺理成章并被互相强化的。（但我们也应看到，电子设备在通过视频会议进行的团体治疗中的贡献。这一点我们会在第14章中讨论。）

在当今世界，维持传统关系的边界和结构被逐渐渗透和悄然转变，人们比过去更渴望获得团体归属感和团体身份。当代现实社会中人与人之间虚妄的联结往往会危及人际间的真实互动。

对于团体成员，自我接纳和接纳他人是休戚相关的：不仅自我接纳基本上倚仗于被他人接纳，而且只有当一个人接纳自己之后，才可能充分接纳他人。这一原则在临床和研究中都得到了证实[84]。治疗团体的成员最初可能同时感受到对自我的轻视和对他人的轻视。这种感受可以表现为来访者一开始拒绝加入"一群疯子"，或表现为来访者因害怕卷入不幸的大旋涡而不愿与一群痛苦的人紧密相连。一位80多岁的老人被邀请加入一个老年抑郁男性团体，他对团体治疗的前景给出了一个特别触动人的回应："浪费时间来给一群朽木浇水，根本就没有用。"这是他对他所在的疗养院中的其他男性的比喻[85]。

根据我们的经验，大部分向精神健康专业人员寻求帮助的个体，通常有两个最重要的困难：(1) 建立并维持有意义的人际关系；(2) 维持个人的价值感（自尊）。这两个相互依存的领域很难分开讨论，但由于我们在前一章已详述了人际关系的建立，现在我们将简要地讨论一下自尊。

自尊是指个体对自身价值的评估，自尊与个体在过去亲密关系中的体验密不可分。回忆一下哈里·斯塔克·沙利文说过的话："自我可以说是由他人的评价所构成的。[86]"换言之，在早期发展过程中，个体对于他人对待自己态度的看法，会决定个体如何看待自己与是否重视自己。个体内化了许多此类观点，如果它们相对恒定和一致，个体会依照这些内化了的评价标准来稳定地衡量自身价值。

但除了这些内部储存的自我价值标准外，个体仍会或多或少地受他人当前的评价的影响——尤其是其他团体成员的评价。社会心理学的研究证实了下面这个从临床中获得的理解：我们所参与的团体和社会关系会成为我们自我的一部分[87]。一个人对团体的依恋是多方面的。成员对于自己在团体中的吸引力的信心（我是一个令人满意的成员吗？）和成员对归属感的渴望程度（我希望自己属于这个团体吗？）都会影响个人对团体的依恋。所以，我们对团体的认同感，对于我们在团体中的归属感和我们的团体身份至关重要[88]。

来自团体的评价对于个体的重要性受下列因素影响：个体对团体的重视程度，在对个体的评价这一问题上团体与个体沟通的频率和具体程度，以及双方所讨论的特质对于个体的重要性。换言之，团体对个体来说越重要，个体越认同团体的价值观，那么个体就越倾向于重视团体的评判[89]。

让我们来假设一下，如果团体对个体的评价比个体的自我评价要低，那么个体如何处理这种不一致？一种方法是否认或扭曲团体的评价。在治疗团体中，这不是一个积极的进展，因为这样会产生恶性循环：团体因为个体不参与团体任务（包括对自身及与他人关系的积极探索）而给予该个体较低的评价，而个体对此的任何防御都只会进一步减少团体对该个体的尊重。个体用来处理这种差异的常见方法是贬低团体——比如，个体会强调团体是人造的，或者是由精神异常的人所组成的，然后把自己所在的团体和某些锚定团体（如社交团体和职业团体）进行不恰当的对比——后者对成员的评价方式与前者不同。这样做的成员通常会从团体治疗中脱落。

在一个取得成功的团体即将结束时，一名团体成员回顾了她在团体治疗早期的时光，说道："在很长一段时间里，我告诉自己，你们都是怪人，你们说我充满防备和难以接近都是荒谬的。我想过离开——之前我这样做过很多次，但在这里我感觉到了很多的联结，让我决定留下。一旦我做了这个决定，我就开始告诉自己，你们对于我的评价不可能都是错误的。这就是我治疗中的转折点。"如果个体深深地被团体吸引，并且团体对其的尊重程度不是远低于其自尊水平，那么这种结果更可能发生。

但用团体的压力来改变个体的态度或行为是不是社会工程的一种形式呢？它是否有机械化的嫌疑？的确，团体治疗运用了一些行为学的原理；各种心理治疗的不同方式，其基本原理都是学习。即使是最强调非指导性的治疗师，也会在无意识层面运用操作性条件反射的技巧：他们或明或暗地向来访者表达期盼的行为和态度，借此促进来访者对于人际互动中因果关系的觉察[90]。

不管起因如何，行为和态度的改变，都会带来其他的改变。当团体对一个成员的评价更积极时，这个成员对自己以及对这个团体本身也会感到更满意，之前章节所描述的适应性循环就这样启动了。如果团体对个体的评价高于其自我评价（这很常见），个体也会处于一种失调的状态，并致力于解决这种差异。在这样的情况下，个体可以怎么做呢？这个成员也许会通过暴露自己的缺点，来降低众人对自己的尊重程度。但在治疗团体中，这种行为会带来相反的效果，使该成员更受尊重——暴露自己的不足正是团体所珍视的行为，这样反而会增进成员被团体接纳的程度。另一种保持平衡的方法在治疗层面是更好的，那就是，来访者开始重新审视并改变其较低的自尊。以下的临床案例能生动地体现出这一点。

○ 玛丽埃塔是一名34岁的家庭妇女，情绪一直比较消沉，她寻求治疗的原因是一连串的婚外情令她感到焦虑与内疚。她极度自卑，认为自己一无是处：外表、才智、谈吐，以及作为母亲和妻子的贫乏的想象力。虽然她曾从自己的宗教信仰中获得一些安慰，但也是喜忧参半的，因为她从不认为自己能配得上和社区中的教友们平等交往。她嫁给了一个对她没有吸引力的好男人——对她来说肯定是够好了。只有在婚外性行为中，尤其是同时与数个男人保持性关系时，她才觉得自己是活着的——觉得自己有吸引力、被人渴慕，而且能给别人提供一些她身上有价值的东西。但这样的行为和她的宗教信念相违背，使她陷入了高度的焦虑和更严重的自我贬低。

团体可视为社会的缩影，因而治疗师很快注意到玛丽埃塔在团体中的行为特征。她经常谈及由于自己的性行为而导致的内疚，在很多个小时里，团体都徘徊在她令人兴奋的细节困境中。然而，在团体治疗的其他时间里，她既不投入也不付出，她和团体的关系就如她在社会环境中的关系的翻版，虽然隶属于团体，但她并未真正地与其他成员建立联系。她觉得自己唯一能提供的、让别人真正感兴趣的东西就是她的生殖器。

随着时间的推移，在团体中她开始对别人有回应，也开始给别人提供温暖与支持。她发现除了性，她还可以与别人讨论更多的人生话题。在与别人交换感受及困惑时，她发现自己逐渐被其他成员所看重。她逐渐改变了自己原有的信念——认为自己没有什么能够给予别人。她很快便不得不用更符合现实且更积极的观点来看待自己。渐渐地，她进入了适应良好的循环：她在团体内外都可以建立有意义的、与性无关的人际关系，而这反过来又进一步提升了她的自尊。

自尊、公众尊重及治疗性改变：研究证据

团体治疗的研究并未特别探讨公众尊重（public esteem）与自尊变化之间的关系，但一项针对体验性团体的研究却有一些有趣的发现，即当公众尊重的水平降低时，个体的自尊水平也随之下降[91]。（公众尊重的水平通过社会计量数据来测量，要求成员们根据一些变量给彼此排序。）研究者还发现，团体成员越低估自己受公众尊重的程度，就越被团体所接纳。换言之，面对自身缺陷的能力或对自己略为苛刻的评判，会提高个体受公众尊重的程度。一定程度内的谦逊远比傲慢自大更容易适应环境。

同样十分有趣的是有关个体在团体内受欢迎程度的数据，这是一个与公众尊重密切相关的变量。在治疗的第6周和第12周被其他成员认为最受欢迎的成员，在一

年后会获得比其他成员更显著的积极疗效[92]。因此，似乎在团体早期受到公众尊重程度较高者，其疗效会较好。

在团体治疗中，哪些因素会影响成员受欢迎的程度呢？以下两个变量与疗效之间没有显著相关性，却和受欢迎程度显著相关。

1. 先前的自我暴露[93]。

2. 人际匹配：当团体中某些个体的人际需求（恰好）能够与其他成员的
   人际需求相融洽时，团体中就会出现人际匹配[94]。

最不受欢迎的成员是刻板僵化、道貌岸然、很少自我反省且较少参与团体任务的人。有些人较为顽固，偏离团体目标，他们会攻击团体，将自己与团体隔离开。有些患有精神分裂症的成员会对团体进程感到害怕，他们持续游离于团体外围，对团体的互动浪潮望而却步。一项针对66名团体治疗成员的研究发现，不太受欢迎的成员更容易从团体中脱落，这个结论并不令人意外[95]。

社会心理学研究增进了我们对于团体内受欢迎程度和地位的理解。外倾性的人格特征［通过《大五人格量表》(NEO Personality Inventory，简称NEO-PI[96]) 测量］能够预测个体在团体内的受欢迎程度。成员通过积极参与、自我暴露、自我探索、情绪表达、较少防御、领导能力、对他人的好奇心和对团体的支持而在团体中崭露头角和获得声望。最遵循团体规范的成员会受到欢迎，他们自己也更容易在治疗中获得改变[97]。

值得注意的是，能坚守团体规范的个体，不仅能在团体中获得公众尊重，而且能运用同样的交往技能，更有效地处理团体外的人际问题。因此，个体在团体中的受欢迎程度得到提升，会从以下两个途径发挥治疗性作用：提升自尊和强化适应性的社交技能。当个体在团体中渐入佳境，并且对团体提供的帮助心怀感恩，团体治疗就会带来更深远的影响，因为这样同时也能提升团体整体的自尊。获益者会得到更大的收获。而团体治疗的挑战也在于，让获益较少的成员得到更多收获。

团体凝聚力与团体出勤率

持续接受团体治疗显然是治疗成功的必要前提。一些研究提示，提前结束团体治疗的成员很少获益[98]。在一项研究中，50多名在长程团体治疗前12次会谈中脱落的来访者表示，他们退出治疗的原因是他们在团体中遇到了一些压力。他们对自己的治疗体验不满意，状态没有好转；实际上，他们中的许多人反而感觉更糟了[99]。然而，在团体中至少坚持参与了几个月的来访者，从治疗中获益的可能则很高（一项研究显示有85%的人获益）[100]。

团体凝聚力和团体成员身份的保持这两者之间的关系，对整个团体而言也很重要。不仅凝聚力最弱的成员会离开团体且难以从治疗中获益，并且对留在团体中的成员来说，人员流动率高的低凝聚力团体的治疗效果也会大打折扣。成员的脱落会影响团体的价值感和成员对治疗有效性的感知，同时还会在其他成员之间产生传染现象，可能使团体的努力付之东流。

成员的稳定性是短程和长程人际互动团体治疗取得疗效的必要条件。虽然大多数团体在最初会经历不稳定的阶段，一些成员中途退出，一些新成员取而代之，但经过此阶段后，团体通常会进入一个长期的稳定阶段。真正的治疗工作就在此阶段开展。有些团体似乎较早就进入稳定阶段，而其他团体可能从未到达过这个状态。在一项团体治疗的随访研究中，来访者常自发强调成员稳定性的重要性[101]。

在第15章中，我们将讨论一些无法长期保持成员稳定性的临床情境，探究其中的团体凝聚力问题。例如，在成员随时都可以加入的危机团体或急性住院患者团体中，很难保证成员的稳定（甚至连续参与两次的成员也很少）。在这样的临床情境中，治疗师需要彻底改变自己关于团体生命发展的观点。例如，我们认为，治疗师应该把一次会谈视为急性住院患者团体的正常生命周期。治疗师必须在团体凝聚力方面承担重大责任，在每次会谈中努力提高效率，尽可能帮助更多的成员。短程治疗团体容易为较低的出勤率付出极其高昂的代价，治疗师必须在团体早期就采取特定策略来致力于提升凝聚力，包括强有力的入组准备、同质性的成员构成以及结构化干预。

团体凝聚力与敌意的表达

若将凝聚力与舒适画上等号，那是错误的。虽然有凝聚力的团体可能显示出更多的接纳、亲密及理解，但也有证据显示，这种团体也允许成员发展和表达出敌意与冲突。有凝聚力的团体会建立起规范（被团体成员普遍接受的不成文的行为规则），鼓励成员在给彼此提供支持外，公开表达不同意见或冲突。事实上，除非成员能公开表达敌意，否则持续且隐蔽的敌对态度可能会妨碍凝聚力的发展及有效的人际学习。

没有表达出来的敌意将会积压在心底，以各种间接的方式流露出来。要和一个你不喜欢的甚至痛恨的人保持真诚沟通，这是不容易做到的。在这种情况下，回避另一方或中断沟通的诱惑极大，然而，当沟通的途径被阻断时，解决冲突、实现个人成长的希望也随之破灭[102]。团体动力在社会冲突或协调中发挥的作用绝对不容小觑*。

首先，沟通不能中断，怀有敌意的双方必须用有意义的方式继续交往，为自己的言论负责，而非只是相互谩骂。这当然是治疗团体与社会团体最大的不同——社会团体发生冲突后，其结果往往是关系的永久破裂。正如我们在第2章中提到的，来访者在治疗中描述重要事件时，常会有一段带着强烈的负性情感的插曲，但来访者必须能经受住这场风暴，并能在此过程中继续与另一方保持关系（通常以一种更令人满意的方式）。这类事件发生的基础是团体具有凝聚力。团体和成员在彼此心目中占有足够分量时，成员才会愿意忍受解决冲突所带来的不适感。

有多个研究显示，凝聚力和冒险尝试及密集互动呈正相关[103]。凝聚力不等同于关爱或接连不断的支持性积极言论；相反，有凝聚力的团体是那些能包容冲突并能从中获得建设性益处的团体。显然，在冲突发生时，评估凝聚力的量表上所强调的温暖、舒适度和支持性相关的分数将出现暂时变动，因此，对于凝聚力是否可被视为准确的、稳定的、可测量的、单一维度的变量，许多研究者持保留态度，更倾向于将凝聚力视为多维变量[104]。因此，如前所述，定期测量凝聚力对团体带领者来说非常有价值，这可以让他们对威胁凝聚力的因素或成员联盟中出现的裂痕保持警惕，否则带领者可能会忽略这些因素[105]。

要记住，是成员在团体早期的投入让之后的成功修通成为可能。在团体凝聚力形成之前，过早地表达敌意是造成团体分裂的主要原因。让来访者明白自己的愤怒不具杀伤力是很重要的。团体凝聚力形成后，团体成员能够承受彼此表达的攻击、烦躁甚至狂怒。对一些来访者来说，经受攻击的体验也很重要。在这一过程中，个体会明白自己的感受和想法的来由，并学会承受来自他人的压力[106]。

---

* 无论是在群体层面还是个体层面，这都千真万确。在当代环境中，部落主义和政治上的民族主义兴起，我们能从中寻觅类似的迹象。如果这种情况发生在群体层面，人们通常只会倾听志同道合的人的观点并与之交谈，同时排斥异己和不同观点。受归属感的驱动，这类群体内部会产生强烈的情感。对群体忠心耿耿的成员，可能会感受到强大的压力，要去排斥和贬低群体之外的人。参见 G. Ofer，*A Bridge over Troubled Water: Conflicts and Reconciliation in Groups and Society*（London: Karnac Books，2017）。

冲突也许可以增进个体的自我暴露，因为冲突中的双方都会做更多的暴露以澄清自己的立场。如果成员能超越对自身立场的陈述，他们就可能会开始理解另一方过去和当前的内心体验，并开始明白：别人的观点可能更适合他们，一如自己的观点是适合自己的。由互相指责到终于解除对他人的憎恶与怨恨，这是一种具有极大治疗力量的体验。我们可以从下面的临床案例中看到上述的许多现象［另一个案例可参见我（亚隆）的小说《叔本华的治疗》以及根据此书制作的视频[107]］。

○ 苏珊和琼是同一个团体中的成员。苏珊46岁，是一名举止得体的中学校长；琼21岁，高中辍学。两人之间产生了激烈的冲突。苏珊鄙视琼的生活方式，认为琼是懒惰且滥交的女孩。琼被苏珊身上评判的态度所激怒，认为苏珊是假道学，阴沉而毫无性魅力，以封闭的姿态面对当今世界。幸运的是，这两位女性在团体中都很投入。（偶然的情境在这里起了部分作用。琼参与这个团体有一年之久，是团体的核心人物。后来，琼结婚了并出国3个月，期间苏珊加入了团体，并在琼缺席的这段时间里成了团体中积极的一员。）

　　苏珊和琼过去在耐受与表达愤怒方面都存在困难。约有4个月，她们的互动很多，有时还陷入激烈争战。例如，在得知琼通过非法的途径获得食品券时，苏珊气愤地指责了她；而当琼知道苏珊仍是处女后，就直接说她是维多利亚中期遗留的博物馆珍品。

　　琼与苏珊之间虽有争执，但她们从未中断沟通，因此完成了许多不错的团体工作。后来，她们彼此更加了解对方，并且明白她们对另一方的评判过于尖刻。她们终于能在个人及象征层面了解对方对于自己的重要性。琼极其渴望得到苏珊的认可，苏珊则深深地羡慕琼拥有她从不允许自己享有的自由。在修通的过程中，两人都充分体验了自己的愤怒，然后接纳了过去未知的那部分自我。最后，她们发展出对彼此的共情性理解，并接纳了对方。如果不是因为强大的团体凝聚力，她们绝不能忍受这样的冲突所带来的强烈不适。尽管痛苦，但团体凝聚力把她们留在了团体中。

在凝聚力较强的团体中，成员不仅更能对彼此表达敌意，而且有证据表明，他们也更能对团体带领者表达敌意[108]。不论带领者的个人风格与技能如何，治疗团体都会（通常是在前12次会谈中）在某种程度上感受到对带领者的愤怒（第11章将充分地讨论这个主题）。团体带领者没有满足成员幻想式的期待，而且在许多成员看来，带领者对他们关心不够，指导不够，没有立即缓解他们的痛苦。如果团体成员压抑了这些失望或愤怒，那么可能会出现好几种有害的后果。他们也许会转而攻击团体中的替罪羊——另一个成员或某种制度，如"精神医学"或"治疗"。他们可能会感受到自己内心所酝酿或在整个团体内部蔓延着的隐隐怒火。这种自由浮动的愤怒可能是一种信号，意味着攻击已经偏离了真正的目标——往往是治疗师[109]。如果治疗师拒绝与团体成员合谋，不与他们共同攻击替罪羊，而是敢于挑战这种不公平的攻击行为，那么这不仅可以制止不当行为，而且能显示治疗师对关系真实性的坚持，展现出他们愿意承担治疗关系中的责任。

能对治疗师表达负性感受的团体，通常能因此而变得更加牢固。这是一种重要的学习体验——一个人可以直接表达敌意，而不会引起无法挽回的灾难性后果。让治疗师（成员真正的愤怒对象）面对愤怒，比让愤怒转向团体的其他成员要可取得多。而且，治疗师会比团体成员中的替罪羊更能承受对质（我们希望如此）。整个对质过程是一个自我强化的过程：众人攻击团体带领者，而带领者以不设防御的态度处理冲突，这会使团体凝聚力进一步增长。

关于凝聚力，有一点需要注意：治疗师关于凝聚力的理念若有偏颇，则可能对团体治疗任务形成干扰[110]。社会心理学家欧文·贾尼斯（Irving Janis）用术语"小集团思维（groupthink）"来描述某些团体中成员拒绝批判性思维，感到必须和其他人保持相同的信念和情绪的倾向[111]。有些团体致力于"支持"他们的成员，以至于成员们纷纷放弃真诚的反馈，避免任何冲突。成功的团体带领者应该认可和鼓励团体成员的批判和分析性思维，尊重和赞赏团体中不和谐的声音[112]。而专制的带领者则会阻碍这种积极思维的发展，这样的团体很难容忍不确定性，更少反思，并且总是过早地中断探索[113]。

团体凝聚力及其他与治疗有关的变量

针对治疗性及实验性团体的研究显示，团体凝聚力有许多与团体治疗过程明显相关的重要影响[114]。例如，与缺乏凝聚力的团体中的成员相比，凝聚力强的团体中的成员有下列不同特征。

1. 更努力地去影响团体中的其他成员[115]。

2. 对于其他成员对自己的影响持更开放的态度[116]。

3. 更愿意倾听他人[117]，更能接纳他人[118]。

4. 在团体中体验到更多的安全感，更能消除自己的紧张情绪[119]。

5. 更积极地参加团体会谈[120]。

6. 更多地自我暴露[121]。

7. 更加努力维护团体规范，并且会对偏离团体规范的人施加压力[122]。

8. 当有成员退出团体时，较少被扰动[123]。

9. 对于团体治疗项目，有更多的主人翁意识[124]。

本 章 总 结

根据定义，凝聚力是指团体成员被团体及其他成员所吸引的程度。它反映在人际层面、个人层面和团体层面。在有凝聚力的团体中，成员们彼此接纳、支持，并倾向于在团体中发展出有意义的关系。凝聚力是团体治疗能够起效的重要因素。在充满接纳与理解的环境里，团体成员会更愿意表达自己，探索自己，更能觉察到以前不能接纳的自我的部分，并对此加以整合，而且能与他人发展更深的关系。在有凝聚力的团体中，来访者的自尊会深受其在团体中的角色影响。被团体成员欢迎、尊重的社交行为，在治疗团体外也能帮助个体更好地适应环境。

另外，凝聚力强的团体较为稳定，出勤率较高且脱落率较低。本章呈现的研究证据也表明，团体稳定性对治疗的成功十分关键，在早期退出团体的来访者无法从治疗中获益，同时也会妨碍团体其他成员的进步。凝聚力有助于团体成员进行自我暴露、尝试冒险及在团体中以建设性的方式表达冲突——这些现象都会促进治疗的成功。我们将在后续章节中讨论团体带领者提升团体凝聚力的方法和技巧。

第4章

疗效因子的整合

前面章节中描述的疗效因子可以帮助治疗师制定有效的治疗策略。我们都知道团体治疗富有成效，但我们希望更充分地理解它是如何起作用的，以及团体治疗发挥疗效的"幕后"过程。我们相信，我们勾勒出的疗效因子已经十分全面，但这种提纲式的呈现方式不完全适用于临床实践。我们分别讨论每一个疗效因子是为了叙述清楚，但在实际操作中，它们却是互相关联、互相依赖的。我们相信，如果团体带领者能够利用好这些疗效因子之间的相互作用，团体工作的疗效将会更加显著。

在本章中，我们首先要考虑的问题是，如果把这些疗效因子视为治疗动态过程的一部分而非独立的因素，那它们是如何运作的。随后，我们会探究这些疗效因子的相对效力。显然，并非所有的因子在所有时候都具有同等的价值。但是，并不存在一个绝对的、适用于所有治疗团体的疗效因子排序。我们必须考虑到多种变量带来的影响。各种疗效因子的重要性取决于团体治疗的种类。团体在临床人群、治疗目标和治疗环境方面都存在差异，比如进食障碍团体、惊恐障碍团体、物质滥用团体、生理疾病团体、线上团体、门诊病人团体、短程治疗团体、住院团体、部分住院团体或同辈支持团体。大学的心理咨询中心可能会提供10～20种团体治疗，治疗焦点各不相同，包括LGBTQ①群体相关问题、情绪和焦虑管理、进食障碍、物质滥用、性侵犯、约会、写作障碍、社会公平、反种族歧视和反压迫问题[1]。每一个团体重视的疗效因子可能都不同；此外，疗效因子在单个团体中也可能随时间而改变。在某个阶段，有些疗效因子会特别重要，然而在另一阶段，其他因子可能会更突出。

---

① LGBTQ指的是女同性态（lesbian）、男同性态（gay）、双性态（bisexual）、跨性别者（transgender）和酷儿（queer），即性少数人群。——译者注

有的疗效因子可以自然产生，而另一些疗效因子则需治疗师使用技巧，有意营造才会出现。在同一团体，甚至同一次团体会谈中，不同的来访者会受益于不同的疗效因子。团体成员会根据自己的需要、依恋模式、社交技能和性格结构，对不同的疗效因子做出相应反应[2]。每个团体成员对疗效因子的利用会影响其他成员对团体疗效因子的体验：一个成员的自我暴露可以唤起另一成员的普遍性感受，或让别的成员产生利他的意愿。我们也必须认识到，这里所描述的内容，是从西方心理治疗的角度来讨论疗效因子，其他文化对疗效因子的排序可能有所不同。

有些疗效因子并不总是单独起效，而是为改变的发生打下基础，比如："灌注希望"可大大避免成员在治疗早期感到灰心丧气，使成员留在团体中，直到其他能促成改变的疗效因子发挥作用。再看看凝聚力：对某些成员而言，被团体接纳与珍视的体验本身对他们来说可能就构成了主要的改变机制；但对另一些成员而言，凝聚力的重要性则来自它所提供的安全感和支持，让人能放心地表达情绪，寻求人际反馈及尝试新的人际行为。

我们致力于评估和整合这些疗效因子，在一定程度上免不了有推测的成分。过去的45年来，在疗效因子方面有许多研究，数百项研究结果被引用在有关疗效因子的新近综述中[3]。为了努力增加疗效因子的临床效用，一些研究人员试图对疗效因子进行分类，以探究哪些疗效因子对于特定类型的团体可能是最重要的。所有这些构想都以本章所阐述的疗效因子为基础[4]。然而，对于疗效因子的相对价值以及它们之间的相互关系，目前明确的研究还很有限。事实上，我们可能永远无法高度明确它们的相对价值。

我们并不是站在虚无主义的立场上来讨论研究，只是想指出，我们有关疗效因子的数据是十分主观的，很难采用客观的定量分析来加以研究。无论我们如何改进数据收集的方法，我们仍要费力对这些主观的维度进行量化和分类，而这些维度是难以融入一个客观分类系统的[5]。当然，在面对研究局限性的同时，我们也要认识到，透过疗效因子的视角来理解来访者的体验是极具价值的。以下一个常见的临床例证将表明，在治疗过程中，确定哪个疗效因子最具疗效是很困难的。

○ 团体的新成员，36岁的芭芭拉，是一个长期患有抑郁症的单身女性。她向其他人哭诉自己被解雇了。虽然她的工作薪水不高，而且她并不喜欢这份工作，但她认为被解雇这件事证明了她是一个不被接纳的人，注定要有一个悲惨的人生。其他的团体成员给予她支持和安慰，但是并没有什么明显的效果。另一个成员，50岁的盖尔，对抑郁并不陌生。她劝芭芭拉停止自我攻击，并说自己是在团体中努力了一年之后，才获得了稳定的心境，能够把负面事件当作生活中令人沮丧的事实，而不是个人的罪证。

芭芭拉点了点头，然后告诉其他成员，她当天极度渴望与人交谈，并且很早地赶到了团体会场。然而，她一个人也没看见，于是便猜想团体会谈被取消了，而且团体带领者忘了通知她。当她生气地准备离开时，其他团体成员陆续到场。她一边说，一边会心地笑了，意识到自己总是做出悲观的假设。

经过短暂的反思，她回想起她的一段童年记忆。她有一个焦虑的妈妈，其家庭座右铭是"人无远虑，必有近忧"。在她8岁的时候，因为皮肤测试结果可疑，所以她接受了肺结核诊断检查。她的妈妈对她说："别担心，我会到疗养院来看你的。"后来诊断结果呈阴性，但是妈妈的话让她充满了忧虑。芭芭拉接着说道："今天的感受难以描述，在这个团体中，我获得了从未有过的反馈和安慰。"

我们可以看到，在这个简短的案例中包含了多个疗效因子——普遍性、灌注希望、自我理解、传递信息、家庭重现（原生家庭的矫正性重现）、人际学习和宣泄。哪个疗效因子是最重要的？我们如何才能确定呢？

对团体治疗中的领悟的研究阐明了这种复杂性。有4项研究试图量化和评估团体治疗中的领悟，研究者比较了重视领悟的团体和使用其他方式的团体，如自信训练（assertiveness training）团体或重视"此时此地"的人际互动团体（仿佛这类互动团体不会让来访者获得领悟似的）[6]。研究者评估领悟的方法是计算治疗师所做的给来访者提供领悟的评论数量。然而，这样的设计并没有将来访者体验领悟的重要部分纳入考量，比如：治疗师的评论是否准确？时机是否得当？来访者的心理准备是否充足？来访者和治疗师的关系如何？（如果双方是对立的，那么来访者可能会拒绝治疗师的任何诠释；如果来访者依赖治疗师，那么来访者可能会对治疗师的诠释全盘接受。）领悟是一种无法轻易被客观测量的深刻主观体验（一个精准、时机得当的诠释所得的分数，可能和不着边际的诠释是相同的）。请记住，在没有指责或羞辱的情况下，带有共情的、准确的诠释确实有助于来访者获得更好、更持久的临床疗效，对于那些人际关系贫乏且大都令人失望的来访者而言，尤其如此[7]。几乎在每一种形式的心理治疗中，治疗师都必须充分了解来访者的体验，以期掌握有效治疗干预的本质[8]。

因此，心理治疗的实证性研究恐怕永远也无法提供我们所期盼的确切答案。我们必须学会适应不确定性。我们必须要倾听来访者，并考量我们从研究及睿智的临床观察中得到的最佳证据。最终，我们需要发展出灵活、合理的治疗方法，以处理各种各样的心理问题。

疗效因子的相对价值：来访者的观点

团体成员如何评价各种疗效因子呢？他们认为哪些因素对他们在治疗中的进展贡献最大呢？在本书第1版和第2版中，以一种从容的姿态去回顾有关这个问题的少量研究是可能的：只有两项研究明确探究了来访者对疗效因子的主观评价，当时我（亚隆）讨论了这两项研究，然后仔细描述了我第一个疗效因子研究项目的成果。我和同事们让20名在团体中获得良好疗效的来访者填写了一份疗效因子问卷，这份问卷的目的是比较第1章所描述的11个疗效因子的相对重要性[9]。但时至今日，这一领域的研究已经有了很大的进展。在过去的50年里，大量研究探究了来访者和治疗师对疗效因子的看法。研究表明，对疗效因子的重视可以让治疗师在制定团体治疗策略时更有成效，更能满足来访者对治疗目标的追求[10]。

大多数研究人员使用了我在1970年的研究中描述的疗效因子的最初版本或修订版，以及相应的研究方法[11]。因此，我们将详细描述该研究，并讨论有关疗效因子的新近研究发现[12]。

我和同事研究了20名在长程团体治疗中取得了良好疗效的来访者[13]。我们请20位团体治疗师选出他们认为在治疗中最成功的来访者，由此组成了这一研究样本。这些治疗师带领的团体中的成员是有神经症问题或性格问题的门诊病人。这20名来访者接受治疗的时间从8个月到22个月不等（平均时间是16个月），都准备结束团体治疗或已经结束了治疗[14]。所有来访者都完成了使用Q分类（Q-sort）的疗效因子问卷，也接受了研究者的访谈。

我们从本书所概述的相关文献中归纳出 12 类疗效因子，每类疗效因子下有 5 个条目描述，总共有 60 个条目（见表 4.1）*。我们在命名上对这 12 类因子做了一些调整，它们最终演变成第 1 章描述的 11 个疗效因子。每一个条目都有其潜在的治疗效果。我们把每个条目都打印在一张 7.5 厘米 × 12.5 厘米的卡片上，然后每个来访者都拿到了一叠随机排列的卡片，并被要求将指定数量的卡片分成 7 类，每一类的标签如下。

在团体里对我最有帮助的（2 张卡片）

极有帮助的（6 张卡片）

非常有帮助的（12 张卡片）

有帮助的（20 张卡片）

略有帮助的（12 张卡片）

不太有帮助的（6 张卡片）

在团体里对我最没有帮助的（2 张卡片）[15]

---

* 这 60 个疗效因子条目曾经有过多个版本，根据许多资深团体治疗师的建议进行了调整和增删。有些条目几乎是一样的，但是在方法学上，有必要使每个类别之下的条目数量相同。12 个类别分别是：利他性、团体凝聚力、普遍性、人际学习（输入）、人际学习（输出）、指导、宣泄、认同、家庭重现、自我了解、灌注希望以及存在主义因子。它们和本书所描述的疗效因子不完全相同；我们试着将人际学习分为两部分（输入和输出），但是没有成功。"自我了解"这个类别被囊括进来，让我们可以检验在造成当下心理问题的早年影响方面，去除压抑和领悟的作用。

传递信息代替了指导；原生家庭的矫正性重现取代了家庭重现；发展社交技能代替了人际学习（输出）；人际学习取代了人际学习（输入）和自我理解；行为模仿取代了认同。

疗效因子调查只是一种根据（我和其他资深临床治疗师的）临床直觉而推理构造出来的探索性工具，它不应被假定成一种标准研究工具。但很多后续的研究都使用了它，对于它的建构效度与重测信度做了许多讨论。多层统计分析可以超越描述性分析，使我们的理解进一步细化。Dennis Kivlighan 及其同事在它们的一系列论文中指出，在不同团体中，疗效因子的排名并非一成不变的，并且其中的规律不会自然显现；他们根据团体类型对疗效因子进行不同的分类，并将团体分为注重情绪性领悟、情感支持、认知性领悟和认知支持等不同的类型。Giorgio Tasca 及其同事将疗效因子重新归类为 4 个首要的主题：社会学习、安全的情绪表达、灌注希望和对关系影响的觉察。该分类显示出良好的内部一致性，对疗效具有预测价值。Mark Stone、Carol Lewis 和 Ariadne Beck 则编制了一份简化修订版的疗效因子，内部一致性较高。

表4.1 疗效因子：60个条目的类别及排序

疗效因子类别	条目	排序（数值越低表示此条目越受来访者重视）
1. 利他性	1. 帮助别人令我更加尊重自己。	40 T※
	2. 将别人的需要放在自己的需要之前。	52 T
	3. 忘记自己而考虑帮助别人。	37 T
	4. 为别人奉献自己的部分时间和精力。	17
	5. 帮助别人并在其生命中扮演重要角色。	33 T
2. 团体凝聚力	6. 归属团体且被团体接受。	16
	7. 与别人保持长期、密切的接触。	20 T
	8. 坦露令自己难堪的事情而仍然被团体接纳。	11 T
	9. 不再感到孤独。	37 T
	10. 归属于由了解和接纳我的人所组成的团体。	20 T
3. 普遍性	11. 了解我并非唯一有这种问题的人；"我们同舟共济"。	45 T
	12. 明白我的情况不比别人糟。	25 T
	13. 了解到别人也有和我同样的"坏"想法和感觉。	40 T
	14. 了解到别人也有和我同样不幸福或复杂的父母和背景。	31 T
	15. 知道我和别人并非大不相同，让我产生了"欢迎来到人类世界"的感觉。	33 T
4. 人际学习（输入）	16. 团体让我知道我给别人留下了何种印象。	5 T
	17. 了解我是如何给别人留下印象的。	8 T
	18. 其他成员诚实地告诉我他们对我的看法。	3
	19. 团体成员指出我的一些恼人的习惯或举止。	18—19 T
	20. 了解到有时我憋着想法不说会使人困惑。	13 T
5. 人际学习（输出）	21. 改善我和别人交往的技能。	25 T
	22. 更信任团体和其他人。	10
	23. 了解我与其他成员建立关系的方式。	13 T
	24. 团体给我机会学习如何靠近别人。	27 T
	25. 和某个团体成员一起解决我的困难。	33 T
6. 指导	26. 医生提议或建议我去做某事。	27 T
	27. 团体成员提议或建议我去做某事。	55
	28. 团体成员告诉我该怎么办。	56
	29. 团体中有人就生活上的问题给我确切的建议。	48 T
	30. 团体成员建议我用不同的方式来对待我生活中的某个重要人物。	52 T

※ T表示与其他条目同分。

（续表1）

疗效因子类别	条目	排序（数值越低表示此条目越受来访者重视）
7. 宣泄	31. 说出我的心事。	31 T
	32. 对另一个成员表达负面和（或）正面的感受。	5 T
	33. 对团体带领者表达负面和（或）正面的感受。	18 T
	34. 学习如何表达我的感受。	4
	35. 能够说出困扰我的事，而不是压抑它。	2
8. 认同	36. 向团体中比我适应更好的人学习。	58
	37. 看到别人能够在团体中坦露令其难堪的事、尝试冒险并因此获益，促使我做出同样的尝试。	8 T
	38. 采用另一个团体成员的举止或风格。	59
	39. 欣赏并模仿我的治疗师。	57
	40. 找到我在团体中可以模仿的人。	60
9. 家庭重现	41. 在某种意义上，团体体验使我重新经历并理解了我在原生家庭中成长的情形。	51
	42. 团体体验有助于我了解我过去对父母、兄弟姐妹或其他重要人物未了的情结。	30
	43. 在某种意义上，团体体验就像在家庭里的体验，只不过团体是更能接纳我和了解我的家庭。	44
	44. 团体体验有助于我了解我是如何在自己的家庭里长大的。	45 T
	45. 团体就像我的家庭——有些成员或治疗师就像我父母，而有些人就像我的其他亲人。通过团体体验，我了解了我过去与父母和兄弟姐妹等亲人的关系。	48 T
10. 自我了解	46. 了解到我对某人的爱憎可能和对方关系不大，而和我过去的心结或与其他人的关系体验有关。	15
	47. 了解我所感、所想的缘由（即了解我的问题的某些原因和来源）。	11 T
	48. 发现并接纳了自己身上过去不曾被了解或接纳的部分。	1
	49. 了解到自己会对某些人或情境做出与现实不符的反应（带着过去生活中的感受）。	20 T
	50. 了解到我今日的所感、所为与我的童年和成长有关（我的早年生活影响着今天的我）。	50
11. 灌注希望	51. 目睹别人好转激励了我。	42 T
	52. 知道别人解决了和我类似的问题。	37 T
	53. 目睹别人解决了和我类似的问题。	33 T
	54. 目睹其他成员的改善对我有所鼓励。	27 T
	55. 知道团体帮助过和我有类似问题的人，增加了我的信心。	45 T

（续表2）

疗效因子类别	条目	排序（数值越低表示此条目越受来访者重视）
12. 存在主义因子	56. 意识到生活有时候是不公平的。	54
	57. 意识到生命中有些痛苦和死亡终究是无法逃避的。	42 T
	58. 意识到无论我和别人多亲近，我仍须独自面对人生。	23 T
	59. 能够面对我生命中的基本议题和死亡，因此能更诚实地生活而不被细枝末节的小事而羁绊。	23 T
	60. 认识到无论从别人那里得到多少指导和支持，我终究要为自己的生活方式负起责任。	5 T

在完成Q分类（花了30~45分钟）后，每个来访者接受了3位研究者1小时的访谈，回顾了他们选择最有帮助和最没有帮助条目的原因，并讨论了和疗效因子有关的其他方面（例如，来访者生活中其他非专业的治疗性影响，治疗中的关键事件，目标的改变，改善的时机，用自己的语言描述的疗效因子等）。

结果

20个研究对象完成的Q分类包含60个条目，一共聚成7类，产生了复杂的数据。整理这些结果最清楚的方法，或许是对这60个条目进行简单的排序（计算每个条目在20个来访者那里的得分总和，按得分高低排序）。在表4.1中，每个条目后面的数字代表其排名，因此，第48个条目（发现并接纳了自己身上过去不曾被了解或接纳的部分）被来访者认为是最重要的疗效因子，而第40个条目（找到我在团体中可以模仿的人）则是最不重要的，依此类推。

在我们的研究中，来访者认为对他们最有帮助的10个条目如下（按重要性排序）。

1. 发现并接纳了自己身上过去不曾被了解或接纳的部分。

2. 能够说出困扰我的事，而不是压抑它。

3. 其他成员诚实地告诉我他们对我的看法。

4. 学习如何表达我的感受。

5. 团体让我知道我给别人留下了何种印象。

6. 对另一个成员表达负面和（或）正面的感受。

7. 认识到无论从别人那里得到多少指导和支持，我终究要为自己的生活方式负起责任。

8. 了解我是如何给别人留下印象的。

9. 看到别人能够在团体中坦露令其难堪的事、尝试冒险并因此获益，促使我做出同样的尝试。

10. 更信任团体和其他人。

　　请注意，前8个条目里有7项体现着某种情绪方面的宣泄或领悟。再一次，我们使用了广义上的领悟这一字眼。大体而言，这些条目反映了第2章所描述的第一层次的领悟（对自己的人际行为有了客观的了解）。这一发现有力地佐证了第2章提到的另一个原则：治疗是一个双重过程，既包含了情绪体验，也包含了对情绪体验的反思。我们之后会对这一点加以详述。

　　要对60个条目的Q分类进行实测和计分是件苦差事，因此大部分研究者随后都使用了简化版——要求被试给12类疗效因子（而不是60个单独条目）排序。然而，有4项研究重做了使用60个条目的Q分类的研究，得出的结果极其相似[16]。

　　如果我们分析12个疗效因子大类*，可以看到它们的重要性排列如下：

1. 人际学习（输入）（理解自己如何影响他人）；

2. 宣泄；

3. 团体凝聚力；

4. 自我了解；

5. 人际学习（输出）（学习如何改变与他人互动的方式）；

6. 存在主义因子；

7. 普遍性；

8. 灌注希望；

9. 利他性；

---

* 在考虑这些结果时，我们必须记住，来访者的任务是对所有条目进行排序，这意味着排名最低的条目不一定是不重要的，只是没有其他条目重要。每一个条目都有一定的治疗效果。

10. 家庭重现；

11. 指导；

12. 认同。

许多其他的复制性研究也得出了相当一致的结果[17]。最常被选择的疗效因子是宣泄、自我了解和人际学习（输入），紧接其后的是团体凝聚力和普遍性。针对个人成长团体的研究也报告了同样的3个最有帮助的疗效因子[人际学习（输入）、自我了解和宣泄][18]。一位研究者认为疗效因子应分成3大类：道德重塑因子（希望、普遍性和接纳）、自我揭示因子（自我暴露和宣泄）和特定的心理工作因子（人际学习和自我了解）[19]。这种分类方式类似于美国团体心理治疗协会研究院对从体验性团体研究中所收集的疗效因子进行的因子分析*，该分析显示，团体的疗效因子分为3大类：所有治疗团体共有的、早期的归属感和道德重塑因子，指导和教导因子，以及特定的技能发展因子。另一项实证研究将500名团体来访者报告的疗效因子分为两个总体维度：团体的情绪与关系氛围，以及心理工作[20]。虽然术语不同，但当代的这些分类方法表明，团体疗效因子中包含着普遍机制、调节机制和特定的变化机制[21]。

哪些疗效因子是最不受重视的呢？所有对于治疗团体及个人成长团体的研究都得出了同样的结果：家庭重现、指导及认同。这些结果提示，团体治疗过程的核心，乃是在相互支持和信任的环境中产生的充满情感、自我反思性的人际互动[22]。在个体心理治疗中也是如此。个体和团体治疗的疗效因子对比研究都强调了这一发现和我们在第2章中讨论的基本概念的重要性，这些基本概念包括矫正性情绪体验和"此时此地"这一治疗焦点，后者包含了来访者的深度体验以及随后对该体验的理解，并据此构建意义[23]。

如果团体的目标是营造一种充满支持、适合进行自我探索和人际学习的最佳氛围，那么团体带领者必须了解各个疗效因子以及它们之间的相互关联。这些疗效因子基本上每一刻都在发挥作用。一个卓有成效的团体治疗师就像一个专业厨师，对于菜肴中每种食材的作用了然于心。

---

* 因子分析是一种统计方法，它可以识别出用以解释数据集之内最大程度的一致性所需的数量最少的假设构念。这种方法将大量的数据精简成较少的几类，并保证了每个数据分组在概念和实践上的一致性。

下面的案例阐明了上述原则。

○ 团体会谈开始时，成员们欢迎米纳回归团体，米纳刚刚结束了两周的印度之行，印度是她的出生地。米纳表示她有很多关于旅行的事情要分享，但她想先了解一下萨曼莎的情况。在米纳离开前的那次会谈中，萨曼莎谈到，她正在考虑改变职业路径，想要重回大学完成医学预科学业，这一重大决定使她纠结不已。

这时，萨曼莎举起双手说："我做到了——我要成为一名医生。"然后，她和米纳互相击掌庆贺。

米纳说："萨曼莎，你鼓舞了我。我钦佩你有勇气追求自己想要的生活。我要向你学习，今天，我想说一些我从未对任何人说过的话。"

米纳接着谈到，她一向害怕他人的评判，担心自己会丢脸，因而总是欲言又止。"我经常觉得自己无所适从。在美国，我觉得自己是个外国人，因为我是有色人种。在印度，我也觉得自己格格不入和'另类'，因为他们都认为我是个西方化的美国女性。这种张力让我很难进入一段浪漫的关系——直到现在。看到萨曼莎这样敢想敢干，追求自己想要的东西，我深受鼓舞。"米纳犹豫了一下，深吸一口气，继续说道："我说这些的时候很紧张，因为在印度，我们被禁止与某些种姓的男人见面或约会。这在西方不是个问题，但在印度，这是可耻的。"

"明白了……然后呢？"萨曼莎问道。

米纳咽了咽口水，下定决心开口："我爱上了一个以前的同学，他也爱我。但是我总是拒绝他，因为我害怕会被别人说三道四。这个团体让我开始关注自己的愿望，现在我决定跟随自己的心。我明白了人生苦短，不能因为别人的想法而虚度人生。"

"太棒啦！那你告诉他了？"萨曼莎问道。

"还没有，我想先在团体里谈这件事。"

大家纷纷鼓励米纳。"加油，米纳！""是呀，听从你的心。""不经风雨，不见彩虹。""我很高兴看到你在掌控自己的命运。祝贺你。"

米纳原本担心自己敞开心扉后会招致批评，而大家的行动证明了她是杞人忧天。米纳大大地舒了口气，如释重负。她说："今晚我卸下了沉重的负担。我只希望现在还不算太晚，希望他还在等着我。"

随后，团体的另一名成员、阿尔巴尼亚移民贝拉谈起了她的多元文化体验。她所经历的文化差异比米纳的要小得多，但她知道，在她的国家，某些养育孩子的方式在这里是不被接受的。很明显，贝拉引入这个话题是为了与米纳产生联结，让她知道她并不是唯一一个在处理跨文化张力的人。

贝拉接着说，现在是时候谈谈她加入团体的真正原因了——她习惯进行严苛的自我批评。她讲述了3天前和丈夫的一次误会，当时她听错了丈夫对她说的一句话。那天，她的丈夫不太舒服，当她让丈夫帮自己做一件事时，他很生气地说："别烦我（Get off my back）！"而她却听成了"滚出我的生活（Get out of my life）"，并立刻被自我厌恶感淹没了。她离开了家，回到几个街区外的母亲家里，躺在自己过去的床上默默流泪。在团体会谈里说起这件事时，她刚刚恢复过来，决定是时候勇敢地面对批评，改变自己对批评的灾难性反应了。"最近在团体里，类似的事情也在发生，这件事涉及马克，他今天不在，所以我不知道该不该说。"

团体治疗师鼓励贝拉说下去，并明确了团体规则：团体成员可以讨论任何事情，包括涉及其他成员的事情，即便该成员不在场，而前提条件是等缺席的成员下次回来的时候，大家将会再次讨论这一话题。

贝拉略带犹豫地继续说道："在一次会谈中，马克批评我不同情他，不支持他。这事我已经独自思前想后好几个星期了，但直到今天我才开始明白我要改变的是什么：我是一个超级敏感的人，这个特质让我的生活越发艰难……我不知道我是怎么变成这样的，但我想这要归咎于我的父亲——他总是指责我。我至今仿佛还能听到他说：'如果你做不好，那就干脆不要做。'"

另一个成员里克说："我喜欢你刚才对米纳表现出的同情。我希望你也能对自己更富有同情心。你今天能把马克对你的批评表达出来，你应该给自己点赞，这是需要勇气才能做到的事。"

米纳接着对贝拉说："我还在想你说的关于父亲的话，还有他的话对你的影响。这让我开始思考，团体治疗的核心是什么。最重要的是什么？是找到你问题的根源，还是理解什么正在影响你的生活？"

团体成员一致认为："团体中最重要的是能让你在当下发生改变的认识。"

里克进一步评论道："我已经断断续续接受治疗很多年了，虽然对于自己早年生活的了解在某个程度上充实了我，但真的只有在团体中，我才开始改变我与人相处的方式。领悟如果不能带来改变，只会让你感觉更糟、更绝望、更无助。仅仅获得领悟是不够的，重要的是能够带来改变的领悟。"

让我们探究一下上述会谈中疗效因子之间的相互作用。

- 米纳赞赏萨曼莎重新选择人生道路的勇气（灌注希望和替代性学习），并在团体的非评判性支持（团体凝聚力）下获得了信任。
- 米纳内化了萨曼莎和团体的精神。在思考时想到团体，能够激励她尝试新的行为。她信任团体，渴望投入团体工作中（团体凝聚力）。感受到安全以及与其他成员的联结让米纳承受住了自己的强烈情绪，并能表达内心感受。
- 米纳之前拒绝了她所爱的男性，她为此造成的后果承担责任，并决定做出行动，同时也为自己的选择承担责任（存在主义因子），这些都能鼓励米纳在此时此刻勇于冒险。她坦露了自己的羞耻感，并就此探索了相互交织的心理和文化因素（宣泄、自我暴露和自我了解）。
- 米纳的勇气得到了团体的认可和支持，而不是她所害怕的评判（人际学习）。
- 贝拉进行了自我暴露，因为她出于同情想要支持、加入米纳（利他主义、普遍性），也因为她认识到苛刻的自我评判是自己的问题的核心（自我了解）。
- 贝拉还在团体中尝试了一种新的行为。在团体中被马克批评后，她做好了准备，要探索和审视究竟发生了什么。这是一种建设性的转变，她不再像过去一样，在被人指出缺点时倾向于退缩和自我封闭（人际学习）。

- 团体讨论了领悟的重要性，并得出结论：个体在治疗中学习到的最重要的知识，是能够引发行为改变的知识（指导和自我了解）。

接下来，我们将探讨本章开头提出的问题，即疗效因子之间的相关性及其相对效力。请记住，这些研究结果源自一种特定的治疗团体类型：以互动为基础、旨在减缓症状及促进行为和性格改变的团体。其他有着不同治疗目标、疗程较短的团体可能会侧重于不同的疗效因子群，我们将在本章后面的部分展示相关的研究证据。

宣泄

宣泄在治疗过程中总是占有重要地位。宣泄一词源自希腊语中的"清除"，在长达几个世纪的时间里，受苦的人借此涤净他们的怒气、恶灵及邪毒。但是动力学派的治疗师已经了解，单有情绪宣泄并不够。毕竟，在现实生活中，我们都尝试过情绪宣泄，甚至有时情绪表达得很强烈，但我们的生活并未因此而改变。

研究结果也支持了这一结论。虽然来访者认为情绪宣泄是重要的，但相关研究指出了这一疗效因子的重要局限性。我（亚隆）、莫顿·利伯曼和马修·迈尔斯对于会心团体的研究清晰地指出，宣泄本身的作用是有限的[24]。我们请210名团体成员（在过去几年，他们都在不同时间参加过一个30小时的会心团体）描述团体过程中发生的最重要的事件。其中，体验与表达感受（包括正面和负面的感受）常常被成员提到。但对于他们中的大部分人来说，这一重要事件与积极的疗效并不相关：疗效差的成员和疗效佳的成员，选择情绪宣泄的体验作为其重要事件的概率并无差异。情绪宣泄是必要的，但并非来访者发生改变的充分条件。事实上，那些认为情绪宣泄是团体中唯一重要的事情的来访者，获得消极的团体体验的概率更高。在治疗中获益较多的成员在情绪宣泄的基础上，还会有某种形式的认知学习。在充满关爱的关系背景下反思自己的情绪体验的能力，是来访者发生改变的原因[25]。

在上述Q分类的疗效因子研究里，两个排名最靠前、在因子分析研究中最能体现宣泄的条目是第34项（学习如何表达我的感受）和第35项（能够说出困扰我的事），这两者都不仅传达了情绪释放或发泄，它们还带有解脱的含义，也意味着来访者要学习可在未来生活中使用的技能。另一个与宣泄有关的、常被选择的条目是第

32项［对另一个成员表达负面和（或）正面的感受］，它暗示了宣泄在长期的人际互动过程中的地位。最能表达出纯粹的情绪释放的条目是第31项（说出我的心事），但团体成员对它的排名并不靠前。

访谈来访者，了解他们挑选条目的理由，更证实了以上观点。宣泄被视为人际互动过程的一部分：一个人如果仅仅对着一个空空如也的壁橱发泄情绪，不会得到什么长期的好处。此外，如第3章所述，宣泄和团体凝聚力有着错综复杂的关系。一旦团体形成了支持性的联盟，宣泄的作用就会更大；比起在团体早期，来访者在团体后期更重视宣泄的价值[26]，事实上，临床实践指南给出了警告，在安全感建立之前过早地表达强烈的情感可能会削弱团体的凝聚力[27]。在对晚期乳腺癌女性患者进行的一项研究试验中，谈论死亡和临终的过程是一个至关重要的治疗目标，但这只有在团体已经足够稳固之后才能做到[28]。时机合适的强烈情绪表达会提升团体的凝聚力：对彼此表达强烈情绪，同时又诚恳地审视这些情绪，有助于成员间形成紧密的纽带。在以丧失为主题的团体中，研究者发现，表露正面的情感与积极的疗效有关。而负面情感的表露则只有在成员真心渴望理解自己与其他成员时，才具有治疗意义[29]。

情绪的表露也与个体的应对能力相关。如果一个人能清晰地阐明自身的需求，那么他身边的人就能更好地帮助他，他自己也能更有效地应对生活中的挑战。在早期乳腺癌的女性患者中，相对于那些回避、压抑痛苦的患者，能够良好表达情绪的患者拥有更高的生活质量[30]。而回避情感表达的晚期乳腺癌女性患者，她们的血压调节更为不良，意味着她们的自主神经系统负荷过重；相反，适当地表达敌意有助于调节自主神经系统和形成更好的社会联结[31]。在近期丧亲的男性艾滋病病毒携带者中，相对于极力掩饰自身的痛苦、回避哀伤过程的人，那些能够表达自己的情绪、哀伤并且从丧失中找到意义的人免疫功能更佳，寿命也更长[32]。

总而言之，及时、公开的情感表达对团体治疗的过程极为重要；缺少了它，团体治疗会沦为乏味的学术练习。但宣泄只是治疗的一部分，必须与其他因素相辅相成。还有一点，情绪表达的强度是极具相对性的，不能从团体带领者的视角来评估，而应根据每个成员的主观世界来判断。对一个非常拘谨的人而言，看似不露声色的表达可能足以说明事态的严峻。

自我了解

疗效因子的Q分类也突显了治疗过程中智性成分的重要性。在12类疗效因子中，两个与治疗中的智力任务有关的类别［人际学习（输入）和自我了解］排名靠前。人际学习（第2章曾较详尽地讨论过）指的是个体从别人处得知自己如何被看待，这是人际学习这项疗效因子发挥治疗效果的关键的第一步。

自我了解这一分类则存在较大问题。此类别的设置是为了探究去除压抑的重要性，以及理解过去和现在之间的关系，即对个体困境的早年成因有所洞察（有时被称为"对问题起因的洞察"）。然而，从表4.1中可以看到，"自我了解"类别下的5个条目（第46—50项）之间缺乏一致性，包含了几个非常不同的因素，彼此间的相关性很低，有些因素很受重视，有些则没有。第48项，"发现并接纳了自己身上过去不曾被了解或接纳的部分"，是全部60个条目中最受重视的一项。第46项和第47项指的是了解问题的缘由和识别出人际扭曲，也同样深受重视。与对个体早年生活的洞察最直接相关的条目（第50项）则没有受到团体治疗来访者的重视。

其他研究也证实了这一结果[33]。例如，有些研究得出了结论：在产生积极的团体治疗结果方面，对于个体早年生活的解读的有效性远不如"此时此地"的人际反馈。谈到某个情境与过去的关联时，来自团体成员的反馈很少会使用专业名词，与实际体验更直接相关，不同于治疗师更抽象的、欠"真实"的解释[34]。

通过访谈研究中的来访者，我们发现，最受欢迎的条目，"发现并接纳了自己身上过去不曾被了解或接纳的部分"（第48项），对团体成员有特殊的含义。通常，他们会发现自己身上正面的部分——照顾他人的能力、建立亲密关系的能力和感受关怀的能力。

我们需要明白一点，关于心理治疗有一种天真的、大众化的或在早期形成的观点，即心理治疗要做的是侦察、挖掘或抽丝剥茧。但挖掘既可能发现我们潜在的宝藏，也可能揭露我们身上令人羞耻、恐惧的或原始的部分[35]。我们的来访者希望从病理性的信念中得到解脱，而当他们对自己有更充分的了解时，他们会变得更加勇敢，也更能为自己的人生负责。现在，心理治疗的发展已经超越了对消除"病理"的关注，旨在让来访者拥有更多的积极情绪、积极认知和获得心理能量的途径。团体治疗鼓励成员创建一个有力量的、温情的环境并生活在其中，这是实现当代心理治所追求的目标的有效治疗取向[36]。

因此，通过自我了解促进改变的途径之一，即是鼓励个人去识别、整合并自由地呈现自己身上过去被隐藏的部分。当我们否认或扼杀自我的某些部分时，就得付出高昂的代价：我们会感觉被束缚，这种感受非常深，令人费解且难以名状。当我们寻回这些被否认的自我碎片时，会感觉完整和解脱。

到目前为止，都没问题。但智力任务的其他成分呢？例如，排名靠前的"了解我所感、所想的缘由"（第47项）是如何带来治疗性改变的？

首先，我们必须承认，获得理性上的理解是心理治疗领域的一个迫切需求——来访者和治疗师都有此需要。我们对于理解的追求是根深蒂固的。亚伯拉罕·马斯洛（Abraham Maslow）在一篇谈论动机的论文中曾指出，认知层面的需求与对安全、爱及自尊的需求一样，都是人类的基本需求[37]。

在相似的情形下，来访者会自发地追求对自己的了解，而致力于智力探索的治疗师也会加入。这一过程常常过于自然，以致我们反而忽视了治疗之所以存在的原因。毕竟，治疗的目标是改变，而不是自我了解。或者目标真的在于自我了解？还是二者殊途同归？是否每一种自我了解都会自动带来改变？还是说，对自我了解的追求只是一种有趣的、充满吸引力的、合理的练习，像一个研钵，让来访者和治疗师共同合作，而在此期间，另一种东西——"关系"——在逐渐形成？或许，关系才是治疗中促进改变的真正力量？事实上，有相当多的证据表明，非解释性治疗中支持性的治疗关系可以使来访者的人际行为产生重大改变[38]。

发问容易，解答则难。在此我们只想做一些初步的讨论。在第6章讨论完治疗师的诠释任务及技巧后，我们会努力呈现一个清晰连贯的论述。

如果我们审视自己好奇心背后的动机和探索环境的倾向，我们会对改变的过程有进一步的了解。这些动机包括效能感（我们对于掌控和力量的渴望）、安全感（我们对于通过理解让未知事物变得无害的渴望），以及纯粹的求知欲（我们对于知识和探索本身的渴望）[39]。例如：保姆搜寻家中神秘而可怕的声响，老年人发现了互联网的力量并借此扩大和外界的接触，难民不断探索自身所处的新的和平环境，中世纪的炼金术师或新大陆的探险家探索未知或被禁止的领域——他们都能获得各自想要的东西，包括安全感、个人的热望和满足感，以及在知识与自我效能感背后的掌控感[40]。

在以上动机中，纯粹的求知欲与改变的关联最小。但是对安全感和掌控感的渴望在心理治疗中起着重要而明显的作用。当然，正如罗伯特·怀特（Robert White）所巧妙地讨论过的那样，这两种渴望紧密地交织在一起[41]。人们难以长期忍受无法解释的事物，特别是令人恐惧的东西。

我们控制外界的主要方法之一是通过语言。给混乱的、不受控制的事物命名，可以给我们提供一种掌控感或控制感。在心理治疗的情境下，信息可以消除不确定性，从而减少焦虑。有相当多的研究证据支持这一观点[42]。知晓其姓名，就有望将其驯服。我们可以让大脑中负责思考的前额叶皮质安抚负责情绪调节的边缘系统，然后组织有效的行动计划[43]。

反之亦然，焦虑会影响知觉的灵敏度，从而增加不确定感。焦虑的被试在视觉感知上的组织受到干扰，与不焦虑的被试相比，他们感知和组织快速呈现的视觉线索的能力较弱，在严格控制的实验情境下，拼接和辨识不完整图片的速度也明显较慢[44]。如果我们不能用认知来组织世界，那么我们将感到焦虑；如果这种焦虑超过一定程度，也会反过来干扰知觉。因此，焦虑会进一步引起焦虑。压力大、情绪失控的来访者通过心理咨询的两个步骤破除焦虑的恶性循环。首先，人际关系的体验能够让个体感受到平静和被容纳，将个体的情绪唤起降低到适当的水平。随后，治疗师就可以开始着手帮助来访者理解自己强烈的情绪体验[45]。

在心理治疗中，当来访者相信他们混乱的内心世界、他们的痛苦、他们曲折的人际关系都可以得到解释，因此是可以控制的时候，他们会得到极大的宽慰。或许，如果我们知道最终对我们有好处的是什么，我们就会做最符合自身利益的事情。

同样，在面对巨大的痛苦和大量混乱的材料时，治疗师若能掌握一套原理使自己能够进行有条理的解释，则焦虑感也会降低。在面对大量自相矛盾的证据时，治疗师经常会紧紧依靠一个特定的指导系统。虽然这种信念上的执着可能会带来很多问题，但它也有一个重要作用：让处于移情或反移情之中的治疗师在受到强烈的情感扰动时，依然能够保持沉着冷静。

对自我的了解能使我们整合自己的各个部分，减少不确定性，带来效能感和掌控感，同时让我们采取符合自己最佳利益的行动。解释的框架也能帮助来访者将他们从心理治疗里学到的东西进行推广，并应用到外在世界的新情境中（类似于在第2章中讨论的彼得·福纳吉提出的"认识性信任"的概念）。心理治疗帮助来访者将他们在治疗中获得的对世界运作方式的了解，从治疗关系中迁移应用到外部环境，推动适应性的往复循环[46]。

当我们不讨论解释的过程、目的或效果，而讨论解释的内容时，我们就会陷入争论。正如我们试图在第6章阐明的，我们认为这些争论无关紧要。如果我们将治疗的最终目标聚焦在改变而不是自我了解上，那么我们就可以说，能让个体产生改变的领悟是最有价值的。治疗师的每一次澄清或诠释均是为了加强来访者改变的意愿。

模仿行为（认同）

团体治疗来访者将模仿行为评为12个疗效因子中最没有帮助的因子之一，然而，我们在与来访者的访谈中了解到，这个类别里的5个条目对模仿行为的描述似乎未能触及来访者与这一疗效因子相关的共鸣和体验。这些条目没有区分以下两者：单纯的模仿（对于来访者而言显然价值不大）和学习具有普遍性的行为风格和策略（这点则很有价值）。作为一种治疗方法，刻意的模仿是尤其不受来访者欢迎的，因为那意味着服从或者放弃自己的个性——而这是许多团体成员内心十分恐惧的。

另一方面，团体成员可以从他人身上学到普遍的策略，并将其应用到自己生活中的不同情境中。生理疾病团体和12步骤团体的成员经常因为看到其他成员能够有效处理他们共有的问题而有所获益[47]。这个过程在公开或隐晦的层面都起着作用。来访者在碰到问题时，可能会开始有意识或无意识地去考虑其他成员或治疗师在同样情形下会有的想法或行为（回想一下之前的案例：萨曼莎的冒险行为赋予了米纳新的力量）。如果治疗师是包容而灵活的，那么，来访者也可能会习得这些人格特质；如果治疗师以审慎的态度进行自我暴露，接纳自己的局限性而不会感到不安和变得防备，那么来访者也更容易学着接受自己的缺点[48]。团体带领者如果具备这种能力，或者拥有承认自己的失望和不完美的勇气，就能降低来访者因对这些部分的羞耻感而产生的恐惧[49]。

最初，模仿行为的部分原因可能只是为了得到认可，但它不会只停留在这里。心理机能较完整的来访者在尝试新行为的过程中会保留自主性和灵活性，他们很快就会意识到自己的行为改变能让别人更接纳自己。随后，这种接纳又会改变他们的自我概念和自尊（如第3章所述），形成适应性循环。来访者也可能会同时认同几个对象的不同方面，形成组合。尽管行为是模仿而来，但这个组合代表了一个具有创造性的综合体，一个独创的个体身份。

那么"旁观者治疗"呢？来访者是否可能借助观察别人解决类似问题的方法而受益呢？我们确信，治疗团体的确能提供这样的学习。每一个有经验的团体治疗师都遇到过这种例子：有的来访者连续几个月有规律地参加团体会谈，虽然表现很不活跃，但是离开团体时有了很大的进步。

我（亚隆）清楚地记得一个叫罗德的来访者，他非常害羞、孤僻，有严重的社交恐惧，成年之后从未与他人一起吃过任何一顿饭。当我介绍他参加一个快节奏的团体时，我很担心他会难以承受，而从某种程度上，事实上也确实如此。在几个月的时间里，当其他成员密切互动时，罗德只是坐在自己的位置上，吃惊而沉默地听着他人的谈话。对罗德而言，那是一个重要的观察学习过程，仅仅是看到了亲密互动的可能性这一点，就丰富了他的生活。然而，随后的状况发生了变化！团体开始要求罗德做出更多的回应，也对他施加压力，让他更多地参与谈话。罗德变得很不舒服，最后在我的鼓励下决定离开团体。因为他和我在同一所大学工作，我在之后的几年中有数次在路上遇见他，他总不忘告诉我那个团体对他有多重要。那个团体让他知道人们之间是可能变得亲密的，这成了他内在的参照点，在他渐渐靠近生活中的其他人时，这个参照点能让他感到安心。

来访者不仅可以观察与自己有相似问题的人所产生的改变，还可以见证他们改变的过程并因此获益。就此而言，"模仿行为"是一个过渡性的疗效因子，可以协助来访者从不同方面更充分地投入治疗。足以说明这一点的是，5个模仿行为的条目之一（第37项，"看到别人能够在团体中坦露令其难堪的事、尝试冒险并因此获益，促使我做出同样的尝试"），在全部60个条目中排名第8。一项在荷兰进行的大型调查研究发现，来访者认为，认同在治疗初期更为重要，初来乍到的成员会寻找自己可以认同的、更资深的成员。研究者指出，团体中新成员会寻找老成员作为认同的对象[50]。观察团体互动有助于团体成员在自己的人际交往中培养一个作为观察者的自我[51]。

家庭重现（原生家庭的矫正性重现）

家庭重现（后来修改为原生家庭的矫正性重现）这一疗效因子深受许多治疗师重视，但大部分团体成员总体上却并不觉得在这一点上获益多少。不出所料的是，在过去的许多年里，有关这一领域的研究很少。只有特定的临床人群认为这一疗效因子十分重要：乱伦幸存者团体[52]和性犯罪者团体[53]。对这些团体的成员来说，早期缺乏家庭保护和照顾是一个重大问题。

然而，这一因子没有受到大多数团体成员的重视其实不足为奇，因为它运作于另一个不同的意识层面，有别于宣泄或普遍性等外显的因子。家庭重现其实已成了来访者体验团体的基调。大部分治疗师都不会否认，各个成员的原生家庭就像无时无刻不在的幽灵，萦绕在团体治疗的房间里。这些幽灵如影随形，携带着来访者一生的家庭回忆，自然会影响来访者表达人际扭曲的方式、他们在团体中扮演的角色，以及他们对团体带领者的看法。

我们认为，治疗团体在一定程度上是原生家庭的重现，它就像一台时光机，可以把来访者带回几十年前，唤起刻骨铭心的遥远记忆和感情。事实上，这个现象也正是治疗团体主要的力量源泉之一。在我（亚隆）开始某次为期一年的休假前的最后一次团体会谈中，有个来访者叙述了这样一个梦："我爸爸将离家远游，而我和一群人在一起。爸爸留下一艘30英尺①长的船，可是他没让我来掌舵，而是把船给了我的一个朋友。我很生气。"此处不适合详细讨论这个梦，我要说明的是，来访者的父亲在来访者小时候就离家远走，导致来访者后来一直被哥哥欺负。来访者说这是他多年来第一次梦见父亲。团体里发生的几件事——我的休假，新的治疗师要来接替，来访者被协同治疗师（一位女士）所吸引，以及他对团体中某个专横的成员的愤恨——作用在一起，唤醒了沉睡已久的记忆。来访者会在团体中重现早年家庭的脚本，如果治疗成功，他们将能尝试新的行为，并挣脱一直被禁锢于其中的家庭角色。当团体成员出现手足移情或竞争，要争夺团体成员或带领者的注意力、兴趣和关心时，这些主题可能会尤其突出[54]。

虽然这些是治疗过程中的重要现象，但团体是否应该直接讨论它们则是另一个

---

① 相当于9米左右。——译者注

问题了。我们认为不应该，因为这是来访者个人内在的功课（通常沉默无声）。能促使个体对过去经历改变看法的，往往是当前活生生的事例——而不是直接向过去的幽灵探询和追究。我们在第6章中会讨论，即使团体互动在过去和现在之间来回转换，我们也有充足的理由将"此时此地"作为团体工作的焦点。

○ 戈登是一名长期抑郁的男性，他告诉团体，最近他的身体十分不适，还得知自己患有腹股沟疝，需要手术。他说，他对即将进行的手术有很多担心，需要来自团体成员的支持，即便这样他得"脱掉裤子"来告诉我们这件事。

在那次会谈的后来，在我（莱兹克兹）回应另一名成员有关性经历的重要自我暴露时，我评论道，戈登"脱掉裤子"鼓励了其他人在团体会谈中勇于承担更多的风险。

在下一次团体会面时，戈登说："你拿'脱裤子'开玩笑，深深地伤害了我。"他说，他感觉我在嘲笑他，在其他成员面前羞辱了他。在上次会谈中他尚未意识到这一点，但在会谈结束后的几天里这一想法越来越强烈。

我说："非常抱歉，我原本希望支持你的开放态度，但我的评论却造成了无意的伤害。我们可以看看这对你来说可能意味着什么吗？

戈登看似接受了我的道歉，但无法做进一步的探索。然而，他提到的羞辱感，使另一位团体成员萨莉想起了戈登曾经与我们分享过的一段童年经历。"我记得你描述过，你父亲在羞辱你的时候非常开心。你说，当大家庭聚在一起吃饭时，他会要求你站在桌旁，逼你回答那些你不会做的算术题。"

我问戈登这两者之间是否可能有联系，这时，他变得有活力了。他说："是的，你说得对，我觉得你在团体面前让我难堪，就像当年他在我家人面前的所作所为。"

"戈登，请相信我，这绝对不是我的本意。"

"谢谢，我相信你。我的父亲从未向我道歉，一次也没有。"

存在主义因子

存在主义因子这一类别原先并未列入研究。我（亚隆）和同事最初设计的 Q 分类只包括了 11 个主要的疗效因子，看上去精练、准确，但似乎少了什么。有些来访者和治疗师的重要感想并未呈现出来，因此我们又加上了这类因子，它包含以下 5 个条目。

1. 意识到生活有时候是不公平的。

2. 意识到生命中有些痛苦和死亡终究是无法逃避的。

3. 意识到无论我和别人多亲近，我仍须独自面对人生。

4. 能够面对我生命中的基本议题和死亡，因此能更诚实地生活而不被细枝末节的小事而羁绊。

5. 认识到无论从别人那里得到多少指导和支持，我终究要为自己的生活方式负起责任。

这一类别包括了好几个议题：责任，根本的孤独，命运的偶然性，生存的变化无常，生与死的自然规律，以及我们选择生活方式所需承担的后果。要如何给这一类别命名呢？最后，我略带犹豫地称它为存在主义因子，这意味着所有这些因子都与存在有关，与我们直面人类的处境有关。这种直面让我们看到了生命中 4 个严酷的存在主义事实：死亡，构建生活的自由和责任，我们与生俱来的孤独，我们对生命意义的求索——虽然我们不幸地生活在一个没有本质意义的宇宙中。这 4 个严酷的事实，为我（亚隆）后来的书《存在主义心理治疗》（*Existential Psychotherapy*）提供了框架。显然，存在主义因子在来访者中引起了共鸣，许多人都认为这 5 个条目的其中几个对他们是至关重要的。事实上，整个存在主义因子分类的排名通常都十分靠前，先于某些很受重视的疗效因子，如普遍性、利他性、原生家庭体验的重现、指导、认同及灌注希望。其中，第 60 个条目（"认识到无论从别人那里得到多少指导和支持，我终究要为自己的生活方式负起责任"）排在全部 60 个条目中的第 5 位。

其他研究者也有类似的发现，只要研究中包含存在主义因子的分类，该类别在来访者评估中的排名就至少会在前 50%。比如，一些针对开设在监狱、日间医院、精神专科医院的治疗团体及酒精成瘾治疗团体的研究显示，存在主义因子的类别的排名均在前3位[55]。存在主义因子在许多由严重的生理疾病患者以及照顾病人的家属所组成的团体中也至关重要[56]。一个由老年女性组成的团体将存在主义因子列为第一位，一个酗酒治疗病房里的66名患者亦然[57]。这些临床人群类型各异，但是他们有一个共同点，即他们都意识到了生命的局限性，这点是不可改变的——不管是时间、精力，还是健康，都是有限的。即使带领团体的治疗师没有将相关的存在主义因子概念化，这些存在主义因子的价值仍被团体成员高度重视[58]。

这些数据很有价值，治疗中的存在主义因子显然值得受到更多的重视。对资深团体治疗师的调查一致强调了人际关系和个人选择[59]。在面向生理疾病和癌症患者的心理照护中，关注存在性议题的团体治疗甚至更加重要，这也在意料之中。对于这些患者来说，致命性的疾病是一种强大的存在性力量，关注存在性议题的团体通常比一般的支持性团体疗效更佳[60]。

即使是表面上遵循其他各种理论流派的治疗师，当他们审视自己的技术及对人类处境的基本观点，发现自己实际采用了存在主义取向时，通常会大吃一惊[61]。如果你认为，人类不仅仅是部分的总和，并且治疗师应该把让我们之所以成为人的核心特征——目标、责任、感知力、意志、价值观、勇气、灵性——作为治疗的焦点之一，那么在这一点上，你就具有存在主义的敏感性。

我（亚隆）得注意不要离题太远，此处并不宜深入探讨治疗过程中的存在主义架构，有兴趣的读者可以去读我的另一本书《存在主义心理治疗》[62]。

存在主义取向的治疗注重个体对死亡、自由、孤独和人生目标的觉察。直到最近，欧洲的心理治疗圈都比美国更能接受存在主义的观点。欧洲的哲学传统、地理和种族界限，以及历史上比美国更多地经历过限制、战争、死亡及生存的不确定性，这些都有利于存在主义思想的传播。而美国追求扩展、乐观、无限发展及实用主义的时代精神，使其对由机械主义的弗洛伊德形而上学或过度理性、讲求实证的行为主义（好奇怪的搭配！）所孕育出的科学实证主义推崇备至。莫里斯·尼特森（Morris Nitsun）曾描述过，在战争、疾病和民族性发展的影响下，欧洲和美国文化是如何塑造其主流的团体治疗模式的。心理治疗模式不可避免地会受到它所在社会状态的影响[63]。

心理治疗的概念模型在不断演变。在过去的60年中，美国心理治疗界有了重大的发展，即美国心理学所谓"第三势力"的兴起（在弗洛伊德的精神分析和华生的行为主义之后）。这股势力常被称为"人本"或"存在主义"心理学，对现代心理治疗实践产生了巨大的影响。这种演变仍在继续，因为我们认识到早期模式的局限性，并将我们的思考拓展至灵性、多元文化和社会正义的维度[64]。

值得注意的是，我们不仅引进了欧洲的存在主义传统，还将其美国化了。因此，虽然人本心理学的"句法"结构还是欧洲的，但其"口音"已是不折不扣的新大陆腔了。欧洲视角的焦点在于存在的悲剧性层面，在于限制，也在于直面和接受对不确定性和虚无的焦虑。而美国的人本主义心理学家，则是谈人类的潜能多于生命的局限性与偶然性，谈觉察多于接纳，谈高峰体验和海洋般的一体感多于焦虑，谈自我实现多于人生意义，谈"你我"关系与有意义的人际交往多于分离和根本的孤独。

当然，当某一学说的基本假设都系统地朝着特定方向改变时，就存在偏离原来的宗旨的重大风险。在某种程度上，这种情况的确发生了。有些人本心理学家已丧失了存在主义之根基，转而依赖一套号称能带来个人转变的速成技术，把追求自我实现作为唯一目标。这实在是最不幸的结果。我们需要记住，治疗中的存在主义取向本质上是一种态度，一种对人类处境中的既定事实的敏感性，而非一套技术性的程序。

存在主义治疗是一种动力取向的治疗，和根植于存在的议题有关。我们在前文中提到，"动力"取向的治疗认为人格的深层结构中包含相互冲突的力量，而且这些力量存在于不同的意识水平，其中有些是在意识觉察之外的。然而，这些内在冲突的内容是什么呢？

有关这些冲突内容的存在主义观点，与其他动力系统的理论非常不同。例如，经典的精神分析取向处理的是个体的基本驱力（主要是性和攻击驱力）和造成驱力无法满足的环境之间的冲突。自体心理学取向会关注个体在支持性或挫败性的自体客体关系背景下，为了维持稳定的自体感（感到自体充满活力且有价值）所付出的努力，而现代分析方法则会处理移情和对于情感投入的阻抗。

存在主义取向认为，人类最大的冲突与无法回避的、存在的"既定事实"有关，涉及人类处境的终极议题，包括死亡、孤独、自由和无意义。焦虑源自这些领域里的基本冲突：（1）我们希望继续生存，但又知道死亡乃无可避免；（2）我们渴求结构和秩序，但又必须直面真相，即我们是自己人生的设计师，我们的信念和神经结构塑造了我们眼中的现实——我们脚下空无一物，只有虚无和深渊；（3）我们期望与人接触、被保护、融入整体，但却体验到人我之间不可跨越的鸿沟；（4）我们毕生追求意义，但却生在没有本质意义的世界里。

Q分类里拨动团体成员心弦的条目，反映了存在的某些痛苦真相。团体成员意识到，自己能从他人那里得到的指导和支持是有限的，如何生活这一终极责任仍须由自己独自承担。他们也了解到，虽然自己可以与他人亲近，但在超过某个限度之后，人仍是孑然一身，存在的根本孤独是必须正视和承受的。很多来访者都学会了更坦然、更勇敢地面对自己的局限和死亡。以一种非常真实的方式面对死亡，使人得以用不同的眼光看待日常生活中的烦恼，不为小事所羁绊。

我们经常忽视这些存在的既定事实，直到生活事件让我们注意到它们。起初我们可能用否认的态度来面对疾病、丧亲和创伤，但最终，这些改变生命历程的事件的影响可能会突破防线，成为治疗中的契机，促进我们自身产生建设性的变化，也让我们的人际关系、我们与整个人生的关系发生改变。当个体在他人的帮助下开始处理生活中的创伤事件，创伤后的成长自然水到渠成[65]。

一项研究显示，经过10次团体会谈后，患有早期乳腺癌的女性与未接受团体治疗的患者相比更乐观，抑郁和焦虑水平更低。同时，接受团体治疗的女性也更可能提到，癌症促使她们重新设定生活的优先级，对生活起到了积极作用[66]。在另一项研究中，一个类似的团体显示，成员体内的应激激素皮质醇的水平显著下降[67]。对比晚期癌症患者参与的不同类型团体的研究也值得关注。与传统的支持性团体相比，关注存在性议题、聚焦于意义感的团体治疗给参与者带来了更高的生活质量和更多的幸福感，参与者的抑郁和绝望感都得到了缓解，躯体症状带来的痛苦也减少了[68]。

来访者希拉的治疗过程体现了上述许多要点，她在治疗结束时完成了Q分类，认为其中的存在主义条目对她的好转产生了重要作用。

○ 希拉是一名25岁的学生，她一直都在上学。她抱怨自己抑郁、寂寞，找不到生活目标，肠胃严重不适但找不到器质性的原因。在团体治疗开始前的个人会谈中，她反复哀叹："我不知道是怎么回事！"

当时，我（亚隆）无法确切地知道她指的是什么，而且因为她的抱怨夹在长篇喃喃的自责里，我很快就淡忘了。然而，她并不了解她在团体里发生了什么事，她也不懂为何别人对她这么没兴趣，为何自己会患上一系列躯体疾病，为何每次都会卷入受虐的性关系中，又或者自己为何会把治疗师奉若神明。

在团体里，希拉很无趣，并且毫无惊喜。每次开口前她总是先扫视大家的脸，想知道别人想要或期望什么。她刻意委曲求全以免冒犯别人，害怕别人离开（当然，别人还是从她身边离开了，不是因为生气，而是由于无趣）。希拉长期在生活中退缩，尽管团体想尽办法不让她继续退缩，却只发现希拉仍一味顺从，作茧自缚。

情况一直没有好转，直到有一天，团体不再鼓励希拉，不再尝试强迫她参与社交、学习、写论文、付账单、买衣服、打扮自己，转而敦促她思索失败所带来的好处。失败到底有什么魅力，有什么好处呢？结果发现好处多多，失败可以使她不必长大，永远有人保护，不必自己做决定。把治疗师奉若神明也是同样的道理。这样，想要的帮助唾手可得，治疗师永远可以提供答案，因此她在治疗中负责做的就是把自己弄得可怜兮兮，好让治疗师说什么也不能袖手旁观。

后来发生了一个重要事件：希拉发现腋下有一个肿大的淋巴结。她做了活体组织检查，并在检查当天参加了团体，在会谈中带着恐惧的心情等待检查的结果（最后发现结节是良性的）。希拉从未如此接近死亡，而我们帮助她更深入地体验她所感受到的可怕的孤独。孤独有两种，一种是希拉在那次会谈中体验到的、原始的存在性孤独，另一种是社会性孤独，是无法与人共处所带来的孤独。

社会性的孤独在团体治疗中常会出现，也易于处理。存在性的孤独则较为隐蔽，也常被纷繁的日常生活所掩盖，更少浮出水面。有时，团体会把二者混为一谈，想努力帮助某个成员摆脱个人的存在性孤独。但正如同希拉那天意识到的，这类孤独挥之不去，我们也无计可施；我们只能去了解它，并将它视为存在不可缺少的一部分。

很快，希拉发生了变化。她把支离破碎的自我重新整合起来，开始做出选择，并成为自己生活的舵手。她说："我知道是怎么回事了（我早就忘了她刚开始时抱怨的原话）。"更重要的是，她试图摆脱孤独的幽灵，我想她以前用的办法是让自己停留在年幼状态，逃避选择和决定，不断幻想永远都会有人帮她做出选择和陪伴她,为她提供服务。

选择和自由总是会带来孤独,正如艾瑞克·弗洛姆(Erich Fromm)很久以前就在《逃避自由》(*Escape from Freedom*)中指出的:自由比专制更可怕[69]。

让我们再次回到表4.1,思考一下第60个条目:"认识到无论从别人那里得到多少指导和支持,我终究要为自己的生活方式负起责任"。很多来访者都认为这一点很重要。在某种程度上,它可以说是团体疗效因子中的双刃剑。团体成员学习如何与人更好地交往,如何与人发展更亲密的关系,如何伸出援手及寻求帮助。同时,他们也会发现亲密关系的局限性,了解到有些东西是无法从别人那里得到的。这个严酷的课题会带来失望,也会带来力量。人无法直视骄阳太久,就像希拉经常借故逃避她的担忧,然而,她总是能够回到这个问题上。在团体结束前,她的内心发生了重大的变化。

存在主义治疗中的一个重要观点是,人类可能以两种模式来处理存在的终极议题。一种是压抑或忽视自己的生存情境,马丁·海德格尔(Martin Heidegger)称之为对存在的忘却(forgetfulness of being)[70]。这种度日的方式使我们生活在万事扰攘中,沉浸于日常琐事和闲聊,迷失在"他者"之中,只关心万物存在的表象。另一种方式则是对存在的觉知(mindfulness of being),在这种状态中,我们会惊叹于事物本身,而不是其表象;我们真实地生活着,接受各种可能性和限制,意识到自己对生命的责任。〔让-保罗·萨特(Jean-Paul Sartre)对责任的定义很好地描述了这种状态:负责任就是"我是……无可争议的作者"[71]。〕

认识到自己在真实的、充满觉知的存在状态下的自我创造,能给人带来改变的力量和希望感,相信自己的行动将孕育出果实。因此治疗师必须格外注意哪些因素能促使来访者从日常的存在模式转向真实的存在模式。人不可能光靠竭尽全力、咬紧牙关就能完成这种转变,但是,有些令人震撼的体验(在哲学文献中常被称为"边缘体验")可有效地使人过渡到充满觉知的存在状态[72]。

有些团体带领者试图使用某种存在主义休克治疗激发出这类体验,通过各种技术将来访者带到存在的深渊边缘。例如,有的个人成长团体带领者会让团体成员撰写自己的墓志铭。某些极端的体验,如希拉发现一个可能是恶性的淋巴结节,就是边缘体验的极好例子——这样的事件能将个体猛然带回现实，帮助个体用一个恰当的视角来看待自身的问题。然而，极端的体验很少发生在团体治疗的过程中，有些老练的团体带领者就会设法用别的方式让团体成员关注存在因子。目前越来越受青睐的短程治疗就提供了一个绝佳的机会，当治疗接近尾声时，治疗师会将议题引申到有关"结束"的题材（包括死亡），并让成员讨论如何在有限的时间里提升生活品质与满足感。正是在这个领域内，随着来访者开始问自己更多根本的问题，存在和人际的关系相互交汇了：我在我的人际关系和行为中做出了什么样的选择？我希望别人如何看待我？在这段关系中，我是否真的用心和投入，抑或在用不真诚的态度对待它以减轻焦虑？我是否关注别人对我的需要，还是依我有限的个人利益而行动？

每一次相遇都很重要，并可能引发深远的影响。我（莱兹克兹）在美国团体心理治疗协会举办的一个区域分会上讨论团体心理治疗时，深刻体会到了这一点。12年前，我曾在那个地方做过为期2天的访问，这一次，我再次回到那里，也如我12年前所做的那样，我把讲座与团体示范穿插进行。团体由志愿者组成，他们参加了3次团体会谈，其他与会者在旁观察。当然，这不是真正意义上的心理治疗团体，但高度个人化的素材仍然会浮现。

○ 在第3次团体会谈时，我强调了时间的有限性和有效利用时间的重要性，应珍惜每一分钟，畅所欲言而不留遗憾。苏珊——一位50多岁的治疗师要求发言，她的话令我和房间里的每个人深受触动。"我一直在等待和你一起参加示范团体的机会，已经足足等了12年了。我想告诉你，上次你来这里的时候，你的一席话拯救了我。你介绍的面向转移性乳腺癌女性患者的团体治疗，以及你所说的不要留下未处理的事宜，都促使我去做了乳房X光检查。我之前一直回避检查，因为我害怕检查时被触摸的情景。在那次会谈后不久，我预约了检查，震惊地得知自己患有一种具有侵袭性的乳腺癌。好在我当时得到了有效的治疗，之后基本痊愈了。我相信我性格中的忽视和回避倾向原本很可能会导致癌症转移，那样的话，疾病就会要了我的命。虽然我参加过几十个类似的培训，但我从来没有加入过演示团体，但这次，我不会错过。"

我承认，苏珊的故事对我产生了深远的影响。我对她表示了感谢，并告诉她，我将永远记得她的这段分享。那天我想展示的主题是用有意义的方式利用时间，不要留下未处理的事宜。而苏珊所说的话，就是对这一主题最好的诠释。

我们否认的能力极强，很少有团体能持之以恒，不退回到风险较低的议题。团体治疗过程中发生的自然事件——疾病、死亡、终止和丧失——或许会对团体成员产生冲击，让他们回到更具存在意识的状态，但这总是短暂的。

1974年，我（亚隆）开始带领一些团体，其中的成员都是长期在极端体验中生活的人[73]。这些团体中所有的成员都患有绝症，一般是转移性癌症，他们完全了解其疾病的性质和影响。我从这些团体那里学到了很多，特别是传统心理治疗经常忽视的那些生活中重要但隐晦的议题（第15章详细介绍了这类团体以及当前的治疗实践如何应用支持性-表达性团体治疗方法）。

在对我们的癌症患者团体进行回顾时，我们发现了几个突出的特点。举一个例子，团体成员会给彼此提供很多的精神支持，助人使他们能从病态的自我沉溺中抽身，感受到生活的目标和意义。几乎每个和我们工作过的患者都表示，他们很害怕自己会丧失行动能力，陷入无望——不只是怕成为别人的累赘，还怕变得毫无用处，对别人没有价值。当生活只剩下苟延残喘，人会转向内心更深入地寻找意义。团体为成员提供了在自身之外寻找意义的机会，借助人际活动，借助为他人提供帮助、照顾他人，成员找到了一种目的感，这往往是纯粹的内省无法企及的。

这些方法、这些自我超越的途径，只要利用得当，可以增加个体的意义感和目的感，并可提高个体接受无法改变之现实的能力。在逆境中寻找意义可以改变个体的生活[74]。很久以前，尼采（Nietzsche）就写过："知生命之意者，可承生命之重。[75]"

通过观察和实证研究，我们清楚地看到，这些对自己做了最深刻的反省、最开放而果敢地面对命运的团体成员，进入了一种更充实的存在模式[76]。他们对人生的看法发生了根本的改变，不再为生活中无足轻重的日常琐事所羁绊。他们的神经质恐惧减弱了，更能充分欣赏生活的真谛——季节的变幻，爱与被爱，还有平凡的欢愉（如迎接放学的孩子）。这些成员不但没有屈服或体会到无能和受限的感觉，反而体验到极大的自由与自主性。

有人甚至将癌症视为一种馈赠。他们认为悲哀的并非死亡本身，而是自己只有在患上重病后才学会充分体验人生。让他们好奇的是，这些重要的道理是否能尽早传授给他们所爱的人，还是每个人都要在绝境中才能醒悟？或许，死亡本身终结了生命，而死亡的想法却可以让人重获新生——死亡变成了协同治疗师，能助治疗一臂之力。

身为治疗师，你在面对不可回避的事实时能做什么呢？我想答案就在于"存在(to be)"这个动词，你能做的就是待在那里，陪伴着来访者。在场(presence)是所有形式的治疗中隐藏的助人力量[77]。来访者回首治疗时很少记得你做的诠释，但他们永远记得你的在场，你与他们同在。治疗师参与此类团体须倾注许多心力，然而不真心投入则是一种虚伪。组成团体的不是你（治疗师）和他们（临终之人），而是走向死亡的我们，我们正一起面对着人类共同的命运。我（亚隆）在《给心理治疗师的礼物》(*The Gift of Therapy*[①]) 一书中提到，关于治疗关系，最准确、恰当的形容词或许是"同路人"。

团体很好地展示了"孤独(apartness)"这个词的双重含义：我们独立、寂寞又彼此分离(apart from)，但同时我们又都是团体的一部分(a part of)。我们的一位成员对此做了一个优美的描述：她将自己比喻为黑暗中的一条船，虽然无法泊港，但看见其他船只在同样水域航行的灯光，还是感到无比慰藉。

疗效因子的相对价值：来访者与治疗师的不同看法

对于团体心理治疗中起作用的因子是什么，来访者与治疗师是否有相同的看法？将治疗师与来访者的评估加以比较的研究，相当具有启发性。首先要记住，在已经发表的文献中，治疗师所提出的疗效因子与我们所描述的疗效因子基本类似[78]。但是，不同学派的团体带领者对各疗效因子的侧重会有所不同，尽管他们在治疗实践中的实际操作通常十分接近[79]。

研究数据表明，治疗师和来访者对于团体疗效因子的评估是有差异的。一项针对100名急性住院团体成员和他们的30名治疗师（行为取向）的研究表明：治疗师

---

① 本书中文版已由中国轻工业出版社"万千心理"出版。——译者注

和来访者在对疗效因子重要性的排名上存在显著的差别。治疗师们更加看重榜样的作用和尝试新的行为，但团体成员更加看重自我责任、自我了解和普遍性[80]。另一项研究显示，酒精成瘾团体的成员比他们的治疗师更看重存在主义因子[81]。而物质滥用的来访者非常看重负责和个人责任，这并不令人意外。这些因子是12步骤团体的基石。

15名男性艾滋病病毒携带者在参加一个针对抑郁症的、有时间限制的认知行为治疗团体时，同样列举了和治疗师不同的疗效因子。他们选择社会支持、凝聚力、普遍性、利他主义以及存在主义因子，而治疗师（与他们的理论流派一致）认为团体成员的变化是认知重构在起作用[82]。

一项有关监狱团体治疗的大型调查表明，囚犯在有关人际学习的重要性方面与他们的团体带领者意见一致，但是比团体带领者更看重存在主义因子[83]。如前所述，团体治疗中的乱伦受害者特别看重家庭重现这一疗效因子[84]。

对于治疗师来说，明智的做法是对这些分歧保持警觉，并把和来访者的关系放在首位，而不是突出专业理论取向。这个话题并不局限于团体治疗。咨访双方在疗效因子上的不同看法也同样存在于个体心理治疗中。一项针对精神分析取向治疗的大型研究发现，来访者将成功的治疗归因于治疗关系因素，而治疗师则更多地归因于治疗技巧与技术[85]。通常，精神分析取向的治疗师会远比来访者更加重视潜意识意识化以及童年经历和当前症状之间的关系。事实上，精神分析治疗中的来访者常常否认治疗中这些因素的存在，而会强调治疗关系中的个人因素，以及与一个全新的、接纳他们的权威人物的相遇。请记住，来访者的观点才是最重要的[86]。如果治疗师不尊重和不理解来访者对治疗效果的归因，那么这种分歧可能会使治疗联盟岌岌可危[87]。

一位来访者在治疗中的转折点，充分阐明了这一差异。在治疗中期，来访者突然焦虑发作，与治疗师进行了一次紧急会谈。来访者和治疗师均视此为重要事件，但理由非常不同。治疗师认为，在紧急会谈中，来访者有关儿时乱伦性游戏的记忆不再受到潜抑，得到了释放且促进了俄狄浦斯情结的修通。然而，来访者却认为紧急会谈的内容无关紧要，而治疗师愿意在半夜与他面谈所隐含的关切之情才是他最看重的。

《日益亲近：心理治疗师与来访者的心灵对话》（*Every Day Gets a Little Closer:*

A Twice-Told Therapy[①]) 这本书是我（亚隆）和一位来访者合著的，就咨访双方的观点差异提供了一个类似的例子[88]。整个治疗过程中，我与来访者各自撰写对每次会谈的摘要，然后封好交给我的秘书。每隔几个月我们互读对方的摘要，发现我们在治疗中所重视的方面大不相同。我所有那些精妙的诠释，她听都没听进去！她记得及珍惜的是那温柔、细腻的个人交流；对她而言，这些传达了我对她的好奇和关切。

针对治疗过程及效果研究的文献综述指出，来访者对于治疗师的投入程度及共情程度的评量，比治疗师对于这些变量的评量，更能预测治疗的成功[89]。这一发现使我们不得不更重视来访者眼中最重要的疗效因子。不论在研究还是临床工作中，我们最好谨记这一良言：倾听来访者。

概括而言，关于哪些疗效因子是重要的，治疗师和来访者有不同的观点。来访者一致强调治疗关系和治疗师的个人特质，而治疗师则把成功归因于他们的治疗技术。在团体治疗中，当治疗师和来访者的分歧过大，并且治疗师强调的疗效因子与团体成员的能力和需求不相容时，治疗团体便会偏离轨道——来访者会变得迷惑和抵抗，而治疗师将变得沮丧和恼怒。治疗师用温暖而柔和的态度来回应来访者的脆弱的能力是十分关键的，它可以成为治疗的主要变革力量。

影响疗效因子的因素

要给疗效因子排列出绝对的等级是不可能的，许多因素都会对疗效因子产生影响，如团体治疗类型、治疗阶段、团体外力量及个体间的差异。治疗师的灵活性和反应能力，能帮助治疗师更好地利用疗效因子，使之发挥最大的治疗效果。

不同团体治疗中的疗效因子

不同类型的团体治疗使用的疗效因子群有所不同。以急性精神科病房中的团体治疗为例，住院治疗团体的成员几乎不会选择大部分门诊团体成员所列出的同样的3个因素（人际学习、宣泄和自我了解）[90]。住院治疗团体成员选择的疗效因子范围广

---

① 本书中文版已由中国轻工业出版社"万千心理"出版。——译者注

泛，反映了住院治疗团体的组成人员多样化，也体现了团体治疗中关于改善的自助餐厅理论。当自我力量、动机、目标、心理问题种类和严重度各异的来访者齐聚于同一个住院团体时，他们自然会选择及珍视团体治疗的不同方面。比起门诊病人，选择灌注希望和存在主义因子的住院病人要多得多。灌注希望之所以在住院团体如此被看重，是因为许多成员入院时是处于信心完全崩溃的状态。除非个体对治疗投入希望和动机，否则治疗将不会起效。对于信心崩溃的病人，最有效的良方往往是看见其他有类似遭遇的人成功走出绝望。

存在主义因子（在研究工具中被定义为"为自己的生命承担最终责任"）对住院病人尤其重要，因为住院常常会让病人直面他人帮助的极限——外在资源已被耗尽，家人、朋友和治疗师的努力都已失败，病人跌到了谷底，最终认识到，他们所能依靠的唯有自己。（在一项针对住院病人的Q分类研究中，第60项——承担责任——在全部60个条目中高居首位。[91]）

目前，有种类繁多的同质性团体。各类不同治疗团体的成员所选择的相应治疗因子，可参见"疗效因子与多样化的治疗团体"专栏。

疗效因子与多样化的治疗团体

- 在匿名戒酒团体中，成员强调的是灌注希望、传递信息、普遍性和团体凝聚力[92]。

- 在埃及，一个进行了15次治疗的药物戒断团体报告，治疗成功的来访者认为宣泄、团体凝聚力和人际学习很有价值，而他们对于"认同"这一疗效因子的排名是最低的。这与在北美获得成功治疗的普通门诊病人的选择非常相似[93]。

- 研究者对伴有物质成瘾的精神障碍患者的人际互动治疗住院团体的录音进行文本分析，呈现了疗效因子评估的演变过程，在团体早期较受欢迎的因子是及早表达情感、了解团体治疗和感觉被照顾，之后逐渐演变为宣泄和团体凝聚力因子[94]。

- 一个针对情绪和行为障碍的儿童治疗团体共进行了16次会谈，团体成员在团体结束后分析了治疗中的关键事件，表明最重要的疗效因子是"关系氛围"。感觉安全、被接纳和有归属感的疗效因子排名高于人际学习和问题解决，这表明该团体满足了儿童的重要发展需要。自我暴露只有在归属感得到保证之后才会出现[95]。

- 职业治疗团体的成员最重视的疗效因子是团体凝聚力、灌注希望和人际学习[96]。

- 以色列心理剧团体成员对于疗效因子的选择与门诊治疗团体成员一致，即使两者的文化背景与治疗形式存在差异。这些心理剧团体成员选择的疗效因子是人际学习、宣泄、团体凝聚力与自我了解[97]。
- 自助团体（女性意识提升、丧子父母、寡妇、心脏手术病人及母亲团体）成员最常选择的疗效因子是普遍性，其次是指导、利他性和团体凝聚力[98]。
- 在一个为期18个月、由为脑瘤患者提供照护的配偶组成的团体中，成员选择了普遍性、利他性、灌注希望和信息提供这几个疗效因子[99]。
- 在认知行为治疗团体中获得成功治疗、出现具有侵入性和控制性的幻听症状的精神障碍来访者，他们看重的疗效因子是普遍性、希望和宣泄。对他们来说，终于能够与同伴谈论他们听到的声音和感觉自己被理解，是非常有意义的[100]。
- 心理教育团体中的配偶虐待者选择将传递信息作为主要的疗效因子[101]。
- 学习障碍团体中的青少年提到了"互相认可"的有效性——在其他人身上看到自己，感觉自己被重视，不再那么孤独[102]。
- 老年团体的参与者面临着限制、死亡和时光的流逝，他们认为存在主义因子是至关重要的[103]。

治疗师在特定情境下或选择特定的临床人群组成新的治疗团体时，要做的第一步是为该团体设定恰当的目标和最有助于达到该目标的疗效因子。其他的事项，所有和治疗技术相关的问题，都应该随这个架构而调整。

在所有的团体中，治疗师都可以通过有意、精心地应用疗效因子来加深成员对治疗的体验，从而创建和维持一种以共情和联结为标志的、充满活力的团体氛围[104]。我们应该经常问自己："如何最大限度地利用治疗机会？"因此，我们要谨记，研究结果表明，不同疗效因子可以在不同时间和有着不同目标的团体治疗中发挥作用。

在更结构化的团体中，例如针对惊恐障碍的、有时间限制的心理教育团体，团体带领者会向成员传授预防惊恐发作和减少发作带来的破坏的认知策略（指导），成员从中获益颇丰。与和自己有相同问题的人同处一个团体的感受（普遍性）也可能带来很大的安慰。尽管人际困难的确可能导致来访者出现症状，但考虑到团体的时间限制，过分强调人际学习这一疗效因子可能并不恰当。

团体带领者注重疗效因子的运用，也可以提升认知行为团体的治疗效果：通过灌注希望实现道德重塑，通过普遍性减少孤独感和耻辱感，通过凝聚力获得归属感，通过指导来获得知识，通过利他来提升自尊，通过社会化和实践促进技能发展[105]。

理解来访者对疗效因子的体验，能够给团体带来有启发性的、富有成效的突破。一个治疗神经性厌食、采用多种治疗方法的团体可以很好地阐明这一点，这一团体提供了3个有效的治疗元素：传递知识、学习应对技能和探索人际关系。这个12周团体始于一个关于贪食和营养的心理教育模块，接着是审视关于饮食和身体形象的扭曲认知的认知行为模块，最后是人际取向的部分，探究来访者与"此时此地"的人际关系有关的忧虑及其对饮食行为的影响[106]。

疗效因子与治疗阶段

密集互动式的团体治疗，主要通过人际学习（包括情绪宣泄、自我了解以及人际输入与输出）和团体凝聚力发挥其治疗力量。然而，其他疗效因子也在治疗过程中扮演着不可或缺的角色。要了解这些疗效因子之间相辅相成的关系，我们必须纵观治疗的全过程[107]。

很多来访者表示很难将疗效因子排序，因为他们发现，不同的因子在不同的治疗阶段发挥着效用。在治疗早期相当重要的因素，其效用在治疗后期可能不那么明显了。在治疗早期，团体的主要任务是建立界限和维持成员稳定。在此阶段，灌注希望、指导及普遍性等疗效因子尤其重要[108]。

团体的前12次会谈是成员脱落的高危期，因此治疗师常常需要让成员燃起希望，以使他们坚持参加团体，度过这一时期。利他性和团体凝聚力等因素则贯穿整个治疗过程，但其性质会随团体发展而改变。在治疗早期，利他性的体现方式是提供建议，或通过询问恰当的问题并给予关注来帮助彼此开口。后来，利他性可能以更深切的关怀和在场的形式呈现。

团体凝聚力最初以团体支持、接纳及帮助成员参加治疗的方式体现，后来则通过团体尊重与个人自尊的相互关系和团体凝聚力在人际学习中所扮演的角色而起效。只有在团体发展出凝聚力后，成员才可能以建设性的方式深度参与自我暴露、反馈、对质及冲突，而这些都是人际学习所必需的。长程团体的凝聚力随着时间的推移会不断增强，治疗师需要对此保持持续的关注和重视[109]。

　　治疗师必须理解上述团体和个人的必要发展顺序，以避免成员的早期脱落。在德国，一项针对长期住院治疗中的疗效因子的研究发现，临床的进展与团体早期的凝聚力相关。凝聚力为个体进行更多的自我暴露打下基础，而自我暴露能够带来造就行为和心理变化的人际回应[110]。一份门诊研究显示，团体成员参与团体治疗的时间越长，他们就越重视团体凝聚力、自我了解和人际输出[111]。

　　一项针对由 26 次会谈构成的成长团体的研究显示，随着团体的进行，普遍性与灌注希望的重要性逐渐降低，而宣泄的重要性则逐渐增加[112]。在一项针对配偶虐待者治疗团体的研究中，普遍性在治疗早期是一个显著因子，而团体凝聚力的重要性随着时间的推移而增长[113]。在来访者感到羞耻或耻辱时，强调普遍性或许是普遍的做法。团体凝聚力能促成来访者的改变，但凝聚力需建立在尊重和接纳个体差异的基础上，而这样的氛围需要一定时间才能形成。在另一项研究中，精神科住院病人最初重视的疗效因子是普遍性、希望和接纳，但在参加了门诊团体心理治疗后，他们变得更为重视自我了解，这强调了疗效因子和来访者的变化轨迹之间的关系[114]。

　　总之，随着团体发展阶段的不同，来访者心中最重要的疗效因子也有所改变。在治疗过程中，来访者的需求和目标会发生变化。第 2 章描述过一个常见的顺序，来访者首先追求的是症状的缓解，接着，在随后的会谈中，他们会形成新目标——通常是与人际有关的目标，希望自己能更深入、更坦诚地与他人建立关系。在团体经历一个个发展阶段的过程中，团体成员会发生变化，疗效因子的重要性和影响力也会产生相应的改变。在团体开始时，治疗师要确保团体的完整性、安全性、归属感、联结和凝聚力；之后，重点逐渐转向宣泄、自我了解和人际学习；最终，以巩固、内化和接受个人对自己人生中的改变所负有的责任而结束。

团体外的疗效因子

　　虽然我们认为，行为和态度方面的重大改变需要一定程度的人际学习，但有时来访者在没有充分投入治疗过程的情况下也会产生很大的改变。这涉及治疗中的一个重要原则：治疗师或团体不必完成全部工作。治疗之外的力量对于来访者的进展起着巨大作用，可解释结果变异中的 40%[115]。治疗外的力量包括就业机会、人际关系、宗教信仰、社区和社会支持等因素。当然，有时运气也会锦上添花：生活中的各种机缘巧合，也能在发展层面促进来访者改变。

将人格重塑作为治疗目标是不现实的，也是一个自以为是的想法。我们的来访者具备许多适应性的应对能力，这些能力在过去可能对他们有很大帮助，而治疗中的事件或许足以推动他们利用这些能力。我们已经使用了"适应性循环"这一术语来指来访者的一个变化引起其人际环境的改变，进而引发更多的个人变化的过程。适应性循环是恶性循环的反面，在恶性循环中，许多来访者会发现自己陷入了困境：他们的恶劣心境（dysphoria）会对人际关系产生影响，削弱或破坏人际纽带，并造成恶劣心境的进一步加重。

当我们向来访者询问治疗期间生活中发生的其他治疗性影响或事件时，上述观点得到了佐证。在一个有20名来访者的样本里，有18名来访者描述了各种各样的团体外的疗效因子。其中，最常被提到的是来访者与各种人物（包括异性团体成员、父母、配偶、老师、养父母或新朋友）建立了新的关系，或改善了原有的关系[116]。有两个来访者表示，他们解决了搁置很久的离婚事宜，收获很大。还有很多来访者则提到，他们在工作、学业或社区中的成功提高了他们的自尊，因为他们取得了一系列真正的成就。

或许这些偶然的、独立的因素也有功劳，它们和团体治疗一样有助于来访者取得进展。从某种意义上说，外部事件会增加疗效。然而，我们也会发现，潜在的外部事物一直都在，但团体治疗会推动成员去利用周围环境中早已存在的资源。在一项研究中，来访者将这些资源称为"迁移因素"，迁移因素帮助他们把在团体内习得的技能和知识迁移至家庭生活和工作环境中[117]。

鲍勃是一名孤独、羞涩、缺少安全感的男性，参加了一个25次的短程团体。尽管他在团体中花了很长的时间讨论他在接近女性时的恐惧，团体也很努力地帮助他，但他在团体外的行为改变却微乎其微。然而，在团体的最后一次会谈中，鲍勃笑容灿烂地来到团体，并带给团体一份临别赠礼：一份个人简介，他打算发布在一个约会网站上。他以一种全新的、积极的方式描述自己，将自己的进步归功于他在团体中得到的反馈。整个团体都在热切地倾听他的描述。

其实，伴侣、爱人、约会软件、亲戚、潜在的朋友、社会机构以及学习或就业机会原本就在那里，等待着来访者。团体可能只是轻轻地推了来访者一把，让他们去利用那些过去熟视无睹的资源。有时，一个团体在结束时尚未显示出它对来访者产生了什么疗效。但在来访者结束团体治疗多年后，治疗师经常会惊喜地收到邮件，得知来访者后来在个人和专业领域所取得的成就。在后文讨论联合治疗时，我们将会强调，在团体治疗结束后持续在个体治疗中会见来访者的治疗师常常会发现，来访者在团体治疗结束后的数月甚至数年里继续从内化的团体中获益。

在本书中我们数次探讨过，团体成员如何习得有助于其在未来适应新的社交情境的技能。其实，团体成员不仅习得了外在的技能，比如更高的情商和更强的共情能力，而且内在的潜能也得到了释放。心理治疗移除了阻碍来访者发展自我资源的神经质因素。治疗的作用是帮助来访者移除障碍，这一观点减轻了治疗师的负担，使治疗师得以对来访者身上丰富的、自己无法完全了解的潜能保持尊重。

个体差异与疗效因子

疗效因子的排名存在相当大的个体差异，一些研究人员试图确定影响个体对于疗效因子的排序的性格特征。有证据表明，个体的功能水平与之有紧密联系：例如，功能较高者（具有较好的心理觉察能力）比同一团体中功能较低者更重视人际学习（包含人际输入与输出、宣泄与自我了解的因子群）[118]。研究还表明，心理觉察能力较弱的住院患者团体成员更重视灌注希望，而同一团体中功能较高的成员更重视普遍性、替代性学习和人际学习[119]。还有大量研究显示，按其他标准分类的个体（在会心团体中获益较多/较少的学习者，支配型/非支配型来访者，过度负责型/不负责型来访者，高自我接纳型/低自我接纳型来访者，高亲和力/低亲和力的学员）之间也存在疗效因子排序的差异性[120]。

并非每个人都需要从团体中得到同样的东西，或以同样的方式对团体治疗产生反应。不同的依恋风格是造成差别的来源之一。缺乏安全感和焦虑型依恋的个体会从团体归属感中获得安慰，并将其作为依托，发展出更安全的依恋。相反，具有冷漠/回避型依恋风格的个体可能认为同等程度的团体凝聚力是具有侵入性的，要求过高，甚至令人厌恶[121]。他们甚少自我暴露，也很少与其他成员交往。然而，如果他们能持续得到团体的支持，坚持下去，他们最终会投入治疗，并在依恋的安全度、情绪和人际功能方面表现出显著而持久的改善[122]。安全型依恋的来访者很容易利用好团体凝聚力，通过自我暴露和以开放的态度接受反馈来深度参与治疗[123]。正如我们在工作中常常看到的，在人际关系上资源较多的人更容易获得更多的资源。而团体治疗师面临的挑战是，要帮助那些在关系方面缺乏资源的人获得更多资源。

在团体中，来访者可以通过多种途径获得治疗性体验。以宣泄为例，有些拘谨的个体能从体验及表达强烈情感中获益，而冲动控制能力较弱、情绪不稳定的个体则可以通过控制情绪表达和建立"理智结构（intellectual structure）"而获益。自恋型的个体需要学习分享与给予，而被动、谦逊的人则需要学习如何表达需求、如何更加关注自己。有些来访者可能需要发展基本的社交技能，有些人则需要处理更复杂的议题——例如，一位男性来访者需要停止与团队所有成员竞争，因为他会牺牲与他人之间的温暖或亲密来竭力展示他的卓越才智。

总而言之，疗效因子的相对效能是一个复杂的问题。不同种类的治疗团体、治疗团体的不同发展阶段或团体的不同来访者（依其个人需求及能力），重视的疗效因子会有所不同。我们同样看到，人际互动门诊团体的力量来自其人际互动焦点。人际互动、探索（包括宣泄和自我了解）和团体凝聚力是团体治疗能够起效的必要条件，富有效能的团体治疗师必须倾力发展这些治疗资源。接下来，我们将基于这些疗效因子的视角，把注意力转向团体治疗师的角色和治疗技术。后续的章节将讨论团体治疗师在特定团体与情境中的角色和治疗技术。

第5章
治疗师的基本任务

前面已经讨论过来访者在团体治疗中如何发生改变,接下来,我们要讨论治疗师在治疗过程中的角色。本章将探讨治疗师的基本任务和完成这些任务所需要的治疗技术。

前4章所谈到的治疗,是一种由许多基本元素以错综复杂的形式交织而成的复杂过程。团体治疗师的任务在于设计出治疗的架构,促使它启动,并让它以最有效的方式来运作。这些任务需要不同类型的知识和技能,但这一切都建立在一致的治疗态度和方法之上,这一点我们会反复讨论。

所有对于治疗技术的讨论都有一个共同的基础:治疗师和来访者之间必须建立起稳定的、积极的、共情的和文化调谐的关系。治疗师对来访者的基本态度必须是充满关心、真诚、共情以及投入情感的。任何技术或其他因素的重要性都比不上这种态度。当然,有时候治疗师会挑战来访者,表达挫败的感受,甚至建议来访者若不付出努力则应考虑离开团体。但是,除非来访者体验到一种充满接纳和关心的治疗关系,否则治疗师的努力(在适当的情境中可能会有治疗作用)将是徒劳的。研究一致表明,所有富有成效的心理治疗师都有上述特征[1]。

我们要探讨的治疗技术和下列3个基本任务相关:

1. 团体的创立与维系;

2. 团体文化的建立;

3. 激活"此时此地"并予以阐释。

团体的创立与维系

在创立团体、召集成员以及为团体会谈设定时间和地点方面，团体带领者责无旁贷。很多工作其实是在第一次会谈前完成的，团体带领者在筛选成员和事前准备上的专业能力将大大地影响团体的命运。我们在后续章节中会对这一点加以详述。在某些机构或单位中开展团体工作时，治疗师还需要考虑与行政部门的沟通，后者的支持对于建立和维持成功的治疗团体是必不可少的[2]。

一旦团体治疗开始，治疗师就要承担起守门人的角色，特别是要注意防止成员脱落。完整参与治疗的来访者通常都会获得显著的进展，治疗师的挑战在于如何把来访者留在治疗中[3]。有时，某个来访者会因为一次失败的团体体验而提前结束治疗，然而从整个治疗过程来看，这样的经历可能对来访者本人仍然有一定作用。在团体中受挫或遭到团体的排斥可能会让来访者心神不宁，促进来访者反思并让其准备好接受后续的治疗。例如，我（莱兹克兹）在担任受训者带领的团体的临床督导师和协调人时，收到了一封来自埃米的电子邮件，埃米是我之前团体中的一位成员，她愤怒地退出了她的第一个治疗团体，然后参加并完成了另一个治疗团体。她写道："谢谢你让我接受第二次团体治疗，让我有机会去解决我的问题。我的第二次经历与第一次大不相同——我在第一个团体中的惨败，使我更加了解自己，但我必须告诉你，第二个团体的成员和我更匹配，而且第二个团体的带领者非常温暖，我感到很安全，第一次觉得自己可以敞开心扉。"埃米的邮件提醒我们，需要对第二次团体治疗的机会持开放的态度。

然而，一般来说，来访者在治疗早期脱落应被视为治疗上的失败，不但脱落的来访者无法获益，而且对于留在治疗中的团体成员也有不利影响。成员的稳定性绝对是成功治疗的必要条件。假如确实有成员脱落，治疗师一定要让新的成员加入，直至团体人数达到理想状态，封闭性团体的情况除外（参见第9章）。

团体治疗开始时，来访者彼此之间是陌生的，只认识治疗师。治疗师是团体聚合的主要力量。起初，成员们是通过与治疗师的共同关系来相互建立联结的，治疗师和来访者的联盟将为之后团体凝聚力的发展打下基础。

治疗师必须能识别并阻止任何对团体凝聚力造成威胁的力量。持续迟到、缺席、

亚团体 (subgroups) 的产生、干扰治疗的团体外交往、替罪羊现象等都会削弱团体功能的完整性，需要治疗师的介入。我们在后续的章节中会仔细讨论这些问题。这里要强调的是治疗师对超个人需求 (supra-individual needs) 的责任。治疗师的第一个发展性任务就是创立和维系一个物理实体：一个有凝聚力的团体。有时，治疗师必须延缓处理某个来访者的迫切需求；有时，为了其他成员的利益，治疗师甚至不得不让某个成员离开团体。

以下的临床案例能够阐明上述部分要点。

○ 我（亚隆）曾介绍两名女性新成员进入一个门诊治疗团体。这个团体难以留住女性成员，几个月前，两名女性退出了团体，剩下的稳定成员是五名男性和两名女性。对于其中一名新成员来说，这次会谈一开始就不太顺利，她身上的香水味导致另一名男性成员打了个喷嚏。他把椅子从她身边挪开，用力地打开了窗户，说他对香水过敏，而且告诉她团体有"禁止喷香水"的规则。

此时，另一名成员米奇在迟到了几分钟后抵达治疗室，没看一眼新来的两名女性成员就宣布道："今天我需要占用团体的一些时间，上周的治疗搞得我心烦意乱。你们说我过多占用团体时间，我回家后一直感到很困扰。我不喜欢来自你们（指成员们）任何人或者你（指我）的意见。那让我很不爽。那天晚上，因为太太反对我在餐桌上看平板电脑，我们大吵了一架，从那以后我们就再也没有和对方说过话。"

这样的开场白对大多数团体会谈来说是好事，其中包含了许多重要内容。首先，来访者说他需要一些时间（越多成员向团体要求发言时间，会谈就越有活力）。再者，来访者要谈论的主题是上周会谈提到过的（一般而言，团体成员越能在每次会谈时对相同主题做连续讨论，团体治疗就越有效）。此外，来访者以攻击治疗师来开场——这是一件好事，他的攻击虽然令人不快，但我却感觉这将会产生重要的作用，因为这个团体对待我的方式一直都太温和了。

当时，我在会谈中有许多处理的选项，但有一件事我必须排在首位：维持团体功能的完整性。我邀请了两名女性成员加入一个很难留住女性的团体。那么团体对这些新成员做出了什么反应呢? 不太妙! 她们基本上被排斥在团体之外。在喷嚏事件之后,米奇甚至无视了她们的存在,直接开始讨论自己的婚姻——这个话题对个人虽然重要,但因提及上次的会谈而将女性新成员排除在外。

因此,我必须要找一个方法来维持团体的完整性,同时又尽可能涉及米奇提出的问题。在前面的章节中,我指出过一个基本原则:治疗师应努力将所有问题转化为"此时此地"的内容。很明显,直接处理米奇和妻子的争执是不智之举,米奇对妻子的描述会存在偏差,按照惯例,他可能会以"你说得对……但是"的逻辑让团体屈服。

但很幸运,有方法可以同时处理这两个议题。米奇对待两个女性新成员的方式,和他在餐桌上对待妻子的需求的方式非常类似。他对妻子的存在和需求一向是不敏感的,而事实上,这种不敏感正是上次团体为他指出的问题。

因此,大约在这次会谈开始后的半小时,我将团体成员的注意力由米奇和他妻子身上挪开。我问道:"米奇,我想知道你对我们的两名新成员今天在团体中的感觉有什么想法?"

这个询问把米奇引向"共情"的话题,让他看到自己在许多情境中都不能或不愿意进入他人的情感世界。幸运的是,这一策略不仅将其他团体成员的注意力转向他们是如何忽略两名新成员的,也帮助米奇进一步探讨了他的核心问题——无法看到及体恤他人的需要与欲求。即使这样不能处理米奇身上的重要议题(自我关注和缺乏共情),我仍会选择去关注新成员的融入情况,毕竟新成员的融入和团体的维系必须优先于其他任务。

团体文化的建立

当团体已初具形态,治疗师的精力就要放在塑造团体上,使团体成为一个治疗性的社会体系。治疗师要建立一套不成文的团体行为规则或规范,来引导团体的互动。那么,什么是治疗团体的良好规范呢? 团体规范与我们对于疗效因子的讨论在逻辑上一脉相承。

让我们思考一下前4章所概述的疗效因子——接纳与支持，普遍性，建议，人际学习，利他性和希望感。谁在提供这些疗效因子呢？显然是团体中的其他成员！所以，在很大程度上，是团体和团体成员促成了改变。

在此要说明，个体治疗师和团体治疗师的基本角色有一个重大差异。在个体治疗中，治疗师是直接促成改变的唯一力量，而团体治疗师在这方面发挥的作用则更间接。换言之，假如许多疗效因子的启动来自团体成员的互动，那么团体治疗师的工作就是要尽可能地建立一种团体文化，有助于团体产生有效的互动。

一位爵士钢琴家（也是团体成员）曾经从音乐视角来形容团体带领者的角色。在他音乐生涯早期，他非常崇拜精湛的乐器演奏者。后来他渐渐了解到，真正的爵士乐大师是那些知道如何彰显他人的音色、如何保持静音来提升整个乐团演奏效果的人。欧洲的团体分析师甚至会把团体带领者称为乐队指挥[4]。

显然，治疗团体中的某些规范与典型的社交规则或礼仪大相径庭。和大多数社会团体不同，治疗团体的成员必须能自由地说出他们当下所体验到的，对团体、对其他成员和对治疗师的感觉。在团体中，诚实、自发的表达必须受到鼓励。团体要想发展成一个真正的社会缩影，团体成员必须能够自在地与彼此交谈，而不是借助治疗师来传递信息。

其他良好的规范包括积极参与会谈、不带评判地接纳他人、尊重和保护团体的工作、大量自我暴露、渴求自我了解，以及改变目前行为模式的强烈意愿。规范是对某些行为的建议或禁令。来访者和治疗师对治疗抱有高度一致的期待，是良好疗效的重要预测因素[5]。规范可能是内隐的，也可能是外显的。事实上，团体成员一般无法有意识地阐明团体的规范。探究团体规范的研究人员最好给成员提供一个行为清单，并询问他们哪些行为在团体中是恰当的，哪些是不恰当的。

任何类型的团体——不论是社交团体、专业团体还是治疗性团体——必然都会发展出各自的规范[6]，但治疗性团体发展出的规范并不一定能促进其治疗过程。如果仔细观察治疗团体，就会发现许多团体因不当的规范而使治疗受阻。例如，团体可能因过于重视敌意情绪的宣泄，而回避了积极的情感；相反，团体可能过于害怕造成伤害，不允许发生冲突，导致团体停滞不前。团体可能采用"轮流发言"的方式，让成员逐个描述自己的问题，或者可能不允许成员向治疗师提出质疑或挑战。如果团体允许成员在会谈中缺席，出勤率将会下降，甚至会对最忠诚的来访者造成影响[7]。

我们稍后会谈到阻碍或促进治疗的特定规范，但首先我们要思考，团体规范是如何形成的。

规范的形成

团体的规范是由团体成员对治疗的期待和团体带领者及较有影响力的成员直接或间接的引导而形成的。在机构中，团体规范也受到部门或组织文化的影响[8]。如果团体成员的期待并不明确，那么团体带领者就更容易去建立自己认为最具治疗性的团体文化。在建立团体规范上，团体带领者的言论具有很大的作用（虽然通常是内隐的）。一项研究显示，研究人员观察到，如果团体带领者在某成员做出一个行为后立刻发表评论，该成员就会成为团体的注意力焦点，而且常在后续的会谈中被赋予重要的角色。此外，如果团体带领者的评论较少，其干预就会更有力[9]。通常，如果团体带领者建立的规范能促进成员参与治疗和减少成员间冲突，团体就会有更好的临床效果[10]。

在谈到治疗师是团体规范的塑造者时，我们并不是在建议治疗师要有一个新的或刻意扮演的角色。不论有意或无意，团体带领者总是在塑造团体规范，这一点我们必须牢记在心。我（莱兹克兹）曾经有一项为期一年、每月一次并且无法推托的工作——主持一个重要的医院委员会会议，会议结束的时间与我带领的团体的开始时间有冲突。虽然非常无奈，但我每个月还是会不可避免地迟到一次，每次迟到10~15分钟。团体交由我的协同治疗师带领，每次都准时开始。但那一年，团体成员一直都不太守时。尽管我对自己的迟到深表歉意，也做了相关处理，但直到我完成了那项工作，能够遵循团体设定的时间规范准时出席会谈后，团体成员才变得守时。就像人不可能不与外界沟通一样，团体带领者不可能不对团体规范产生影响。事实上，治疗师在团体早期的所有行为都会产生巨大影响。而且，一个人不做什么往往和他做了什么一样重要。

我（亚隆）曾经观察过一位团体分析师带领的团体，当时，有一个前6次会谈都缺席的成员迟到了几分钟，他到场时，治疗师完全没有对他的到来表示关注。在会谈结束后，治疗师对学生观察员说他选择不去影响团体，因为他更希望让成员们自行形成对待迟到或缺席成员的规则。但无论如何，我很明显地看到他未表示欢迎的态度，这是一种有影响力的行为，而且含有许多有关规范建立的信息。毫无疑问，他的团体受到了许多类似行动的影响，成员间对彼此漠不关心、缺乏安全感，并且竭尽全力地讨好带领者。

总而言之，每个团体都会发展出一套不成文的规则或规范，这会决定团体的进程。理想的治疗团体规范能使疗效因子更有效地运作。规范是由团体成员的期待和治疗师的行为塑造而成的，有时，团体所在的机构文化也会影响规范的形成。治疗师在规范建立上有极大的影响力，这是治疗师所不能规避的职责。团体早期所建立的规范会持续相当长的时间，因此，治疗师应该充分了解规范的作用，以审慎的方式发挥规范的重要功能。

带领者如何塑造团体规范？

治疗师在团体中有两种基本角色：技术方面的专家和具有示范作用的参与者。治疗师借助这两种角色帮助团体形成规范。

技术专家

在担任技术专家的角色时，治疗师应能娴熟地切换到权威的身份，使用各种技术将团体引向自己期待的方向。治疗师在为来访者做入组准备时就要开宗明义，开始建立团体规范。我们将在第 10 章详细叙述此过程。治疗师要十分仔细地向来访者说明团体的规则，并以两种方式来进行解释：首先，以治疗师的专业权威和经验来加重规则的分量；其次，阐明团体治疗的理论依据，并将其与来访者的目标联系在一起。

在团体治疗开始时，治疗师可使用许多不同的技术去塑造团体文化，由明确的指示和建议到隐晦的强化技术。例如，就像我们前面提到的，团体带领者必须努力搭建一个互动的平台，使得成员间能自由地交谈，而不是只把想法告诉治疗师，或必须经由治疗师来转达意见。为达到这个目的，治疗师可以在入组访谈或第一次团体会谈时含蓄地向成员说明这一点；治疗师也可以在会谈中，反复要求所有成员对某一成员或某一主题做出回应；治疗师可以问团体成员，为什么他们的谈话总会指向治疗师；治疗师还可以通过一些演练来教导来访者如何进行互动——例如，可以让每个团体成员轮流说出对其他所有成员的第一印象，或者可以用更温和的方式，对和他人交谈的成员给予奖励（治疗师可以对他们点头示意或微笑，和他们友好地交谈，或表现出更具接纳性的态度），以此来塑造行为。同样的方法也可以应用在治疗师希望建立的其他规范上，如自我暴露、公开表达情绪、提示他人、自我探索等。特别是在早期的会谈中，治疗师可以强调团体中显现出的规范，并抓住机会突出和阐明这些规范。这会塑造一个"更流畅"的团体，比阅读一项团体规范清单更可取。

治疗师们的风格千变万化。虽然很多人更倾向于用直接明确的方法来塑造团体规范，但所有的治疗师都会在一定程度上（常常比他们所认为的更多）间接地借助社会强化的技术来完成这项任务。

广告和社交媒体是两种被系统使用的强化途径，其影响力远超出我们的意识觉察。心理治疗同样会以间接的方式，不经意地使用社会强化。虽然大部分有自尊的治疗师都不喜欢将自己视为社会强化的媒介，但他们仍一直无意识地或不自觉地以这种方式发挥其影响力。他们可以借助多种言语和非言语方式来对行为进行正强化，包括点头、微笑、身体前倾、发出"嗯"的声音（表示感兴趣）或直接询问更多的信息。另一方面，他们也可以通过不做评论、无动于衷、将注意力转向另一个来访者、投以怀疑的目光、抬起眉毛等，来减少那些他们认为无益的行为。事实上，研究表明，治疗师间接地强化对团体有利的行为，常常比直接地推动这种行为产生的效果更好[11]。各种形式的心理治疗都是一个学习过程，部分依赖于操作性条件反射。缺乏治疗师的强化或操控，治疗就只是空中楼阁，经不起推敲[12]。

大量研究证实了操作性技术在塑造团体成员行为上的有效性[13]。悉心使用这些技术，可以减少会谈期间的冷场，增加个人或团体的评论，鼓励成员表达对带领者的敌意，或提升成员间的接纳度[14]。虽然有证据显示治疗师从这些社会学习原理中获益匪浅，但他们常常对此有所回避，无端地担心这种机械论的观点会削弱治疗体验中重要的人性成分。然而，事实总是事实，而且理解自身的行为也不会影响治疗师的自发性。毕竟，使用操作性技术的目标是促使团体成员以真实的、有意义的方式参与治疗。来访者是有能力区分引导和操纵的[15]。

具有示范作用的参与者

团体带领者塑造团体规范的途径不仅有外显或内隐的社会工程，还有带领者本人在团体中的以身作则[16]。治疗团体中的文化与来访者所熟悉的社会规则有时是完全背离的，来访者要放弃熟悉的社会习惯，尝试新的行为，并且要敢于冒险。那么，治疗师如何才能很好地向来访者证明，新行为并不会带来他们预料中的负面结果呢？

许多研究结果显示，示范是一种良好的方法：当来访者观察到治疗师能够自由地参与互动而并未造成负面结果时，他们就会有勇气去改变自己的行为[17]。著名心理学家阿尔伯特·班杜拉通过许多严格控制条件的实验研究证明，个体会观察和效仿他人的行为，并据此做出更具有适应性的行为（例如，克服特定的恐惧症）或适应性更低的行为（例如，无节制的攻击）[18]。

团体治疗的公开属性使得与羞耻和耻辱相关的动力变得尤为强大，对于所有成员都是如此。而团体带领者承认治疗上的失误时所表现出的谦逊和勇气，能够体现出治疗中的人性与关怀[19]。例如，治疗师可以这样说："我一直在回想上次的会谈。我希望我当时就能理解这一点，这样我就会用不同的方式来处理这个问题。我希望有机会与你们一起重新审视这件事。"这样的表达会带来很好的效果。治疗师可以用一种不评判的、接纳且理解的态度来看待成员的优势和不足之处，这样有助于团体形成健康的导向。如果团体带领者扮演侦探的角色，努力"侦查"成员心理问题机制，那么团体成员也会效仿。

举个例子：某个团体成员好几个月来一直积极地帮助其他成员解决他们的困难，但坚定地拒绝透露自己的问题。最后，在一次会谈中，她坦言，一年前她曾在美国某州立精神专科医院住院两个月。治疗师下意识地问道："为什么你以前没有告诉我们这件事？"

这句话源自治疗师内心的恼怒，并使来访者感觉受到了责备，这种感觉只会强化她的恐惧，让她丧失了进一步自我暴露的勇气。显然，有些提问和评论会使人退缩，而有些则能让人敞开心扉。以上案例中的治疗师有很多种回应方式可以让来访者敞开心扉，例如："你现在能充分地信任团体，和团体分享自己的事情，这是很棒的。过去，你既想在团体中和大家分享这件事，但又害怕这么做，这一定很不容易。""现在提起这件事会让你有什么感觉？"或者"你是如何决定在今晚和我们分享这件事的呢？"

团体带领者要向成员示范人际间真诚、自发的沟通，但同时必须谨记团体成员当下的需求，并展示出符合这些需求的行为。我们并不认为团体治疗师应该自由地表达所有的感受。在治疗团体里毫无拘束地表达，并不比在日常生活中任何场合这样做更有益处，还可能让互动变得面目全非且具有破坏性。虽然我们鼓励成员自发表达观点，但是向成员示范适当的节制和真诚也是明智之举[20]。一方面，我们对来访者的重视对于他们有治疗作用；另一方面，我们也应利用自己的反应来了解来访者——倘若我们足够了解自己。我们应积极与来访者互动，并且允许我们受来访者的情绪感染。"有节制的卷入"是给团体带领者的金玉良言[21]。

让我们来看一看下面这个有效的治疗性干预中的示范作用。

○ 在一个为期5天、高强度的沟通培训项目的首次会谈中，我（亚隆）和另一名治疗师一起带团，一名25岁、颇具攻击性又自负的成员（显然在参加培训前喝多了酒）不断发号施令，十分失态。他自吹自擂，藐视团体，占用了大部分会谈时间，打断他人，高声喧哗，并侮辱了其他所有成员。所有人都试图调整局面——给出反馈，让他知道别人因此多么生气或受伤，或指出他行为背后的意义和成因——但都无济于事。这时，我的协同治疗师真诚地对他说："你知道我喜欢你什么地方吗？是你的恐惧和缺少信心。你现在一定感到恐慌，就像我一样。其实我们都不知道这个星期将会发生些什么事。"这句话使来访者放下了伪装，并最终成为一名能发挥积极作用的团体成员。此外，团体带领者向成员示范了一种带有共情、不评判的风格，有助于建立起温和、彼此接纳的团体文化。

要进行上述这种有效的干预，协同治疗师首先要能够识别出该成员行为的负面影响，处理好自己的敌意和反移情，然后才能以支持的态度指出隐藏在该成员的挑衅行为背后的脆弱性[22]。我们要兼具真诚和同情心，去理解团体成员是如何竭力适应当下环境的（即使其行为与目的南辕北辙）。这样做反过来又会让团体成员将团体视为注重直率表达的安全场所，从而增加团体凝聚力[23]。

我们怎么能期待来访者比我们更勇敢呢？团体互动的要求之一就是治疗师要接纳并承认自己容易犯错。在一个团体的初始阶段，有一个来访者攻击了团体中的新手治疗师，指责他的讲话冗长而又令人困惑。由于这是该团体第一次与治疗师产生冲突，成员们一个个都忐忑不安，坐到了椅子边上。治疗师问那个来访者，自己是否让他想起了以往经历中的某个人。来访者接受了这个暗示，并自发地提到了他的父亲。危机就这样过去了，成员们恢复了平静。然而，类似的事情其实曾经发生过。当时这位治疗师作为成员参加了一个由受训者组成的过程性团体，他的同事也多次指出了他冗长而模糊不清的表达习惯。事实上，这个来访者对治疗师的看法是比较正确的，但却被治疗师说服而放弃了他的观点。假如治疗的目标之一是帮助来访者检验现实和澄清他们的人际关系，那么，这位年轻治疗师的处理方式是违反治疗原则的。在这个例子里，治疗师自身的需要被放在了来访者的需要之前。在心理治疗中，我们绝不能为了保护自己的利益而损害来访者的利益[24]。

当治疗师变得过分谨慎，刻意地维持完美的形象，也会带来其他后果。因为害怕犯错，治疗师会小心翼翼地选择措辞，互动的方式非常刻意，因而不能及时、自然地与成员交流，团体也因此变得循规蹈矩和死气沉沉。当治疗师持续扮演着一个无所不能、与成员保持距离的角色时，通常也是在传递以下讯息："做你想做的事，无论如何你都无法伤害我或触碰我。"治疗师的这种姿态会起到反作用，是对团体协作属性的一种削弱，会加重来访者在人际关系中的无力感，阻碍团体自主性的发展。

○ 在某个团体中，一个名为莱斯的年轻男性成员几个月来都鲜有进展，尽管团体带领者付出了积极的努力。每次会谈，带领者都会试着引导莱斯参与讨论，但都无济于事。相反，莱斯变得更加反叛和退缩，而治疗师则更为主动和坚持。最后，另一个来访者琼评论说，治疗师好像一个顽固的父亲，对待莱斯的态度就像在对待一个顽固的儿子一样，而且不达目的誓不罢休。她还说，莱斯也喜欢这个反叛儿子的角色，下定决心要打败父亲。琼的话正中要害，也道出了治疗师内心的体验。治疗师向团体承认了这一点，并感谢琼做出的评论。

治疗师在上述例子中的行为对团体而言非常关键。实际上，他的行为传递出的信息是："我重视你们这些团体成员，我重视这个团体，也重视这种学习模式"。再者，他的行为强化了自我探索和与治疗师真诚互动的规范。这样的交流对治疗师（无法在治疗工作中对自己有更多了解的治疗师是不幸的）和莱斯而言无疑都有助益，能够促使后者继续探究他挑衅治疗师后的继发获益。

有时，治疗师无须做太多的示范，因为团体中有一些理想的来访者可以担任这一示范角色。早期的研究甚至会使用"同伙"——经过训练、与团体带领者合作的

"理想团体成员"，他们会被安排在团体中，假扮成真正的来访者。这显然对提高团体凝聚力和团体工作效率有很大帮助，但以今天的标准来看，这种策略是不合乎伦理的[25]。

虽然，在团体中"安插"受过训练的实验者有欺骗之嫌，不适用于团体治疗，但这种想法可以为团体的人员组成和潜在团体成员的安排带来一些启发。例如，如果一个来访者刚刚结束了有时间限制的团体治疗，对团体体验感到满意并在寻找下一步的治疗，那么他或许可以作为一个具有示范作用的资深成员加入新的团体。一个持续进行的团体可能会选择在资深成员完成治疗之前（而不是之后）增加新成员，让有成功经验的老成员发挥示范作用。

纵有上述种种可能，治疗师仍会持续担任团体成员的主要楷模，不管是有意还是无意。因此，最重要的是，治疗师要具备充分的自信和自我觉察来履行此功能。否则，治疗师可能会在这个角色上遇到麻烦，常常在与团体的互动中偏向某个极端——要么退回到一个自在的、隐藏自我的专业角色中，要么放弃自身的职责，成为团体成员的一部分，以此回避团体带领者角色中固有的焦虑和责任[26]。

面对带领治疗团体时出现的情绪需求，新手治疗师尤其容易倒向某个极端，要么畏缩不前，要么过度卷入。这两种姿态对团体规范的发展都非常不利。假如治疗师是一个过度遁藏在专业角色下的带领者，团体将会建立起谨小慎微的规范；假如治疗师从团体所必需的权威角色中撤离、宣称自己是"普通一员"，那么他就不能利用各种各样的方法去塑造团体规范，而且这样建立的团体是不可能在重要的移情议题上有所收获的。

有关治疗师透明度的问题，其含义远超出规范建立的范围。治疗师在团体中的自我暴露，不仅是示范了行为本身，而且展示了该行为在多方面对治疗过程的重要意义。许多来访者会对治疗师产生充满冲突而扭曲的感觉，而治疗师的透明能够帮助来访者修通他们的移情。我们将在第7章中细致地讨论和治疗师的透明度相关的内容。现在，让我们的讨论从一般性的团体规范转向提升团体效力的特定规范。

治疗团体的规范

自我监督的团体

团体应为其自身的运作承担责任，这点极具意义。假如这个规范不能形成，团体的被动性将使成员依赖带领者的推动和指导，而带领者会因为事必躬亲而感到疲惫和心生恼怒，并意识到团体在早期发展中出现了偏差。当我们带领这样的团体时，我们常感觉团队成员就像是在观赏电影。他们每周来一次，看看上演何种好戏；假如正好是他们感兴趣的，他们就会投入会谈，否则，他们会说"太糟了，希望下次有更精彩的"。因此，治疗师的任务是帮助成员了解他们本身就是电影，假如他们不参与其中，那么银幕就是一片空白，没有任何戏可看。

从一开始，我们就应试着把团体的责任转交给团体成员。要记住，在团体的初期，唯有治疗师清楚地知道什么样的会谈是富有成效的，因此，治疗师的任务就是要教导成员，和成员分享对于"一次好的会谈"的定义。假如某次会谈的进展尤其顺利，那就把它标记为一次好的会谈。例如，你可以在会谈快结束时这样说："时间到了，真可惜，我真不希望对这样精彩的讨论喊停。"在之后的会谈中，我们可以时常回顾或提及那次会谈的情形，把它作为今后评价的基准点。对于年轻的团体而言，在一次非常激烈的会谈过后，成员通常会在下次会谈中有所退缩，避免卷入高强度的互动。在这样的会谈上，你或许可以在讨论开始半小时后提问："我想知道大家对今天的会谈有什么感觉？你们觉得与上个星期的会谈相比有什么不一样？我们上周的讨论有什么不同？"

或者，你也可以请团体成员去审视和评估一次特定会谈的某些方面，来帮助他们发展出对于一次良好会谈的概念。例如，在团体最初的几次会谈中，你或许可以在某个节点打断谈话，引导成员反思会谈的过程："我注意一个小时已经过去了，我想问问大家，今天的团体会谈进行得怎么样？你们满意吗？到现在为止，哪些是最吸引你的部分？哪些部分最不吸引你？"整体的要点很清晰，那就是你要努力将评估的功能由自己转移到团体成员身上，这实际上是在对他们说："你们有能力（和责任）去确定团体什么时候是在有效运作，什么时候是在浪费时间。"最好的是当一个团体成员评论说"这是一次卓有成效的会谈"的时候。治疗师应不失时机地询问：是什么使这次会谈卓有成效？这样的提问可以将团体会谈解构为各个关键部分——承担风险，加深关系，产生激励，相互支持，被人重视，瓦解羞耻——这些因素使成员乐此不疲地参与团体工作。如果没有团体带领者的发起，这一进程是不会自然发生的。

例如，假设有一个成员惋惜道："这次会谈真正吸引人的部分只有前10分钟，之后的45分钟都在闲聊。"治疗师可以这样回应："那么，你为什么让它继续呢？你怎么样才能让这种情况停止呢？"或者"好像你们所有人都知道这一点，是什么使你们袖手旁观呢？"对于建设性的和无效的团体工作，团体成员很快就会达成良好的共识（建设性的工作通常发生在团体聚焦于"此时此地"的时候，这一点将在下一章讨论）。

自我暴露

理论上，不同的团体治疗师可能对团体治疗程序的许多方面有不同的看法，但在有一点上，大家是达成共识的，那就是：在团体治疗过程中，来访者的自我暴露是绝对必要的。除非来访者愿意进行自我暴露，否则他们不可能从团体治疗中获益。我们带领团体时倾向于建立相关的规范，让团体成员知道自我暴露是必需的，但是他们可以依照自己的步调来进行。成员不应将团体治疗体验为强迫忏悔的过程，觉得他们每个人必须轮流进行深刻的自白[27]。

在团体开始前的入组访谈中，我们会明确地向来访者说明自我暴露的意义，以使他们在进入团体前就很清楚，假如要从治疗中获益，则早晚都必须和其他团体成员分享自己内心非常隐秘的部分。

请记住，来访者对于自我暴露的主观体验才是真正重要的。治疗师或团体观察者有时会下错误的结论，称团体中的自我暴露不是真正的暴露，或成员所坦露的只是表面或微不足道的部分。许多参加团体治疗的来访者平时很少有可以倾诉衷肠的对象，而治疗中看起来像是微不足道的自我暴露，可能是这个成员首次和他人分享的内容。对于每个成员所分享的内容，治疗师都要理解其背景，这是发展对他人的心智化和共情能力的关键部分。

○ 团体成员马克，慢慢悠悠而有条理地诉说着他的社会焦虑和回避行为。玛丽，一个患有慢性抑郁、满腹牢骚的年轻女性，觉得马克对于自己困境的叙述冗长而费劲，并对此感到生气。随后，她表达了自己的困惑：为什么其他人这么鼓励马克，对他的发言充满兴趣，而她却对团体的缓慢节奏感到不耐烦？她担心没有时间讨论她的个人议题——学会让自己更讨人喜欢。玛丽得到的反馈令她惊讶：因为她很少向别人表达共情，很多成员都觉得离她很远。他们告诉玛丽，马克在会谈上的自我暴露对他来说是迈出了一大步。是什么妨碍了玛丽发现别人所看到的东西的呢？这是个关键的问题，对这个问题的探索最终使玛丽获益匪浅。

那些重大的秘密该怎么办呢？来访者可能带着和生活中的核心部分相关的重大秘密来接受治疗，例如滥交、变性、物质滥用、犯罪、暴饮暴食和乱伦等。他们感觉如陷泥沼，虽然想要参与治疗团体的工作，但却又畏惧在众人面前揭露秘密。

在入组访谈中，我们会让这类来访者清楚地知道，他们迟早都一定要和其他团体成员分享自己的秘密。我们强调，每个人的分享可以按照自己的步调进行，他们可以等到自己对团体有足够的信任时再这么做，但只要治疗在进行，这种个人分享就势在必行。一个决定不在团体中分享秘密的成员，必定会在团体内再次构建自己团体外人际关系模式的复本。为了保守秘密，这样的成员必须时时防范每一个可能会泄密的蛛丝马迹，因此变得胆战心惊，草木皆兵，并在四周筑起一张越来越大的网来自我束缚。有时，一个秘密的主观含义，在一开始确实令人费解。

○ 42岁的警官维贾伊在一次家庭暴力事件发生后寻求团体治疗。他对自己的暴力行为非常羞愧，并意识到自己不知道如何处理强烈情绪。他以参加团体和个体治疗为条件，免于刑事诉讼程序。在团体中，他愿意描述有关家庭暴力的事情经过，但拒绝透露自己的职业，尽管其他成员变得越来越好奇，也做了各种各样的猜测。几个月来，他都三缄其口，坚持要保守这个秘密。我（莱兹克兹）知道他的职业，但我别无选择，只能等待他自愿分享。除此以外，他在团体中表现积极，并努力地学习如何识别情绪和自我表达。

　　有一次，他短暂地离开了团体，去他的出生地印度参加奶奶的葬礼。回到团体之后，他宣布："我想揭开我的秘密——我是一名警察，我之前的暴力行为很不光彩。这次回家参加葬礼，让我意识到保守秘密多么具有破坏性。由于我父亲对我的身体虐待，我向来与父母疏远，但我小时候一直和奶奶很亲近。这次回家我才得知，我的奶奶是穆斯林，甚至她的名字在我家乡的印度教村庄里也忌讳被提起。"

　　维贾伊说："在那里，我奶奶的宗教信仰既不光彩又很危险，它一直是个秘密。从来没有人愿意谈起它。我也是第一次得知，由于奶奶的宗教信仰，父亲在孩提时代就遭到无情的冷落和欺负。了解了这些使我感到震惊，我平生第一次感受到对父亲的同情。我明白了父亲的残酷遭遇是如何使他变成一个如此残暴的父亲和丈夫。我现在才明白，我也因为隐藏和压抑了内心的太多部分而变得暴力。"

　　他开始在团体中变得十分情绪化，而其他团体成员——其实许多人已经猜到他是一名警察——帮助他看到，他正在慢慢走出自己情感世界里的死胡同。临近会谈尾声，大家纷纷表示感到与他非常亲近，并且因为得到他的信任而深感荣幸。

　　有时，延迟说出秘密反而是适宜的。我的治疗团体中曾有两个这样的来访者：约翰和查尔斯。约翰从12岁开始易装，常常偷偷地穿异性的衣服；查尔斯进入团体时身患癌症，他说他一直在努力学习如何应对癌症。查尔斯了解自身疾病的预后，知道自己只能再活2～3年，他寻求团体治疗的目的是使自己的余生更充实，他尤其渴望和他生命中的重要人物有更亲密的关系。这似乎正是团体治疗的目标，我（亚隆）介绍他加入一个常规的门诊治疗团体（我已在另一本书里详细介绍了这个来访者的治疗过程）[28]。

　　这两个来访者都把秘密告诉了我，但是经过多次会谈后，还是选择向团体保留他们的秘密。那时，我逐渐感到急躁，用眼神暗暗催促他们或隐晦地邀请他们表达，但他们没有反应。后来，他们两人完全融入了这个团体，变得非常信任其他成员。大约在12次会谈后，他们很坦诚地分享了自己的秘密。回顾这个过程，他们决定延迟说出秘密是明智的。其他团体成员已经对他们有了充分了解，在团体眼中，约翰和查尔斯是两个面临重大生活考验的团体成员，而不是易装者和癌症病人。约翰和查尔斯的担心是合理的，他们担心如果太早暴露自己，他们将被贴上标签，而这样的刻板印象会妨碍其他成员充分了解他们。

团体带领者如何确定来访者在团体延迟自我暴露的行为是合适的，还是会对治疗起反作用？纵观全局很重要。即使有时来访者没有充分进行自我暴露，但他是否在朝着开放和信任的方向发展（尽管进展缓慢）？随着时间推移，分享秘密是否变得更容易了（如同发生在约翰和查尔斯身上的那样），还是保密带来了更多的回避和张力？

高风险的自我暴露很少遭到直接的拒绝，团体中通常都存在某些治疗性影响来防止这种情况发生。多次出轨的丈夫想在继续不忠行为的同时与妻子保持亲密关系；被剥夺执业资格的律师想恢复声誉，并补偿被欺骗者；静脉注射吸毒者害怕死亡，感到现在的生活逐渐变得更有价值。如果来访者在做了难以启齿的分享后遭到羞辱并完全被团体拒绝，治疗师必须反思，他是否因为自己的回应或反移情而与其他成员合谋，共同攻击了分享秘密的成员。如果是这样，团体带领者有责任尽快采取修复措施。

通常，长期保守重大秘密会适得其反。请参考以下案例。

○ 莉萨参加了一个为期6个月的团体，她曾是一名心理治疗师，15年前转行进入了商界，并很快大获成功。由于对个人社交生活的不满，她加入了这个团体。莉萨感到孤独和与人疏离。正如她所说，她过于小心谨慎——她待人友好，也是个很好的倾听者，但往往还是与人保持着距离。她把这归因于她的富有，她觉得她必须注意财不外露，以免引起别人的嫉妒和怨恨。

　　到了第5个月，莉萨还不怎么愿意透露有关自己的事情。在团体中，她用自己的心理治疗技能帮助了他人，很多成员都非常钦佩她不寻常的睿智和敏感。但她在团体中复制了自己在团体之外的社会关系，感到自己对其他成员有所隐瞒，和他们十分疏远。因此，她要求与团体带领者单独会面，讨论她在团体中的困境。在那次会谈中，治疗师劝说莉萨向团体表达自己有关财富的担忧，还有她曾接受心理治疗培训的经历，这一点尤为重要。治疗师告诫她，如果她隐瞒得太久，当她最终告诉团体她曾经是一名治疗师时，可能会引起众怒。最后，莉萨听取了治疗师的意见，冒险进行了尝试，在剩余的几次会谈中，她取得了很大的进展，超过了之前所有会谈带来的收获总和。

当一个人分享了重大的秘密后，治疗师该采取何种立场呢？回答这个问题之前，我们必须要先做一些澄清。我们认为，当一个人说出了重大秘密后，治疗师必须帮助其坦露更多与秘密相关的、水平的（而非垂直的）信息。所谓垂直式的暴露，是指透露有关秘密本身的更深度的内容。例如，当约翰向团体公开他的易装行为时，成员们的自然反应是挖掘有关这个秘密的"垂直的"信息。他们会问约翰关于易装的详细情形："你几岁开始易装？""你开始时穿的是谁的内衣？""当你穿异性衣服时，你有什么样的性幻想？""你留着胡须，是如何以一个女人的样子出现在公众面前的？"但是约翰已经分享了许多关于自己秘密的细节，而此时沿着秘密的水平方向探索是更为重要的，也就是，了解他向团体成员透露秘密以后有何感受。

因此，当约翰在团体中第一次透露自己的易装行为时，我（亚隆）问了他一些指向水平式暴露的问题：

- "约翰，你参加这个团体将近12次了，但过去一直不能和我们谈论这个问题。我想知道你每周前来，却对你的秘密保持沉默，你有什么感觉？"
- "想到要和我们分享这件事，你会有多不舒服？过去，和我们分享这件事会让你缺乏安全感。而今天你选择说出来了。团体里发生了什么事，或你对团体有什么样的感觉，使得你决定和我们分享这个秘密呢？"
- "之前你若告诉我们这件事，你的担心是什么？你认为会发生什么事？你觉得谁会有什么样的反应呢？"

以上是一部分聚焦于"此时此地"的反思性问题，可以让团体的讨论从来访者分享的内容转向与分享相关的人际互动部分。

约翰说他担心会被人嘲弄、取笑，或被视为怪人。为了保持聚焦于"此时此地"的探究，我借询问的方式，将他引向更深层的人际过程："在团体中，你认为谁会嘲弄你呢？谁会认为你是个怪人呢？"在约翰选了几名特定的成员后，我邀请他来验证这些假设。治疗师应当用欢迎而不是指责的态度对待成员迟来的自我暴露，从而给成员提供支持，并加强治疗合作。一般情况下，把有关"团体"的笼统表述转化为更加个人化的感受总是有帮助的。换句话说，治疗师要让来访者去区分团体中的不同成员。

自我暴露永远是一种存在于人际互动中的行为。其重要性不在于暴露有关自己的事情，而在于个体是在和他人的关系背景中分享自己的重要问题的。自我暴露的行为非常重要，因为它对于后续关系的品质具有丰富的含义。比解除个人心理负担还要重要的是，自我暴露能够让个体与他人建立更深刻、更丰富且更复杂的关系。

从关系的层面来看，在团体中坦露性虐待和乱伦的经历尤其让人紧张。通常，让这类经历的受害者遭受创伤的不仅是虐待本身，还有过去他们坦露被虐待经历时他人的回应方式。受害者最初在家庭内的坦露常常会遭到否定、责备和拒绝。因此，他们对在团体中坦露个人经历感到忧心忡忡，担心受到虐待，甚至再次遭受创伤，难以寄希望于通过分享经历来修通虐待造成的影响[29]。这种现象在机构和学校环境中也普遍存在。通常，来自行政层面的忽视和否认会增加受害者的羞耻感和过错感，与最初的虐待经历一样给受害者带来创伤和背叛的感受[30]。

假如一个成员在自我暴露方面感到过多的压力，我们将依照来访者的实际情况及其治疗阶段，以下列方法之一来做回应。例如，治疗师可以用这种方式缓解来访者的压力："显然，有些东西约翰还没准备好和我们分享。"或者"团体似乎很急切，甚至很不耐烦地催促约翰，而约翰还没有足够的安全感，还不能自在地表达他想要说的东西。"（"还"这个字是很重要的，因为它传达出恰当的期待方向。）我们可能会接着建议成员去审视团体氛围中的不安全感，不仅从约翰的视角，也从其他成员的视角来考察。我们会把团体的重点由试图从该来访者身上"榨出"他的秘密，转移到探讨对自我暴露造成阻碍的东西。是什么滋生了恐惧？来访者在担心什么可怕的后果？团体成员认为谁会表现出不支持的态度？但是，只有来访者才能最终决定什么时候进行分享，坦露什么内容。团体带领者可以劝告、引导或要求，但未经来访者许可，治疗师不得透露从入组访谈或同时进行的其他治疗中获得的来访者信息。

没有人应该因为自我暴露而受到惩罚。团体中发生的最具毁灭性的事件之一便是，在冲突发生时，成员们利用彼此坦露的私密的、敏感的信息进行相互攻击。如果出现了这种情况，治疗师必须强力介入，因为这种争执的行为不仅是卑鄙的，而且破坏了重要的团体规范。治疗师的强力介入可以有许多形式，但不论以任何方式介入，治疗师都要让大家注意到这种相互攻击是对信任感的破坏。通常，我们只会简单地喊停，制止冲突并指出团体中刚刚发生了非常重要的事。我们会问被攻击者对这一事件的感受，或询问其他人的感觉，或其他人是否有某些经历是他们感觉在团体中难以启齿的。团体中的任何其他工作都要暂停，重要的是强化以下的规范：自我暴露不仅是重要的，而且是安全的。只有在这一规范被建立后，我们才能转而审视攻击事件的其他方面。

有关程序的规范

在治疗中，最佳的程序形式是团体成员自然、自发、自由地互动。但是，这样的形式绝不会自然而然地产生，治疗师需要做很多工作，积极地塑造团体氛围。在这一过程中，治疗师必然会遇到种种自然形成的趋势。一个新团体的自然倾向是轮流讨论每个成员的问题。通常，第一个讲话或展现出最迫切的生活危机的成员，会成为团体注意的焦点。有些团体很难把焦点从一个人转移到另一个人身上，因为团体中形成了某种有关程序的规范——改变话题是不好的、粗鲁的，或等于在拒绝他人。团体成员可能会突然沉默，感觉自己不便贸然打断说话者，也不敢要求占用时间，但他们也拒绝对那名成员继续提问，因为他们内心默默地希望他尽早闭嘴。

这些模式会阻碍团体的发展，而且最后会导致团体停滞不前，让团体成员感到沮丧。我们倾向于请团体成员注意这些会对治疗起反作用的规范，并指出由于这些规范是团体建立的，团体也应该有力量来改变它们。

例如，一个团体带领者可能会说："我注意到，在过去的几个星期，每次会谈时，大家的注意力都集中在一个人身上。这个人通常是那天第一个讲话的人，而其他人似乎也不愿意去打断他。我也注意到，其他人默默地坐着，但心里有许多重要的感受。我想知道这样的情况是如何开始的，以及我们是否想要去改变它。"这种性质的评论会让团体感到解脱，治疗师不仅说出了每个人都心知肚明的事，也提出了选择其他程序的可能性。

有些团体会形成一种正式的"入场"方式，每个成员轮流报告前一周的重要事件或某些痛苦的时刻。有时这种方式是必要的，能够鼓励成员参与会谈，尤其是对于功能高度失调、非常焦虑的成员。然而，在我们的经验中，沿用这种正式结构的大多数团体，往往可能让会谈变得低效、走过场、缺乏主动性和关注"彼时彼地"，这导致团体工作的范围严重受限，也会造成对某些话题的回避，例如有关特权、嫉妒和竞争的感受。这种入场方式是用"内容"的方法来解决"进程"的问题。我们更愿意使用的形式是，有困扰的成员在一开始便对大家宣布"今天我需要一些时间"，然后成员们和治疗师便设法在会谈自然进行的过程中将焦点转向每一个有需求的成员。

针对特定问题的团体，尤其是短程团体，通常需要不同的程序规范。为了有效地运用时间而做些折中是必需的，团体带领者必须建立明确的架构。我们将在第15章讨论针对这类团体的技术调整，而此处要强调的是一般性原则：带领者必须致力于引导团体建立我们在本章中讨论的治疗性规范，包括支持与面质、自我暴露、自我监督、互动、自发性以及团体成员即帮助者的重要性。

团体对成员的重要性

团体对成员越重要，团体就越有效。我们认为理想的治疗状态是，成员认为治疗团体会谈是每周生活中最重要的事件之一，并设法为团体治疗预留时间。治疗师应竭尽所能来强化这个信念。假如你不得不缺席一次会谈，请事先告知团体成员，并且向他们传达你对自己缺席的顾虑。每次治疗都要准时出席，假如你在两次会谈之间一直在思考有关团体的事，可以和成员们分享其中的一些想法。你所做的任何自我暴露都应是为团体服务的。虽然一些治疗师并不赞同这种个人暴露，但我们相信，治疗师表达出自己有多么在乎团体是非常重要的。来访者希望知道自己和团体对治疗师有多重要。有一次，我（莱兹克兹）参加一个团体的时候正患中耳炎，很难听清声音，我在会谈开始时就说明了这一点。尽管如此，我们还是进行了富有成效的会谈。会谈接近尾声时，我的耳膜穿孔，液体开始从我的耳朵里流出，而且十分明显。我没有料到会发生这种情况，但团体成员随后多次提到这件事，他们认为这体现了我对团体的投入。毫不意外，这也促使团体成员向我反馈自我照顾的重要性。

当成员陈述团体对他们的益处或指出他们在过去一周里一直想着其他成员时，我们会给予强化；当一个成员对圣诞节期间团体将暂停两周感到遗憾时，我们会鼓励他表达与团体联结的感受。对他们来说，珍惜团体意味着什么？为了抗议团体的中断？为了有一个地方能够直言自己的顾虑，而不是避而不谈？马库斯，一名年轻的男性成员，无法避免地错过了团体的最后一次会谈，但他给团体带领者发了一封电子邮件，写了他希望与团体成员分享的留言。他表达了对团体深深的感激之情，他的话对团体成员和带领者都产生了深刻的影响。他写道："7个月的团体治疗对我来说意义非凡。我离开团体时，头是高高昂起的。我为现在的自己和我将要成为的自己而感到骄傲。我有幸坐在团体中间，认真倾听并向你们每一个人学习。为此，我永远感激你们每一个人。你们让我变得更好。"这是对团体价值的有力肯定。

一个功能良好的团体在每次会谈时，都会持续地就上次会谈中的问题进行工作——会谈越具有连续性越好。治疗师应当努力提升团体会谈的连续性。治疗师比团体中的任何人更像团体中的历史学家，将不同的事件和体验串联起来，嵌入团体的时间矩阵中："这听起来非常像是约翰在两周前讨论的内容。"或者"鲁塞伦，我注意到自从3周前你和黛比发生争吵后，你变得越来越抑郁和退缩，你现在对黛比的感觉是什么样的？"

除了介绍日程和讨论缺席情况以外，我们很少在团队会谈开始时讨论特定的话题，而当我们这样做时，一定是在为两次会谈的连续性做铺垫。因此，如果时机合适，我们在开场时可能这样说："上次会谈的讨论非常激烈，我想知道你们回家后有什么样的感觉，而现在的感觉又是什么样的？"

在第13章，我们将描述团体会谈摘要，那是一种用来提升会谈间连续性的技术。多年来，我（亚隆）每周都会写详尽的团体会谈摘要，而且会在两次团体会谈之间寄给团体成员。电子邮件的出现让这种做法更为便利。团体摘要的重要功能之一是使来访者每周有另一次和团体接触的机会，而且可以增加某次会谈的主题在下次会谈中继续得到讨论的可能性。

当成员们认定团体是一个蕴含丰富信息和支持的场所时，团体的重要性就会增加。当成员们表达出对自己的好奇时，我们会以某种方式向他们传达这一信念：团体成员想知道的任何关于自己的信息都在团体治疗室里，等着他们去发掘。因此，当团体成员肯想知道自己是否支配欲太强而对其他人产生威胁时，我们的回应是："肯，在这个房间里有许多人都非常了解你，为什么不问问他们？"

能够增强成员间联结的事件会提升团体的效能。团体成员在会谈结束后在停车场长谈或者一起去喝咖啡都是好兆头，只要这些行为没有导致拉帮结派和秘密的产生（然而，团体外的接触并非没有潜在的负面作用，我们将在第11章详细讨论这一点）。

成员即帮助者

当团体成员认识到他们能给彼此提供非常有价值的帮助时，团体就能以最佳的状态运作。假如团体成员一直认为治疗师是能提供帮助的唯一来源，那么团体的自主性和自我尊重就无法达到最理想的水平。为了强化这个团体规范，治疗师应让成员关注能够体现他们相互帮助的事例，也可以教导成员如何更有效地帮助彼此。例如，当一个来访者占用大量会谈时间讨论同一个主题时，治疗师可以询问道："里德，你能不能回想一下过去45分钟里，谁的评论对你最有帮助，谁的评论最没有帮助？"

另一个例子是："布兰登，我可以看出你很久以来一直想在团体中谈这件事，但直到今天你才说出来。阿莉娅用某种方式帮你敞开了心扉，她做了什么？而本今天做的什么事情似乎让你有所退缩，而不是继续诉说？"对相互帮助的规范产生破坏的行为不容忽视。例如，如果一个成员质疑另一个成员对待某个成员的方式，说道："弗雷德，你有什么资格对彼得谈这个问题？你在这方面比他糟糕得多。"你可以用这种方式介入："菲尔，我觉得你今天对弗雷德有一些负面的感受，或许是你生活中的其他原因导致的。也许我们应该谈谈这一点。但是，我无法同意你的观点，我不认为因为弗雷德和彼得状况相似，他就不能提供帮助了。事实上，在团体里，情况常常正好相反。"

支持与面质

正如我们在讨论团体凝聚力时所强调的那样，让团体成员感受到治疗团体具有安全感和支持性是相当重要的。在治疗的长期过程中，许多令人不舒服的问题终将会被提出来讨论。许多来访者有愤怒的议题，或者骄傲自大、居高临下、不顾他人感受或只是爱争吵抱怨。在团体成员的互动中，如果这些特质没有浮现出来，治疗团体就无法提供帮助。实际上，这些问题的出现正是良好的治疗契机。治疗中一定会产生冲突，并且，就像我们将在第11章谈到的，冲突在治疗工作中是必不可少的。但与此同时，在团体治疗的早期若有太多冲突，团体的发展将会受损。在团体成员能够自如地表达不同的意见之前，他们必须要有足够的安全感，而且高度重视团体，这样他们才会愿意去忍受可能带来不适的会谈。

因此，治疗师必须建立一种允许冲突产生的团体规范，但在此之前，团体必须形成稳固的安全感和支持。为了防止团体早期出现过多的冲突，治疗师的介入往往是必要的。以下的临床案例能够说明这一点。

○ 在一个新的治疗团体中，有两个特别咄咄逼人的成员，到了第三次会谈时，团体中已经出现了大量的公开抨击、讽刺和冲突。第四次会谈由索菲娅（这两个成员中的一个）开场，她强调团体到目前为止没有给她任何帮助。索菲娅有一种习惯，那就是将对她的每一个积极评论理解为消极的、带有攻击性的批评。例如，她抱怨她不能很好地自我表达，而且由于不善辞令，许多想说的事无法说出口。当团体的另一成员表示不同意，说她觉得索菲娅口齿伶俐时，索菲娅表示质疑，认为对方在怀疑她对自己的评价。随后，她在团体中恭维了另一名成员："伊琳，你是这里唯一问过我聪明问题的人。"很明显，伊琳在听到这个令人困惑的恭维时感到十分不自在。

此时，我（亚隆）感到应该及时地去挑战团体规范中已经形成的充满敌意和批评的部分，于是我做了一个有力的干预。我问索菲娅："你认为你对伊琳说的话会让团体中的其他人感觉如何？"

索菲娅支支吾吾，但最后终于说别人可能会感觉被冒犯。我建议她向团体成员验证一下自己的猜想，她照着做了，并证实她的假设是正确的。不仅团体中的每一个成员都感到被冒犯，而且就连伊琳也为那样的说法而感到恼怒和不悦。然后我问道："索菲娅，你的想法似乎是正确的，你确实冒犯了其他团体成员，而且你好像也预料到这种结局很可能会发生，我想知道你为什么还要这样做？你从中得到了什么？"

索菲娅说，她这样做可能是基于两个原因。第一个原因是："我宁可因为羞辱他人而被拒绝，也不愿因为讨好他人而被拒绝。"这似乎是一种扭曲的逻辑，但也还可以理解。她的第二个原因是："这样的方式至少可以让我成为团体注意力的焦点。"我问道："像现在这样？"她点头。我问她："现在感觉如何？"索菲娅说："感觉不错。"我问："你生活中其他时间过得如何？"她悲伤地回答："我很孤单，事实就是这样。这个团体，你们，就是我生活中的人。"我大胆地说:"那么,这个团体对你来说真的很重要了?"索菲娅点头。我评论道:"索菲娅,你一直说,你之所以在团体中对别人吹毛求疵,是因为保持绝对诚实是最重要的。但假如你想对我们绝对诚实,我认为你也该告诉我们,我们对你有多重要,你有多喜欢这里。这是你一直没有做的,我想知道你是否可以开始思考一下,为什么向别人展示他们对你的重要性,对你来说会如此痛苦或危险。"

此时,索菲娅变得更愿意和解了,而我也获得了更大的影响力,因为我借此机会让她认清,故意和挑衅确实对她构成了问题,并且我们指出她的问题的确对她有所裨益(即在她表现出羞辱他人的行为时,我们立刻指出)。能与来访者达成这种协议总是有好处的——在未来的会谈中,治疗师可以与来访者进行面质,提醒来访者去注意他们希望其他人能指出的某些行为。这样,来访者在这种聚焦和面质的过程中会感觉自己与治疗师是同盟,因此在干预面前他们就不太可能变得防御。

以上列举的许多治疗师行为的例子可能看似强势,甚至自以为是。这些行为与治疗师在治疗过程的其他时刻给出的不评判的、非指导的、镜映的、澄清性的评论有所不同。然而,治疗师应当用心完成创立团体和塑造团体文化的任务,这一点非常重要。团体中发生的事件,要么能创造治疗契机,要么会阻碍治疗进程。团体的创立和团体文化的建立是治疗师其他很多工作的基础,在很大程度上也应优先于治疗中的其他工作。

接下来,我们将讨论治疗师的第三个基本任务:激活"此时此地"并予以阐释。

第 6 章

治疗师基于"此时此地"开展工作

以广泛、持久的行为和性格改变为目标的心理治疗团体，和其他类型的团体（12步骤团体、心理教育团体、社会技能培训团体、癌症支持团体等）之间一个主要的不同在于，前者更强调"此时此地"体验的重要性。然而，所有的治疗团体，包括高度结构化的团体（仅将团体作为一种提供干预的场所），都可以通过治疗师对"此时此地"的识别、理解和利用而获益。即便团体成员间和整个团体的深度探索或成员间互动的诠释不是治疗的重点，那些对团体动力有所觉察并能敏锐识别成员间关系的细微之处的治疗师，也能在处理团体任务时更游刃有余[1]。

本书第2章曾介绍过一些运用"此时此地"的理论基础，现在我们会聚焦于"此时此地"在团体治疗中的临床应用。首先，请记住这个重要原则（这或许是我们在整本书中提到的最重要的原则）：*"此时此地"所产生的效用由两个层面构成，这两个层面相互依存，其中任何一个均不具备完整的治疗效能。*

第一个层面是体验性的：团体成员生活在"此时此地"，他们对团体内的其他成员、治疗师和团体本身都会产生强烈的感受。这些"此时此地"的感受会成为团体的主要话题。团体最关切的事情与既往的历史无关：在会谈中发生的事件，比当下发生于团体之外或以往发生的事件都更为重要。这种聚焦于"此时此地"的做法，大大促进了团体中每个成员的社会缩影的产生与发展，同时也促进了反馈、宣泄、有意义的自我暴露和社交技能的习得。团体将变得更有活力，而且所有团体成员（不仅是某次会谈中的个别主角）都会积极地投入会谈中。

第二个层面是对团体进程的阐明。如果缺少了这一层，聚焦于"此时此地"的做法很快就不会再产生新的效用。如果人际学习这一强大的疗效因子要发挥作用，团体必须对治疗的进程加以识别、审视和理解。团体作为一个整体必须进行自我审视，必须探究团体中的互动，必须超越纯粹的体验本身而对该体验进行有意义的整合（理解其意义）。

因此，团体要有效利用"此时此地"，需要两个步骤：团体存在于"此时此地"的体验中，同时也回顾和审视刚刚发生的"此时此地"的行为。

如果仅有第一层面，即对于"此时此地"的体验，那么团体成员的体验仍然是强烈的，他们会深度投入，情绪表达很激烈，并会在团体会谈结束时一致赞叹："哇！这真是一种强大的体验！"然而，这同样也将是一种稍纵即逝的体验。团体成员并不具备相应的认知框架去留存自己的团体体验，或将其进行推广，或识别和改变自己的人际行为，也无法把他们在团体中所学到的东西迁移到团体外的生活情境中。这正是许多团体带领者在会心团体盛行的时期所犯下的错误。

反之，如果仅有"此时此地"的第二层面——对团体进程的审视——团体则会失去它的鲜活和意义感，团体治疗就会变成内容枯燥的理性训练。过于严肃、疏离和刻板的治疗师容易犯这样的错误。

由此可见，治疗师在"此时此地"中有两项独立的任务：一项是引导团体进入"此时此地"，另一项是促成自我反思的循环（或对进程的评论）。引导团体进入"此时此地"的任务很多可由团体成员分担，而对进程的评论在很大程度上依旧是治疗师的主要任务，其中的原因我们之后会讨论。

大部分治疗师都知道他们必须聚焦于"此时此地"。虽然始终保持这个焦点具有一定的挑战性，但它是有效的团体治疗的重要部分，与治疗效果密切相关[2]。一项针对经验丰富的团体治疗师的大型调查强调，对"此时此地"的激活是当代团体治疗师的一项核心技能[3]。一项规模较小但十分严谨的研究对团体治疗师的诠释进行了归类，发现超过60%的诠释聚焦于"此时此地"（有关行为模式或行为影响），约20%的诠释聚焦于历史成因，还有20%聚焦于动机[4]。

进程的定义

进程（process）是本书中广泛使用的一个术语，在法学、解剖学、社会学、人类学、精神分析及描述性精神病学等领域中都有其特定的含义。在互动式心理治疗中，进程也具有特定的专业含义，它指的是互动的个体（包括成员和治疗师）之间的关系性质[5]。此外,正如我们将看到的,对团体进程的完整理解必须将一系列因素纳入考量,包括每个成员的内部心理世界、成员间的人际互动、整体合一的团体力量、团体的临床情境,以及团体所处的社会文化或政治环境等[6]。

将进程和内容二者进行对照是有益的。例如,有两个人正在进行讨论,讨论的内容由口头述说的清晰的字句、实质的话题和两个人提出的论点所构成,而进程则完全是另一回事。当谈到进程的时候,引起我们关注的是:"这两个人的语言和讨论风格可以揭示出哪些有关他们之间关系的信息?"

进程取向的治疗师关心的并非来访者言论的内容,而是来访者"如何"及"为何"发表这样的言论,以此理解来访者与他人之间关系的状况。因此,治疗师必须聚焦于信息的元沟通(metacommunicational)*层面,并从人际关系的角度来思考为什么来访者会在某个时间,以某种方式对某个人说这样的话。有的信息是在口头上直接表达的,有的信息是通过非言语的方式表达的(通过声音的细微差别、语调、音高和语气),还有一些信息是通过行为,甚至肢体(姿势和身体在场)来表达的[7]。辨别出沟通的实际影响和沟通者的意图之间的联系,是治疗进程的核心。对进程的探索,可在团体形成的社会缩影背景下揭示出个体的人际模式、信念、担忧和愿望等。

请看下述互动事例。在一次讲座中,一个学生举手提问:美国精神病学协会从什么时候开始不再把同性恋视作一种精神障碍?讲演者回答:"1974年。"结果那个学生立即问道:"不应该是1973年吗?"由于这个学生早已知道问题的答案,那么显而易见,她的行为动机并不是为了寻求答案。(如果你已经知道答案,那么问题就不是一个真正的问题了。)这一互动的进程如何?最有可能的情况是,这位学生想炫耀学识,或者想侮辱或击败讲演者!

理解团体的进程往往比理解两个人的互动要复杂。我们要探究的不仅是个体言论背后的进程,而且是多个成员发表的一连串言论背后隐含的进程。团体治疗师必须努力理解,一个特定的对话揭示出了哪些关于"关系"的信息?这里涉及某个来访者和其他团体成员之间、团体成员的派系之间、团体成员和治疗师之间

---

* 元沟通是指关于沟通的沟通。例如,比较一下这些表达方式:"关上窗户!""你冷了吧,要不要关上窗户?""我冷了,请你关上窗户好吗?""为什么窗户是开的?"上述语句所包含的意义比简单的请求或命令要丰富得多。每一句话都包含着元沟通——有关两个互动个体间关系性质的信息。

以及团体与其主要任务之间的关系。著名团体分析师约翰·施拉波贝斯基（John Schlapobersky）会鼓励团体带领者定期反思以下问题来审视团体的进程：谁在说话？在对谁说？说了什么，什么没说[8]？

以下临床案例可以进一步澄清这一点。

○ 伯特是一个固执己见、盛气凌人的研究生。在团体早期的一次会谈中，他冲着整个团体，尤其是罗丝（一个不谙世故的母亲，有4个孩子）喊道："为人父母是可耻的！"由于团体成员均有父母，而且许多人也有自己的孩子，伯特这一具有煽动性的言论引起相当大的回响，所有人随即争论不休，耗尽了剩余的所有会谈时间。

严格来说，伯特所发表的言论可被看作内容。事实上，团体中的讨论正是围绕这一言论的内容进行的。团体成员让伯特卷入了一场关于为人父母的利与弊的辩论，这番讨论虽充满感情但却是理性化的，与个人无关，根本无法让任何团体成员靠近其治疗目标。事后，成员们对此次会谈感到十分气馁，也为他们自己还有伯特浪费了团体时间而感到愤怒。

另一方面，治疗师可以从许多不同的角度去思考伯特言论背后的进程。

1. 伯特为什么要攻击罗丝？他们两人之间的人际进程如何？事实上，几个星期以来，一股积压的冲突一直存在于两人之间。同时，在上一次会谈中，罗丝曾问道，如果伯特真的如此才华横溢，那么为什么32岁了仍是个学生。伯特则认为罗丝低人一等，是一个只会生儿育女的妇人；有一次，罗丝缺席，他还称罗丝为"一匹母种马"。

2. 为何伯特如此热衷于对他人评头论足，而且无法容忍受教育程度较低的人？为什么他总是靠贬低他人来维护自尊？

3. 假设伯特的主要目的是攻击罗丝，那么他为什么要采取如此间接的方式？这是他特有的攻击方式吗？还是罗丝因为某些尚未明确的原因使得别人不敢正面攻击她？

4. 为什么伯特要通过这番具有煽动性且明显站不住脚的言论，让团体群起而攻之呢？虽然每次的形式不同，但团体和伯特之间经常产生激烈冲突，伯特曾多次让自己陷入相似的处境。为什么呢？难道伯特只有以这种方式和别人相处才最自在？他曾表示自己总是喜欢与人对抗。的确，他常常渴望团体中出现争斗骚动的场面，他早年的家庭环境也是一个硝烟弥漫的战场。对伯特而言，争吵是不是一种（或许是唯一可采取的）参与会谈的方式？

5. 我们可以从整个团体的更广阔的视角去思考这次事件的进程，把与团体相关的其他事件也纳入考量。过去两个月来，团体会谈的时间始终被凯特所占据，她是一个特立独行、不守常规且部分失聪的成员。她两周前退出了团体，当时她为了顾及颜面，曾表示她在获得一副助听器之后便会返回团体。是否存在这样一种可能性：团体需要一个像凯特那样的成员来引导攻击性远离其他目标，比如治疗师？而伯特只是充当了替罪羊的角色？

6. 如果从冲突频现、团体乐于耗费时间去讨论与治疗无关的主题这两点来看，团体成员是否在刻意回避什么？例如，回避讨论当凯特受到团体排斥时自己的真实感受，或者他们的内疚和恐惧——担心自己落得同样的下场？抑或是在回避自我暴露和亲密关系可能带来的危险？

7. 这个团体是否在通过伯特（和凯特）来对治疗师表达些什么？例如，伯特可能承受了团体原本针对两位协同治疗师的攻击，而治疗师们——外表冷漠且带有犹太教派色彩——却不曾遭受过团体的攻击或质疑。目前，没有任何评论是针对他们之间的协同治疗关系的。团体中一定埋藏着对治疗师无法直接表达的强烈感受，这些感受可能源于治疗师没能给予凯特足够的支持，也可能源于凯特退出团体时，治疗师在合谋之下采取的消极态度。

　　这些对进程的诸多观察中，究竟哪一个是正确的？治疗师可以利用哪一个来进行有效的介入？答案当然是，任何一项或所有的观察都可能是正确的。它们彼此并不冲突，而且每一项观察都是从不同的角度去看待互动的过程。然而关键是，治疗师对进程的关注要从反思互动背后大量的影响因素开始。随着每一项观察的澄清，治疗师可以让成员关注团体生活的许多不同方面。那么，治疗师究竟应该选择哪一项呢？这是一个令人发怵的问题，有多个答案选项。尤其是对于新手团体带领者来说，他们可能会不由自主地去回应某种潜在的动力，而忽略了团体的整体模式或团体进程[9]。

治疗师的选择应基于一个最主要的考虑：团体迫在眉睫的需求。什么才能将团体的注意力带回到这些需求上？治疗师有很多种选择。如果治疗师觉得团体最近过于关注伯特，让其他成员感到无聊和被排斥，那么治疗师可以询问团体在回避什么。接下来，治疗师可以提醒成员，之前的会谈中出现过类似现象，会谈结束后大家都很不满。治疗师也可以向某个团体成员询问他在团体讨论中不积极或明显没有参与的原因，从而让他说出原委。如果治疗师认为团体成员无法直接沟通是一个重大的问题，那么治疗师可以指出伯特的攻击行为的间接性，或是要求团体通过反馈来帮助澄清伯特和罗丝之间发生的事。如果治疗师感觉团体在极力回避某个尤其重要的事件（凯特的离开），那么治疗师有必要重提旧事，并和团体成员讨论大家为何对此共同保持缄默。

○ 在另一个团体中，索尔因为深深的孤独而前来寻求治疗。他对团体治疗的体验非常感兴趣，因为他觉得自己从未属于过任何一个群体，即使在他的原生家庭中，索尔也感觉自己像个局外人。在他过去的人生中，他向来就是个旁观者，总是把鼻子贴在冷冷的窗玻璃上凝视屋内温馨欢乐的众人。

在索尔的第四次会谈中，一个名叫芭芭拉的成员在会谈刚开始时就宣布，她刚刚和一个对她非常重要的男人分手了。芭芭拉接受治疗的主要原因是她无法维系与男性之间的关系，而分手后的她非常痛苦。芭芭拉对自身痛苦的叙述极为动人，整个团体都受到了感染，心情沉重。我（亚隆）注意到索尔的眼中也有泪光。

成员们（除了索尔）都竭尽所能地给予芭芭拉支持，他们给她递面巾纸；提醒她，她身上有各种美好的品质和优点；安慰她，说她做了正确的选择，那个男人配不上她，她能"摆脱那个浑蛋是值得庆幸的"。

突然间，索尔插嘴道："我不喜欢今天团体中所发生的一切，也不喜欢团体被带领的方式。"（这明显是一个针对我的影射）他接着表示团体成员对芭芭拉前男友的指责是不公平的，他们并不清楚对方是什么样的人，仅仅通过芭芭拉的叙述而断章取义，而芭芭拉可能扭曲了他的形象。（索尔对这件事的不满其实另有原因，他曾于几年前离婚，他的前妻加入了一个女性支持团体，而在索尔的想象中，他成了那个团体中的"浑蛋"。）

索尔的发言自然改变了会谈的整体气氛，温暖和支持顷刻消失了，团体成员间的温馨被破坏殆尽，整个房间显得寒气逼人，每个人都如坐针毡。我感觉索尔的指责无可非议，他的观点理论上是正确的：团体成员不该不加批判地谴责芭芭拉的前男友。

"内容"的部分我们就谈到这里，现在我们来审视这次互动的进程。首先要提到的是，索尔的发言将自己置于众人之外，团体的其他成员都处在温暖、充满支持的气氛中，而索尔却抽身旁观。让我们回想一下，索尔最主要的困境是他从未成为团体中的一员，总是一个局外人。这次事件的发展始末真实再现了这一场景。在此次会谈中，索尔用一种"自杀式袭击"的方式攻击了自己渴望加入的团体，主动地将自己放逐于外。

另一个关键点不在于索尔说了些什么，而在于他没有说的内容。在这次会谈的前面部分，除了索尔之外，每个人都对芭芭拉的遭遇表达了关心和支持。我毫不怀疑，索尔内心也是支持芭芭拉的，他眼中的泪光就可以证明。但他为什么选择了保持沉默？为什么选择用批判的自我而不是更温暖、乐于支持的自我来回应？

通过审视整个互动的进程，我们可以挖掘出一些与索尔有关的重要议题。显然，对索尔而言，要表现出柔和、充满温情的一面是困难的。他害怕变得脆弱，害怕暴露自己对依赖的渴望，也害怕因为太靠近他人或成为团体中的一员而迷失自我、失去自身的个性。在一个捍卫"诚实"（但这种诚实是有选择性的：诚实地表达负面感受，掩盖正面感受）的充满攻击、高度警觉、非常强硬的外壳背后，常常有一个柔弱、顺从、渴求接纳和关爱的孩子。

○ 在一个由临床心理学实习生组成的体验性培训团体里，一个名叫罗伯特的成员表示，他真心怀念那些一贯沉默的成员对团体的贡献。接着，他询问两个一向安静的成员，他或其他成员能做些什么来帮助他们进一步参与会谈。这两个成员和其他所有团体成员都不约而同地对罗伯特报以攻击。他们提醒罗伯特，他对团体并没有做出实质的贡献，他在会谈中也常常保持沉默，而且从不曾在团体中真正坦露他的情绪。

若是从"内容"的层面来看，这个互动有点令人匪夷所思，罗伯特表达了他对团体中沉默的成员的关怀，但是他的热心却受到了沉重的打击。然而，从"进程"的层面（也就是从关系的角度）来看，一切都合乎情理。团体成员正在争夺主导权，他们内心对于罗伯特言论的反应是："凭什么要由你来邀请大家发言？你是团体的主持或带领者吗？如果允许你来评论我们的沉默并提出解决方案，那不就等于承认了你对我们的支配权？"

〇 在另一个团体中，凯文——一个专横独断的公司高管——在会谈刚开始时，让其他团体成员（他们的职业包括家庭主妇、教师、文员和商店老板）协助他解决一个难题。凯文的难题是他接到命令，必须立即裁掉50%的员工。换句话说，他得解雇40名下属中的20人。

这个问题的内容十分有趣，但却无关个人。团体花了45分钟来讨论问题的各个方面。例如，正义与仁慈：究竟应该保留那些能力最强的员工，还是那些家庭中人口最多或最难找到新工作的员工。虽然多数团体成员热烈参与讨论，而且讨论的内容和一些人际关系的重要问题相关，但协同治疗师仍然认为这次会谈没有成效——这样的讨论可以发生在晚宴或其他任何社交场合。而且，随着时间一分一秒地过去，大家可以清楚地发现凯文早就对这个问题深思熟虑，因此，没有新的处理方式或建议能超越他原来的想法。这次团体会谈并不是一次真正的治疗工作会谈，相反，它是一次"逃离治疗工作"的会谈。

对团体而言，如此聚焦于"内容"的讨论必然是令人气馁的，治疗师开始思考有关"进程"的问题——讨论的内容到底透露了哪些有关凯文与团体成员之间关系的本质的信息？随着会谈的进行，凯文两次提到他的薪资（超过其他任何一个成员的薪资的两倍）。事实上，凯文提出这个问题所带来的整体人际效果，是让其他人注意到他的富裕和权势。

治疗师回想起在之前的几次会谈中，凯文曾受到团体成员的严厉抨击，因为他用自己对于福音派的宗教信仰来批评他人的行为，却绝口不提自己的问题（包括婚外情和强迫性撒谎）。在最近的一次会谈中，因为对别人的需求非常不敏感，他被评价为"感觉迟钝"。然而，尽管凯文受到了批评，在团体中他仍是一个处于主导地位的成员，他几乎总是每次团体会谈中最活跃的中心人物。

有了对进程的这些认识后，让我们来思考一下几种可供选择的干预方法。治疗师可以将注意力集中在凯文对于声望的渴求，特别是考虑到他在上一次会谈中受到攻击、大失颜面。如果治疗师用一种非责难的方式来澄清目前的互动进程，就可以协助凯文意识到他对获得团体成员尊重和赞赏的强烈渴求。同时，治疗师也可以指出他行为中自我挫败的一面。虽然他渴求尊重，但他的行为导致团体成员对他产生怨恨，有时甚至是鄙视。或许，凯文也是在试图用这种戏剧化的方式，和团体成员分享他在裁员问题上的痛苦感受，以此否定别人对他"感觉迟钝"的评价。

治疗师有很多种选择。至于该用什么方式进行干预，治疗师需要根据凯文的防御程度来决定：如果他表现得非常脆弱或敏感易怒，治疗师可以强调，他在上一次会谈中肯定感觉非常受伤；如果凯文表现得较为开放，那么治疗师可以单刀直入，直接询问他希望从大家那里得到什么样的回应。

有的治疗师也许会选择打断团体对于有关内容的讨论，而询问团体成员，凯文提出的问题和上周会谈中发生的事情有什么关联。或者，治疗师可以请大家关注另一种完全不同的进程——让团体成员反思，他们为什么愿意允许凯文周而复始地占据着团体的焦点。治疗师可以鼓励成员讨论他们对于凯文的专横独断态度的回应，从而促使团体开始探究他们与凯文的关系。

请记住，治疗师在探究进程问题前并不需要知道所有的答案。事实上，初步的探询对于理解进程是至关重要的，治疗师不需要等到事态变得更为清晰，而是可以简单地向团体成员提出一个推论程度非常低的问题，以此开启对于进程的探究，比如："到目前为止，你们每个人在这次会谈中的体验如何？"或者，治疗师可以使用一定的推论："看起来你们好像对这件事有些想法。"有时，治疗师可以提高推论的程度，让干预变得更加精准，并最终做出诠释："凯文，我有一种感觉，似乎你渴望在团体中得到尊重，我在想，上周有人说你感觉迟钝，这是否让你感觉受伤，是否与你今天提出了工作困境议题有关？"

虽然我们的重点在于团体治疗的应用，但识别进程和元沟通的技能使得团体治疗培训对于各类精神健康专业人员来说是不可或缺的。这就像一种X射线透视，能够帮助我们了解表面的沟通之下潜藏的团队动力或组织动力，正如以下案例所呈现的。

○ 作为一个大学教学医院的精神病学主管，我（莱兹克兹）参加了针对新型冠状病毒肺炎（coronavirus disease 2019）疫情的防控筹备会议。多年前，我们医院和周边社区曾受到传染性非典型肺炎（简称"非典"；severe acute respiratory syndrome，SARS）的严重影响[10]。许多工作人员被隔离；有些人病得很重，需要在重症监护室接受护理；周围社区还有一些护士和医生死于"非典"。

参与那次筹备会议的人员还包括医院所有科室的主任和我们的高级行政领导，会上的讨论异常激烈，而且越来越两极分化。一位高层人员认为，我们正面临一场规模空前的灾难。另一位高层人员回应道，这样的说法过于夸张和富有戏剧性，我们将会平安渡过难关。会议的紧张情绪不断加剧，两极分化持续加深，双方僵持不下。

这时，我评论道，从心理学的角度来看待这场讨论或许会有帮助。我说："在经历过'非典'带来的创伤之后，当我们面对潜在的陌生威胁时，会表现出某些自然反应，一方面会唤起再次体验创伤的强烈感受和深深的恐惧，另一方面会选择置若罔闻、视而不见。两种极端的反应都具有一定的真实性，我们需要将两者都纳入医院、患者和员工的整体防控规划。"

这一针对进程的干预识别并缓和了会议中不断加剧的紧张气氛，双方加深了对彼此的理解，这使我们得以恢复讨论，继续筹备和规划防控任务。

以进程为焦点：团体的力量来源

以进程为焦点——也就是聚焦于"此时此地"——不仅仅是众多程序取向的备选之一，它同时应该是必不可少的，也是所有有效的人际互动团体的共性。我们可能常常听到这种类似的说法："无论一个人对体验性团体（治疗团体、培训团体、团体治疗会议研究所团体等）有什么其他看法，这些团体强大的疗效是不容否认的，它们为参与者提供了一种扣人心弦的体验。"为什么这类团体如此有效呢？正是因为它们鼓励成员探讨团体的进程。以进程为焦点是这类团体的力量来源。

以进程为焦点是体验性团体真正独具的一大特色。毕竟，很多受社会认可的活动都可以让个体表达情绪、帮助他人、给予和接受建议、坦白秘密，以及发现自己和他人的相似性等。但还有什么环境会容许甚至鼓励个体深入地评论"此时此地"的行为，即人与人之间在当下这一刻的关系本质？

设想一下，你在参加一个鸡尾酒会，你面前是一个十分自恋、自我陶醉的人。这个人跟你交谈时眼神游离，目光在扫视房间，寻找更有魅力的对象。如果这是一次纯粹的邂逅，我们大部分人会说："和你交谈很高兴……"或者"我需要再去倒一点饮料……"——而不是"你意识到了吗，当你跟我说话的时候，你的眼睛在四处搜寻更有魅力的人？你知道这让我有什么感觉吗？"鸡尾酒会不是一个让我们真正去审视进程的地方。这样做很可能会导致我们收到的宴会邀请数量大大减少。

对进程的评论在成人的社会交往中是忌讳的，常被认为是粗鲁、有侵犯性或无礼的行为。对他人当前的行为做积极的评价，常常意味着诱惑或挑逗。当一个人对他人的礼仪、姿态、言语或外貌做出消极评价时，常常会导致双方剑拔弩张。

为什么会这样呢？这一禁忌来源于哪里？一位研究者认为，人们在社交中之所以回避对进程的评论，原因包括社会化焦虑、社会规范、畏惧报复和权力维护[11]。

社会化焦虑

针对进程的评论可能会唤起个体关于父母批评自己行为的早年记忆和焦虑。父母会对儿童的行为加以评论。虽然这类评论有一部分是积极的，但更多的是苛责，目的是控制和改变儿童的行为。成人对进程的评论经常会唤起个体过去基于社会化的焦虑，并且会认为对方吹毛求疵和颐指气使。

社会规范

如果个体可以随时对他人妄加评论，那么社交生活会变得十分复杂，矛盾丛生，充满自我审视，而这是令人无法忍受的。成人之间的互动背后有一种默契，即他人会对个体当下的许多行为视而不见。这会给个体带来自主性和自由感；如果我们知道他人在不断地观察我们的行为并且能随意加以评论，那么我们不可能会有这样的感觉。许多年轻的治疗师常常会从伴侣的回应中认识到这一点："不要在家里对我来那一套……"

畏惧报复

我们不能监视或目不转睛地盯着别人，除非彼此间的关系非常亲密。这种带有侵入感的行为总是危险的，容易引发焦虑，同时可能招致报复。除了像治疗团体这类刻意设置的系统，没有其他的场所会允许互动中的个体去测试及纠正对彼此的观察。

权力维护

对进程的评论会削弱专制的权威结构。组织发展顾问很早以前就知道，社会组织如果公开调查自身的结构和进程，将会导致权力均等化——等级金字塔将被夷为平地。一个组织中的权威结构越僵化，对于公开评论进程的警戒就越严格（例如，军队或教会）。如果一个人想保有专断的权威地位，明智的做法是禁止制定任何允许个体间相互观察和评论进程的规定。

在心理治疗中，对于进程的评论在很大程度上涉及治疗师的透明度、自我暴露，甚至亲密关系。许多治疗师拒绝使用这种方法，因为他们对随之而来的咨访关系平等化感到不安[12]。

治疗师在"此时此地"的任务

聚焦于"此时此地"的第一阶段是激活期，在这个阶段，治疗师的任务是引导团体进入"此时此地"。治疗师可以利用很多种不同的技术（我们稍后将加以讨论），引导团体成员远离对团体外事件的讨论，而将注意力集中于成员间的人际关系上。在团体创立早期，治疗师会在这项工作上耗费较多时间和心力，随着团体的进展，团体成员逐渐会分担这项工作的很多部分。此时，聚焦于"此时此地"常常会变成团体互动中很自然的一部分。事实上，前一章所描述的、治疗师必须建立的许多团体规范，都能培养团体对于"此时此地"的关注。例如，治疗师制定有关团体中的人际反馈、情绪表达、自我监督、视团体为重要信息来源等规范，实际上都能凸显"此时此地"的重要性。团体成员也会逐渐愈加重视和关注"此时此地"，他们不仅以身作则，还会利用许多方法鼓励其他成员纷纷效仿。

而"此时此地"取向的第二阶段——对进程予以阐释——则与第一阶段完全不同。在这个阶段，团体互动的力量会迫使成员无法完全替治疗师分担任务。回想一下之前谈到的培训团体的案例，当一个成员分享了他对团体现象的观察时，其他成员对他以领导自居、自以为是的态度嗤之以鼻。

类似的情形比比皆是。例如，如果一个成员表示，"今天团体中什么也没有发生""团体陷入了僵局""没有人在自我暴露"或"团体似乎对治疗师有很强烈的情绪"，那无疑是引火烧身。其他团体成员的反应是可想而知的，他们会针对性地挑衅："那你今天做点什么吧""你来自我暴露一下"或者"你谈一谈你对治疗师的感受吧"。这种状况下，只有治疗师可以幸免于难，只有治疗师有权建议他人进行讨论或自我暴露，而不用身体力行。

在团体的整个生命周期中，团体成员始终都会竭力争取在主导权上处于优势地位。围绕控制和主导权展开的冲突，有时短兵相接，有时暗流涌动，但从来不会消失，必须在团体中得到探索——这是理解进程的丰富素材，也可以防止团体陷入无休止的、激烈的冲突。

对于权力之争，有些团体成员会赤膊上阵，有些则拐弯抹角；有些人虽渴望权力却欲言又止，或者做出阿谀奉承、低眉顺眼的姿态。团体中任何成员的言论如果将自己置于团体之上或团体之外，必然会引发其他成员和权力之争有关的回应，而言论的具体内容则常被忽略。治疗师也无法完全幸免于此，因为有些来访者对于自己是否受到治疗师的控制异常敏感。这样的来访者经常发现自己左右彷徨：想向治疗师求助，却又无法接受其帮助，因为治疗师的任何言论都会被他们放在不信任的有色眼镜下审视。这是部分来访者特定病理机制的一个功能（当然，也是宝贵的治疗素材）。

　　治疗师在团体中是一名观察员兼参与者。观察员的身份让治疗师得以从客观的角度去收集信息，观察行为的序列和重复出现的模式，并将过去很长一段时间内所发生的事件串联起来。治疗师是团体的历史学家，只有治疗师能获准采用时序观来看待团体现象，并且得以免除"不是团体中的一员"或"凌驾于团体之上"的恶名。同时，治疗师必须牢记每个团体成员的最初目标，还有这些目标与团体中逐渐展开的事件的相关性[13]。

○ 蒂姆和玛乔丽是团体中的两名成员，他们发生了性关系，这件事最终也在团体中曝光了。团体成员对这件事有不同的反应，但言辞最激烈的是戴安娜。戴安娜45岁，是一名严厉的卫道士，她批评蒂姆和玛乔丽两人破坏了团体规则。她批评蒂姆，"以他的聪明才智不该做出如此愚蠢的事"；至于玛乔丽，则是"不负责任地漠视了她的丈夫和孩子"，而那个不负责任的治疗师（亚隆）"只是坐视一切发生"。我最后终于指出，在她那令人生畏的道德谴责中，蒂姆和玛乔丽的个人特质似乎被忽视了；戴安娜和他们认识了这么长的时间，了解他们内心的挣扎、疑惑和恐惧，但那一刻他们在她眼中却成了缺乏人性的、单一维度的刻板形象。再者，我是唯一记得戴安娜寻求治疗的原因（她在第一次会谈时提到）的人：她需要学习如何处理自己对19岁女儿的愤怒，她的女儿叛逆且正处于性启蒙期，正在寻求认同与自主性！这种时序上的联系对团体互动而言只是小小的一步，而戴安娜能由此认识到，她与女儿之间的冲突正在此时此地的团体中上演。

　　许多时候，所有团体成员对于进程都心知肚明，但因为互动的场面过于激烈，所有人都置身其中、难以抽离，因而无法发表评论。事实上，即使是处在远观位置的治疗师也可能感受到压力，不敢轻举妄动。有时，缺乏经验的治疗师或许会天真地认为，有些团体成员能主动指出这个连带领者都觉得棘手的问题，并且这是最好的方式。这通常是一个在焦虑驱动下的错误做法。我们希望治疗师比来访者更有能力指出团体中无法言说的问题，并能找到合适的方式来表达原本让人难以接受的内容。治疗师的语言就好比外科医生的手术刀。

○ 一名新手治疗师在带领一个由小儿肿瘤科护士组成的体验性团体（一个旨在减轻成员工作压力的支持性团体）。在第一次会谈中，治疗师从团体成员的眼神中推断出，年轻、开明的护士和年长、保守的护士之间存在着一种不可言喻的紧张气氛。这个问题涉及有关权威与传统的禁忌领域，治疗师认为它过于敏感，如果讨论起来，冲突一触即发。她的督导师向她指出，这个问题非常重要，不容忽视，她应该选择指出。如果连治疗师都不敢触碰这个话题，那么团体中的其他成员就更是望而却步了。

在下一次会谈中，治疗师指出了这个问题，她用了一种几乎总是有效地降低成员防御的表达方式：她描述了自己在这个问题上的困境。她告诉团体，她能感受到年轻护士与权威的资深护士之间存在着等级的争斗，她之所以对提出这个问题有所迟疑，是因为担心年轻护士可能会否认这一点或者攻击资深护士，而后者可能会因受到伤害而逃离团体。治疗师的这番话起了极大的作用，团体迅速开始对这一重要问题做公开、具有建设性的探讨。

要减少团体中对治疗形成妨碍的张力，以一种平衡、不带责备、自我暴露的方式去阐明困境，通常是最行之有效的方法。团体带领者不一定要有针对困境的完美答案，但确实需要能够识别和指出困境。

我们的意思绝不是说，只有治疗师才能对进程发表评论。正如我们之后将要讨论的，其他团体成员也绝对有能力执行这项任务。事实上，比起治疗师的评论，成员对团体进程的观察有时更容易让团体接受。

识别互动进程的能力是一种情绪智力，或许也是团体治疗的一个重要成果，能够使团体成员在生活中受益。（观摩成熟团体的学生常常会惊叹，团体成员具有很好的心理觉察能力。）因而，成员学习识别和评价团体进程是一件好事。但要注意，他们评价团体进程不应是出于防御，如逃避成员角色或团体工作。

出于教学的目的，目前为止的讨论特意强调了两个重点，我们在这里必须对此进行说明。这两个重点是：（1）"此时此地"的取向是不追溯历史的；（2）"此时此地"

的体验和对"此时此地"的进程的阐释存在明显的区别。

严格来说，不追溯历史是不可能的，每一个针对进程的评论都涉及过去的行为。进程评论不仅涉及刚刚发生的行为，也通常与数周或数月里团体内曾经发生的周期性或重复性行为相关。因此，治疗团体的历史事件也是"此时此地"的一部分，而且是进程评论中不可或缺的依据。

让来访者回顾自己过去在团体中的体验，往往是很有帮助的。如果一个来访者认为，每一次她信任他人或坦露心声时都会被利用，那么治疗师可以询问她在这个团体中是否有过相同的感受。治疗师还可以鼓励其他来访者讨论他们在相关话题上的经历，例如，感觉与别人最亲近、对别人感到最愤怒、最被接纳或最被忽视的经历等。在团体内和外部环境中寻找类似的关系和情境是一种明智的做法。

我们将对不追溯历史的方法（ahistoric approach）做进一步的说明。就像我们稍后将在本章节中讨论的，没有任何团体能够保持绝对的"此时此地"的取向。团体的讨论常常会离题，涉及"彼时彼地"——与个人历史和当下的生活状况相关的内容。事实上，脱离主题的讨论是不可避免的，如果没有出现，反而令人惊讶。团体并非不关注过去，团体关注的是过去给个体带来了什么。重要的不是去发掘、拼凑和充分理解过去，而是利用过去来更好地理解（和改变）来访者现在与他人互动的方式。这是一种相对性强调——人物和背景之间的切换关系①。请记住，对来访者来说，这样的做法不一定符合直觉，他们的预期是治疗会深入追溯他们过去的经历。（关于这一点，我们在讨论团体准备阶段时会做更多的描述。）

"此时此地"的体验和针对"此时此地"的进程的评论之间的区别也并非泾渭分明，二者间有许多重合的部分。例如，推论程度较低的评论（反馈）既是体验也是评论，当一个团体成员表示另一个人拒绝注视她，或她因为另一个人反对她而感到很愤怒时，她同时也在对进程发表评论，并将自己置身于团体"此时此地"的情感之中。针对进程的评论转瞬即逝，很快就会融入团体体验的洪流，成为未来的进程评论的素材。

例如，在一个由精神健康受训人员组成的体验性团体中（团体体验是他们的团体治疗培训课程的一部分），团体成员保罗在会谈刚开始时就谈到了与抑郁和人格

---

① 来自格式塔理论。——译者注

解体（depersonalization）相关的极端感受。其他团体成员立即给他提供了一些关于改变生活状态的实际建议，而没有去探索保罗的烦躁状态。团体带领者对这一进程做出了评论——团体没有询问保罗更多的感受，而是改变了讨论的方向。团体带领者的介入似乎很奏效，成员们投入了更多的情感，有几个人还表达了他们对保罗敢于承担风险的赞赏，以及他们自己对自我暴露的恐惧。

然而，很快就有几个成员开始对团体带领者带来的影响提出质疑，他们对带领者的介入表示反对。他们认为带领者对团体的表现感到不满，是在指责他们，而且还用他一贯的方式隐晦地操纵着团体，使其符合他对良好会谈的预设。另一些团体成员则对此提出异议，他们认为这些成员似乎时时都在挑战治疗师。由此可见，团体带领者的进程评论成了团体体验潮起潮落的一部分。甚至连团体成员对带领者的批评（最初只是针对进程的评论）很快也变成团体体验的一部分，并成为评论进程的话题。只要我们愿意讨论下去，不遗漏任何重要素材，那么我们对团体体验的处理就可以不断地深入，再深入。

小结

团体要有效聚焦于"此时此地"，需要两个步骤："此时此地"的体验和针对进程的阐释。这两个步骤的结合，能为体验性团体注入强大的效力。

在每一个步骤中，治疗师要完成不同的任务。首先，治疗师必须使团体投入"此时此地"的互动体验中。其次，治疗师要协助团体理解在"此时此地"体验中所发生的进程，即互动所传达出的有关成员间关系性质的信息。

第一个步骤是激活"此时此地"，这将成为团体规范的一部分，而且团体成员最终将协助治疗师完成这项工作。第二个步骤——进程阐释，则较为困难。在日常社交中，进程评论是强大的禁忌，治疗师必须克服这些阻力。进程评论的任务在很大程度上（不是绝对地）仍旧应该是治疗师的职责，并且就像我们即将讨论的，它由范围广泛且复杂的团体互动行为所构成——包括标定某一行为举动，列举几种行为，将一段时间内发生的行为抽象理解成一种行为模式，指出某成员"此时此地"的行为与他在更大范围内的行为模式类似，对上述行为的含义和动机做出较复杂的推论解释或诠释等。

激活"此时此地"的技术

在这一节中，我们试图描述（但不是规定）一些技术，用以在团体治疗中建立一种"此时此地"的取向。每一位治疗师都必须发展出一套符合自己风格的治疗技术。比掌握技术更重要的是，治疗师必须充分理解所有有效的技术所依据的策略和理论基础[14]。受训者往往对督导师或专家在干预中所用的语言非常感兴趣，然而，比复制语言更重要的是去理解选择具体技术的指导原则。

第一步：我们建议你时常牢记"此时此地"的原则，熟练一段时间后，你自然就会引导团体进入"此时此地"。有时我们觉得自己像牧羊人一样，带领一群羊进入一个逐渐收紧的圈，我们会防止其误入歧途——沉溺于历史性的素材，讨论当下的生活处境、政治和经济状况——然后引导他们回到圈子里。每当团体中有议题呈现，我们就会想："如何才能使这一议题与团体的任务产生关联？我们如何能让这个提议在'此时此地'重现？"我们在这一点上坚持不懈，并且从团体的第一次会谈开始就做出努力。

让我们以一轮典型的首次团体会谈为例。在尴尬的短暂停顿后，团体成员逐渐开始自我介绍，并通常会在治疗师协助下，描述一些他们生活中的问题，解释为什么要寻求治疗，也可能会提到他们所承受的痛苦。我们通常在会谈进行一阵子后，在某一个恰当的时机介入，说一段类似这样的话："今天到目前为止，我们已经做了不少事情，你们每个人都分享了许多关于自己、关于痛苦的事情，以及你们寻求帮助的理由。但是，我们感觉还有些其他的事正在进行，那就是你们都在评估对方，在形成对彼此的印象，每个人都在想自己与他人是否合得来。我们现在可以花些时间来讨论一下每个人目前的想法吗？"这是一番未经修饰的言论，拙劣而直白，并且带有引导性。然而，大多数团体成员会对这类明确的提示做出积极反应，欣然接纳治疗师的引领。如果没有这种鼓励，团体成员不会去讨论上述话题。阐明干预的目的和方法将揭开团体的神秘面纱，并促进成员围绕治疗的目标、任务和关系更好地结成联盟。同时，这样做还为团体形成社会缩影创造了条件，而社会缩影是产生矫正性情绪体验所必需的[15]。

治疗师有一个永恒的任务，就是要把团体的焦点由团体外部转至团体内部、由抽象转至具体、由普遍转至个人、由个人转至人际互动。如果一个成员描述了与配偶或室友的一次激烈冲突，治疗师可以询问："假设你对团体中的某个人也是如此愤怒，那个人会是谁？""在你的想象中，你可能会与团体的中哪一位成员发生类似的争执吗？"如果一个成员表示他的问题之一是撒谎，或是对他人有成见，或是操纵团体，那么治疗师可以问："到目前为止，你在团体中说过的主要谎话是什么？""你能描述一下，你对我们有什么样的成见吗？""到目前为止，你操纵过这个团体吗？操纵至何种程度呢？"如果一个来访者谈到莫名且稍纵即逝的愤怒或自杀冲动，那么治疗师可以强调，当他在团体会谈期间有这样的感受时，应立即向团体示意，以便团体协助他对这些感受进行追踪，并厘清这些体验与团体事件之间的关系。

如果一个团体成员说她的问题是过于被动、容易受他人影响，那么治疗师可以直接问："在团体中谁最能影响你，谁又最无法影响你？"只要治疗师强调团体"此时此地"的互动中积极而具有支持性的部分，这样的干预措施即使在住院病人团体等短程团体中也会有效。"强调'此时此地'容易造成团体分裂和煽动不良情绪"是一种误解，这种看法或许源于强调对抗的团体模式。事实正好相反，基于"此时此地"展开的工作具有强大的支持性，也能让成员在情绪上靠近彼此。不过，有时团体反馈可能会让成员感觉受到羞辱或贬低，治疗师必须警惕这种风险。治疗师有义务定下反馈的基调并做出示范，这是建立团体规范（我们在上一章中讨论的内容）的一部分。

如果一个团体成员笼统地批评团体过于礼貌和圆滑，那么治疗师可以问："谁是团体中'和平与圆滑'运动的代表？"如果一个团体成员害怕坦露心声，担心受到羞辱，那么治疗师可以让该成员指出他认为团体中哪些人最有可能会嘲笑他，从而将这种感受放置在"此时此地"中。不要满足于"整个团体"这样的托词，要记得跟进询问。有时也可对问题加以修饰，使之更易被来访者接受，例如："在团体中谁最不可能取笑你？"

在以上的每一个例子中，治疗师都可以通过鼓励其他成员给出更多的回应来加深互动。例如："他害怕，或者说他认为你会嘲笑他，你对此有什么感觉？你觉得你会嘲笑他吗？你有时也会觉得团体带有评判意味吗？"即使是简单的技巧，比如要求团体成员直接对彼此说话、使用第二人称（"你"）而非第三人称、直视对方等，都是很有效的。这种尝试在开始时可能会让人觉得有些笨手笨脚，并且这样的做法会与人们传统观念中治疗师的形象相去甚远，治疗师好像应该是中立、冷漠、少言寡语的。请记住，团体治疗师聚焦于"此时此地"是为了激活治疗和促进治疗性互动，而不是想要颐指气使或凌驾于团体成员之上。如果治疗师担心这样的干预会让他人感觉盛气凌人，那么可以征求成员的反馈，了解他们是如何看待团体带领者的。

说起来容易做起来难！治疗师的这类询问并非总会受到欢迎。对某些来访者而言，治疗师的建议的确是具有威胁性的，治疗师此时必须利用恰当的时机，努力体会来访者当时的体验。治疗师可以寻找一些能够降低威胁感的方法。例如，在开始时先聚焦于正向的互动："在团体中，你感觉谁最温暖？""团体中谁与你最相似？""显然，你和约翰之间有一些很强烈的情感，有正面的也有负面的，我想知道你最羡慕或最钦佩他身上的哪一点？此外，他的哪一点让你觉得最难接受？"

○ 一个老年来访者团体在精神专科日间医院治疗抑郁症，他们抱怨道，他们内心充满了孤独和绝望。会谈最初的焦点是萨拉——一位87岁的大屠杀幸存者。萨拉对新闻报道中持续的偏见、仇恨和种族歧视感到气愤和无助，她回忆起自己在战争期间遭受的不人道的虐待，虐待她的人对她充满仇恨，但是完全不了解真实的她。这时，团体成员，包括其他的大屠杀幸存者，也分享了他们的痛苦记忆。

我（莱兹克兹）试图打断沉浸于痛苦往事的团体，将团体的注意力转向此时此地。萨拉今天对团体诉说她的回忆时有什么感受？她会感觉团体成员在理解"真实的她"吗？为什么她今天选择说出往事，而不是像过去那样总是保持沉默？她的努力能否被认可？其他成员对于萨拉在这次会谈中的分享有何感受？

渐渐地，团体会谈的焦点从叙述绝望的经历转向积极的互动、对萨拉的支持，以及成员间强烈的联结感。

有时，以两人一组或功能性小组的形式展开工作，对团体成员来说会比在整个团体中更轻松，因为在小组中他们会感觉不那么孤独，也更有安全感。例如，当团体成员知道另一名成员（或者更多的成员）与自己有着类似的恐惧或担心，那么这两个成员（或更多人）就可以组成一个威胁性更小的小组，在一起更好地讨论他们"此时此地"的担忧[16]。这样的组合可能自发产生，或者由治疗师在其中牵线搭桥。例如，治疗师可以指出，某个成员刚刚坦露的问题，之前另一个成员也提到过。或者治疗师可以邀请在之前的会谈中讨论过某个议题的团体成员来谈谈，因相同问题而困扰的其他成员当下可能会有什么感受[17]。我们应致力于借助团体成员的人生经验和个人专长，促使他们更为密切地与彼此互动。

使用条件句可以带来安全感和一定的距离，而且时常有意想不到的推动作用，我们在碰到初期阻抗时常会使用这种句式。例如，当一个来访者说"今天我对玛丽没有任何反应或感受，我只感到自己非常麻木和退缩"时，我们通常会这样说："如果今天你没有感到麻木和退缩，那么你可能会对玛丽有什么感觉？"来访者通常可以欣然作答。这种假设的立场为来访者提供了一个庇护所，能够鼓励来访者直接诚实地回答。同样，治疗师也可以问道："假如你要生团体中某人的气，那个人会是谁呢？""假如你要和艾伯特（另一个团体成员）约会，那可能会是什么样的体验？"

治疗师必须通过明确的指示、示范或强化有效的反馈来教成员们如何请求他人做出反馈或给予他人反馈[18]。一项重要的原则是，治疗师要指导来访者避免提出笼统的问题或反馈。诸如"我是不是令人厌烦"或"你喜欢我吗"等问题通常效果不佳。而以下的这类提问，则能让来访者了解到很多信息："我做了些什么让你对我置之不理？""我身上的哪一方面（或我哪一方面的行为）让你最喜欢和最不喜欢？"同样，类似"你挺好的"或"你是一个好人"的回应，远不如下面的回应有用："当你诚实面对自己的感受时，我感觉跟你更亲近，就像在上周的会谈中你说你被玛丽所吸引，但却害怕她会嘲笑你。而当你像今天会谈刚开始的时候那样毫无感情，开始分析别人对你所说的每一个字的含义时，我觉得离你最远。"

有时，造成问题的不是无关痛痒的反馈，而是反馈中包含的强烈敌意。我（莱兹克兹）遇到过的最糟糕、最具破坏性的反馈情境是，一名成员在数周的时间里，一直沉默地压抑着内心的愤怒和沮丧，所有的治疗干预都不起作用；然后，她爆发了。休，一个有创伤历史的女人，向团体中一个非常难以亲近、习惯控制和贬低他人且十分自恋的男人大喊道："基思，你不是人，你活着就是浪费氧气。"基思转向我，问我："这让我该怎么办？"休的反馈带有强烈的羞辱和拒绝，没有给人留下任何学习或补救的余地。

有用的反馈必须包含让人在"此时此地"开展工作的途径，例如："基思，你批评所有人，独断专行，以此控制和压制整个团体，不给他人任何发言机会。你目中无人，我为此感到很沮丧，也很愤怒。你想把我们都赶出这个团体吗？这将如何帮助你变得不那么孤立和孤独呢——你不是告诉我们，这是你的治疗目标吗？"

阻抗会以各种形式出现，但它总会阻碍来访者识别和表达真实的情绪[19]。阻抗往往隐晦地以"完全平等"的面目出现。特别是在团体成立的初期，面对治疗师有关"此时此地"的敦促，来访者常常声称自己对团体中所有成员的感受都一样——他们在所有成员面前都感觉同样温暖，或不对任何人感到愤怒，或受到所有成员同等程度的影响或威胁。这样的声明绝不是真实的，不要被它所误导。你应该遵循自己对时机的判断和同理心，做进一步的探询，协助团体成员厘清对彼此的感受。最终，他们将会坦露道，自己对某些成员确实有略微不同的感觉。这些细微的差别非常重要，而且通常可以引发充分的互动参与。我们要探询这些细微的差异（没人说过差异必须是巨大的）；有时，我们可以引导来访者凝神静气地审视这些差别，并形容他们看到和感受到了什么。阻抗通常是根深蒂固的，而且，来访者会非常努力地保持在一个他们熟知的位置上，尽管这对他们造成了损害，或者具有破坏性。

阻抗一般不是来自意识层面，更多是源于知觉之外。有时候，"此时此地"的任务对来访者来说感觉陌生或不适，就像学习一种新语言；它也可能会使来访者感到脆弱，担心遭到报复。来访者需要竭尽全力，才能避免再次陷入他们习以为常的关系模式中。治疗师往往需要发挥大量聪明才智，才能有效地让团体聚焦于"此时此地"，正如以下案例所展示的那样。

○ 在许多次会谈中，一位名叫克劳迪娅的来访者一直不愿坦诚地投入"此时此地"的探索中。克劳迪娅与团体互动的方式一贯是描述一些迫切的生活问题，这些问题十分危急，常常让团体深陷其中。首先，团体成员感觉必须立刻处理克劳迪娅所提出的问题；其次，他们必须小心谨慎地处理，因为克劳迪娅曾明确地告诉他们，她需要倾其全力来克服此次危机，再也无法承受人际冲突带来的额外负担。她可能会这么说："现在不要逼我，我只能勉强支撑着。"改变这种模式的努力未能奏效，团体成员都对和克劳迪娅相处感觉困难和气馁，每次克劳迪娅将问题带到团体时，他们就面面相觑，畏缩不前。

一天，克劳迪娅以一贯的做派揭开团体会谈的序幕，表示自己在经历了数周的求职之后找到了一份新工作，但是她坚信自己必定会失败并被解雇。团体认真但小心地询问她的状况，这一探究的过程遇到了许多熟悉又暗藏危险的障碍，这些障碍通常会让团体难以探索其他问题。没有任何客观的证据显示克劳迪娅在工作方面有失败的迹象，只是她似乎过分努力，每周工作80小时罢了。克劳迪娅坚称，她看到的证据是未与她共同工作的人所无法理解的，如主管的眼神、隐晦的讽刺、对她不满的态度、办公室里弥漫的气氛以及未能达到她（自行制定且不切实际）的销售目标等。团体成员很难评估她说的事情的合理性，因为克劳迪娅是一个非常不可靠的观察者，她总是看轻自己，并且低估自己的成就和能力。

这时，我（亚隆）提了一个问题，将团体的讨论引向"此时此地"。我问道："克劳迪娅，对我们来说，验证你在工作中是否有失败的迹象是很困难的，但是，我想问你另外一个问题。你认为自己在团体中的努力应该获得什么样的成绩？团体中其他成员应该获得什么样的成绩？"

克劳迪娅不出所料地给了自己一个"D-"，并宣称自己至少应该在团体中再待8年。至于团体中的其他成员，她都给予了比自己高得多的成绩。而我给了克劳迪娅一个"B"以奖励她在团体中的努力，并指出这么做的理由：克劳迪娅对团体的投入，完美的出勤率，乐于助人以及在焦虑与抑郁的状态下仍努力工作。

克劳迪娅一笑置之，认为这个回应只是一个玩笑或一种治疗手段，但我坚持告诉她我是非常严肃的。然后，克劳迪娅坚称我的看法是错误的，并指出自己在团体中的缺点（其中之一就是对"此时此地"的回避）。然而，克劳迪娅与我意见相左，这让她感受到了矛盾，因为她长期以来都完全信任我，并且经常提到这一点（克劳迪娅声称自己不信任其他成员，只信任治疗师的判断，经常质疑其他团体成员给她的反馈）。

上述干预非常有用，成功地将克劳迪娅自我评估的过程由一个镶嵌着一排扭曲自我觉知的哈哈镜的密室，转移至团体开阔且充满活力的舞台。团体成员再也无须认同克劳迪娅对上司的目光和隐晦讽刺的感知，因为"上司"（治疗师）就在团体之中。整个互动过程完全呈现在团体面前。团体找到了与克劳迪娅报告的"彼时彼地"困境相类似的"此时此地"体验，这一发现为克劳迪娅解锁了后续的治疗进程。

我们始终都对每个团体和每次会谈中蕴藏的丰富信息感到敬畏，虽然我们的来访者总是会带来各式各样的外部困扰，使我们感受到压力而很难聚焦于团体中的"此时此地"。我们如何能在这样的情况下去开发隐藏在讨论之下的宝藏呢？有时，在会谈时经历一段长时间的静默之后，团体治疗师或许可以表达这样的想法："今天的会谈中有许多对我们非常宝贵的信息，等待我们去发掘。我们每个人能否和团体分享一下，在这段静默中自己想说却没有说的一些想法？"

顺便一提，如果治疗师首先参与其中，那么这样的方法会更加有效。大量实验证据显示，治疗师在治疗关系中的"此时此地"进行明智、审慎的自我暴露，可以提高治疗效果，并且能够促使来访者展开探索和变得更加开放[20]。例如，你可以说："在沉默之中我感到心神不安，一方面想去打破它，不愿意浪费时间；另一方面却感到愤怒，因为每次都需要由我来为团体做这件事。"或者"迈克，你和我在团体中的斗争让我感到很烦恼。这其中的许多压力和愤怒令我不太舒服，但我不知道该如何去理解和解决它。"

当我们感觉在某次会谈中有许多尚未明说的事情时，我们常会使用一种十分有用的技巧。我们会说："现在是6点钟，我们还剩半个小时，现在我希望你们想象一下：会谈已经结束了，你们正在回家的路上，今天的会谈有什么让你们感到失望的地方吗？"

治疗师在团体中做的许多推论可能都是偏离主题的，但是，客观的准确性并非关键所在——只要你坚持不懈地引导团体从不相关的"彼时彼地"回到"此时此地"，那么你的操作方向就是正确的。例如，如果团体的某次会谈成效甚微，成员把时间耗费在讨论枯燥无趣的宴会上，那么治疗师可能会询问，他们是否在间接暗示此次团体会谈的状况。我们无法确定这个观察是否准确，但随着团体将注意力从"彼时彼地"转移至"此时此地"，治疗师就为团体完成了一项任务——这一点将被不断强化，最终团体将形成有凝聚力的、对治疗有益的互动气氛。因此，治疗师任何干预措施的有效性，要根据它在推动团体聚焦于成员自身、聚焦于"此时此地"方面的成效来衡量。

根据这项原则，如果治疗师因病取消一次团体治疗，而在接下来的团体会谈中，成员们长时间地讨论着卫生保健的话题或者成员因生病卧床而产生的内疚感时，治疗师可以提出以下问题："其实，你们是不是对我最近的这次生病感到好奇？"或者，如果一个团体突然沉浸于死亡的话题和成员们在生命中遭受的丧失，治疗师可以询问他们是否对团体中即将到来的4周暑假感到忧虑。在这些事例中，团体带领者都试图让团体公开表达的内容与团体中潜藏的、未得到表达的议题联系在一起[21]。

显然，假如团体已经充分理解了治疗师最近的缺席或即将到来的暑假所带来的影响，那么这些介入就变得毫无意义。团体技术程序和任何传统心理治疗中的"筛选"过程并无二致，面对大量纷繁复杂的信息，治疗师从中选择、强化并且诠释了他认为对来访者最有帮助的部分。请记住，这一过程受多种因素影响，并且这些因素互相牵制，如以下案例所示。当前的环境会影响来访者的情绪体验，也可能唤起他们早期的生命体验。

○ 政治问题在这一特定时期显得尤为突出，理所当然地成了团体讨论的内容。对于现行政策中，从墨西哥越境前往美国时要将儿童与家人分离的规定，团体成员的反应特别强烈。"坏人获胜并逃脱了惩罚"，绝望和无助的愤怒情绪，都成了团体的主题。团体的士气低沉，几近绝望。

　　我（莱兹克兹）鼓励团体成员反思他们的感受。纳特，一名70多岁的抑郁男性，回忆起他童年时的创伤。最近这项强行分离儿童和家人的政策使他想起，在麦卡锡时代（the McCarthy era）①，父母曾告诉仍是孩子的他，因为他们是共产党员，所以他们可能会被逮捕，并与他分开。纳特补充说，由此所引发的焦虑导致了他对他人的不信任和终生对失去重要关系的恐惧。

　　随后，我们把注意力转向了纳特在团体中的体验——他是如何体验团体的？他和团体靠近了还是疏远了？他在团体中感到过无助吗？我们怎样才能最好地安慰和支持他呢？其他人对纳特的自我暴露有何感想？我们在多大程度上满足了他的需求？

---

① 从20世纪40年代末到50年代初，美国掀起了以"麦卡锡主义"为代表的反共、排外运动，涉及美国政治、教育和文化等领域的各个层面。——译者注

这里隐含了一个假设：治疗师知道在某一特定时刻，哪个讨论方向对团体最有益。再次重申，假设并不需要精准无误，重要的是，治疗师要制定好整体性原则，从而引导团体及其成员的行动朝向治疗目标，而这就是利用疗效因子的关键所在。

在激活团体时，治疗师通常要同时做两件事：一是引导团体进入"此时此地"，二是打断团体对于"彼时彼地"的讨论。团体成员经常会对这样的干扰感到不满，治疗师必须顾及成员的这些感受，因为它们也是"此时此地"的一部分。

对于治疗师来说，打断团体的讨论常常是困难的。我们早期的社会化经历告诉我们：在和他人或在团体中交谈时，不可轻易打断他人，也不可突然转换话题。而且，有时团体中每一个成员都似乎对正在讨论的话题兴趣盎然。尽管治疗师明知这样的讨论无法让团体获得最大的成效，但要对抗团体中的趋势也并非易事。社会心理学对小团体的研究证实了团体压力的强大力量，要与团体的一致意见唱对台戏，需要治疗师拥有相当大的勇气和坚定的信念[22]。但是，治疗师如果能顶住团体的压力知难而进，那么就能给团体带来双重好处：既能深化可能完成的工作，又能展示带领者自身承担风险和克服焦虑的能力。治疗师对于团体进程的评论，恰恰是与团体共情性同调的标识，能帮助团体建立起可预期、可依恋和可靠安全的感觉[23]。

我们的经验是，当治疗师面临许多其他类型的困境时，若能向团体表达正负两面的感受，就能增加来访者的接受度。例如："莉莉，当你说话的时候，我感觉很不自在，我有一些强烈的感受，其中之一是你正陷于一种对你非常重要但十分痛苦的状况中。另外一个感受是，贾森（团体的新成员）几次会谈以来都尽了很大的努力想融入这个团体，但团体似乎并不欢迎他。在其他成员加入时，团体内并没有发生类似情况。你觉得为什么现在会这样呢？"或者"莉诺，当你开始说话的时候，我有两种反应，第一是我很高兴你现在能够在团体中自在地参与；第二种反应是，由于你所说的话太抽象，而且离你个人太遥远，这会使团体成员很难对此做出回应。我很想知道团体中有没有发生过一些事件或者互动特别吸引你？你当时对其他成员有什么反应？"

当然，这类激活的方法还有许多种（我们将在第15章描述一些团体结构与程序上的基本变式，可用于促进针对特定问题的短程团体中的"此时此地"互动）。但是，我们的目标并不是提供一个技术大全，我们介绍这些技术的目的，是阐明激活"此时此地"背后的原则。这些技术或团体策略只是手段而非目的。未经思考地运用它们来填补专业原则的空隙、试图使团体变得更有活力、使成员顺从于带领者的引领，听起来虽然具有诱惑性，但对团体而言毫无建设性意义[24]。

整体而言，带领者的活跃度与团体疗效之间的关系呈倒 U 形曲线：带领者做得太多或太少均会造成治疗失败。带领者所做的事过少，会导致团体成员不知所措；带领者做的激活过多，则会造成团体缺乏独立性，成员们会过分依赖带领者的给予。

记住，使用技术的目的并不是纯粹地促进互动。急于求成的治疗师会运用各种手法来让团体成员快速进行互动、情绪表达和自我暴露，这样的做法可以说完全偏离了重点。任何妨碍成员建立令人满意的人际关系的感受和状态，诸如阻抗、恐惧、戒备、不信任等，都必须被允许表达。但此举的目的并非创造运作巧妙、高效率的社会组织，而是要形成一个运作顺畅、足以产生信任、使每个成员都能在其中展现其社会缩影的团体。

因此，富有成效的治疗师不会绕过障碍，而会克服障碍。路易斯·奥尔蒙特（Louis Ormont）曾确切地指出，虽然我们鼓励来访者深深地沉浸在"此时此地"，但我们能预料到他们会失败，会违反约定。事实上，我们希望他们违反约定，因为我们希望，通过这些失败，每个成员能辨认出各自对于亲密的特定阻抗，包括各人的阻抗风格（如疏离、争斗、转移、自我关注和不信任）和对于亲密的潜在恐惧（如失控、受辱、被遗弃、被吞没和脆弱）[25]，并最终消除这些阻抗。我们希望我们的来访者对自己充满好奇，同时我们需要创造条件来提升他们的个人好奇心[26]。

进程阐释的技术

当来访者在引导下成功地进入了"此时此地"的互动模式之后，团体治疗师必须致力于使这种互动方式有利于治疗。这个任务很复杂，由以下几个阶段所构成。

- 来访者首先必须认识到他们在和其他人互动时所做的行为（从简单的行为到一段较长时间内呈现出的复杂行为模式）。
- 然后，来访者必须理解自己的行为如何影响他人，如何影响他人对自己的看法，以及他人的看法又如何反过来影响他们对自己的评价。
- 来访者必须确定他们是否满意自己一贯的人际关系模式。

- 来访者必须有意愿做出改变。
- 来访者必须把意图转化为决定,再把决定转化为行动。
- 最后,来访者必须巩固自身的改变,并且将这种改变由团体的情境迁移到他们的现实生活中。

治疗师可以运用一些特定的有效方法来推动上述每一个阶段的发展,我们会按照顺序描述各个步骤。首先,我们要考虑:治疗师如何辨识进程?治疗师如何协助来访者采用进程取向?治疗师如何增加来访者对于进程评论的接受度?

辨识进程

治疗师协助来访者理解进程的前提,是治疗师自己能够对进程加以辨识。换言之,在团体互动时,治疗师必须能够在做出回应之前反思:"这件事为什么在这个特定的时间以这样的方式展开?[27]"有经验的治疗师具备了这一技能,可以自然而然、不费力气地保持对进程的关注,并从不同的视角观察团体中的事件,包括特定个体的互动与团体中的发展问题(在第10章中会有更深入的讨论)。是否采用进程视角是来访者角色与治疗师角色之间的一个重要差异。让我们来看看下面这些临床案例。

○ 在一次团体会谈中,阿兰娜深度坦露了许多个人信息。团体被她的叙述所感动,花费了很多时间去倾听,协助她畅所欲言,并且给予她支持。在参与这些活动的同时,团体治疗师也进行了很多思考。例如,治疗师可能会好奇,在全体成员之中,为什么总是阿兰娜第一个自我暴露,而且分享的内容最多?为什么阿兰娜总是在团体中担任被成员们抚慰的角色?为什么她总是要表现得很脆弱?她为什么选择在今天分享这些?还有,上次会谈里发生了那么多冲突!在此之后,阿兰娜理应感觉愤怒,但她却自动暴露了自己的脆弱之处,这是在逃避表达自己的愤怒吗?

○ 在另一个团体中,一次会谈即将结束时,年轻、脆弱且一直不活跃的来访者杰伊,透露道自己是同性恋者并且感染了艾滋病病毒。这是他头一次在团体中进行深度的自我暴露。在下一次会谈时,团体成员鼓励他接着描述自己的感受。杰伊尝试按他们说的去做，但却陷入了强烈的情绪中，感到困扰而犹豫。就在那时，薇姬以不合时宜的轻快态度打破了僵局，说道："如果没有人要说话，那我有一个问题。"薇姬是一个具有攻击性的40岁单身女性，她寻求治疗的原因是社交孤立和内心痛苦。接着，薇姬喋喋不休地叙述着她那不受欢迎的姑妈来访时的复杂情况。对于一名经验丰富、进程取向的治疗师而言，"我有一个问题"这句话是一语双关；而对于薇姬而言，她的行为远比她的言辞更清晰地道出"我有一个问题"，她的问题就体现在她面对杰伊时的不敏感。杰伊是在沉默了几个月之后，才终于鼓起勇气发言的。

要教会一个新手咨询师如何去辨识进程并不容易，获得这种辨识能力是治疗师培训教育中的一个重要目标。而且，这种学习永无止境；在整个职业生涯中，治疗师会逐渐增强自身对团体讨论深层意义的洞察能力，这种洞察力的增强也会提升治疗师对会谈的兴趣。通常，相比于初学者，团体会谈在有经验的治疗师眼中会显得有意义、复杂且有趣得多。例如，在观摩初学者带领的团体时，针对10分钟的团体互动，我们往往可以写上好几页详细的笔记，而初学者在接受督导时，却可能几乎不会提到这部分的互动。

不过，有些特定的指导原则可以帮助新手治疗师辨识团体的进程。例如，治疗师可以留意团体中简单的非言语感觉信息。谁选择坐在哪里？哪些成员坐在一起？谁选择靠近/远离治疗师而坐？谁坐在门边？谁准时参加会谈？谁习惯性迟到？谁说话时注视着谁？有没有人一边发言，一边看向治疗师？如果有，那么这样的人是在通过和他人说话来与治疗师建立联结，而非在与其他成员交流。谁在看表？谁百无聊赖？谁在打哈欠？是否有人宣称对团体极有兴趣，却把椅子挪到远离中心的方向？团体成员进入房间的速度有多快？又以何种方式离开？成员们在会谈中一直穿着外套吗？何时脱下的（在一次会谈中或多次会谈中）？更换服饰或梳妆打扮往往提示着来访者或整个团体气氛的改变。这些信息在线上团体中往往难以获得，但在线上团体中，关注团体进程仍是非常重要的（见第14章）。

不停地变换姿势可能表味着来访者感到不自在，例如，抖脚是一种常见的焦虑信号。非言语行为的确常常表现出个体尚未觉察到的感受。治疗师可以通过观察和教导团体成员观察非言语行为来加速来访者自我探索的过程。

治疗师可以假设每一次交流在来访者的个人人际图式中都具有特殊意义和重要性，直到这一假设被推翻为止。治疗师可以把自身对每个来访者的反应当作一个过程性信息的来源[28]。治疗师也应注意团体成员在彼此间引发的反应，哪些是大多数成员共有的反应，哪些又是某个成员独有的或者特殊的反应[29]？

有时，治疗师不仅要注意团体成员已经说出来的话，还要注意团体成员没有表达的内容，这样才可以澄清团体的整个进程。例如，某个女性来访者为男性成员提供建议、忠告和反馈，却从不对团体中的其他女性这么做；团体成员从不向治疗师提问或质疑；有些话题（如性、金钱和死亡三大禁忌）从未在会谈中得到讨论；有的来访者从未受到攻击，或从未得到过支持，或从不支持、询问他人，等等。所有这些缺失的内容都是团体互动进程中的一部分。

○ 例如，在一个团体中，成员索尼娅提到她觉得别人不喜欢自己。当被问及哪一个成员尤其不喜欢她的时候，她选择了埃里克——一个疏离、冷漠的人，只和那些对他有用的人交往。埃里克立即愤愤地说："为什么是我？告诉我，我对你说过什么话而让你选择我？"索尼娅马上说："这就是重点，你从不跟我说话，从不向我提问，从不和我打招呼，对你而言，我根本不存在。我对你来说没有价值。"后来，在治疗结束后，埃里克在一次回顾性会谈中提到，这次事件给他带来了特别强烈且具有启发性的触动。

同样，在团体治疗中，我们可以通过观察某个团体成员缺席时团体"此时此地"的进程，来了解该成员在团体中的角色。例如，假设那个缺席的成员很具攻击性和竞争性，那么团体可能感到如释重负；原本因该成员在场而感觉被威胁和受束缚的成员，可能突然变得活泼起来。相反，假设团体一向依赖那个缺席的成员来承担自我暴露或鼓励他人发言的重任，那么，该成员的缺席会使其他成员感到无助与备受威胁。通常，一个成员的缺席会暴露出大家以前不曾觉察的人际感受。治疗师可以鼓励团体成员在当时以及在缺席成员回到团体后，讨论对该成员的感受。一种常见但应当避免的误解是，在某团体成员缺席时谈论他，在政治上和社交上都是错误的。

这不属于 "在背后议论他人"，也不会让缺席的成员成为替罪羊，只要团体在下一次会谈中与该成员分享当时的讨论。

与此类似，在治疗师或某位协同治疗师缺席的会谈中，大量与团体成员对治疗师的感受相关的信息也会浮现出来。即便团体并不认为治疗师的缺席非常重要，这类体验仍值得探索，因为这有助于培养成员对团体本身和团体内人际关系的思考。带领者的缺席是让团体成员感到担忧还是解脱，是让他们更敢于冒险还是倾向于退缩？这些问题无关治疗师个人的重要性，而是关于团体的思维倾向。这样的探询能让治疗工作变得更丰富。

○ 一位治疗师曾带领过一个由精神健康专业人员组成的体验性培训团体，其中有 1 名女性和 12 名男性。这名女性成员习惯性地坐在离门口最近的座位上，在团体中的感觉一直还算自在，直到治疗师出差的那天。在那场无领导会谈中，团体成员用一种远比往常要肆无忌惮的方式讨论着与性有关的感觉和体验，而那名女性成员脑海里渐渐浮现出可怕的幻想，想象其他成员将她反锁在室内，然后强暴她。她意识到了治疗师的在场带给她的安全感，使她能够抵御对其他成员不加克制的性行为的恐惧，同时也能防止自己产生有关性的幻想。（她也意识到了自己为什么总是坐在最靠近门的位置！）

请运用种种可能的方式，去了解人际沟通中所蕴含的关系信息，去寻找言语表达和非言语行为之间的不一致。对不符合常规的互动情况尤其要保持好奇，例如：当某个回应所包含的情绪强度与其回应的言论不对等时，或是当某个回答文不对题、不合逻辑时，治疗师要去寻找可能的解释。比如，你是否正在目睹平行扭曲（回应者以一种不符合现实的方式来理解发言者）或置换（回应者并不是根据目前的互动来做出反应，而是根据以往的互动而做出反应）等。与刺激强度不成比例的强烈情感反应——有位成员称之为 "一种夸张的感受"——可能是浮出水面的冰山一角，由于深层的历史议题而形成，并在当下被激活了[30]。

常见的团体紧张状态

记住，每个治疗团体中总会存在一定程度的紧张状态。团体受到来自团体内部及其成员互动的影响，也受到周围环境、文化和社会的影响。其中的一些影响显而易见，而另一些则隐晦而不易察觉。有时，团体现象远在天边，近在眼前[31]。团体带领者的关键任务之一是要认识到，团体中出现的每一个话题、每一则言论，其背后都隐含着多层面的感受、想法、愿望和担忧。团体进程从来都不会只有单一的维度，例如，紧张状态可能有多个来源，如相互支持与手足相争的冲突、自私贪婪和无私帮助之间的冲突、投身于团体温暖怀抱的渴望与失去个人宝贵自我的恐惧之间的冲突、希望被治愈后离开团体和享受留在团体之间的冲突、希望他人有所好转和害怕被落下的冲突等。有时，这些紧张状态会沉寂数月，直到被某个事件唤醒才会爆发，然后变得一目了然。

治疗师绝不能忘记这些紧张状态，它们无处不在，并不停地为团体互动添加燃料。对这些紧张状态的认知往往可增进治疗师对进程的辨识。例如，紧张状态最强大的隐蔽来源之一是对于支配权和地位的争夺。在本章的前面部分，我们描述了一位治疗师在努力引导一名成员进入"此时此地"时，曾就该成员在团体中所做的努力给她打了分。那次干预对该成员十分有效，但故事还没结束，这件事使团体中余波荡漾。在接下来的一次会谈中，有两个成员要求治疗师澄清他在之前的会谈中对他们所做的看似积极的评价。在深入探究之后，治疗师才发现，这两个成员（随后还有其他成员）是在要求治疗师给他们打分。

○ 在另外一个由处于不同培训阶段的精神健康专业人员组成的体验性团体中，带领者对于其中一名成员的团体带领技能印象十分深刻。这名成员叫斯图尔特，是团体中年纪最小、资历最浅的成员之一。带领者向团体表达了他的猜想，他觉得斯特尔图是一个"冒充的成员"，因为他认为斯图尔特不可能是刚开始接受训练，他的表现好像一个有着10年团体经验的老手。这番评论在团体中引发了高度紧张的状态，而且很难被团体遗忘，直到数月之后仍被一再提起，成员的愤怒之情难以平息。治疗师所做的那番评论可以说注定了斯图尔特的厄运，因为从那次以后团体就习惯性地向他挑衅。这是意料之中的，治疗师对一个成员给予肯定的评价或评论，很可能会在其他成员那里引发手足相争的冲动。团体带领者迈出的每一步都会受到每个成员的审视。

支配权之争（我们将在第 10 章中详细讨论）时强时弱，始终贯穿在团体进程当中。在团体开始之初，成员们竭尽所能争取权力和地位的情形特别明显。一旦阶层架构形成，权力之争可能会暂时沉寂，然后间歇性爆发。例如，当有些成员因为在治疗中取得进展而开始变得自信果敢时，就会向既定的阶层架构发起挑战。

当有新成员加入团体，特别是当有攻击性的新成员不能谦恭地遵守并尊重团体规则时，可以肯定的是，对于支配权和权威的争夺会再次浮出水面。

○ 科拉是团体中的一名老成员，她感觉自己深受团体的一个具有攻击性的新成员——乔斯琳——的威胁。在几次会谈之后，当科拉提到自己无法坚持己见时，乔斯琳尝试着去帮助科拉。乔斯琳声称自己过去也有过类似的问题，然后给出了一些自己曾经用来克服这一问题的具体方法。乔斯琳还向科拉保证，如果科拉能接受她的建议，那么她同样会变得相当自信。科拉对这件事的反应是愤怒并沉默着，她甚至气得在数次会谈之后才能够去谈论和处理自己当时的感受。对于不知情的旁观者而言，科拉的反应可能会显得莫名其妙；但是从科拉在团体中的资历和乔斯琳对其资深地位的挑战的角度来看，科拉的反应完全属意料之中。她的气愤并不是回应乔斯琳伸出援手的表面信息，而是回应乔斯琳的隐含信息——"虽然你在团体里的时间比较久，但我比你取得了更多的进步、更成熟、更了解心理治疗的过程，在团体中也比你更强大。"

主要任务和次级满足

主要任务（primary task）和次级满足（secondary gratification）的概念以及存在于两者之间动态的紧张状态，为治疗师辨识进程提供了有用的指引（而且正如我们在后面会讨论的，这同样也能指导我们辨识来访者抗拒进程评论背后的因素）。

首先澄清一些定义。来访者的主要任务比较简单，就是要达到他最初的治疗目标：解除痛苦，与他人建立更好的关系或者生活得更充实、更完整。然而，如果我们仔细审视，这项任务通常会变得更加复杂。一般来说，来访者对其主要任务的看法会随着自己在治疗中取得进展而发生相当大的变化*。

虽然来访者的主要任务可能会随着治疗的发展而改变，但来访者在开始时会对主要任务有一定的清楚认知——通常是解除某种类型的痛苦。利用第9章讨论的方法，在团体开始之前的准备阶段或在最初的几次会谈中，治疗师可以让来访者了解，他们在团体中必须做什么来实现各自的主要任务。然而，一旦团体治疗开始，就可能会出现一些怪异的现象，虽然来访者意识层面希望改变，但他们常常会执着于旧的、熟悉的行为模式而抗拒改变。来访者明确的改变愿望背后常常深藏着对旧有的行为方式的依赖，尽管这些方式是适应不良的。通常，识别这种对改变的阻抗是修复和成长的开始。

一些临床案例可解释这一矛盾的状况。

○ 凯尔是一名年轻男性，他想要吸引团体中的女性成员，因此刻意表现得温文尔雅和魅力十足。他隐藏了自己的尴尬、对于受到他人仰慕的渴望、对女性的恐惧和对团体中某些男性的嫉妒。他绝口不提自己的强迫性自慰和偶尔的窥淫行为。当另外一名男性成员讨论他对团体中女士的轻蔑感觉时，凯尔（因竞争对手的撤离而感觉庆幸）对他的坦白表示了赞许；当另外一个成员很焦虑地述说同性恋的幻想时，凯尔并没有去描述自己的类似幻想，尽管分享这些幻想能给对方带来安慰。他闭口不谈促使他寻求团体治疗的议题，竭尽全力地维护自己的形象。

---

* 这类现象对聚焦于来访者刚开始的主要症状或治疗目标的效果研究形成了干扰，因为这些效果研究只是简单地评估来访者在初始症状或目标上的变化。而更为全面的总体疗效问卷，如《治疗效果问卷45》（Outcome Questionnaire 45）或合作－改变效果管理系统（Partners for Change Outcome Management System，简称PCOMS），可以为治疗师提供更有意义的反馈，以让治疗师更好地与来访者保持一致。参见G. Burlingame，K. Whitcomb，S. Woodland，J. Olsen，M. Beecher，and R. Gleave，"The Effects of Relationship and Progress Feedback in Group Psychotherapy Using the Group Questionnaire and Outcome Questionnaire-45: A Randomized Clinical Trial，" *Psychotherapy* 55 (2018): 116-31. B. Wampold，"Routine Outcome Monitoring: Coming of Age—With the Usual Developmental Challenges，" *Psychotherapy* 52 (2015): 458-62.

另一个成员倾尽所有去给自己塑造一个思维敏捷且知识渊博的形象，她经常以微妙的方式不断与我（亚隆）唱反调。当我想给予协助时，她表示蔑视；当我想诠释她的行为时，她变得极易激惹。最后我表示，她令我感觉自己没有任何有价值的东西可以提供给她。听了我说的话，她兴高采烈，露出了灿烂的笑容，说道："或许你应该加入一个治疗团体，去解决自己的问题。"

还有一名成员在团体中令人生美，因为他的女友是一位美丽的女演员，他乐于在团体中传阅她的照片。对他来说，女友是他的一个展示品，也是他优越禀赋的实证。有一天，女友突然且坚决地离开了他，他感觉十分屈辱，因此退出了团体。

以上这些例子有什么共同点呢？在每一个案例中，来访者都把重点放在了一些随团体而生的次级满足上，而不是放在自己的主要任务上，这些次级满足包括与另一个成员的关系、来访者想要塑造的形象（最有性魅力、最具影响力、最有智慧、最优越的角色）。如果这种"此时此地"行为能够被探究——如果来访者能从团体的环境中脱离出来，冷静地观察自己的行为——整个进程就能成为有效治疗的一部分。但是，这样的结果并没有发生！在上述案例中，获得满足的重要性超过了来访者应该完成的工作。团体成员隐瞒信息，粉饰自己，拒绝接受治疗师的帮助，也拒绝帮助他人。

团体可为患者提供广泛的次级（继发）满足感，包括满足个体的许多社会需求。而且，获得这种满足感往往令人无法抗拒。我们想要支配他人、获得赞许、被爱、受到尊敬等社会需求是如此强而有力。对有些人而言，心理治疗团体为他们提供了令人满意的人际关系，因此成了他们的目的地，而不是一座桥梁，等待他们跨越并在自己的生活中建立更好的人际关系。这对于某些特殊人群更具临床挑战性，比如老年人，他们在治疗团体之外与人联系的机会确实更少。遇到这种情况，在短期的高强度治疗阶段后，提供持续的、频率较低（比如每月一次）的支持性会谈，可能是回应这些人群对结束治疗的阻抗的最佳方法[32]。

主要任务与次级满足之间存在的冲突，是否只是一个与"阻抗"和"见诸行动"非常类似的概念呢？如果说，对次级满足的追求阻碍了治疗工作，那它的确可被称为阻抗。然而,这其中有一个重要的细微差异:阻抗通常指的是对痛苦的回避[33]。显然,从这个角度来看,阻抗在团体治疗中较为明显,既存在于个人层面,也存在于团体层面。但我们想强调的是,在治疗团体中,成员可获得很多次级满足。有时,治疗偏离了正轨并非因为来访者过于焦虑而无法展开工作,而是由于他们不愿意放弃某些次级满足。整个团体会因此变得充满防御和被动,无法对其团体成员提出挑战,此时,团体凝聚力会被天真地视为目标本身,而不是达到治疗目标的手段[34]。

通常,当治疗师对治疗团体进程感觉困惑时,区分主要任务和次级满足是十分有用的。治疗师可以问自己:"来访者是否正在为完成其主要任务而努力?"这样,情况通常会变得清晰。当次级满足取代主要任务的现象已十分明确,并且治疗师的干预遭到成员的抗拒时,最有效的做法是提醒团体成员,他们的主要任务(寻求治疗的初衷)是什么。

作为团体带领者,你可能会了解每个来访者很多的历史信息和重要经历,但如下面的案例所示,未经来访者同意,引入这类信息来促进治疗是违反咨询伦理的。

○ 令人恼怒的是,几个星期以来,琼在团体中消极怠工,她通过逃避和否认挫败了团体对她付出的所有努力。团体治疗师禁不住脱口而出,如果琼拒绝与团体分享她在团体开始前的评估面谈中与治疗师描述的问题——她对阿片类药物上瘾——那么一切都不会有进展。来访者非常愤怒,感觉自己被出卖了,她就这种违反保密规定的行为向所在州的管理局提出了伦理投诉。

同样的原则也适用于整个团体。可以说,团体的主要任务是发展和探索每个成员与其他成员、与治疗师以及与团体整体之间关系的各个方面。治疗师,以及团体成员在一段时间后,很容易就可以感受到团体何时是在正常运作,何时在致力于它的主要任务,何时又是在回避这项任务。

有时,治疗师可能不确定团体中正在发生什么,但是可以感觉到团体目前并没有致力于发展或探索成员之间的关系。如果治疗师很明确地告诉了团体成员,他们的主要任务是什么,那么成员们也能感觉出团体正在竭力回避这项任务——可能是因为任务本身伴随着焦虑、恐惧或痛苦,也可能是因为某些次级满足取代了治疗工作本身。

治疗师的感受

上述所有帮助治疗师辨别和理解进程的指导方针都各有用途。但是，有一种线索更为重要，那就是治疗师自身在团体会谈中的真实感受。治疗师在多次经历团体中的类似事件后会开始信赖自己内心的感受，如果治疗师感觉到不耐烦、挫败、无趣、困惑、气馁等任何一种人类可能产生的感受，那么要将这种感受视为有价值的材料，并在治疗中加以利用。

记住，这并不意味着治疗师必须每时每刻都能理解自己的感受或将其整理成切中要害的漂亮诠释。通常，单纯地表达感受就足以协助来访者做进一步的探索。在做出有关进程的评论时，治疗师应带着真诚、谦逊的态度，加上一定程度的试探，这样能使团体成员更容易接受[35]。

○ 一位治疗师对一名45岁的女性成员有一种不真实且困惑的感觉，因为这个成员呈现自己的方式总是在快速变化。治疗师最后终于评论道："莎伦，我想与你分享一些我对你的感受。当你说话的时候，我常常觉得你是一名成熟、干练的女性，但是有时我又觉得你像一个年幼的孩子，即将进入青春期，还没意识到自己的性别，并且在努力取悦每一个人。关于这一点，我目前无法做出进一步的解读，但我想知道，这对你来说是否有意义？"这番评论触及了该来访者深埋的情绪，并且协助她去剖析她冲突的性别认同与她需要被每个人爱的执着信念。

与团体分享自己被某个成员拒之门外的感受，通常对团体非常有帮助。这种评论几乎不会造成防御，因为它总是意味着你想靠近这个成员。这一举动体现了冒险、合作和认真对待人际关系等重要的团体治疗规范。

要在治疗过程中表达自己的感受，治疗师必须对这些感受的恰当程度有相当的把握。你的表达越基于个人的主观体验（基于反移情或强烈的个人情绪），对来访者就越没有帮助，事实上甚至是不利于治疗的。你可能是把自己的感受误认为来访者的问题。治疗师应该经常自发地运用自己的感受，但至关重要的是，还应确保自己的感觉尽可能地可靠与准确。

反移情在广义上是指治疗师对来访者的反应。区分你的客观反移情（来访者的行为对你和他人的人际影响）和你的主观反移情（那些你独有的反应，体现着你把过去或当下的体验带到了自己的人际关系中）是十分重要的[36]。前者是关于来访者人际关系的有用资料，也可以用作督导的素材。而后者更多的是反映治疗师本人的特征，而不是来访者或团体的，治疗师可以借此进行自我探索（探索的形式或许包括治疗师个人的心理治疗）。要区分客观反移情和主观反移情，不仅需要经验与训练，还需要治疗师对自己有深入的了解。因此，我们主张每位治疗师都去接受个人的心理治疗（第16章将就此做进一步讨论）。

协助来访者采用进程取向

人们很久以来都知道，经过个人努力而获得的观察、见解和领悟比他人强加于自己的要宝贵得多。成熟的团体带领者会克制住诱惑，不去做高明的诠释，而是去寻找途径让来访者尽量通过自身努力来获得自我认识。如同S. H. 福尔克斯（S. H. Foulkes）和E. J. 安东尼（E. J. Anthony）所言："有些时候治疗师必须按捺住自己的聪明才智，必须忍受成员偏颇的理解，等待团体找到解决方案。[37]"

那么，带领者的任务就是去影响团体成员，促使其重视并采取进程的视角。第5章中提到的很多旨在建立规范的活动都有助于达到这一目的。例如，治疗师可定期将成员从"此时此地"中拉回来，邀请他们冷静地思考目前团体中互动的意义，以此来强调进程的重要性。尽管采用不同风格和治疗取向的治疗师会使用不同的技术，但干预的目的都是让成员做自我反思。对进程的评论会产生一种即时感，使治疗过程变得生动鲜活[38]。

例如，治疗师可以在合适的时机打断团体讨论："我们今天的会谈已大约进行了一半，我想知道到目前为止，每个人对这次会谈有什么样的感受？"同样，这并不意味你必须充分理解了团体进程，才能邀请成员去分析进程。有时，你可以简单地说："我不确定这次会谈中发生了什么，但我看到了一些不寻常的现象。例如，比尔异常地沉默，杰克将他的椅子挪了回来，而在过去的几分钟里，玛丽的眼神一直瞥向我。你们对今天团体中发生的事有什么看法？"

对充满紧张气氛的会谈做进程回顾通常是必要的。治疗师要向成员证明，强烈的情绪表达可以为重要的学习提供素材，这一点非常重要。有时，你可以将这样的会谈分成两部分：体验的部分和对体验的分析。你也可以在下次会谈中分析进程，询问成员们上次会谈结束之后有什么感受，或者直接请他们分享经历上次事件之后进一步的想法。

显然，你采用的进程取向可以为成员提供示范。如果可能的话，尽可能多地分享你对团体的看法，这样的做法是有利无害的。但要注意，你的分享带来的效果和你的预期意图应该保持一致。不要以为这种一致性能自然形成，你需要定期了解来自团体的反馈。有时，你可以这样澄清："以下是我在今天会谈中所看到的一些事情"；有时，你可以用一种简便的方法，如为迟到的协同治疗师或团体成员总结会谈内容。有一种方法能系统地与来访者分享治疗师对进程的观察，那就是在会谈结束后，立即写一份对该次会谈的详细总结，其中包括治疗师已分享和尚未分享的对进程的观察，并在下一次会谈之前将总结寄给团体成员。在这种方式中，治疗师在个人及专业层面都进行了大量暴露，这样尤其能提升来访者对团体进程的感知能力，从而促进治疗工作。我们将在第 13 章对相关的技术做详细描述。

鼓励来访者表达他们对团体进程的看法是相当有用的。许多团体治疗教练在教学时会带领一个由学员组成的体验性团体，他们常会以一份由指定的学生准备的报告作为开场，报告的内容关于上一次会谈的进程。有的治疗师会让某些在辨识团体进程方面有着非凡直觉的来访者来完成这项任务。例如，路易斯·奥尔蒙特曾描述过一个对于他人的肢体语言异常敏感，但常常游离于团体边缘的成员，奥尔蒙特会利用该成员的禀赋来促进治疗，向他询问类似的问题："迈克尔，帕姆挥动了一下手，这是在对阿布纳说什么呢？"这样做有两个目的，一是阐明进程，二是协助迈克尔进入团体中心并获得尊重[39]。

协助来访者接受对进程的阐释

在整个治疗过程中，我们都要求来访者不断审视其行为的后果。那是一项艰难的工作，常常会带来不适，也令人畏惧。治疗师仅仅给来访者提供信息或解释是不够的，还必须促进来访者吸收新的信息。有些策略可协助来访者进行这项工作。

治疗师在给出诠释和反馈时要注意表达方式。如果评论的方式不被成员接受，即使是最出色的评论也会功亏一篑，犹如一个被拒绝拆封的包裹。因此，治疗师与团体成员之间的关系、评论的方式、时机的选择都与表达的内容同样重要。虽然本节强调改变过程中的技术步骤，也强调来访者的责任，但是良好的治疗效果，与建立和维护协作关系、最大限度地提高来访者的依恋安全是息息相关的。如果没有这种治疗氛围，那么治疗效果只是纸上谈兵[40]。

来访者总是更容易接受以支持性的、不带责难的方式提出的观察意见。很少有来访者会拒绝这样的反馈：他们将别人拒之门外；他们过于无私，从不为自己着想；他们很少表露内心的感受；他们隐藏了自己能给别人提供的东西。上述观察都隐含着支持的信息：该成员有能力提供很多的东西，并且观察者希望与之更亲近、想要帮助和了解他。即便你在会谈结束后才理解了某些事情，也不要犹豫，在下次会谈时说出你的想法，因为这可能会对团体非常重要。例如，你可以说："我希望我当时就能明白我现在所理解的内容，那我就会以不同的方式去处理这个问题。我希望我们能继续讨论这个问题。"有趣的是，在培训中，我们会花许多时间学习如何理解来访者，却很少花时间琢磨要如何将这种理解最有效地传达给他们[41]。

要慎用标签化的用词或限定性的术语，这类词汇会带来反作用，而且带有威胁性，常常会引起防御。来访者很难接受笼统的指责，如依赖、自恋、剥削、自大等，他们也有充分的理由去拒绝这些标签，因为一个人远非某种或多种标签所能概括的。谈论个人的具体特质或某些方面会比较容易让人接受（也真实得多），例如："我常常感觉到你很想接近他人，就像上周你对黛比伸出援手一样。但在有些时候，比如今天，我注意到你十分冷漠，几乎可以说是在轻视他人。你对自己身上的这个方面有什么看法？"在与来访者交流时，应始终避免使用"总是"这个词，切勿使用"从不"。治疗师应保持真诚，但同时尽量使来访者对你的反馈保持开放态度。

通常，在团体冲突激烈的时候，成员会相互攻击，抛出一些重要的事实。在这种状况下，受攻击者通常无法承认事实，因为承认事实不但背叛了自己，也帮了攻击者的忙。为了使冲突所衍生出来的事实能够为治疗所用，治疗师必须理解并化解冲突双方的防御。

例如，你可以用一个更高的目标（成员对了解自我的渴望）来吸引他们，或是通过限定指责的范围来增加接受度，例如："法雷尔，我看得出你现在把自己封闭了起来，你感觉到威胁，并且否认杰米所说的一切。其实，你已非常敏锐地指出了她言论中的弱点，但这样的结果是你（还有杰米）什么都没有得到。我在想，你是否可以暂时改变方向，并且问自己（稍后对另一方说："杰米，我也想请你这么做"）：你觉得杰米说的话里有没有哪一句是真实的？哪些部分似乎拨动了你的心弦？你能否暂且忘却不真实的部分，而保留真实的部分？"

有时，来访者在坦露真心时会说一些话，这些信息可在日后治疗师提供干预时发挥重要作用。经验丰富的治疗师会在团体中不失时机地强调这些信息，并且将其保留下来，在适当时候加以运用。例如，一个来访者对于自己有能力运用社交魅力操纵团体，感到既骄傲又困扰，他在一次会谈中恳求大家："听着，当你们看见我这样微笑时，我心中其实是很痛苦的，别再让我一直这样下去了。"另外一位以泪水控制整个团体的来访者有一天宣布："当我像现在这样哭泣时，其实我很愤怒，但我不会崩溃，因此不要再安慰我，也不要再拿我当小孩子看待。"治疗师一定要记住这些激情中的肺腑之言，在来访者沉默不语且变得防御的时候，以一种具有建设性和支持性的方式重提这些内容，将会对治疗产生重要价值。

让来访者参与建立契约往往很有帮助，比如，当一位来访者在会谈中表现十分积极时，你可以这样说："简，你今天工作得很努力，而且当我们谈到你像慈母般地照顾别人，以此来回避自己的需求与苦楚，你似乎也很愿意接纳这样的反馈。你事实上感觉如何？我们是不是把你逼得太紧了？"假如来访者同意这项工作对自己有帮助（正如这位来访者一贯的做法），那你可以接着说："那么在以后的会谈中，我们一旦发现你这样做的时候可以继续追问你，给你反馈，是吗？"以此来拟订一个契约。这种形式的"契约"能大大加强治疗联盟[42]。

进程评论：理论回顾

系统地讨论进程阐释的实际操作绝非易事。一个人怎样才能对一种如此复杂、范围如此广大、时机如此微妙、语言如此细腻的具体操作，提出明确和基本的指导原则呢？我们很想说，这其中蕴含着心理治疗的艺术，治疗师的临床经验能自然帮助你去深刻领悟，因为这无法通过系统的教授而获得——在某种程度上，这样说无可厚非，但是我们相信，有一些核心思想可以作为临床工作的一般原则，也可用来提高培训效率，同时又不至于限制其艺术性。

在这一节中，我们所采用的讨论方式，类似于我们在本书开头用来澄清团体治疗中基本疗效因子的方式。当时，我们曾问过这么一些问题：团体治疗如何来帮助来访者？在团体治疗过程中什么是"核心"？什么是"表象"？在此，我们将采用类似的方式。这里的关键不在于团体治疗如何发挥助益，而是进程阐释如何带来改变。这项议题十分复杂，需要我们聚精凝神；讨论的篇幅较长，但这并不意味阐释的任务凌驾于其他任务之上。

首先，我们要以客观的态度来看待治疗师做出的所有干预。面对每一项干预，我们都应该提出这一简单而根本的问题："这项干预，这项进程诠释，将如何协助来访者发生改变？"这种询问背后的理论指向，是当代人际取向和关系取向的治疗理论所共有的基本运作模式[43]。

我们现在先来考察在团体治疗期间，一名团体治疗师对一名男性来访者发表的一系列进程评论。这名来访者寻求团体治疗的原因是希望解决自己的社交孤立问题。以下是来自几次团体会谈的评论。

1. 你在打断我。

2. 你说话的声音紧绷，而且一直在攥紧拳头。

3. 每次你对我说话时都在和我争论。

4. 当你那样做时，我感觉受到了威胁，有时甚至会感到害怕。

5. 我想知道，你是否觉得自己缺乏竞争力，因此试图贬低我。

6. 我注意到你对团体中所有男性都做了相同的事。即使他们带着善意来靠近你，希望帮助你，你也会攻击他们，结果让他们觉得你心怀敌意和具有威胁性。

7. 在三次没有女性出席的会谈里，你显得比较容易接近。

8. 我认为你太在乎自己对女性的性吸引力，以致你将男性均视为竞争对手。你剥夺了自己去接近男性的机会。

9. 虽然你似乎总在与我较劲，但你好像还有另外一面。你总是在会谈结束后留下来与我说话，而且在团体中你经常注视我。还有，三周前，你描述了一个我们俩打斗，然后拥抱着跌倒在地的梦，我认为你其实很想接近我，只是你将亲密与情欲混为一体，所以你才不断将我推开。

10. 你在这里很孤独，并且感觉被忽略和没有受到关爱，这勾起了你内心的无价值感。

11. 我记得你当初加入团体的主要目标之一，是想知道自己为什么没有任何同性好友，并做出改变。但是此刻在团体之中你疏远了这里所有的男性。你对此有何感想？

首先要注意的是，上述评论是有先后顺序的：先表达对单一行为的观察；然后描述由某种行为引发的感受；告诉对方自己在一段时间内观察到的几种行为；列举不同的行为；推测来访者的意图和动机；指出成员行为中不恰当的、重复出现的模式；引述包含更多推论性内容的资料（梦境、不易察觉的姿势）；指出来访者的行为模式在团体的"此时此地"和团体外社交环境中的相似之处。缺乏经验的治疗师有时候可能会感觉不知所措，因为他们还没有形成明确的干预顺序意识。如果我们给来访者的反馈只包含情感强烈和具有高度推论性的内容，来访者就会被迫处于无所适从的位置，这样就削弱了团体治疗合作的本质[44]。

其次要注意的是，在上述评论中，顺序越靠后的评论越具有推论性。治疗师的观察，逐渐演变为基于行为序列、人际模式、幻想和梦境的复杂推论。当评论的内容越来越复杂和具有推论性时，评论者与被评论者的距离也越来越远——简而言之，治疗师就更像一个进程评论者。成员们通常会发表一些靠近顺序前端的评论，但基于我们已陈述的理由，他们很少会发表位于顺序后端的评论。

顺便一提，第4条评论和第5条评论之间存在一条极其分明的界限。前4条评论是从评论者的体验出发，是评论者的观察和感受，来访者也许会贬低或忽视它，却无法予以否认，也无法表示反对或消除它。第5条评论（"我想知道，你是否觉得自己缺乏竞争力，因此试图贬低我"）则更可能引发防御，并因此中断建设性的交流。这类评论具有侵犯性，是在揣测他人的意图和动机。除非双方已建立了相互信任的支持关系，否则，这类评论通常会受到拒绝。如果成员们在成立不久的团体中相互发表这样的评论，那么他们不太可能会发展出具有建设性的治疗氛围[45]。当然，使用"我想知道"这个短语适当地缓和了一下气氛（如果没有"我想知道"这个词，我们治疗师该如何是好？）。任何时候，治疗师的反馈都不应该针对来访者的整体人格进行贬低或批评：反馈的焦点应该是行为，而不是人格。

但是，让我们回到那个基本问题上：这一系列（或者任何系列）的进程评论如何协助来访者发生改变呢？答案是：在发表这些进程评论时，治疗师会陪伴来访者共同经历下列一连串的过程，从而协助来访者发生改变。

1. 这是你的行为在他人眼中的样子。通过反馈和稍后的自我观察，成员学会从别人的视角观察自己。这是了解自身病理性信念如何影响人际行为的关键一步。

2. 这是你的行为带给他人的感受。成员由此了解自己的行为会让其他成员产生什么感觉。

3. 你的行为是这样影响他人对你的看法的。成员了解到，自己的行为会让他人重视自己、讨厌自己、觉得自己让人不悦、尊重自己、回避自己等。

4. 你的行为是这样影响你对自己的看法的。基于从上述3个步骤中收集的信息，成员会形成自我评价，判断自我的价值和被人喜爱的程度。（正如哈里·斯塔克·沙利文的名言：自我概念在很大程度上是由他人对自己的评价所构成的。）

一旦来访者充分理解了这一序列，深刻认识到自身行为对自己的不利影响，认识到自己与他人、与自己的关系，都是由植根于长期以来形成的信念和假设的自身行动所塑造的，那么来访者就到达了治疗中的关键点：他们已跨入改变的大门。大量研究强调，在心理治疗中，改变是一个循环的过程，人际探索后常伴随巩固和撤退到安全区的行为，而安全感的获得将带来进一步的人际探索[46]。

此时，治疗师可以向来访者提出一个问题，邀请来访者做出治疗中的一个关键抉择。治疗师可以用多种方式提出这个问题，但很少会直接表述。这个问题就是：你的行为就是这样影响着他人、影响着他人对你的评价以及你对自己的评价，你对自己的所作所为和自己所创造的环境满意吗[47]？

当来访者给出了否定的答案（"不，我不满意我的所作所为"），治疗师便开始着手多方面的工作，将来访者的这种不满意转变成一种改变的决心，继而再转变为改变的实际行动。无论采取的是哪种方式，治疗师进行诠释的目标都是促进来访者做出改变的行动。虽然，只有少数的心理治疗理论家将意志（will）纳入其论述中——

例如奥托·兰克（Otto Rank）、罗洛·梅（Rollo May）、西尔瓦诺·阿里蒂（Silvano Arieti）、斯蒂芬·米切尔以及莱斯利·法伯（Leslie Farber）[48]——但大多数解释系统中都隐含了意志的概念。我（亚隆）在《存在主义心理治疗》一书中曾详尽地讨论过意志在心理治疗中的作用[49]。在这里我们只做简单解释。

意志是发起行为、将意图和决心转化成行动的一种心灵动力。意志是一个人内在对其心理活动负有责任的主要原动力。虽说分析性元心理学（analytic metapsychology）一直强调行为中不负有责任的原动力（即无意识动机和驱力），但是要了解改变的发生很难不提及意志[50]。我们不能假定这一概念模糊不清、难以描述并因此忽视它，将它交付给心灵装置的黑匣子，导致治疗师无法触及这一概念。

动力学的关系学派更充分地肯定了意志的作用。米切尔（Mitchell）曾告诫道：治疗师必须关注来访者的意愿和选择；如果不这样做，治疗会沦为一种理性解释和合理化的过程。人际关系包含着个人的身份和选择，因此人际关系也是个人意志的创造性展现[51]。团体治疗让成员认识到，他们可以选择重复旧的模式，或者创造新的模式。二者必居其一：要么锐意创新，要么因循守旧。

无论有意或无意，每位治疗师都会假定来访者有能力通过有意识的选择而做出改变。治疗师施展各种策略和方法，尝试把来访者护送到一个十字路口，让其根据自己的最佳利益而做出有意识的选择。治疗师当然无法创造意志，也无法将意志注入来访者体内。治疗师只能协助来访者努力解除限制或意志的束缚，提升来访者改变的动力[52]。

意志的概念为我们理解进程阐释的程序提供了实用的建构。我们在审视治疗师的诠释性评论时，可以评估它对来访者意志的影响。最常见、最简单且最无效的评论就是告诫式的表达："如你所知，你的行为与你的最佳利益是背道而驰的，你并不满意，这根本不是你想要的。去做出改变吧！"

心理病理机制复杂且根深蒂固的来访者需要的远不仅是简单的告诫。治疗师应通过阐释，协助来访者消除意志上的障碍。治疗师的目标是引领来访者达到一种状态，使其能够接受以下这些前提中的一项、几项或每一项。

1. 只有我能够改变我自己创造的世界。

2. 改变没有危险性。

3. 为了获得我真心想要的东西，我必须改变。

4. 我可以改变, 我有力量。

若这些前提中的任何一项为来访者完全接受, 都会是对意志行动的一种强力鼓舞。每一项前提都以不同方式发挥其影响力。虽然我们会依序加以讨论, 但我不希望因此而暗示它们之间有必然的先后顺序。依据来访者的需要和治疗师的风格, 任何一项前提都可以单独发挥作用。所有这些前提都有助于发展来访者的自我效能感和在人际互动中的效能感[53]。

"只有我能够改变我自己创造的世界"

我们之前所描述的团体治疗序列背后 (了解自身的行为, 认识到它对别人和自己造成的影响), 有一个至关重要的概念自始至终影响着治疗过程的各个方面。这个概念就是责任。虽然责任的概念很少被直接讨论, 但是它几乎存在于每一种心理治疗的体系中。责任有许多含义, 包括法律的、宗教的、道德的含义。我们这里指的是, 一个人是构成某事物的"基础"、形成某事物的"原因"或是某事物的"创造者", 因而对其"负有责任"。

团体治疗最迷人的其中一点在于, 所有人都能在团体里一起重生。换言之, 每个成员都由相同的起点出发。在其他成员的眼中 (如果治疗师的任务完成得不错, 那么在来访者自己的眼中也是如此), 每个成员都会逐渐在团体里发掘并塑造出一个自己的生活空间。每个成员都对这个空间和即将发生在自己身上的一连串事件负有责任 (取这一概念最深刻的含义)。

治疗师借此帮助来访者认识到, 人际环境通常以一种可以预测且井然有序的方式呈现。并且, 来访者并非无法改变, 而是不去改变; 来访者对其所创造的人际环境负有完全责任, 因此也对自身人际环境的转变负有责任。来访者必须重新认识自己在这个环境中的人际能动性。来访者的早年生活经历可能损害或削弱了这种能力, 但它可以再生和重建。团体成员经常报告, 看到其他成员承担风险, 使他们备受鼓舞并开始行动, 或者因为知道团体会询问自己是否完成了之前讨论的某件事而感到自己负有责任。只要可能, 治疗师就应强调每个成员在对人对事上的个人选择。

一位受困于慢性抑郁和社交焦虑的团体成员表示, 以前男友说她有社交焦虑的问题时, 她觉得自己像一个受害者, 并退缩了 (她曾因为更小的冲突而与别人分手)。这一次,她向团体宣布,她现在要凭借自己日渐增长的力量来改变自己了,她将告诉男友,她会努力克服自己的回避问题。随后,她在团体中逐渐认识到,做出这个新的选择而没有走过去的老路,使得她的自我意识逐渐增强,她与男友的关系也得到了改善。

"改变没有危险性"

有时,仅有善意的努力还不够。治疗师不断付出努力,却发觉来访者在接受多方启发之后,仍然没有出现任何重要的治疗进展。在这种情况之下,治疗师要帮助来访者直面其行为违背了其本身利益这一困境,从而对其施加额外的影响力。治疗师可以用各种方式询问来访者:"这种情况是怎样产生的? 为什么你要继续自我挫败?"

解释"这种情况是怎样产生的"的常用方法是,首先假定有某种障碍存在,使得来访者无法根据自己的意志而做出抉择,也使来访者无法认真考虑是否要改变自己的行为。这种障碍存在的依据通常是推论式的,治疗师提出一个涉及"好像"的假设:"根据你的表现,好像一旦去改变的话,就会有重大的危险降临到你的头上。"治疗师协助来访者澄清其想象性危险的本质,然后用不同的方式去验证和否定这种危险的真实性。

来访者的理性可被视为这一工作的有力助手。识别和命名想象中的危险,或许可以帮助来访者认识到这种想象的恐惧与客观现实之间存在多大的差距。另一种方式是,鼓励来访者在团体中每次迈出一小步,尝试做出他所害怕的行为。当然,来访者幻想中的灾难不会因此而发生,于是担忧也就逐渐消失了。这种方法经常是有效治疗的关键部分。如果来访者没有对于病理性信念进行直接驳斥的亲身经历,那么改变几乎是不可能的,更别提持续的改变了。仅靠提高洞察力的治疗不可能会起效。

例如,一名来访者回避任何攻击性的行为,因为他担心自己内心深处隐藏着一股杀人冲动。因此,他必须时时警戒,以免他的潘多拉魔盒被打开并释放这份怒气。这时,治疗师可以协助来访者在团体中一点点地表达他的攻击性。譬如,被打断时表现出生气,对习惯性迟到的成员进行指责,对治疗师向他收费而表示不满等。渐渐地,来访者能够以更开放的态度去和其他成员互动,并且逐渐消除了有关自身破坏性猜想的神秘色彩。尽管不同理论取向所使用的语言和对人性的看法不同,但这其实是应用了行为治疗中用以改变行为的一个重要方法——系统脱敏疗法。

"为了获得我真心想要的东西，我必须改变"

面对习惯做出与自身最佳利益背道而驰的行为的来访者，另外一种常用的解释方法是，让来访者思考目前行为所带来的回报。虽然来访者的行为妨碍了自身许多成熟的需求和目标的满足，但与此同时或许满足了来访者其他方面的需求。例如，一个来访者希望与他人建立成熟、亲密的性关系，但是在另一个层面（通常是无意识层面），他可能希望被呵护和被无止境地照顾，也在尽量避免被遗弃，而他认为自己努力希望建立的成人关系正会招致这样的惩罚。用存在主义的语言来说，这是在逃避成人世界令人恐惧的自由。很明显，来访者无法同时满足两方面的需要，他不能一边和另一个成人建立成熟的性关系，一边又说（而且是更大声地说）："照顾我，保护我，呵护我，让我成为你的一部分。"

在这一案例中，治疗师需要向来访者表达共情，并不带谴责地澄清这一困境。比如，我们可能会向来访者指出："假如你是想满足更深层、更早期和更原始的需求，那么你的行为是合理的。"我们会试着协助来访者去了解他的欲望相互矛盾的本质，并最终去选择满足哪一部分的欲望，舍弃那些无法被满足的愿望（除非以放弃自身的完整性和自主性为代价）。一旦来访者意识到自己作为成人真正想要的是什么，而自己的行为满足的却是相反的需求、妨碍了自己的成长时，他会渐渐得出以下结论：为了获得我真正想要的东西，我必须改变。

"我可以改变，我有力量"

"这种情况是怎样产生的？为什么你的行为与自己的最佳利益背道而驰？"或许，对于这一问题的主要治疗手段是提供解释。治疗师可以对来访者说："你这么做是因为……"这里的"因为"后面常包含来访者尚未察觉的动机因素。的确，我们前面讨论过的两种方式也提供了解释；但是（我们很快会澄清这一点），此处解释的目的（对来访者意志所产生的影响）与前两种方式相当不同。

治疗师给予来访者的是哪种解释？哪些解释是正确的？哪些又是不正确的？哪些解释深刻？哪些肤浅？在这一点上，心理治疗领域中元心理学的争论出现了，因为治疗师所做的解释与其所属的理论学派有关。我们的理论取向可能会使我们的视野变得狭窄，限制我们的理解。理论取向甚至可能成为治疗师面对临床复杂性时的防御[54]。

我认为，我们可以绕过理论学派之争，将注意力集中到诠释的功能以及解释与其最终目的（改变）之间的关系上。毕竟，我们的目标是改变。自我认识、去除抑制、移情分析和自我实现都具有启发意义和治疗价值，它们都与改变相关，是改变的前奏或随着改变而产生，但它们并非改变的同义词。

解释提供了一种系统，借助此系统我们可以将生活中的事件整理分类成有条理和可预期的模式。为某件事情命名，将它归诸一种合乎逻辑的因果关系，我们就得以在自己的控制下去体验它。这样，我们的行为或内在体验就不再令人恐惧，也不再是未成形的、失控的。相反，我们能够解释，自己做出某种行为（或有某种特定的内在体验）是因为……这会给予我们自由、掌控感和自我效能感。当我们从被不明力量驱使，进展到能够辨明且控制这些力量时，我们也由被动反应状态进展到一种积极主动、变化的状态。

如果我们接受解释的这一基本前提，即解释在心理治疗中的主要功能在于给来访者提供一种个人的掌控感，那么，我们在评估解释的价值时就应该依据这个标准。一个解释给来访者提供了多少力量感，它就有多有效、多正确或多"真实"。这里对于"真实"的定义完全是相对的、实用主义的。它表明，没有任何解释体系占据着主导地位或有专有权，也没有任何理论系统是绝对正确的、根本的或"更深入"的（也就是更好的）。

对于同一个问题，治疗师可能会给予来访者多个不同的诠释；每一个诠释都可能来自不同的理论架构，而且都可能是"正确的"。弗洛伊德学派、人际学派、跨文化取向、女性主义、客体关系、自体心理学、依恋理论、存在主义、沟通分析、荣格学派、格式塔、超个人、认知取向、行为主义等各种学派的解释，可能同时都是正确的。没有任何一个学派的观点是唯一正确的，尽管它们所声称的正好相反。每一个学派都只能凭借其解释的力量来表明其存在的合理性[55]。

这是否意味着我们要就此放弃追求明确、缜密的诠释？当然不是。我们只是需要认识到诠释的目的和作用。某些诠释或许优于其他诠释，但并非因为这些诠释更有深度，而是因为它们具有较强的解释力，可信度更高，能为来访者提供更多的掌控感，因而更为有用。显然，诠释必须契合接受者的需要。一般来说，治疗师的干预如果符合以下标准，通常就会比较奏效：合情合理，合乎逻辑并佐以有力的论点，有实验观察的支持，符合来访者的思维方式、文化背景和内在体验，并且能够被推广至来访者生活中许多类似的情境[56]。一旦来访者在实践中意识到解决自己的人际困境有助于改善抑郁和情绪困扰，干预措施就会产生自我强化[57]。

精神分析取向理论的修正主义者认为，试图复原个人经历的历史"真相"是徒劳的，对于改变的过程而言，构建有关既往经历的合理、有意义的个人叙事要重要得多[58]。过去不是静止不变的：每一个有经验的治疗师都知道，探索和理解的过程本身就会改变过去的记忆。此外，来访者早年形成的情绪体验通常以内隐记忆的形式储存，无法经由外显记忆来获取，治疗师只能通过治疗中的关系和互动焦点来对这些体验进行工作[59]。

不要期待来访者总能够接受你的干预。有时候，来访者要在听到同一个诠释很多遍之后才能在某一天突然顿悟。为什么来访者会在某一特定时刻突然顿悟呢？也许，来访者周围环境中出现了新的事件，或者幻想、梦境等无意识素材有所浮现，导致来访者恰巧发现了某些确凿的证据。同时还要注意，只有在你和来访者的关系恰到好处时，你的干预才会奏效。如果一个团体成员在治疗中感到不安全、感觉治疗师具有威胁性或与其存在竞争，那么他是不可能从治疗师的任何诠释中获益的（澄清移情的诠释除外）[60]。即使是看似最缜密的诠释都会失败，因为来访者可能会因为看到治疗师优异的洞察力而倍感挫败或耻辱。只有在充满接纳和信任的氛围中，治疗师的诠释才能达到最大的效果。

有时候，一个成员会接纳另一个成员所做的诠释，却不接受治疗师的同一个诠释。（记住，团体成员完全有能力提出与治疗师的言论同样有用的诠释，前提是该成员能接纳自己来访者的角色，并且提供诠释的目的不在于获得声望、权力或带领者的宠爱。）

要全面详尽地讨论各种有效诠释的类型是不可能的，因为我们无法描述所有的解释学派和团体治疗模型——这一任务远远超出了本书的范围[61]。但是，有三个与诠释密切相关的重要概念，在此应特别强调：

1. 对过去的使用；

2. 团体整体的进程评论；

3. 移情。

我们会在本章的剩余部分中讨论前两点，而下一章将完全聚焦于移情和透明度。

对过去的使用

解释和"起源学（研究起源的学问）"往往被混为一谈。我们曾经讨论过，解释系统可以从许多不同角度有效地假定行为产生的"原因"。但是，许多治疗师依旧认为，如果要找出行为"真正的""最深层"的成因，必须要追溯过去[62]。然而，影响人类行为的、强大的无意识因素绝非仅限于过去，分析理论将过去的无意识（成人内在的小孩）与现在的无意识（存在于当下、影响目前情感和行动的无意识想法、幻想及冲动）进行了区分[63]。

而且，未来同样是行为的重要决定因素，未来决定论的观点是完全有理可循的。在我们心中总是存在着目的感、理想的自我、我们为之努力的一系列目标，以及我们所驶往的死亡。当然，我们对孤独、命运以及最终死亡的认识，深切地影响我们的行为和内在体验。虽然我们通常将其排除于意识之外，但有关我们存在的可怕的偶然性无时无刻不笼罩在我们头顶。我们不是努力借助生活的纷扰来努力忘却这一点，就是将信心寄托于来生，或致力于养育子女、建立纪念碑及创造性表达等象征性永生的方式，试图战胜死亡。除了过去与未来具有解释作用，还有解释行为的第三种时间概念——当前力量的影响。

总之，解释可以环绕来访者当前的有意识与无意识动机的同心圆进行探索而产生。例如，来访者的攻击需求，可能用于掩盖他们由于害怕被拒绝而压抑的依赖欲望。注意，我们不需要询问他们是如何变得如此依赖的。事实上，未来（个人对于被拒绝的预期）在诠释中扮演了更核心的角色。因此，当我们跌跌撞撞地穿越时空时，我们行为的轨道受到三种力量的影响：过去——决定本质和方向的原始推动力；未来——召唤我们的目标；现在——我们重复不健康关系模式的方式。以下是一个临床实例。

○ 团体中的两名成员，埃伦和卡萝尔，均表示对团体的男性治疗师有着强烈的、与性相关的感受（这两名女性都有早年被虐待的历史，并且在过去和当下的关系中都经历过性创伤）。在某次会谈中，她们讨论了涉及该治疗师的性幻想内容。埃伦幻想她的丈夫被杀，而她因此精神崩溃，治疗师将她收住入院，并且亲自呵护她、安抚她，照顾她所有的生理需求。卡萝尔则有不同的幻想，她好奇治疗师在家是否受到很好的照顾，她经常幻想治疗师的妻子发生某种意外，这样她就能够照顾他，为他打扫房子并准备三餐。

埃伦和卡萝尔都感受到了性吸引力（基于其幻想内容，她们的感受其实并不是真的与性相关），但她们两人所分享的内容却有着非常不同的意义。治疗师向埃伦指出，在团体治疗的过程中，她经历了多次身体病痛和精神疾病复发；治疗师想知道，她内心深处是否觉得唯有通过自我牺牲，才能获得治疗师和其他成员的爱。但如果是这样，她的做法事实上是行不通的，她无法获得她想得到的爱。埃伦常常让他人感到挫败和气馁。更重要的是，只要她继续以一种为她带来莫大羞耻感的方式行事，她就无法爱自己。治疗师强调，这妨碍了她在治疗中取得进展——她害怕自己的状况改善之后，会不可避免地失去爱与呵护。

在对卡萝尔的评论中，治疗师列举了她行为的几个方面：她的自我贬损、拒绝维护自身权益以及无法令男性对她产生兴趣。她有关照顾治疗师的幻想阐明了她的动机：她认为，如果她尽可能牺牲自我，如果她能让治疗师对她深深亏欠，那么，基于互惠的方式，她就能够获得她所寻求的爱。然而，就像埃伦一样，卡萝尔对爱的追寻也总是连连失败。她害怕变得果敢，不停地贬低自我，这只会使她在心仪者面前显得平淡无趣。她和埃伦一样陷于自己所设置的恶性循环之中，越是得不到爱，便越疯狂地重复自我毁灭的行为模式——那是她唯一熟悉或敢于采取的行为。

在上述案例中，两位来访者有着相似的行为模式：对治疗师的"性"迷恋。然而，治疗师提供了两种不同的解释，反映了两种不同的心理动力途径。在每一项诠释中，治疗师列举了来访者在团体中行为的各个方面以及幻想的内容，并且推测如果某些包含"好像"的假设成立（例如，埃伦表现得好像只有呈现出受到严重伤害的自己，才能获得治疗师的爱；卡萝尔则表现得好像只有伺候好治疗师，让他亏欠自己，才能得到他的爱），那么她们的其他行为也就"说得通"了。

这两项诠释都很有力，并且对未来的行为有极大的影响。但是，这两项诠释都未触及"你怎么会变成这样？你早期的生命中发生过什么事，导致了这种模式的形成？"的问题。无须致力于对过往经历的探索，持久和有意义的改变仍会如期而至。过去是无法改变的，我们只能改变现在和未来。治疗师所做的两项诠释皆聚焦于认清当下模式：对爱的渴望、笃信唯有凭借特定的方式才会获得爱、牺牲自主性、伴随而来的羞耻感、随之产生的对爱的进一步渴求，等等。

如果治疗师所做的解释基于久远的过去，就会产生一个棘手的问题——这可能会让来访者逐渐对治疗失去希望。这是一个悖论：如果我们完全是由过去所决定的，那么改变的能力从何而来？然而事实上，尽管过去决定着现在和未来，但现在与未来同样也决定着过去。所谓过去的真实，只有我们在当下并对照未来进行思考时才真正存在。杰尔姆·弗兰克是探究心理治疗为何有效的先驱者，他提醒我们，即使在长程治疗中，来访者也只能回忆起极小部分过去的体验，而且往往是有选择性地记起某些片段并加以组合，以便与来访者目前对自己的看法保持一致[64]。来访者以何种方式去改变她的自我形象（治疗所带来的结果），就可能以同样的方式去重构过去的经历。例如，来访者可能会回忆起早已遗忘的、与父母有关的积极体验；她可能会以更有人情味的方式来看待父母，原谅父母并开始理解他们，把他们看成心地善良、忙忙碌碌的普通人，和她一样面对着人类处境中难以承受的事实。一旦来访者重新建构了过去，那么崭新的过去将进一步影响其自我评价。事实上，更为重要的或许是对过去的重构，而非简单的深挖。一个相关研究发现：有效的治疗将使来访者进一步回想起过去那些塑造了个体对自己和他人的基本看法的记忆，从而进一步加深对过去的重构[65]。

如果解释并非源于挖掘过往，而团体最有力的核心在于无关历史的"此时此地"，那么过去经历在团体治疗的过程中就无足轻重了吗？绝非如此！过去经历在团体中是个常客，在治疗过程中更会常常出现在成员的内心世界里。例如，讨论过去常常可以增进成员间的了解和接纳，从而提升团体的凝聚力。而且，即使是那些聚焦于回顾人生或回忆疗法的团体（例如，面向老年人群的团体），也可以通过关注成员在"此时此地"相互分享和共同回忆的体验，让成员更充分地了解彼此，从而提高疗效[66]。

在使用同情心和心智化来化解冲突的治疗过程中，过去经历往往是无比珍贵的。当我们知道某人的父母亲是移民，而他极力奋斗以求超越自己穷困的童年时，他傲慢的态度也就突然变得可以理解，也让人觉得可以接近了。来访者往往会因为被团体中其他人彻底理解并接纳而获益匪浅。

无关历史、聚焦于"此时此地"的人际互动从来都不可能完全实现。人们谈话中几乎不可避免地涉及对未来的恐惧或向往，以及过去和当下的体验。我们需要在团体治疗中强调的是：过去只是手段，而非目的；过去解释了来访者当前的现实，而这种现实正在来访者和其他成员的关系中逐渐呈现。正如一位著名的心理治疗师所述："精神分析师和来访者探讨过去的历史，以便了解是什么在干扰他目前与来访者的沟通（就如同一位译者会去查阅历史以解释一个意义不明的字词），这种说法比'精神分析师与来访者接触是为了获得更多的童年资料'要合理得多。67"

在团体中以这种方式来使用过去，需要用到一种与个体治疗不同的回忆技术。在团体中，治疗师不是以一种小心翼翼的方式对过去追根溯源，而是定期对某个人际立场的形成做局部分析。因此，来访者过去的许多其他方面都不会被涉及。团体治疗师常常会在某个来访者完成了成功的治疗后，依旧不太了解其早年生活的许多重要方面。

在治疗结束的时候，来访者常常会表示他们的某些人际关系得到了显著的、态度上的改善，而他们从未在团体中公开讨论过这些关系，其中包括历史久远的家庭关系。事实上，许多来访者还改变了他们对过世已久的家人的感情。因此，过去是修通过程中悄无声息的重要一环。如果反复利用团体时间讨论过去，将会削弱"此时此地"这一人际互动焦点的治疗效力。

团体整体的进程评论

有些团体带领者选择将重点主要放在团体整体（group-as-a-whole）现象上。在言谈中，这些带领者常提及"团体""我们"或者"我们所有人"。他们尝试去澄清团体这个主体和团体的主要目标之间的关系，或者团体整体和带领者、某一成员、亚团体之间的关系，又或者让成员们探讨某个他们共同关注的议题，比如，本章前面部分描绘的"为人父母是可耻的"的案例。在这一案例中，治疗师有许多可选择的进程评论，其中包括针对团体整体的解释。举例来说，治疗师可以提出一些问题："团体"是否需要一个替罪羊，而凯特离开之后，伯特是否填补了替罪羊的角色？"团体"是否在积极地回避一个重要的议题，即他们对于凯特离开团体一事既有带着内疚的快感，也有恐惧？

综观本书，我们介绍了许多与团体整体现象相关的内容，例如：规范的建立、特异分子的角色、替罪羊现象、情绪传染、角色吸收、亚团体的形成、团体凝聚力、团体压力、团体成员身份培养的退行式依赖，以及团体成员对于团体结束、新成员加入、带领者缺席等现象的反应。除了这些普遍的团体现象外，这本书的前几版还描绘了一些综合性的团体整体方法，特别是威尔弗雷德·比昂（Wilfred Bion）的工作，他对团体的心理和阻碍团体有效运作的无意识力量进行了细致的描述*。他的方法又被称为塔维斯托克（Tavistock）方法，一直以来是理解团体整体动力和组织生命心理学的有效模式。这种方法强调，团体带领者要保持一个相对神秘和疏离的角色，担任团体的"指挥"，并且带领者在团体中的参与仅限于针对团体整体做出诠释——然而，这一观点的临床有效性尚未得到证明。因此，临床团体心理治疗的传统塔维斯托克方法已渐渐退出历史舞台[68]。不过，塔维斯托克会议仍然是一种有效的教育形式，用于向学员讲解团体力量、团体带领和团体权威的性质。

团体整体现象的重要性是毋庸置疑的。所有团体带领者都会同意，团体蕴含着能够显著影响个人行为的力量；个人在团体中所表现的行为，和在双人情境中的行为是不同的（这就是我们将在第 8 章所讨论的，导致团体成员筛选变得复杂的一个因素）。大家广为接受的一个观点是，要了解个人的行为，必须将其所在的社会和环境背景纳入考量。但是，现在还有一个问题，那就是如何最好地在治疗团体的进程

＊ 比昂对团体的丰富理解强调，团体生活存在于两个层面：第一个是工作团体，指有意识的、理性的、专注于团体任务的层面；第二个是基本假设团体，指无意识的、非理性的、抵制和回避团体任务或职责的层面。基本假设团体是团体对于焦虑的退行式反应，其形式有三：依赖性假设——团体成员感到无助，渴望带领者的拯救，成员可能同时会对带领者不做回应的态度发起攻击；战斗-逃跑假设——团体成员互相猜忌，互不信任，随时准备攻击或被攻击；配对假设——团体成员幻想凭借形成新的联盟而走出困境。见R.Billow，"On Resistance，" *International Journal of Group Psychotherapy* 60 (2010): 313-46. W. Bion，*Experiences in Groups and Other Papers* (New York: Basic Books，1959)。有关比昂理论的更多信息，请参阅本书的早期版本。

中应用这些知识。探讨针对团体整体的评论的原理为我们提供了一些指导。

针对团体整体的进程评论的原理

团体整体的现象通过两种重要的方式影响临床治疗：这些现象可以为团体服务，也可以阻碍有效的团体治疗。

团体整体的力量为治疗服务　我们已经讨论过许多治疗师对于团体整体现象的运用。例如，许多疗效因子，像凝聚力（整个团体的士气），显然与团体整体的特质有关，而且事实上，治疗师在促进凝聚力的发展时，便是在利用团体整体的力量了。然而，这并不意味着治疗师必须做出明确的、针对团体整体的评论。

团体整体的力量对治疗形成阻碍　有时，团体整体的进程也会严重阻碍治疗，这时有必要针对团体整体的进程做出评论。换句话说，针对团体整体做出诠释的目的是移除那些阻碍整个团体进步的障碍[69]。两项最常见的障碍是充满焦虑的议题和对治疗起反作用的团体规范。

充满焦虑的议题

通常，当一个议题太具有威胁性时，团体便会有意无意地回避和拒绝面对。这种回避有许多不同形态，都可统称为团体逃遁（group flight）——团体正常功能的退化。焦虑可能源于多种因素，包括任何对团体完整性、团体安全和团体功能构成威胁的事件。虽然团体成员可分担团体内部的紧张，但这种紧张会激活成员不同的核心问题而唤起不同反应。以下是一个由焦虑议题引发团体遁逃的临床案例。

○ 6名成员出席了由我（亚隆）带领的第25次团体会谈，唯独约翰缺席。在没有预告的情况下，玛丽头一次把她的狗带来参加会谈。向来充满生气、十分积极的成员这次竟显得异常沉静和缺乏活力，他们说话的声音小得几乎听不见，并且从头至尾讨论的主题仅止于一般大型社交场合所见的空泛言论，一大半时间都花在谈论学习习惯（有3个成员是研究生）、考试和教授（特别是他们的缺点和不值得信任之处）。另外，团体里最资深的成员开始谈起几位早已离开团体的成员——"过去的好时光"现象。玛丽的狗——一只焦躁不安的动物，大部分时间都在舔自己的生殖器，发出很大的声响——却从未被提及。

最后，我带着为整个团体发声的想法，提出了玛丽把狗带来治疗室的话题。结果却大大出乎我的意料，大家竟然为平日不怎么受欢迎的、自我陶醉的玛丽竭力辩护，纷纷否认狗的出现妨碍了团体的进行，导致我变成一个孤单的抗议者。

我将这次团体会谈视为一次"逃遁"的会谈，并就这一点针对整个团体做了恰当的诠释。但是，首先让我们来看看，究竟有哪些证据显示这次会谈处于逃遁的状态？大家在逃避些什么呢？我们先来考虑一下这个团体成立时间的长短，如果这个团体非常年轻（例如，这是第三次会谈），那么这样一次会谈或许并不代表阻抗，而仅仅表示团体成员不确定自己的主要任务，尚在摸索如何建立团体规范。然而，这个团体已经运行了好几个月，并且以往团体一直在一个相对成熟的水平上运行。

在审视完团体的上一次会谈后，我们清楚地看到，团体确实进入了逃遁模式。在本次会谈缺席的约翰，曾在上次会谈时迟到了20分钟，并且碰巧就在一位学生打开隔壁观察室的门时，约翰从走廊经过。他听见其他团体成员的声音，也看到一屋子注视着该团体的观察者；更糟糕的是，这些观察者当时正好发出了笑声（因为一个和团体无关的玩笑）。虽然约翰与其他团体成员曾被告知有学生在观察团体，但是这无礼的一幕仍然令人震惊。在会谈的最后时刻，约翰终于把这件事告诉了大家，所有人同样目瞪口呆。而约翰，如前所述，缺席了下一次会谈。

这一事件对这个团体来说无疑是个大灾难，对别的任何团体而言也是如此。它让团体成员的内心浮现出很多严肃的问题：这个治疗师值得信任吗？他是不是像他观察室里的同事一样在心里嘲笑大家？他所说的话都是真诚的吗？团体——过去被认为是人与人之间发生深度相遇的场所——事实上会不会是一个乏味的、被设计好的实验展品，正被治疗师无情地研究（而治疗师或许会更忠诚于"他们"，即观察者，而不是团体成员）？

尽管（或者正是因为）这些令人痛苦的议题非常重要，但团体并不愿意去直面它们，而是付诸逃遁的行为。这一点现在变得可以理解。当团体暴露于外在的威胁时，成员们紧紧地联合在一起以求自保，他们轻柔地谈论着一些安全的话题，避免和外在的胁迫力量（观察者，还有他们联想到的治疗师）分享任何东西。当我提到那只狗明显使大家分心时，大家并不赞成我的说法。"过去的好时光"代表的是成员们怀念团体过去纯粹、开放的状态，当时的我还值得信任。成员们在讨论考试与不值得信任的老师时，也在暗暗表达对治疗师的态度。

干预的性质与时机主要和治疗师的个人风格有关，干预本身也可能涉及治疗师不同程度的推论，从对现象的直接观察，到更深层次的诠释和理解。包括我们在内的许多治疗师，即使对于事件的根源尚不清楚，只要意识到团体可能存在逃遁迹象，就倾向于立即介入。我们会这样评论："对于今天的会谈，我感到困惑和不安"或者"我感觉到今天好像有一个'隐藏的主题'，我们可以谈谈吗？"或者询问："今天大家是不是回避了什么话题？"

我们甚至会举例来提升询问的力度——例如，在这个案例中，成员的窃窃私语，将话题转到无关痛痒的事情上，不带情感色彩的沟通，以及在讨论"狗明显令大家分心"这个话题时，我所体验的被排挤和疏离的感觉。此外，我们还会补充道，团体今天竟然完全跳过了上次会谈的内容，也没有讨论约翰今天的缺席。然而，不管用什么方法，我们必须首先解决团体整体存在的问题，这样才能继续任何有意义的人际工作。

关于这个临床案例，我们会仅仅满足于将团体带回到有意义的、对于个人素材的讨论上吗？不！对于团体的存在来说，被绕开的议题十分重要，不容回避。这实际上反映出团体成员不能充分探讨他们和我的关系，因此我不断地将团体的注意力转向主题——他们对我的信任与信心——并且努力不被那些替代行为（例如，团体提出讨论另一个或许颇有分量的话题）牵着鼻子走。我的任务并不是简单地绕过阻抗，将团体重新引导至有效的工作范围内，而是要让团体成员深入探索阻抗的源头——换句话说，我们不能绕开焦虑，而要直面焦虑。

另一个判断阻抗是否存在及其强度的线索是，团体成员对于治疗师洞悉阻抗的反应。假如治疗师一再重复自己的评论，而团体成员却毫无回应；假如治疗师觉得受到成员的忽视或发觉要影响团体特别困难——那么很明显，阻抗的力量极为强大，此时整个团体与每个成员都需要被关注。这并不是一件容易的事。对抗整个团体会带来大量焦虑，而治疗师在这种情境下可能会感到心理失能（deskilled）。

团体也可能以更具体的逃遁行为来回避工作，如缺席或迟到。无论是何种形式，结果总是相同的：朝向团体目标迈进的步伐受到了阻碍，成员不再投入团体的主要任务中了。

团体成员常常不会直接抗议，但会象征性地谈论诱发阻抗的事件。我们观察过的一些团体，会以隐喻的方式处理他们因观察者在场而产生的不安，他们会就其他类型的破坏隐私行为进行长时间的讨论：例如，计算机黑客窃取私人信息，家人偷看手机内容，信用卡公司流程侵犯隐私，等等。而治疗师缺席所引起的不适感，可能会让团体讨论起父母的无法接近、死亡或疾病。大致上，通过思考一个关键问题——"团体为何讨论这一主题，又为何现在讨论"——治疗师就能使阻抗显露端倪。

在非常具有破坏性和挑战性的流感高峰期，一个治疗团体的经历能够作为例证。

○ 一个部分住院的抑郁症老年患者团体在中断了几周后，终于又恢复了，但条件是所有参与者都必须戴上不舒服的口罩（以预防感染）。这样一来，非言语沟通就变得模糊了。团体会谈中出现了大量不同以往的、有关剥夺的敌意评论：对老人漠不关心的成人子女，不称职的公共卫生官员，以及忙碌、疏忽的治疗师们。不久，成员们开始互相攻击，团体濒临完全分裂的边缘。

我（莱兹克兹）也在同口罩做斗争，我要求进行一次"进程检查"——即要求团体成员暂停片刻，回想一下到目前为止到底发生了什么。成员一致认为他们痛恨流感危机对团体造成的影响。口罩不仅在生理上令人不适，同时也让人感觉难以靠近团体中的其他人。他们也意识到，那种蔓延在团体中的愤怒是不合时宜的，但他们并不知道如何处理这种强烈的感受。

我做了一个针对团体整体的诠释："今天的团体里存在一个困境：很明显你们非常珍惜这个团体，因此为它被剥夺而愤怒，但是另一方面，你们所表达的愤怒又削弱了你们所珍视的、温暖而充满支持的团体氛围。"许多人不住地点头，赞成我的诠释，团体中的愤怒和分裂感很快就消失了。

对治疗起反作用的团体规范

另一类影响团体发展的绊脚石，也需要治疗师做出针对团体整体的诠释，那就是团体中对治疗起反作用的团体规范。例如，我们之前提到，团体可能会在会谈中建立每位成员"轮流"发言的模式。这样的模式轻松、方便，但并不理想，因为它会阻碍成员在此时此地的自由互动。此外，成员还会被迫做出仓促的自我暴露，或者在快轮到自己时变得极度焦虑，甚至提出终止治疗。这是用内容来解决进程问题，而进程问题必须直接在进程的层面上解决。还有，团体也可能会建立另一种模式，用整个会谈来讨论第一个被提出的议题，并无形地抗拒主题的转换。或者，团体可能会形成一种聚焦于"你经历过更糟糕的事情吗"的模式，让成员们在自我暴露的狂热中越陷越深。团体中还可能形成一种关系密切、你呼我应的风气，排斥外围成员，不欢迎新成员。

如果希望在上述这些情况下进行有效的治疗，治疗师就要在对团体整体现象的诠释中，明确描述轮流发言模式（或其他模式）对成员或团体的有害影响，强调除了这种会谈模式之外，还有其他多种开场方式可供选择。

在发展过程中，一个团体可能会跳过某些重要阶段，甚至从来没有将一些规范纳入团体文化里。例如，团体可能并没有经历过对治疗师提出挑战或质疑的过程；团体可能没有因为成员间的意见分歧而互相猜忌，也没有成员企图争夺地位或控制权；可能在团体运行很长时间之后，团体成员间仍然没有流露出任何真正亲密的迹象。这样的逃避行为是成员们在无形中共同建立起来的规范所导致的。

如果治疗师意识到团体给成员提供的是片面的或不完整的体验，就应该指出团体生命中缺失的部分，以此促进团体的工作。（当然，这样干预的前提是，治疗师能清楚地掌握团体规律和预估团体发展阶段。这个主题我们将在第10章讨论。）

团体干预的时机

出于教学目的，我们将人际现象与团体整体的现象分开讨论，就像这两者存在很大区别一样。然而，在实际操作中，二者经常重叠，治疗师也会面临难题：何时应该强调人际层面的互动，何时又该强调团体层面的互动。这种临床判断无法被整齐划一地加以规定。和所有其他治疗上的努力一样，判断往往来自经验（尤其是督导下的经验)与直觉。如同莱纳德·霍维茨(Leonard Horwitz)所建议的那样,团体治疗师必须在个体治疗师根据传统、以"第三只耳"倾听来访者的基础上,用"第四只耳"来捕捉信息。第四只耳能使治疗师综合考虑个体、成员间互动以及整个团体之间的相互作用[70]。

　　一般而言,关乎整个团体存在与运作的议题,总是优先于范围更窄的人际议题。为了举例,让我们再次回到那个专注于窃窃私语与无关痛痒主题的团体例子上,在一位成员无意间发现团体观察者的轻率行为后的会谈中,其他团体成员产生了逃遁行为。在那次会谈中,玛丽(曾在上一场会谈缺席)把她的狗一起带来了。在往常的情况下,这一行为会成为团体的一个重要议题,因为玛丽在把她的狗带到治疗室之前,既没有询问治疗师,也没有征求过其他成员的意见。由于她十分自恋,她在团体中并不受欢迎,而这样的行为也是对他人熟视无睹的表现。然而,在会谈过程中,有一个更为紧迫的、对整个团体造成威胁的议题。讨论这只狗并没有促进玛丽的人际学习,反而导致团体持续陷入逃遁状态。直到后来,当影响团体进展的障碍被移除后,成员们才能回过神来重新讨论玛丽带狗一事给他们带来的烦恼。

　　总而言之,团体整体的力量在团体治疗中会持续发挥作用。如果想要利用团体中的力量为治疗服务,那么治疗师首先必须意识到这些力量的存在,并且在它阻碍治疗的时候与之抗衡。我们治疗的是团体中的每一个个体,而不是整个团体,但在关键时刻,我们必须把注意力放在作为整体的团体上,这样才能为团体成员提供治疗。

第 7 章

治疗师：移情与透明度

前面我们已讨论过团体治疗起效的机制、治疗师的任务以及治疗师完成这些任务所用的技巧。在这一章中，我们讨论的主题将从治疗师在团体中应该做什么，转向治疗师在团体中应该是什么样的。作为治疗师，你能在多大程度上自如地表现自己？你能有多"坦诚"？你能在多大程度上把自身的透明度或审慎的自我暴露作为治疗工具？

任何与治疗师的表现自由度和在场有关的讨论都应该始于对移情的审视，移情既可以是一种有效的工具，也可以是阻碍你一举一动的绊脚石。弗洛伊德在他极具先见之明的第一篇论文——同时也是《癔症研究》(Studies on Hysteria, 1895) 的最后一章——里指出了几种可能影响来访者与治疗师形成良好工作关系的障碍[1]。大部分障碍都容易处理，但有一种障碍源自内心深处，且难以在治疗工作中将其消除。弗洛伊德将这种障碍称为移情，因为它所包含的来访者对治疗师的态度，是由来访者早年对生活中重要人物的态度转移而来的。这种对治疗师的情感是一种"虚假的联结"，一种旧冲动的翻版。当代理论将移情定义为一种关系中常见的现象，其根源既有意识层面的因素，也有无意识层面的因素。移情源自来访者的恐惧、愿望和发展过程中的未竟事宜。来自过往经历的回响会扭曲来访者对目前关系的认知，来访者还会选择性地忽视与自身认知不符的体验，从而进一步强化扭曲的认知[2]。团体治疗在成员对带领者产生的垂直移情的基础上，增加了成员间同辈移情或水平移情的维度[3]。

弗洛伊德很快意识到，移情远非一种治疗上的障碍；如果运用得当，它可以成为治疗师最有效的工具[4]。今天的许多心理治疗方法，包括认知治疗，也采用了与移情相似的概念，但可能会把它称为来访者的"图式"[5]。

当代心理动力学治疗几乎存在于所有有效的治疗工作中。卓有成效的治疗师会透过治疗关系这扇窗户去观察和处理来访者的早年创伤与病理性信念[6]。对于来访者而言，最终的治疗目标是：(1)重建自我认知；(2)在与治疗师的关系中获得全新的体验，不同于在过去和重要他人的关系里获得的体验；(3)将对于自我和他人的崭新的理解转化为新的叙事、新的行为，提高自身的适应水平[7]。从中，我们可以看到之前描述过的矫正性情绪体验的特征。汉娜·利文森(Hannah Levenson)将其描述为"持续的馈赠"，因为它使来访者从过往经历中解脱出来，即使治疗结束，这些作用还会激励来访者不断成长和发展[8]。

在过去的半个世纪里，精神分析和心理动力学在理论和技术上有了长足的发展，更为关注治疗关系中的真实互动，但这并不意味着它们不再重视对移情的诠释。对治疗关系的关注强调了治疗师的在场、情绪上的可获得性和对自我的使用，淡化了过去治疗师那种神秘、冷淡的形象[9]。

斯蒂芬·米切尔很好地描绘了这一点。

> 我们现在已经理解，许多来访者的痛苦不是源于婴儿期充满冲突的强烈情感，这种情感可以通过理性和理解来转化；他们的痛苦其实源自个人发展的受阻。由于在生命的最初阶段缺少照料，个体难以形成充分聚焦的、整合的自体感和主体性。来访者更需要的不是澄清或洞察，而是持续地被看见、感受到另一方的在场以及在根本的层面上被重视和关心[10]。

米切尔和许多其他学者都认为，个体治疗和团体治疗中的"疗愈"因子就是关系，治疗师需要真正投入治疗关系中，对来访者内在的情绪感受和主观体验保持共情同调[11]。请注意，这是对于关系本质的新的关注点，意味着心理治疗正在将其注意力的焦点从一个人的心理学(强调来访者的病理机制)转向两个人的心理学(强调治疗师和来访者的相互影响和对于关系的共同责任)[12]。在这种模式下，治疗师在治疗中的情绪体验就变得有意义，并成为收集来访者资料的有力来源。之后，在讨论反移情时，我们将详细说明如何有效地利用这一信息来源。

关于治疗师可以在多大程度上进行自我暴露，精神分析师和心理动力学取向的治疗师莫衷一是——从提倡自我暴露到严格节制均有[13]。但他们都认为，移情是"不恰当的、强烈的、矛盾的、反复无常且顽固的"。而且，他们大致都同意：移情，以及对移情进行及时、准确和共情性的诠释，这两者都应该是治疗的核心[14]。

将处理来访者和治疗师之间的移情视为首要疗效因子的团体治疗师，与认为人际学习（因成员间关系和其他疗效因子而产生）具有同等重要性的治疗师之间存在重要差异，这种差异不仅仅是理论上的；在实践中，这两种治疗师使用的是非常不同的技术[15]。强调朝向团体带领者的移情使治疗师成为团体的中心，并掩盖了对其他团体动力和团体力量的关注。当代团体治疗认识到，关注来访者对团体带领者和团体成员的移情反应是非常有价值的[16]。

以下案例中的团体带领者是一位传统的团体分析师，只针对成员对治疗师的移情做出诠释。这一案例能阐明上述观点。

○ 在一次团体会谈中，两名男性成员缺席，四名女性成员激烈地批评唯一出席的男性成员（这位来访者是同性恋），认为他冷漠且自恋，对别人的生活或问题毫无兴趣。治疗师指出，这些女性攻击这名男性来访者，是因为他对她们没有性方面的兴趣；而且这名男性只是间接的目标，这些女性真正想攻击的是治疗师，因为他拒绝和她们产生性方面的互动。

治疗师选择性地关注了某些资料，并着眼于他认为最重要的疗效因子——移情的解决　并做出了　个技术层面上正确的诠释，因为它将成员的注意力聚焦于他们和带领者之间的关系上。然而，我们认为，以治疗师为中心的诠释是不完整的，因为它否认了成员间的重要关系。实际上，那名男性来访者一直是非常自我关注的，他和团体中的其他成员关系疏离，对他而言，认清并理解自己的行为是非常重要的。

任何限制团体治疗师灵活性的准则，都会降低团体治疗的效果。僵化的理论，经常使治疗师在处理临床复杂情况时陷入僵局[17]。我们曾见过一些治疗师固守着必须永远保持全然匿名与中立的信念，或者认为必须完全"坦诚"和透明，因此反而寸步难行；还有一些治疗师则囿于只能对移情进行诠释，或只能针对团体整体现象做出诠释，因而感到束手束脚。

治疗师在团体中使用的方法能够放大成员对移情的表达，或使其变得缓和。如果治疗师强调以自己为中心，那么团体的退行和依赖程度都会加深。反之，如果治疗师注重成员间的互动和移情，并将其视为一种移情的主要表现，而不仅仅是经过置换的、对治疗师的移情，那么团体成员间移情体验的强度将会得到更好的调节。当然，治疗师对于其自身对团体及团体进程的影响的认知是有局限性的[18]。

在本章中，我们对移情的讨论包含以下几个要点。

- 移情的确会在治疗团体中产生；实际上，移情无所不在，并会从根本上影响团体对话的性质。
- 若不识别移情及其表现，治疗师通常无法完全了解团体的进程。
- 若治疗师忽略对移情的考虑，可能会严重误解某些互动，无法指导团体，甚至反而会让成员困惑；但如果治疗师仅仅关注和成员间关系的移情层面，那么治疗师就难以和成员建立真正的关系。
- 某些来访者的治疗关键在于解决移情的扭曲；有些来访者的进步则是通过人际学习而获得的，而且这种人际学习并非来自与治疗师的工作，而是来自与其他成员围绕竞争、利用、性和亲密方面的冲突等议题而开展的工作；还有许多来访者选择团体中非主流的治疗途径，并主要受益于完全不同的疗效因子。
- 团体成员之间的移情扭曲，和成员对治疗师的移情反应一样，能够得到有效的处理，甚至可能获得更加有效的处理[19]。
- 成员对治疗师的态度并非都是基于移情，有很多部分是基于现实的。
- 通过保持灵活性，治疗师可以利用成员对自己的非理性态度来促进疗效，与此同时不会忽视自己在团体中的许多其他功能。

治疗团体中的移情

由于移情中存在的扭曲，每一位来访者或多或少都会对治疗师产生错误的感知，这种现象有时甚至在治疗开始前就会发生。一位著名的精神病学家曾讲述过一个故事：他在候诊室迎接一位新来访者，当他进行自我介绍时，对方对他的身份表示怀疑，因为该来访者认为这个治疗师与其想象相去甚远[20]。极少有来访者在对下列问题的态度上完全不存在冲突：父母的权威、依赖性、上帝、自主性和反叛等——所有这些都常会被投射在治疗师身上。在团体对话的表面下，这样的扭曲不断地发生。的确，几乎在所有的会谈中，我们都可以清楚地感受到治疗师所引发的成员的强烈感受。

当治疗师进入团体会场时，我们会看到团体产生了变化。很多时候，团体成员原本也许正在正热烈地交谈，一看到治疗师出现，就会陷入沉默。（有人曾说，当大家突然变得沉默时，团体会谈才正式开始了！）治疗师的到来不仅提醒团体其任务何在，同时也唤起各个成员早年时对于成年人、教师和考核者的复杂感受，以及对即将到来的评价和羞耻的担忧。

入座方式常透露出来访者对带领者复杂而强烈的感觉。通常，团体成员会试着坐得离治疗师尽可能地远。进入治疗室时，他们通常会选择较偏的位置，将治疗师两侧的位置留给迟到者以示惩罚。偏执的来访者通常会坐在治疗师的正对面，或许是为了更仔细地观察治疗师；依赖性强的来访者则通常坐得离治疗师很近。如果两位协同治疗师彼此坐得很近，而只留一个空位在中间，那么可以肯定，那个座位会是成员最后的选择。一名已经接受 18 个月的团体治疗的成员仍表示，坐在治疗师之间会感受到很大的压迫感。（然而，两位治疗师不坐在一起有一个实际原因，因为这样他们才能看到彼此的反应和非言语信息。）

为了研究的目的，有几年时间，在每一次会谈后，我（亚隆）都会要求团体成员填一份问卷。他们的任务之一就是对所有成员的活跃程度（根据每个人发言的多寡）进行排序。团体成员对其他成员的活跃度进行排序所得的结果信度非常高，但对团体治疗师进行评估时，所得结果的信度却非常低。在同一次会谈中，有些来访者认为治疗师是团体中最活跃的人，但有些来访者却认为治疗师是最不活跃的。成员对于治疗师怀有强烈的、偏离现实的感觉，这导致他们即使在相对客观的层面上，仍无法做出准确的评估。

当我问一个来访者他对我有什么感觉时，他表示，因为我冷漠、疏离，他非常不喜欢我。他表达完自己的想法后，立即感到非常不安，他想象自己的话可能会造成不好的后果：比如，我可能会因为他的攻击而极度不愉快，以致无法给团体带来任何帮助；我可能将他赶出团体，以示报复；我可能会羞辱他，嘲笑他在团体中提及的某些可怕的性幻想；我未来还可能会用我在精神医学方面的魔力去伤害他。

在许多年前的另一次会谈中，团体成员注意到我戴了一个铜制手镯。当他们得知那是为了治疗网球肘时，他们的反应十分强烈。他们觉得生气，不理解我怎么会这么迷信或接受庸医的治疗方法。（他们几个月来都在责备我太强调科学，不够有人情味！）有一个成员说，如果我多花点时间和来访者在一起，少去网球场，这对大家都会更好。一个总是把我理想化的来访者说，她在当地一本杂志上看过铜制手镯的广告，但她猜想我的应该更特别些——或许是在瑞士买的吧。

下面的案例强调了不同来访者对同一个现象的不同反应，这些反应源自他们对团体带领者产生的不同移情。

○ 我（莱兹克兹）在一份发行量较大的报纸上发表了一篇关于我父亲的专栏文章。两天后，我参加了一次团体会谈。我的父亲在三个月前去世了，而我和父亲很亲近。我很高兴能讲述他引人入胜的人生故事，并对于自己能将这个故事发表在这份报纸著名的"生活"专栏而感到荣幸。

团体成员已经知道我父亲去世的消息，因为在他去世时，我向他们解释过我会缺席两次会谈。除了一些慰问外，这个消息当时并没有引起太多关注。然而，我的专栏文章发表后，却引起了团体成员的各种反应。

会谈一开始，卡伦，一个经常充满敌意和冷峻的女人，就愤怒地对我说："你难道没有学会保留隐私吗？你和公众，特别是和你的来访者去分享你父亲和家人的细节，是不恰当的。我不想听，也不想看，更不想知道；你这是把你的私事强加于人。"

休，一个抑郁且患有社交焦虑的成员，评论道："你父亲去世时我很想向你表达我的哀悼，但我当时犹豫了，感觉我也提供不了什么有意义的帮助。但我现在想表达这些感想——我不想错过第二次的机会。"

鲍勃，一个年级较大的酒精成瘾戒断者，评论道："我很高兴读到关于你父亲的事，我希望我也能拥有这样的父亲。我为自己感到难过，但阅读这篇专栏文章让我对你有了更多了解，让我感觉与你更亲近了。"

丹尼，一个孤立、被动的男性，问我："你是如何处理哀伤的？失去父亲给你带来了什么影响？我父亲去世带给我的悲伤，似乎每一天都与我相伴。"

愤怒、自我关注的罗布插话道："够了，够了，我们不要再唠叨不停了。默林，你一定很享受这样的关注吧。我们来这里可不是为了谈论这些的，让我们开始谈谈自己吧。"

我们从这个案例可以看到，相同的刺激是如何引起不同的移情反应的。这里展现出各种各样的情感内容，包括害怕接近他人、感觉自己不配获得亲密感、嫉妒、钦佩和与我竞争团体的时间和关注。

移情还有其他哪些常见的表现形式呢？某些成员会把所有的话都说给治疗师听，或是与别的成员说话，只是在话快说完时偷瞄治疗师一眼。这似乎是想通过与其他成员说话而和治疗师接触，寻求治疗师对他们思想与言行的赞同。他们仿佛忘了自己接受治疗的真正原因，反而一直不断努力，以求获得治疗师的一个心照不宣的眼神，想做最后离开会谈的人，或千方百计地要成为治疗师最喜欢的孩子。

由于移情如此强而有力且无处不在，因此对团体的稳定性来说，那句"带领者应该不偏不倚"的格言似乎非常必要。在弗洛伊德早期关于团体的论著中，他认为：团体凝聚力源于每个人都在争当团体带领者最喜爱的成员，以及团体成员与被理想化的带领者之间的相互认同[21]。想一想原初的人类团体——手足团体，其中充斥着强烈的竞争感。每个孩子都希望自己是最受喜爱的，也怨恨那些与他一起竞争父母之爱的对手。较年长的孩子想要剥夺弟弟妹妹的特权，或从根本上除掉他们。然而，每个孩子都了解，父母对于相互竞争的孩子的爱是均等的；因此，若摧毁其手足，必会引起父母的暴怒而将自己也摧毁。

唯一可能的解决办法就是坚持公平性。如果某人不能成为最受喜爱的成员，那其他人也一定不能。每一个成员都有权受到带领者同样的关注，而"团体精神"便产生于这样的平等中。团体成员常常并不希望和带领者处于平等的位置，相反，他们极度渴望顺从——如同艾里希·弗洛姆（Erich Fromm）所说的"顺从的欲望"[22]。我们经常遗憾地目睹那些脆弱、意志消沉的追随者嫁给那些魅力十足的、极度自恋的领导者[23]。这是当今全球民粹主义和威权主义领导人不断兴起这一现象背后的深层心理动力之一[24]。

伟大的作家也认识到追随者和他们的领导人之间的这种动力模式。仅举一个例子，托尔斯泰在19世纪就敏锐地察觉到，在他那个时代的两种最重要的团体（教会和军队）中，成员与领导者之间存在微妙的复杂关系。他对于领导者被过高评价的洞察，使得《战争与和平》（*War and Peace*）这部作品内容深邃且极具感染力。看看罗斯托夫有多么敬重沙皇吧。

> 由于沙皇就在附近，所以他的心完全被喜悦占据了。他觉得光是沙皇在附近这件事，就可以补偿这一整天的失落。他十分快乐，就像是一个处于恋爱中的人终于等到相会的那一刻时的快乐。他虽然不敢在前线四处张望，但仍狂喜地感觉到他的靠近……对罗斯托夫来说，沙皇犹如太阳一般朝他走近，带来了温和而庄严的光芒，此时他觉得自己被这光芒所拥抱，并听到了他的声音——充满关爱、平和、庄严，但又那么纯粹。接着，罗斯托夫起身到营火旁徘徊，幻想着死亡会带来怎样的快乐——不是去拯救沙皇的生命（那是他不敢梦想的），而只是在沙皇眼前死去。他真的爱上了沙皇、俄罗斯军队的荣耀以及即将胜利的希望。在奥斯特里兹战役前的那些难忘的日子里，他并非唯一有这种感觉的人。俄罗斯军队里十分之九的人，虽然不像他那样狂喜，但在那时也都爱恋着他们的沙皇及俄罗斯军队的荣耀[25]。

的确，对领导者完全的爱，似乎是战争的先决条件。讽刺的是，为了维护爱所造成的死，或许多过因仇恨所导致的亡！

根据托尔斯泰的说法，拿破仑这位高明的领导者，对移情并非一无所知；他毫不犹豫地运用移情以获得胜利。在《战争与和平》一书中，拿破仑在战争前夕向他的军队发表了以下的演说。

> 战士们！我将亲自率领大军。如果你们能用一贯的勇猛击溃敌人，我便可免于炮火攻击。但是，如果胜利有片刻的迟疑，你们将会看见你们的君主暴露在敌人最猛烈的攻击之下。我们的胜利不能有一丝一毫的不确定性，特别是在今天，为了法国步兵的荣耀，为了建于其上的国家的荣耀，我们要绝对的胜利[26]。

由于移情的缘故，治疗团体可能赋予带领者特殊的力量，期待带领者提供安慰、确定性和庇护。与其他人的言论相比，治疗师所说的话会更有分量，会被认为包含了更多的智慧。其他成员做出的同等贡献却容易被忽略或扭曲。团体成员们相信带领者的每次干预都经过深思熟虑，带领者能够预测并控制团体中所有的事件。即使带领者表露自己的困惑或无知，也还是会被视为他刻意想对团体造成某些特殊影响而运用的技巧。

啊，成为父母或带领者最喜爱的孩子！对许多团体成员来说，这种渴望像是一条内在的水平线，被用来衡量团体中所有的事件。不管每个人多么关心团体里的其他成员，不管每个人多么高兴看到其他成员付出努力并获得帮助，其背后都有嫉妒与失望，因为自己不是唯一在带领者的光芒下享受温暖的人。谁得到了最多的关注？谁获得的关注最少？带领者若能探究这些主题，让成员审视团体的内部，总会使他们有所获益。

○ 丹妮拉，团体的新成员，在参加第三次会谈之前给我（莱兹克兹）发了电子邮件，说她将不得不迟到10分钟。她一直对坐在面朝单向镜子的椅子上感到不舒服，因为镜子后面坐着观察者。在邮件中，她问我是否可以为她安排背对镜子的座位。通过电子邮件解决我所面临的两难处境显然是不合适的，我既想满足丹妮拉（还有她早期对自我暴露的焦虑），也想探索她请求背后的心理动力过程。我会照顾她吗？她可以做出特殊的请求吗？她有理由要求获得额外的关注和照顾吗？她提出请求的行为对于她意味着什么？她向团体带领者提出了请求，她认为其他人对此会做出什么回应？

我的回答很简洁，只是表示收到了她的信息，并告诉她，我期待在团体中见到她，以做进一步讨论。丹妮拉看似无辜的请求，让团体围绕手足移情、父母偏袒、对团体成员与治疗师的关注和爱护的争夺以及我的两难处境等议题展开了丰富的探索。在会谈结束时，丹妮拉说，她从讨论中学到了很多东西，并开玩笑说，她如果按时到达就不会有这么多的压力。同时她认真地说，这正是她需要经历的过程。长期以来，她一直为得到关心和认可而苦苦挣扎，她对治疗师提出的看似平常的要求，开启了一场关于她内在深层渴望的重要讨论。

金钱经常像是避雷针，将团体会谈导向对于带领者的各种感受。任何讨论只要涉及费用的差异（或许是浮动费率制），都会变得特别具有挑战性和启发性。哪个成员付了多少钱，常常是团体的最高秘密之一，因为费用的不同（以及潜移默化形成的必然结果：成员间权利及所有权程度的不同）威胁着整个团体的基础——所有成员间的平等。团体中讨论过费用吗？账单是通过电子邮件发送吗？还是每次会谈时发给成员？讨论费用是直接沟通还是欲言又止？治疗师在此议题上的蹉躇会增加团体成员的不安，从而缩小团体探索的范围。在谈论金钱和费用时，治疗师通常会感到尴尬：团体讨论金钱和付费的问题，意味着治疗师的收入、在他人感知中的贪婪、权利、成员的依赖性、怨恨以及对治疗师的不满等困难的话题可能会浮出水面[27]。

成员经常期望带领者能感受到他们的需要。某个成员针对困扰他的主要问题列了一个清单，每次参加会谈都带着它，等着治疗师注意到并让他念出来。这份清单的内容显然并无多大意义，如果他真的想要处理他所列举出来的问题，他大可主动向团体展示这份清单。清单的内容不重要，重要的是他相信治疗师一定具有先见之明。这位成员的移情使他并未将自己与治疗师全然地区分开，他们的自我界限模糊了起来。对他来说，他知道或感受到某件事，就等于治疗师也知道或感受到了某件事。

当团体的许多成员都想要一位全知全能的带领者时，会谈就会开始形成一种别具一格的氛围。团体似乎是无助而依赖的，成员们使自己在心理上失能，显得无法帮助自己或他人。在一个由专业治疗师所组成的团体中，这种心理失能的现象尤其戏剧化，突然之间，团体成员甚至似乎无法问对方最简单的问题。他们都在等待带领者的关心。由于害怕会减少自己得到带领者照顾的机会，没有人会愿意主动或鼓励他人说话。

然而，在其他时候或者在其他团体中，会发生相反的情况。成员不断地向带领者发起挑战。治疗师不被信任，不被理解，被当作仇敌来对待。这种负性移情的例子比比皆是。比如，一名刚刚加入团体的来访者就费尽心机地想支配其他成员。每当治疗师试着指出问题，他就认为那是别有用心，觉得治疗师干扰了他的成长；或者，治疗师感觉受到威胁，因而想要他屈服；最后他甚至说治疗师刻意阻挠他的进步，以免他进展太快而减少了治疗师的收入。这两种极端现象——盲目的理想化和无情的贬低——都反映了具有破坏性、对治疗起反作用的团体规范，这些规范代表了团体中的阻抗和退行的力量，治疗师需要在不良团体规范成型之前加以识别和处理[28]。

在一个乱伦幸存者的成年女性团体中，我（亚隆）作为唯一的男性，一直受到挑战。不同于我的女性协同治疗师，我简直被批评得一无是处。我的外表受到攻击——我太正式了，太放松了，太专业了，不够专业。我的每一次干预几乎都会受到批评。我的沉默被认为是对会谈缺乏兴趣，我对成员的支持也遭到怀疑。当我对于她们的受虐经验探索得不够深入时，她们指责我缺乏好奇心。当我真的深入探索时，却被指控为"窥阴癖者"，借着听性侵犯的故事而获得"性刺激"。虽然我知道女性受虐者团体中出现对男性移情式的愤怒是不可避免的，而且对于治疗过程是有意义的，我也知道攻击所针对的是我的角色——是我所被投射的角色，而不是我本人——但是这样的攻击依然让人难以忍受。我开始害怕每一次的团体会谈，感到焦虑、技穷与无能。团体中的移情没有被感知或者谈论，而是被强烈地活化了[29]。我不仅是作为这些团体成员生活中的男性原型受到攻击，而且在角色对调中被"虐待"了——现在，我成了受害者，而她们是肇事者。这为我打开了一扇体验的窗口，让我得以理解团体成员的受虐体验，以及她们在施虐者面前所感到的无助。理解她们移情的本质，而非基于反移情去以牙还牙，这是保持治疗态度并且避免开启另一个受害者-施虐者互动循环的关键[30]。

在另一个团体中，有一名来访者每次陷入抑郁时，就会习惯性地出现身体不适，如出现流感症状。无论治疗师怎么做，她都觉得治疗师像她父母一样在指责她用装病来逃避责任。还有另一个团体，治疗师数次接受了一名女性来访者的喉糖，而另一名成员反应强烈，指控他在利用团体中的女性，占她们的便宜。

对治疗师的攻击有很多非理性的原因，其中有些原因源自无助的依赖感，而这种依赖感也可能造成我们描述过的那种崇拜式的服从。有些回避型依恋的来访者会不断地违抗治疗师，以此掩饰自己对渴求满足的脆弱与恐惧[31]。有些来访者则会努力打败对手，以确认自己的完整性和能力，从而获得深入虎穴而毫发无损的那种愉悦和强大感。

团体成员对治疗师最常见的指控，就是"太冷漠、太疏离、太缺乏人情味"。这些指控有部分是属实的，因为许多治疗师基于专业及个人原因，会在团体中隐藏自我，这一点我们之后将简单讨论。而且，治疗师的角色之一是团体进程的评论者，这需要他们跟团体成员保持一定距离。但这样的指控背后还有更多的内涵。成员虽然一方面坚称他们希望治疗师能更有人情味，但另一方面，他们又有一个相反的愿望，那就是希望治疗师能够超越凡人（小说《叔本华的治疗》描绘了这一现象）。

弗洛伊德经常观察到这种现象。在《一个幻觉的未来》（*The Future of an Illusion*）一书中，弗洛伊德以人类对超凡人物的渴望为本，解释了人类在宗教方面的信念[32]。弗洛伊德认为，团体的完整性有赖于某种超凡人物的存在，而这种人物就如我们前面所描述的那样，会促使每位成员都产生被同等关爱的幻想。失去了领导者，坚固的团体就会变成一盘散沙。

因此，当团体成员提出他们希望带领者"更有人情味"，这其实是非常矛盾的。他们一方面指责治疗师从不谈论自己，但另一方面，他们又很少直接询问。他们要求治疗师更"有人性"，但当治疗师戴了一个铜制手镯、接受来访者的喉糖，或忘记告知团体成员自己跟某位成员互发过邮件时，他们却又会痛骂治疗师。当治疗师承认困惑或无知时，成员都不愿相信。治疗师的感冒或虚弱常常会给成员带来很多的不适感，似乎治疗师的身体就应该超越生物学极限。当他们心爱的治疗师明显十分虚弱时，团体甚至可能会串通结盟，共同否认这一点[33]。

一个由精神科住院医师组成的过程性团体明显存在这种窘况。他们经常讨论现实生活中的"大人物"——他们的治疗师、团队带领者、督导师以及由资深的精神科执业医师所组成的成人社区。当这些住院医师越来越接近培训的尾声时，这些"大人物"就变得愈发重要，也变得问题重重。我（亚隆）提出了我的困惑：他们自己是否也会很快变成"大人物"？甚至我也曾有我自己的"大人物"？

对于这些"大人物"，团体成员有两种互相矛盾的忧虑，而两者都同样令人烦恼：其一，拥有超凡智慧与学识的"大人物"的确存在，而且他们会对那些想大胆僭越而成为他们一分子的年轻狂徒，加以诚实而无情的惩罚；其二，这些"大人物"本身就是骗子，而团体成员就像是《绿野仙踪》（*Wizard of OZ*）里那位正面对着奥兹巫师的桃乐丝。第二种可能性所包含的内容比第一种更令人害怕——它使他们直面自己本质上的孤独和分离。就好比在一刹那间，生命的幻影都被剥除了，露出了"存在"的赤裸的骨架——这是我们用最厚重的帘幕加以掩盖而不愿看到的可怕景象。"大人物"就是我们最有用的帘幕之一，就算他们的评价令人畏惧，但总比另一种可能性要好多了——世上其实并不存在"大人物"，个人终究是全然孤独的。

因此，有许多原因使成员会不切实际地看待带领者。其一，来自对过去关系中的情感的移情或置换；其二，将面对权威时的矛盾态度（依赖、不信任、违拗、反依赖）投射在治疗师身上；其三，带领者的在场及其风格也会唤起或引发成员的某些想法和感受；其四，成员倾向于把治疗师想象成具有强大保护力量的超凡人物，把治疗师当作对抗存在焦虑的避风港。

另外，成员对团体治疗师的强烈情感还可能源于某种合理的信念，即他们对于治疗师强大而真实的力量的由衷赞赏。正如我们之前所讨论的，团体带领者的在场和公正是团体维持生存和稳定所必需的，它使团体有力量驱逐成员、增加新成员以及对任何一个成员施加团体压力。

事实上，团体成员在面对治疗师时产生的这种强烈的、非理性的情感，其来源是如此多变而强大，因此移情无论如何都会出现。治疗师不必为了使移情滋生或促进其滋生而做额外努力。有一个例子能够表明，在治疗师在场的情况下，即使治疗师的透明度较高，移情还是会产生。一名来访者经常批评我（亚隆）过于疏离、拐弯抹角、不够坦诚。他还指责我操纵团体，像控制弦线一般指挥成员的一举一动；他指责我发表的评论不够清晰、不够开放，以及我从不站出来确切地告诉团体我想在治疗中做些什么。然而事实上，在这个来访者所在的团体中，每次会谈结束后，我都会写一份非常清楚、坦诚、透明的摘要寄给成员。我想，我已经尽了最大努力去揭开治疗过程的神秘面纱了。当其他成员向他问及我在摘要中所做的自我暴露时，他才告诉团体，他没有读这些摘要——它们还原封不动地摆在他的桌子上。

探索来访者与治疗师对同一治疗互动的不同看法，会令我们受益良多。

○ 在团体开始前的第二次准备会谈中，我（莱兹克兹）询问罗恩（一个患有慢性抑郁的中年高管，他过去的很多人际关系都充满了对抗性）对于我们第一次会面的感受。罗恩回答说，他很生气，因为我自认为比他拥有更大的权力，并且贬低了他。他说，他来参加第二次会谈主要是为了表达愤怒。

我惊呆了，向他表达了我的关切和歉意，并希望能就此进行讨论。罗恩回答说："我上次说，我允许你与我的个体治疗师谈谈，是他让我来见你的。对我来说，我在尝试信任你，这是我迈出的一大步。然后你回答道（此时，他用了一种霸道的语气）：'我跟你的治疗师沟通不需要你的许可。'这句话让我很生气。我给予你我的信任，而你却告诉我，你可以想干啥就干啥。"

我回答道:"我很抱歉你有这样的感受,但我很感谢你今天亲口告诉了我,而不是因此不再继续。我并不想贬低你,很遗憾我的回应让你感觉到我在彰显权力。其实我希望表达的是,我与你的治疗师沟通本身就是转诊过程的一部分,作为你的团体治疗师,我应该与你的个体治疗师进行合作。我想知道我们之间到底发生了什么,也相信我们都可以从中学习。"

罗恩接受了我的道歉,平静了下来,说道:"真有意思,怎么一下子就有点争夺权力的味道?我好像经常碰到这种事情。"

只要团体治疗师担负起带领者的责任,移情就会产生。我们还没见过哪一个团体没有发展出深沉而盘根错节的移情。所以,问题并不在于如何唤起移情,而是如何去处理移情。那些想要让移情为治疗服务的治疗师,必须帮助来访者去认清、了解并改变他们对治疗师的扭曲看法。

团体如何解决移情扭曲的问题?有两种主要的方法可以在治疗团体中促进移情的解决:一致性确认和提升治疗师的透明度。

一致性确认

治疗师可以鼓励来访者将他对于治疗师的印象,和其他成员对于治疗师的印象做对比。如果团体中多数或全部成员都认同这名来访者对治疗师的看法和感觉,那么显然,这种反应要么来自和治疗师在团体中的角色相关的团体整体力量,要么其实就是切合实际的——团体成员对治疗师的知觉是正确的。若相反,团体内无一致的共识,团体中某一成员对治疗师持有特殊的看法,那么治疗师可以帮助这名来访者去审视,他是否在通过内心扭曲的三棱镜看待治疗师和其他人。在这个过程中,治疗师必须保持开放和反思的态度,以免会谈变成"多数裁决",或演变成动员团体排斥某一成员的过程。另外,请记住,有时单个成员的特殊反应也可能反映了事实。明智的带领者是不会对不和谐声音掉以轻心的。

提升治疗师的透明度

另一种重要的方法则是带领者治疗性地运用自我。治疗师通过逐步表露自我，协助来访者确认或推翻对治疗师的印象。这样，来访者就不得不把治疗师当作"此时此地"的一个真实的人，而非想象中的对象。因此，治疗师要回应来访者，要与来访者分享自己的感觉，确认或驳斥种种归因于治疗师的动机或感觉，要正视自己的盲点，尊重成员给治疗师的反馈。随着真实生活的资料越来越多，来访者就会被迫去审视自己对治疗师那强大而扭曲的看法的本质与基础。

团体治疗师在团体的整个生命周期里会经历逐步的蜕变。刚开始，治疗师忙于发挥组成一个团体所必需的许多功能，忙于发展一个社会系统以便让许多疗效因子得以运作，也忙于"此时此地"的激活与诠释。渐渐地，治疗师开始和每一位成员互动，随着团体的进展，治疗师和成员间产生了更多的互动。治疗师变得更有血有肉了，而成员早期加诸治疗师的刻板印象则越来越难维持。治疗师坦露来访者对自己的影响是一个特别有效的干预，因为它加深了成员对于治疗师和他们之间双向影响的理解[34]。

治疗师和每一位成员之间发生的这一互动进程，和成员彼此之间的人际学习过程，在性质上并没有太大差异。毕竟，治疗师并非唯一拥有权威、主导权、智慧或冷淡气质的人，许多成员并非只能通过治疗师来解决他们在这些方面的冲突，他们也能通过其他成员来解决自身的议题。

对治疗师透明度的关注绝不仅限于团体治疗。然而，治疗师透明度的呈现节奏、程度、性质以及它与其他治疗任务之间的关系，仍是有待思考和值得斟酌的。与其他单一特性相比，治疗师自我暴露的性质和程度，是许多团体治疗学派间最大的分歧点。治疗师恰如其分的自我暴露，是以人际互动模式为基础的团体治疗的显著特性[35]。

心理治疗师和透明度

心理治疗领域的革新犹如四季变换，来去匆匆[36]。只有真正无畏探索的观察者才会尝试在美国这种多元的、有别于传统的心理治疗环境中，分辨出稍纵即逝与历久弥新的不同趋势。然而，有证据表明，在各种不同的治疗环境下，治疗师在与来访者关系中的透明度正悄然发生着变化。这与现代社交媒体所带来的更大曝光率和透明度相匹配。

让我们来看看以下的几个案例。

○ 通过单向玻璃观察团体治疗的学生，在会谈结束时与团体成员互换观察者与被观察者的位置。治疗师和学生对会谈进行讨论或回顾，而团体成员则可以观察这个过程。或者，在住院患者团体中，观察者在会谈结束前20分钟进入团体治疗室参与讨论，分享他们刚才对会谈的观察，而最后的10分钟，则由团体成员对观察者的评论做出回应[37]。

○ 某所大学的培训中心运用个别指导式的治疗技术，让4名精神科住院医师定期观察一位资深治疗师的工作，而后者则在单向玻璃前与来访者进行会谈。来访者常在结束会谈后受邀观察双方的讨论。

○ 汤姆，两位协同治疗师中的一位，在会谈开始时询问一名在上次会谈中极度苦恼的来访者当天感觉如何，以及治疗对他是否有帮助。这时，另一位协同治疗师说道："汤姆，我觉得你现在做的事情就跟我几个星期前所做的一样，在要求来访者告诉我，我们的治疗是否有效。我们似乎一直在向外寻求保证。我想我们的行为正反映出团体中普遍的沮丧感。我想知道团体成员是否感觉到了压力，认为他们必须要有所改善，这样才能振奋我们的精神。"

○ 在一个正在进行的团体中，一名成员向团体报告，她在 YouTube[①]上看了一个关于团体治疗的讲座和一个他们团体带领者在视频上所做的团体演示。她把视频链接分享给了其他成员，并希望讨论为什么他们的团体带领者在视频中比在他们的团体中更放松和更真实。造成这种差异的原因是什么？

---

① 美国知名视频网站，也被称为"油管"。——译者注

在开始讨论上述例子中所描述的几种情况的利弊之前，我们可以说，到目前为止，没有证据显示这些做法损害了治疗关系或治疗氛围。无论在上述的哪一种情况下，团体成员都没有对他们"过于真实"的治疗师丧失信心。相反，团体成员因为治疗师愿意坦露自己的想法而对其更有信心了。例如，在观察到治疗师们的观点存在分歧之后，来访者了解到，虽然没有唯一正确的方法，但治疗师们仍旧孜孜不倦地努力寻找帮助来访者的方式。

在上述的每一个案例中，治疗师都放弃了传统的角色，并与来访者分享自己的不确定感。渐渐地，治疗过程不再神秘，团体的协作性变得更强了。一项研究调查了来访者对治疗师在团体会谈中哭泣的反应。治疗师在会谈中落泪是一个常见的现象：最近的一项调查表明，在各个理论取向、年龄和不同性别的治疗师中，70%的治疗师都曾经历过这类事件[38]。这类事件会带来什么样影响？这些治疗师认为，它们对治疗关系有积极的影响，让关系变得更真实。来访者的观点呢？要看具体情况！治疗师的动情会强化已有的牢固关系，而弱化已然脆弱的关系[39]。

这种对治疗师角色及权威性的重新评估，并非只是一种现代的潮流，而是一种长存的趋势，远离冷漠的治疗关系而靠近治疗的人性参与。在早期的动力学取向的治疗师当中，也可隐约窥见这一趋势的轮廓。例如，弗洛伊德的一位关系亲近的同事桑多尔·费伦齐（Sandor Ferenczi），由于不满意精神分析的治疗结果，不断地挑战经典精神分析师冷淡而无所不知的角色。事实上，费伦齐和弗洛伊德分道扬镳，因为费伦齐相信，带来治疗性改变的力量，是治疗师和来访者共同建立的那种温柔的、非权威的、相互的、真诚而透明的关系，而非理性的诠释[40]。

费伦齐强调人际关系的前瞻性观点，影响了一批该领域未来的带领者，如威廉·阿兰森·怀特（William Alanson White）、哈里·斯塔克·沙利文和弗丽达·弗罗姆-赖希曼（Frieda Fromm-Reichman）。在团体治疗的发展过程中，费伦齐也是个重要人物，但却受到忽视。他强调，人际关系是许多团体疗效因子的基础[41]。他在生命中的最后几年曾经公开地对来访者承认自己的错误，并且在面对一次公正的批评时，自在地回应道："我想你或许谈到了一个我不太能完全自我释放的领域，或许你能帮我看看我到底错在哪里。[42]"英国的团体治疗先驱 S. H. 福尔克斯在 80 多年前就指出，一个成熟的团体治疗师应该是十分谦逊的，应该能够真诚地对团体成员说："我们在此共同面对现实及人类存在的基本问题，而我也是你们中的一员，不多不少。[43]"

我（亚隆）用另一种文学的形式更充分地探讨了治疗师的透明度。以下4本书中的故事都以我的咨询个案为原型：《爱情刽子手》（*Love's Executioner*）、《妈妈及生命的意义》、《直视骄阳》（*Staring at the Sun: Overcoming the Terror of Death*）和《浮生一日》（*Creatures of a Day*）。还有3本小说：《当尼采哭泣》（*When Nietzsche Wept*；在这本小说中，来访者和治疗师互换了角色）、《诊疗椅上的谎言》（*Lying on the Couch*；书中的治疗师重做了费伦齐的相互分析实验，在治疗过程中向来访者进行了充分的自我暴露）和《叔本华的治疗》（治疗师在团体治疗过程中勇敢地告诉团体成员自己患有致命疾病）[44]。每一本书出版后，来访者和治疗师的信件都会蜂拥而至，这证明了在治疗的冒险旅程中，人们普遍向往与渴望一段更真实的关系。

试图提高透明度的治疗师认为，治疗过程应是一个理性的、可解释的过程。他们认识到，治疗师不可能不暴露自我——你穿什么，如何摆设你的办公室，用什么装饰你的墙——都揭示了你是谁。因此，利用这一点来获得疗效是有意义的。随着治疗师经验的增长，治疗不可避免地变得更加透明[45]。更透明的治疗师对治疗持有一种人本的态度，将来访者视为治疗探险旅途中的合作者。

治疗师及治疗过程不需要笼罩任何神秘色彩；除了因为期待扭转乾坤的神奇力量而产生的正向效果之外，去除治疗的神秘化并不会失去什么，甚至可能还会有不少收获。这有助于调整来访者的期望值并加强治疗联盟[46]。基于治疗师与受启发的来访者之间真实的联结，这样的治疗更尊重来访者本身的能力，更信赖来访者的自我觉察，而不是更多地依赖于全知全能的治疗师——这种依赖更轻松舒适，却是危险的。

治疗师变得更加透明化，有一部分是对旧有权威式医者的反叛；许多世纪以来，这种医疗权威和渴求救赎的受苦者形成了共谋。医者利用和培植这种需要，让它成为一种强有力的治疗媒介：用拉丁文写的处方，专业化的语言，在隐秘的学院中进行长期而严苛的学徒训练，气势宏伟的办公室以及显示其权力的文凭——所有这些都造就了医疗权威强大而神秘的先知者形象。

为了解除这一自古流传的角色束缚，有些治疗师矫枉过正，有时会因过度自我暴露而牺牲治疗的有效性。然而，这些治疗师不加辨别地提升自身透明度所带来的危害（我们稍后将加以讨论），不应妨碍我们探索治疗师应如何审慎地利用自我暴露来为治疗服务。

治疗师透明度对治疗团体的影响

经典理论之所以反对治疗师坦露有关自我的信息，乃是因为传统精神分析观点认为：化解来访者对治疗师的移情是至关重要的疗效因子。由此观点来看，治疗师必须维持相对的匿名性或隐秘感，让来访者得以顺利对治疗师产生不切合实际的移情感受。然而，我们的立场是，其他疗效因子也同等重要，或是更重要的。治疗师若能审慎地运用自我，将可以促进这些疗效因子的产生，从而增加团体的治疗力量。这样做也能使治疗师拥有更大的角色灵活度及可操作性，也有助于塑造团体规范（有大量研究证实，治疗师的自我暴露可以提升团体成员的开放性，而在家庭治疗中，也可以让家庭成员在彼此面前更加开放）[47]，以及激活"此时此地"和阐明团体进程。通过削弱自己在团体中心的地位，治疗师可以提升同伴间移情的重要性，以及加快团体自主性与凝聚力的发展。我们从个体治疗中看到了确凿的证据：来访者经常把治疗师的自我暴露体验为一种支持，有助于将来访者自身的感受正常化。治疗师的自我暴露能减轻痛苦，与更好的疗效相关，能促进来访者更深入的探索，同时还能加强治疗关系[48]。当自我暴露真正用于让来访者投入治疗，向来访者传达治疗性的温暖而非用于控制或者操控治疗关系时，效果尤其明显[49]。

治疗师的自我暴露不是"万应灵药"。它必须适配来访者，并以特定的治疗目标为指导。它应该包括"此时此地"的人际反馈，通过阐明来访者的人际影响来促进其变化；或通过一般性的自我暴露，让治疗关系更真实。自我暴露的目标是支持和靠近来访者。我们是自我暴露的执行者，但我们的关注点始终是来访者[50]。虽然我们鼓励来访者趁热打铁，但团体带领者应该等待自己情绪平稳后才进行自我暴露，避免表达未经处理的反移情反应[51]。

反对治疗师进行自我暴露的另一个理由，是担心来访者会得寸进尺，即害怕一旦治疗师开始表露自己的内心，团体成员将不知足地要求更多，使治疗师陷入边界混乱的境地。请记住，团体中存在着抗拒这种趋势的强大力量，并且自我暴露是出自治疗的目的，而不是为了自我夸耀。成员虽然对治疗师极度好奇，但同时也希望治疗师能保持神秘与力量感。这些要点在我经历的某一次会谈中清晰可见。那是多年以前，我（亚隆）刚刚开始带领治疗团体。当时，我刚带领完一个由美国国家培训实验室（National Training Laboratory）赞助的、为期一周的住宿式团体带领者培训项目的培训团体。因为带领这类团体时，治疗师需要保持相对透明，因此当我回到我的治疗团体时，我已经准备好做更多的自我暴露了。

○ 唐、拉塞尔、贾内尔及玛莎四名成员出席了团体的第29次会谈。一名成员和我的协同治疗师缺席；另一个成员彼得，在上一次会谈结束后退出了团体。这次会谈中第一个浮现的主题是团体对彼得退出治疗的反应。团体成员小心翼翼、泛泛地讨论着这个主题。我评论道，当彼得在场时，我们似乎从未真诚地讨论过我们对他的感觉，甚至在他离开后，我们仍然避免谈到这些。成员给出了许多回应，其中玛莎表示她很高兴彼得离开了，因为她早就觉得大家无法接近他，而且她认为继续努力并不值得。接着，她批评彼得缺乏教养，并强调她很惊讶为何他会被允许进入团体——她拐弯抹角地攻击了团体的两位治疗师。

我感觉到团体成员不仅避免谈到彼得，还拒绝对质玛莎对他人的评判性态度和不断批评。我请玛莎环顾团体，描述每个人身上令她无法接受的方面，因为我想这样或许能帮助玛莎及团体成员探讨这个问题。这个任务对她来说十分困难，她一直用过去式的语句来调整自己的表达，比如："我过去曾经不喜欢你的某个特质，但现在不会了。"当她完成对所有成员的评论后，我指出她漏掉了我；的确，除了用间接的攻击之外，她从不表达对我的感觉。于是，她开始拿我跟协同治疗师做对比，认为我不太令人喜欢，说她觉得我过于腼腆，没有起到什么作用。接着，她马上就试图否认刚才的说法，说"表面平静的水往往比较深"，并且列举了几个我对她比较关注的例子。

突然，其他成员表示他们也想做同样的任务。在这一过程中，他们透露了许多团体中长期存在的秘密，比如唐的消极、贾内尔邋遢且不合时宜的装扮以及罗兰多对团体中的女性缺乏同理心。玛莎被比喻成一个高尔夫球，"表面紧紧地被珐琅包裹住"。罗兰多指责我不够诚实，并且对他不感兴趣。

之后，团体要求我跟他们一样对成员进行评论。由于我刚从一个为期7天的培训团体回来，而且我并不崇拜那些在后方指挥军队的将军，所以我同意了。我告诉玛莎，我担心她会像对待别人那样快速地评判、指责我，所以我不愿意向她敞开自己。我同意高尔夫球的比喻，并补充说她的批判倾向使我很难接近她，以便维持我专业人士的形象。我告诉唐，我感觉到他常常凝视我；我知道他很想从我这里得到某些东西，而他强烈的需要与我无法满足这种需要的事实，常会使我非常不适。我告诉贾内尔，我感觉她缺乏反抗精神，她经常毫不批判地接受并赞扬我所说的任何话，以致我有时很难将她当作一个自主的成年人。

团体成员对这次会谈一直保持着高度、热烈的参与度，在结束时，观察者对我的行为表示了强烈的担忧。他们觉得我已无可挽回地放弃了我的带领者角色而变成团体中的一员，团体不会跟以前一样了。另外，他们认为我把我的协同治疗师（他会在下一周回来）放在了一个处境艰难的位置上。

事实上，这些预测都没有变成现实。在接下来的会谈中，团体成员对工作投入更深了。我们用了好几个星期来消化那次会谈所产生的资料。我的协同治疗师和错过会谈的那名成员很快就赶上了进度。此外，在治疗师的示范之后，成员们彼此间的相处更为坦率了，而且并未要求我或我的协同治疗师做更多的自我暴露。

治疗师的透明度可以有许多不同的类型，根据治疗师的个人风格和团体发展阶段而有所不同。治疗师可能会通过自我暴露来：促成移情的化解；为实践治疗规范做出示范；协助想要处理自己与团体带领者的关系的来访者进行人际学习；支持并接纳成员，通过行动向成员表达"我重视你，也尊重你，并且我通过付出时间和精力来证明这一点"。我们自我暴露的目标必须始终以来访者的需求和治疗为指导，而不是以治疗师的个人需求为依据。

○ 这是一次治疗师的自我暴露对治疗产生促进作用的会谈。当时，团体中的所有3名女性成员正在讨论我（亚隆）对她们的强烈的性吸引力。我们在这一情境的移情层面上做了许多工作，这些女性被一位在专业层面上显然不可触碰、不可企及、比她们年长又处于权威地位的男性所吸引。接着我指出，事情还有另外一面。这些女性并没有对我的协同治疗师（同样是男性）表达相同的感觉。此外，团体里的其他女性成员过去也产生过相同的情感。我不否认听到她们的感受会带给我愉悦，我也请她们帮我看看我的盲点：我做了哪些连我自己都不知道的事，而增强了她们对我的积极情绪反应？

我的请求促使团体成员就他们对两位治疗师的不同感觉，展开了一场长长的、收获甚丰的讨论。不少人都同意，我们两个人十分不同，我更爱慕虚荣、比较注意我的外表及衣着，而且我的发言十分精确，使得我有一种吸引人的、自信且温文尔雅的气质；另一位治疗师在外表及行为上比较懒散，他更常在不确定自己想说的内容时就开口发言，比较敢于冒险，也比较愿意犯错，也因此在更多时候给来访者带来了帮助。这些反馈在我听来都是正确的，我以前也听到过类似的反馈，并把这一点也告诉了团体成员。那个星期我都在想着他们的评论。在下一次会谈中，我向团体成员表达了感谢，告诉他们这些对我很有帮助。

犯错是很正常的，在治疗中，关键的是如何处理错误。我们的来访者并不期待治疗师十全十美，但是他们会期待我们是真诚、正直的。治疗师常犯的一个错误是以防御的方式回应成员，推卸责任，这往往会使我们疏远来访者、把错误转嫁给来访者[52]。我们必须认识到，治疗联盟有可能会受损甚至破裂，并对此有所预期——这是"撕裂和修复（tear-and-repair）"的治疗过程中的一部分[53]。好的一面是，治疗联盟中的裂痕一旦被识别，就可以得到有益的修复。治疗联盟甚至可能由于经历风雨而变得更加牢固，而牢固的治疗联盟与较好的治疗效果之间存在稳定的相关性[54]。

治疗师并非无所不知，我们最好承认这一点。

○ 在芭芭拉和梅两位成员发生争吵后，团体发现很难修复芭芭拉体验到的伤害。虽然芭芭拉最终处理好了她和梅之间的分歧，但她仍然抱怨我（莱兹克兹）没有保护她。其他成员多次向她提供解释和表示理解，但都未能打破僵局。最后，我说："发生了这样的事情，我感到很遗憾。我得承认，梅对你的批评让我很吃惊——就像一场热带风暴一样，我不知该说什么才好。我过了好一会儿才回过神来，但那个时候伤害已经造成了。如果我当时就像现在这样思路清晰，我会有截然不同的反应。对此我很抱歉。"

这时芭芭拉感觉舒了一口气，并没有因为我错失良机而认为我不称职，她说这才是她需要听到的。芭芭拉并不需要我无所不能，但她希望我能够承认自己的局限，从发生过的事中吸取教训，这样才不容易重蹈覆辙。

○ 另一个临床实例发生在女性乱伦幸存者团体中，我在本章前面的内容中提到过这个团体。团体成员不断地冲着我（亚隆）发泄强烈的愤怒（她们对于我的女性协同治疗师的怒气则比我少一点），这使我们十分苦恼，于是在团体会谈即将结束时，我们开放地讨论了我们在团体中的体验。我说我感到垂头丧气、无计可施，我在团体中所做的任何事情对大家都没有帮助，此外，我在团体中还感到焦虑与困惑。我的协同治疗师也提到类似的感受，她对于女性成员不断与她竞争感到不适，对于持续强加在她身上的、要她透露任何受虐体验的压力也感到不适。我们告诉成员，由于她们过去曾受过虐待，因此她们对我们感到愤怒与不信任是完全可以理解的。但尽管如此，我们还是想要大声疾呼："你们经历了很可怕的事情，可那并不是我们干的。"

这幕场景是团体的转折点。虽然仍有一个成员（她从小一直遭到残暴的虐待）表现出与过去相同的态度（"喔，你们觉得不舒服和困惑！太遗憾了！不过，至少你们现在知道这是什么感觉了。"），但是其他成员都深受触动。得知我们的不适以及她们给我们带来的影响，她们十分震惊。此外，她们很高兴我们愿意放下权威，以一种开放、平等的方式和她们相处。自那以后，团体进入了一个更有成效的工作期。

对我们来说，公开地承认和处理这些感受是很有建设意义的，远比忍气吞声要好。我们的痛苦打开了一扇了解来访者体验的窗，但默默承受痛苦对于治疗师和成员双方都是伤害。如果没有识别和修通，只有重复，创伤就无法被治愈[55]。如此强烈地被贬低，几乎会让所有的治疗师都深感沮丧，特别是在团体这样的公共场合。然而，如果治疗师在团体中能保持尊严并坦言相告，那么这就创造了一个很好的治疗契机。这种冲突的情景对新手团体治疗师来说尤其具有挑战性，也突显出督导的价值——有助于保持治疗师的判断力和平稳性[56]。

上述临床片段显示，治疗师在接受反馈，尤其是负性的反馈时，可以参考一些通用的原则。

- 认真地对待反馈。倾听，思考，并给出回应。尊重来访者，并重视他们的反馈；若你不这么做，只会增加他们的挫折感和无能感。
- 不要以防御的态度回应，也不要指责来访者。不考虑你在互动中扮演的角色而将问题归咎于来访者是一个严重的错误。
- 在回应来访者时，尽量保持在此时此地，聚焦于当下而不是追忆过去。
- 了解其他成员的感受，以获得一致性确认。这样做不是为了寻求支持以拒绝负面反馈，而是为了使你的理解完整和全面。
- 审视内在体验：这个反馈适切吗？这主要是来访者的移情反应，还是一种关于你的现实感受？如果是现实感受，必须加以确认；否则，这会损害而不是促进来访者的现实检验能力。如果来访者的感觉偏离现实，那么应该把这种偏离作为研究来访者关系模式的机会。

根据这些指导原则，治疗师可做出下列反应："你是对的，有时我会被你激怒，但我从未想要遏止你的成长，从未在倾听你的受虐经验中得到偷窥的快感，也没有想减缓你的治疗，以便能从你那里赚到更多钱。这些都不存在于我与你的关系之中。""我确实绕开了你的某些问题，但我经常发现这些问题其实无法回答。我并非像你所想的那么有智慧。我对你的顺从感到不安，我一直觉得你把自己贬得很低，而把我看得很高。""我很少看到你如此直接地向我发起挑战。尽管这让我有些害怕，但同时也让我耳目一新。"或者"你给了我太大的权力，让我觉得跟你在一起很拘束、很不自在。我觉得我必须斟酌说出的每一个字，因为你是如此看重我的所有言辞。"

治疗师的这些回应的共同点是，尽量规避专业术语，不夸大自己的担忧，也不会使用指责性的形容词和副词（从不说"从不"；总是避免说"总是"）。这样的回应肯定了来访者的力量和潜能，并表达出对发展治疗关系的愿望。治疗师的这种自信和谦逊是通往良好疗效的康庄大道。语言是治疗师的关键治疗工具，我们应当努力提升自己的表达能力[57]。多年前，哈里·斯塔克·沙利文写道："言语是治疗师开展工作的媒介，词必达意应成为心理治疗教学的内容之一。[58]"

要注意的是，治疗师的所有自我暴露都是团体此时此地的一部分。我们倡导治疗师在治疗时段的"此时此地"中真诚地和成员互动，并不是指治疗师要详细地透露他们的过去与现在——虽然我们从未见过治疗师在回答诸如他们是否已经结婚或者有小孩、将去哪里度假、他们出生和成长的地方在哪里这类宽泛的私人问题时会造成什么伤害。切记，当治疗师展现出自己真实的一面时，也会激励团体成员做出同样的行为[59]。

○ 团体治疗实习生萨曼莎在督导中提问，在团体中分享她即将到来的婚礼和一周蜜月假期的消息是否合适。她和我（莱兹克兹）都注意到，隐藏这个消息似乎是不可能的：当她下次参加会谈时，团体成员会注意到她的结婚戒指。

那么，还犹豫什么呢？秘而不宣会造成什么影响？在督导中，我们讨论了几个关键点。结婚对她来说是件好事。我们期望来访者和我们分享所有的事情，而我们自己却不愿意分享这样的消息，这将使我们和来访者变得疏远。反过来，面对他们的坦诚，我们其实可以分享某些本质上是公开的信息，以示尊重。分享婚礼的消息并不意味着谈论隐私，比如她的伴侣的个性，或者她对于自己或许无法找到"对的人"的担忧。这一行为意味着尊重团体，并相信成员们会积极、友善的方式报以回应，或者最多就是把这样的信息作为讨论的素材。

我们也谈到如何通过我们自身的人性（humanness）来减轻来访者的羞耻感。如果我们表现得似乎从未被生活中的难易所左右，这会阻碍来访者与我们分享他们的失望、沮丧或羞耻。治疗师的人性会使治疗充满人性。果然，团体成员在下次会谈上对萨曼莎表示了祝贺和祝愿，并感谢她分享了她的好消息。然后他们继续积极地投入团体工作中——这与团体成员心照不宣地共同回避某一事实的情境形成了鲜明对比。

有些治疗师倾向于更深层次的自我暴露，他们可能会想描述一些自己经历过的、和成员类似的问题和对策。但我们很少发现这种自我暴露对治疗是有效或必要的*。

一项研究曾用7个月的时间研究治疗师的自我暴露对团体的影响，研究发现治疗师的透明度会带来许多好处[60]。第一，在成员之间尚未有治疗性的沟通时，治疗师的自我暴露更有可能发生；第二，治疗师的自我暴露是为了将团体互动转到更有建设性的方向上；第三，治疗师的自我暴露能使凝聚力很快得以增强。团体治疗师的自我暴露有助于促进来访者放弃旧有的、不健康的内在关系模式，并对新的关系持开放心态[61]。然而，许多治疗师不愿做自我暴露，但却不清楚自己不愿这么做的理由。也许是忠实于节制个人暴露的、过时的治疗模式，或源于固守治疗中的咨访界限，担心治疗演变成对治疗师的治疗。毫无疑问，治疗师的人格特征会影响治疗风格、对理论流派的选择、对临床模式的偏好以及对自我的使用[62]。

在团体治疗结束后，我们经常在回顾性访谈中和来访者讨论治疗师的自我暴露。绝大多数人表示，他们希望治疗师更坦诚、更真实地参与到团体中。极少数来访者表示希望治疗师和他们讨论更多私人生活或者个人问题。个体治疗研究也得出相同的结论——来访者喜欢（并且事实上乐于见到）治疗师参与会谈，也更喜欢那些"话不会太少"的治疗师[63]。但没有人希望治疗师是一览无余的。

○ 来访者在治疗结束前对治疗师透明度的反馈甚至会更有意义。东南亚男子尼兰是一个作为团体协同带领者的实习生，他在即将离开团体时，眼泪盈眶，说道："我很荣幸能与你们合作。我学到了很多东西，这些将会帮助我未来的来访者。同时，我希望，我已经成长为一个团体带领者，我也希望我为这个团体做出了贡献。我会想念你们的。"

宾，一个保守、焦虑和抑郁的成员，同样也是一名东南亚男性，他经常掩盖自己的真实情感。他回应道，尼兰的开放态度是赠予他的一份礼物："我觉得我和你很像，我们都不善于表达自己的感受，因为这不符合

---

* 对个体治疗的一项小规模研究表明，治疗师某些非"此时此地"的自我暴露可以加强来访者与治疗师之间真实的（非移情性的）人际关系。根据来访者提供的信息，治疗师主动暴露与来访者相同的兴趣和活动，可以对来访者起到支持的作用，并间接地加深他们的人际学习。见S. Knox, S. Hess, D. Peterson, and C. Hill, "A Qualitative Analysis of Client Perceptions of the Effects of Helpful Therapist Self-disclosure in Long-Term Therapy", *Journal of Counseling Psychology* 49 (1997): 274-83.

我们从小被养育的方式。尽管尼兰比我年轻，但他的态度让我联想到了我父亲，他常常难以捉摸。他总是沉默寡言，不露声色。但每隔一段时间，他会愤怒地爆发。这就是为什么尼兰的温暖和礼貌对我来说意义非凡。"

尼兰接受了宾的反馈，而且深受感动。他说，在未来的工作中，他会一直记得宾对他说过的话。

另外，有证据表明带领者比他们自己所知道的要更加透明。问题不在于我们暴露了自我（那是不可避免的）[64]，而在于我们怎么利用我们的透明度和临床层面的坦诚。一些自我暴露是不经意的或不可避免的，如怀孕和丧亲[65]。在一些团体，特别是聚焦于物质滥用、性取向或特定生理疾病等主题的同质性团体中，带领者有可能被问及与团体主题相关的个人经历：他们是否有过物质滥用的经历？是否患有进食障碍？他们是不是LGBTQ群体的一员？他们是否患有团体成员都患有的生理疾病？随着时间推移，来访者会更多地打探治疗师的价值观、宗教信仰或归属哪类群体，越来越多来自不同文化背景的来访者会询问治疗师的文化认同以及治疗师与来访者所属文化的联系。随着心理治疗领域原本单一的世界观日益趋向多元，来访者探询的范围也愈加广泛[66]。因此，对来访者的询问有所预期，并在明确的伦理和治疗原则指导下做出答复是十分必要的。

虽然研究文献表明，治疗师的自我暴露通常能够加强治疗关系，但这种自我暴露确实需要智慧、敏感和分辨细微差别。我们建议你问问自己下列这类问题：我为什么要分享这些信息？它们会带来什么影响？我会不会是在把我的信念或身份问题强加于来访者[67]？治疗师需要以一种令团体成员感到治疗师能够理解和共情他们的经历的方式，向他们透露治疗师自己的相关信息。然而，这并不意味着治疗师必须提供大量与个人经历有关的细节。这种暴露通常对治疗没有帮助，因为它模糊了治疗师和团体成员在角色和功能上的差异。而且，治疗师应始终与来访者一起探索其自我暴露对来访者的意义。

虽然成员很少逼迫治疗师进行不恰当的自我暴露，但有一个特定的个人问题会偶尔出现，并让治疗师感到畏惧。一个团体成员做的梦体现了这一点："我们所有人（整个团体）都坐在一张长桌的周围，而你（治疗师）坐在最前面。你手里拿着一小张纸，上面写了些东西。我想要从你那里抢走它，但是我离你太远了。"几个月后，当这位来访者做出了一些重要的个人改变时，她回忆起这个梦境，并且补充道她其实知道我在纸上写了什么，但她不想在团体中说出来。那上面写着我对于"你爱我吗"这个问题的回答。对于团体治疗师而言，这个问题带有威胁性。并且接下来还有更令人恐惧的问题，即"你对我们每个人的爱有多少"或"你最爱谁"。

这些问题威胁着心理治疗契约的本质，挑战了双方都同意遵守的条款。它们离"购买友谊"模式的评论——"如果你真的关心我们，那要是我们没有钱，你还会见我们吗"——只有一步之遥。这些问题十分危险地接近心理治疗师那可怕的终极秘密，那就是：团体治疗室中上演的震撼人心的戏剧，在治疗师的生活中所占的分量相比于其对团体成员生活的影响是微不足道的。

此外，治疗师对来访者实施性虐待的案例广为流传，使得治疗师透明度这一问题变得更加复杂。遗憾的是，确有不负责任、容易冲动的治疗师为了满足自己的欲求而违背专业伦理道德。他们的行为不仅伤害了来访者，而且引起社会的强烈反响，破坏了所有地方的来访者与治疗师之间的信任关系，也损害了心理治疗领域的专业信誉。这一现象也是当今时代的一个写照，正如新闻中充斥着有关手握权力者对下属或对其有依赖的人进行性侵扰的报道。

许多精神健康专业协会对于专业关系采取了十分保守的立场，建议治疗师执业时要自我保护，以避免可能产生的诉讼。他们声称，律师和陪审团会强调"无风不起浪"。治疗师和来访者的任何性接触都始于双方游走在跨越界限的边缘，由此看来，来访者和治疗师之间的人际互动就包含了失德行为的证据。因此，专业组织警告治疗师应避免过度人性化，尽管人性是治疗关系的核心。例如：《美国精神病学期刊》(*American Journal of Psychiatry*) 的一篇十分重要且仍旧具有影响力的文章就用非常保守的语调，倡导一种令人窒息的拘谨态度，告诫精神科医生不要给来访者提供咖啡或茶，称呼来访者和介绍自己时都要冠以姓氏，每次会面不要超过规定的时间，不要在每天工作的最后一小时会见来访者（因为这是最常发生道德违规的时间），不要碰触来访者——即使只是握一下手臂、拍一拍艾滋病患者的背部（他们需要治疗性的接触）这样的肢体动作，治疗师也需要保持谨慎并做好记录*。显然，这些指导

---

* 我们记得，不久前，制造商们在心理治疗会议的展台前推广视频系统，治疗师可以用它来记录每次会谈，以避免不必要的诉讼。

意见与蕴含其间的观点极大地损害了治疗关系。值得称赞的是，这篇文章的几位作者后来认识到这样的观点会对治疗起反作用，并在 5 年之后又写了第二篇文章来纠正之前的过激反应。第二篇文章强调了治疗师要运用常识，在理解或判断治疗中的边界议题时要关注临床情境。后面发表的这篇文章恰如其分地区分了跨越边界（人性化治疗和服务于来访者的治疗行为）和侵犯边界（治疗师所做的违规行为，会伤害来访者并破坏治疗）。治疗师应时常自我反思，如果不确定自己治疗中的言行是否恰当，就应及时接受咨询或督导[68]。

当然，治疗师仍有适当的隐藏空间，能为来访者提供最多帮助的治疗师绝不是自我暴露得最彻底、最持久的治疗师。现在，让我们将注意力转向透明度的危险性。

治疗师透明度的陷阱

一段时间以前，我（亚隆）曾观察一个由两名新手团体治疗师带领的团体，他们当时致力于塑造治疗师透明度的理想典范。他们成立了一个门诊患者团体，以直接、真诚的方式展现自我，并在第一次会谈时公开地表达了他们对团体治疗的不确定感、他们的自我怀疑和个人的焦虑。他们的勇气值得嘉许，但结果却不然。对于透明度的过分热衷，使他们忽略了自己在维系团体上要发挥的功能，大多数成员都在前 6 次会谈中脱落了。

如果带领者只是努力在成员与自己之间建立一种平等关系，那么从长期来看可能根本无法带领团体。带领者角色中的有效行为并不是一成不变的。团体在发展和走向成熟的过程中需要不同的带领方式[69]。莫里斯·B.帕洛夫（Morris B. Parloff）曾说："真诚的治疗师，应该能提供给来访者可学习、可验证和可使用的东西。[70]"桑多尔·费伦齐很多年前就提到过时机的重要性。他说，分析师不应过早暴露自己的缺陷和不确定感[71]。

一些关于团体成员对治疗师自我暴露的态度的研究指出，治疗师自我暴露的时机和内容十分重要[72]。在治疗初期，治疗师的自我暴露被认为是有害的，但有可能是促使团体成熟的催化剂。此外，有过多次团体治疗经验的成员，比没有经验的成员更加渴望治疗师的自我暴露。内容分析的结果显示，团体成员比较喜欢表露出积极抱负（如个人目标和专业目标）及个人情绪（如寂寞、悲伤、愤怒、担心和焦虑）的带领者，他们不喜欢带领者对任何成员或对团体体验表达负面感受（如无趣或受挫）[73]。

对于治疗师来说，不是任何情绪都可以表达的。表达敌意几乎总是造成难以挽回的损伤，这往往会导致团体提前终止，或出现消极的治疗结果[74]。我们的语言技能是重要的优势——用易于接受的方式表达令人不快的内容，使我们能够在保持真诚和同理心的同时，履行我们的治疗职责并遵循"不伤害来访者"的首要原则[75]。

完全的自我暴露在治疗团体或外部环境中是否可能，又是否可取？个人及人际间一定程度的隐藏，似乎是任何社会有效运作的通则之一。尤金·奥尼尔（Eugene O'Neill）在他的剧本《卖冰的人来了》（*The Iceman Cometh*）中，戏剧性地描述了这类情况[76]。在剧本中，一群流浪汉20年来都住在一个酒吧的房间里。这个团体非常稳定，有许多十分牢固的团体规范。每个人都以一组幻想（奥尼尔把它称作"风笛之梦"）来维系自我。这个团体最牢固的团规之一就是不可以挑战他人的风笛之梦。之后，希基来了，他是个卖冰的人，也是旅行的商人、一个伪装的先知。他自认为能驱使别人摆脱自我欺骗并诚实地正视生活，从而使每个人实现自我且永远平安。希基的操作十分娴熟。他强迫吉米·特莫罗①马上行动（吉米的风笛之梦是"明天"要穿上西服，清醒过来，并且找份工作）。他把衣服交给吉米，并将他送出酒吧，直面当下。

这样的做法的结果对每个人及团体造成了灾难性的影响。一名成员自杀，而其他人变得严重抑郁，"生活不再醋畅淋漓"，成员们互相攻击彼此的幻想，团体成员之间的联系摇摇欲坠，最终走向分崩离析的边缘。突然，最后的关头出现了转折，团体将希基看作精神失常的人，将他赶走，并逐渐重建过去的规范和团体的凝聚力。这些"风笛之梦"——或亨利克·易卜生（Henrik Ibsen）在《野鸭》（*The Wild Duck*）中所称的"关键的谎言"[77]——对于个人及社会的完整性常是不可或缺的，它们不应被轻视或借由诚实的名义被骤然夺去。

在谈到美国的社会问题时，维克多·弗兰克尔曾建议在美国西海岸建立一尊"责任女神像"，以便与东海岸的"自由女神像"抗衡[78]。在治疗团体中，自由只有在与责任相伴时，才有可能存在且具有建设性。我们都有一些说出来可能会伤害他人的冲动或感觉。我们要鼓励来访者及治疗师自由地发言，并放弃所有的内在监测系统与过滤器，但要保留一个——对他人负责的过滤器。

我们的意思并不是说不能表达任何不愉悦的感受。的确，若无冲突就没有成长。

---

① 这个人物姓氏的英文是Tomorrow，意为"明天"。——译者注

我们的意思是，最高的指导原则是责任，而非无所顾忌地自我暴露。治疗师有一种特别的责任——要对来访者及团体治疗工作负责。来访者彼此间也有一种人与人之间的相互责任，随着治疗的进展，随着唯我独尊感的消减和同理心的增强，成员们要在彼此互动中负起这种责任。

所以，作为一位团体治疗师，你不能仅做到诚实或全然的暴露。你必须清楚你为什么暴露自己。你可以预见到自我披露会产生什么影响？当你对自己的行为感到不确定时，暂时后退一步重新考虑你在团体中的主要任务或许会有帮助。治疗师的自我暴露之所以对团体有益，是因为它能给来访者提供一个榜样，并允许来访者对他们对你的感觉进行现实检验。治疗师试图自我暴露时应该问问自己，团体现在走到了哪里？它是否处于隐藏自己或过度谨慎的境地，是否能从带领者自我暴露的示范中获益？或者，它是否已经建立了关于自我暴露的有力规范，而正需要身体力行的演示？再次强调，你必须思考自己的行为是否会干扰对团体的维系。你必须知道何时该退回幕后。与个体治疗师不同的是，团体治疗师不必是治疗的轴心。你部分承担起团体的助产士的角色：你必须催化治疗启动过程，并警惕自己不会因坚持要处于团体中心地位而干扰治疗过程。

过分严格地定义团体治疗师的角色——无论是基于透明度还是其他标准——都可能使带领者忽视每个来访者的具体需求。无论你的团体治疗取向如何，你必须对个体成员予以关注，不是所有的成员都需要同样的东西。某些（或许是大多数）来访者需要放松对自己的过度控制，他们需要学习如何表达情感，无论是愤怒、爱慕、柔情、憎恨，还是其他。但其他人则刚好相反，他们需要控制冲动，因为他们的生活风格一直就是对待人事不假思索，情绪一触即发。

如果治疗师对于透明度不加限制，那么一个可能的最终结果就是，治疗的认知层面被完全忽视。正如我们先前提到的，纯粹的宣泄本身起不到矫正的作用。认知上的学习或重建（常由治疗师提供），对于来访者将团体中获得的体验应用于现实生活是必需的。若来访者对人际关系中的常见模式毫无了解，那么他在接下来每一次的人际互动中可能都要重新搭建互动的框架。

第 8 章
筛选来访者与组建团体

成功的团体治疗始于良好的筛选来访者的工作。如果来访者被不恰当地分配到治疗团体中，那么，他们在治疗中将很难有所收获。而且，一个组合不当的团体无法为团体成员发展出一个有效的治疗模式，甚至可能中途夭折。因此，可以理解的是，当代心理治疗研究人员正在积极探索：如何根据来访者的具体特点，将他们归入最适合他们的团体之中[1]。

在本章中，我们首先将讨论与筛选来访者相关的实证研究，以及治疗师在临床上如何决定某人是不是接受团体治疗的合适人选。接下来，我们将讨论另一个问题：一旦某个来访者已确定为团体治疗的候选人，那么，他将加入何种团体？团体治疗是复杂的，团体带领者所做的每一步都应该以这一问题为指导：我必须做什么才能确保这个团体的成功？

我们聚焦于一个特定类别的团体：以缓解症状和改变性格为长远目标的异质性门诊团体。然而，我们稍后将会讨论的许多一般性原则，同样适用于其他类型的团体，如短程问题解决团体[2]。正如本书一再强调的，我们在此所遵循的教学指导是给读者提供团体治疗的基本原则，以及根据不同的临床情景做出相应调整的策略。(我们将在第15章讨论一些更具体的临床情况。)

在选择成员时，只有当我们相信，团体治疗对某位来访者来说是一个有效的治疗方法，我们才会推荐这位来访者接受团体治疗。因此，我们的讨论将从团体治疗的功效开始。

研究一致表明，团体治疗可以为来访者带来良好效果[3]；并且，团体治疗所具备的独特功效，使它在某些情况下，可能会比个体心理治疗更有优势。

支持团体治疗疗效的证据非常具有说服力，以至于一些专家提倡应当把团体治疗作为当代心理治疗的主要模式，虽然他们也承认，团体是一个更复杂的治疗形式，需要治疗师参加特定的培训[4]。然而，对于那些需要更为密切的临床监管的来访者，或者当关系问题没有那么突显而获得个人洞察及深度理解特别重要的时候，个体治疗会更受青睐[5]。

团体治疗在为来访者提供社会学习、帮助来访者发展社会支持和改善社交网络方面优于个体治疗，而上述治疗作用对于患有物质使用障碍的来访者来说尤为重要[6]。与个体治疗相比，在由患有相同生理疾病的来访者组成的治疗团体中，参与者能够更好地获得应对疾病的技能[7]。在针对遭受儿童期性虐待的女性幸存者的治疗中，增加团体治疗可以为来访者带来额外的获益：团体治疗减少了来访者的羞耻感，更多地给来访者赋权并增强了她们的心理健康[8]。

当然，来访者的意向很重要。当来访者选择他们偏好的治疗类型时（符合他们期望的疗法）时，他们往往会表现得更好[9]。我们也认识到，来访者可能因为种种原因不愿意参与团体治疗，团体带领者需要在筛选来访者和准备组建团体的过程中加以考虑——这个问题，我们将在本章的后面部分进行讨论[10]。

预测哪些来访者可以在团体治疗中表现良好，哪些来访者最好使用其他形式的治疗，不是一件简单的事。来访者各不相同，有关治疗的决定必须根据个人情况而定。我们纳入和排除成员的标准最好被视为一般准则，即使是有经验的临床工作者也常常会感到惊讶，因为来访者可能在团体治疗中表现得比他们预期要好得多或差得多[11]。因为我们的临床评估能力有限，无法完全精准地判断谁会在团体治疗中表现良好，来访者的实际表现究竟会如何，所以我们需要将实证性更强的测量工具纳入我们的临床观察之中[12]。在许多情况下，似乎会让来访者在团体治疗中失败的变量，可以通过充分的准备、治疗师的共情性回应，以及确保来访者进入适合其所在治疗阶段的团体而被抵消。我们希望这个选择成员的过程尽可能地正确，以保障来访者的利益，并避免因为纳入不合适的成员而影响整个团体的治疗。

排 除 标 准

问题：团体治疗师如何筛选团体心理治疗的来访者？答案：绝大多数治疗师并不会直接选择适合团体治疗的来访者。相反，他们只是排除那些不合适的来访者。面对一大群来访者，有经验的团体治疗师只是去识别出那些无法在治疗团体中工作的来访者并将他们排除，然后接受其他所有的来访者。

这种方法未免显得过于简单。我们所有人都希望筛选过程尽善尽美，但是，在具体操作过程中，列出排除标准远比纳入标准容易得多；一个特征就足以排除某些来访者，而要确定纳入来访者的合理性却需要更为复杂详尽的过程。选择上的错误不仅会影响来访者本身，而且对整个团体来说都是代价高昂的。此处有一个重要提醒：如果来访者不能参与团体的主要任务，无论是出于组织协调、智力、心理还是人际方面的原因，我们都可以预测他们会在团体治疗中失败。

大量临床观察一致表明[13]，有下列问题的来访者不宜参加异质性门诊治疗团体：严重的脑损伤[14]，偏执型人格障碍[15]，躯体化障碍[16]，药物或酒精成瘾[17]，急性精神病[18]或反社会人格障碍[19]。采用《团体选择问卷》（Group Selection Questionnaire）或《团体治疗问卷》（Group Therapy Questionnaire）等有效问卷调查的新近研究结果与上述临床观察结论十分一致，并在后者基础上做了扩充，表明在人际团体治疗工作中，参与者需要具备一定程度的人际交往能力[20]。

另外，还有重要的一点：如果来访者对团体治疗的效果持怀疑态度，治疗效果就会大打折扣，而且，治疗联盟（来访者和治疗师关于治疗目标、治疗任务、治疗关系质量的看法的一致性）会从一开始就受到干扰[21]。上述因素对于有时间限制的短程团体来说更为重要，因为选择团体成员上的失误对这类团体来说是致命的。

来访者要想加入充满活力的人际互动治疗团体，必须具备什么样的特质呢？他们必须有能力和意愿去审视自己的人际行为、暴露自我、从心理上反思自己和他人，以及给予和接受反馈。不合适的来访者容易形成僵化的、对自己和团体都有害的人际角色。在这种情况下，团体反而成了再次塑造和确认来访者错误认知的场所，并不能促成来访者学习或者改变。

反社会人格障碍患者尤其不适合参加人际互动团体治疗。虽然，在治疗早期，他们可能显得相当活跃且具有影响力，但是，最终他们将呈现出一些人际交往方面的基本缺陷，常常会对团体产生戏剧性及破坏性的影响。下面的临床个案便是一个很好的例证。

○ 费利克斯是一名35岁的男性，智商很高，酒精成瘾，生活穷困潦倒，并且他的人际关系带有剥削性质。他与其他2名新的成员一起加入一个进行中的团体。该团体最近因为有成员完成了治疗而减至3人，团体人数已经缩减到使治疗难以持续的程度，因此团体带领者们急切地想恢复团体规模。尽管他们意识到费利克斯并非理想人选，但由于申请者寥寥无几，因此他们决定"铤而走险"，将费利克斯纳入团体。除此之外，他们对费利克斯决定改变生活方式的态度也颇感兴趣。（大多数反社会人格障碍患者似乎永远都"处于生活中的转折点"。）

到第三次治疗时，费利克斯已成为团体中社交及情绪方面的领导者，看起来他似乎比其他成员感觉更敏锐，对痛苦的体验更深刻。他给团体（之前也曾给治疗师）讲述了大量捏造的有关自身的背景资料及生活现状。到第四次治疗时，他已经勾引了一名女性成员（治疗师后来得知）。在第五次治疗时，他带头向治疗师提出成员们对治疗时间过于短促感到不满，并提议不论治疗师是否同意，大家都应该举行更多的会谈，甚至考虑在某个成员家里进行团体会谈。到了第六次治疗，费利克斯在未事先通知团体的情况下消失了。治疗师后来得知，他突然终止治疗，是由于心血来潮决定参加一个2000英里①的自行车旅行，并希望将这些旅行见闻写成文章卖给杂志社。

这个极端的例子证实了具有反社会人格和剥削特质的个体之所以不适合加入异质性门诊团体的一些理由：他们戴着具有欺骗性的面具；他们常常会消耗团体的大量精力，以至于他们离开后团体会陷入失落、迷茫、沮丧的困境而难以自拔；他们极少能接受团体的治疗规范，相反，他们会充分利用其他团体成员甚至整个团体来使

---

① 约为3220公里。——译者注

自己获得即刻的满足。我们并不是指团体治疗本身不适合这类来访者。事实上，一个同质性程度较高并能合理利用团体或机构压力的特定团体治疗形式，对于这类来访者可能是理想的选择[22]。

绝大多数临床工作者一致认为，正经历急性生活危机的来访者并不适合团体治疗，他们接受危机干预治疗会得到更好的效果[23]。严重抑郁并有自杀倾向的来访者也最好不要转介到聚焦于人际互动的异质性治疗团体，因为团体很难给予他们所需要的特别关注（除非以耗竭其他成员的时间和精力为代价）；而且，这些成员的自杀或自伤意念往往使其他成员焦虑不安，不堪重负[24]。但是，这并不意味着团体治疗本身不适合这类来访者，他们可能需要合并个体治疗的团体治疗。由有慢性自杀意念的来访者所组成的结构化同质性团体可能对这类来访者具有疗效[25]。

要形成一个有凝聚力且富有成效的团体，良好的出勤率也是必要条件。所以，明智的做法是排除那些无法规律地参加团体的来访者。他们出勤率低可能是由于某些他们自身无法预料的、难以控制的工作要求。对于那些总是因公外出而每 4～5 次治疗就会缺席一次的个体，最好不要将其纳入团体。同样，面对那些参加治疗路途遥远的团体成员，我们也会有所犹豫。尤其在团体治疗的初始阶段，成员往往感到被团体忽视或对会谈感到不满：或许是由于另一个成员获得了团体大量的时间和关注，或许是团体忙于建立自己的架构而无法确保来访者得到明确的即时满足。深深的挫折感，再加上舟车劳顿，可能会削弱来访者接受治疗的动力并导致不规则的出席。

显然，也有一些例外：有些治疗师会提及他们的来访者不顾路途劳顿，长年累月、坚持不懈地坐飞机来参加团体治疗，或者克服冬季的长途跋涉。有一名成员固定地在会谈当天下午 3 点半下班，赶到另一个城市参加下午 6 点的团体治疗，晚上将近 10 点才回到家。她立志"使赶赴团体的跋涉变得有价值"，而其他成员也被她对团体的执着所打动，更加珍视团体。但一般来说，治疗师应该慎重考虑团体成员参加会谈的时间和路途。网络团体是个例外。

排除标准应与具体的团体类型相吻合。几乎所有的来访者都会适合某些团体。对某人适用的排除标准，可能正是此人得以进入另一团体的确切特征。例如，在我们的乳腺癌患者团体中，晚期转移性癌症患者不适合加入由早期乳腺癌女性患者组成的团体，因为后者的疾病预后要比前者好得多。一个隐藏自我、缺乏心理觉察能力的进食障碍患者，通常不适合长程人际互动团体，但可能适合针对进食障碍、认知行为取向的同质性治疗团体。另外，请记住，有些成员会在第一个团体中表现不佳，但可能从中吸取教训，在之后的团体中令人刮目相看。

脱落者

有证据显示，从团体治疗中过早地脱落不仅对于来访者自身，而且对于整个团体都是有害无益的。一项针对35名在异质性人际互动门诊团体的前12次治疗中脱落的来访者的研究发现，只有3人自称情况有所改善[26]。此外，这3位来访者的症状也只得到了轻微的缓解。在35人中，没有一人是在心满意足地结束治疗的情况下离开团体的，他们每个人都对团体经历感到不满。此外，他们的脱落还会对团体中的其他成员造成负面影响，使留在团体中的成员深感威胁而意气消沉。实际上，很多团体带领者都报告了"波纹效应（wave effect）"，意指部分成员的脱落导致其他更多成员的脱落。团体的健康发展要求团体保持成员的稳定性，团体成员一连串的脱落可能会使团体历经数月仍原地踏步，成熟的过程将受到干扰。

过早的脱落对来访者自身而言是一个失败，同时，对于团体中剩余成员的治疗也十分不利。不幸的是，这样的情况在心理治疗中十分常见[27]。从私人诊所到大学附属医院诊所，到退伍军人门诊部，针对团体治疗脱落率的调查都显示，团体治疗的脱落率从17%到57%不等[28]。虽然这一脱落率并不比个体治疗的高，但却更让团体治疗师感到担忧，因为团体中的脱落现象还将对团体中的其他成员造成负面影响。

对早期脱落者进行研究不仅有利于我们建立可靠的排除标准，而且为筛选过程提供了一个重要目标。在筛选过程中，如果我们学会识别那些特别容易脱落的来访者，这本身就是一大成就。这也使我们有机会引导这些来访者接受其他治疗，或帮助他们更多地做好入组准备，或防止我们的反移情引起来访者对团体的消极体验。尽管早期脱落的成员并非团体治疗工作上唯一的失败者，但是，毫无疑问，他们的治疗确实失败了[29]。我们可以认为这样的可能性是不存在的——早期脱落的成员从治疗中有所获益，而这种获益会在之后显现出来。一项较早的针对会心团体成员所做的疗效研究显示，对团体有负性体验的成员，在团体结束很久之后他们的感受依然没有改变。在离开团体6个月后，这些成员中没有任何人在访谈中表示他们已经"将团体经验重新整合"，并且从团体经验中获得了延迟的疗效[30]。如果他们当初带着焦虑不安或沮丧离开团体，那么，他们很可能将一直保持这种状态。

　　请记住，对团体脱落者的研究并未告诉我们任何有关持续参与团体的成员的信息。持续参加团体是成功治疗的必要条件而非充分条件，尽管研究证据一致表明，持续接受治疗并完成疗程者的疗效最佳[31]。

脱落和过早终止治疗的原因

　　针对各种情境下的团体治疗的一系列严谨研究，对于过早脱落的来访者特点得出了趋向一致的结果[32]。这些研究显示，过早脱落的来访者在最初的筛选过程或者在开始的几次会谈中，就具有以下的某项或多项特征：

- 心理觉察能力较弱；
- 有付诸行动的倾向；
- 治疗动机不足；
- 冲动行事，反思较少；
- 积极情绪较少；
- 更多地否定痛苦或否认需要治疗；
- 严重的躯体化症状；
- 物质滥用；
- 较强的愤怒与敌意；
- 较低的社会经济地位；
- 较低的社会效能；
- 智商较低；
- 缺乏对团体治疗工作原理的理解；
- 基于体验或预期认为团体缺乏文化敏感性；
- 缺乏社交技能；
- 非常严重的情绪或心理困扰；
- 处于严重危机之中，无法专注治疗；
- 对个体心理治疗的强烈偏好；
- 早期即对团体或团体带领者不满。

表8.1 团体治疗脱落率

团体类型	团体时长	团体治疗次数	脱落率
大学附设门诊诊所	普通团体，开放式	12次以内	50%[1]
大学附设门诊诊所	哀伤团体，封闭式	12次以内	28%[2]
大学附设门诊诊所	短程团体	8次以内	39%[3]
大学附设门诊诊所	开放式团体	3次以内	57%[4]
退伍军人门诊诊所	开放式团体	9次以内	51%[5]
退伍军人门诊诊所	开放式团体	16次以内	50%[6]
大学附设门诊诊所	开放式团体	12次以内	35%[7]
私人执业及诊所	开放式团体	3次以内	30%[8]
诊所及医院	住院及门诊团体	20次以内	25%[9]
私人执业	长程，分析取向团体	12个月以内	35%[10]
门诊诊所	开放式团体	12次以内	17%[11]
门诊诊所	短程团体	5次以内	17%[12]
私人执业及诊所	分析取向团体	10次以内	24%[13]
诊所	动力取向团体	6个月以内	17%[14]
私人执业	动力/分析取向团体	6个月以内	27%（治疗师 A） 38%（治疗师 B）[15]
私人执业	分析取向/长程团体	1年以内	55%[16]
大学心理咨询中心	人际互动/人际关系团体	12次以内	31%（治疗师 A） 45%（治疗师 B）[17]
门诊诊所	复杂性哀伤团体	8次以内	23%[18]
门诊诊所	针对抑郁症的认知行为团体	12次以内	48%[19]

来源：

1. R. Klein and R. Carroll, "Patient Characteristics and Attendance Patterns in Outpatient Group Psychotherapy," *International Journal of Group Psychotherapy* 36 (1986): 115-32.

2. M. McCallum and W. Piper, "A Controlled Study for Effectiveness and Patient Suitability for Short-Term Group Psychotherapy," *International Journal of Group Psychotherapy* 40 (1990): 431-52.

3. M. McCallum, W. Piper, and A. Joyce, "Dropping Out from Short-Term Group Therapy," *Psychotherapy* 29 (1992): 206-13.

4. E. Nash et al., "Some Factors Related to Patients Remaining in Group Psychotherapy," *International Journal of Group Psychotherapy* 7 (1957): 264-75.

5. B. Kotkov, "The Effects of Individual Psychotherapy on Group Attendance," *International Journal of Group Psychotherapy* 5 (1955): 280-85.

（续表）

6. S. Rosenzweig and R. Folman, "Patient and Therapist Variables Affecting Premature Termination in Group Psychotherapy," *Psychotherapy: Theory, Research and Practice* 11 (1974): 76-79.

7. I. Yalom, "A Study of Group Therapy Dropouts," *Archives of General Psychiatry* 14 (1966): 393-414.

8. E. Berne, "Group Attendance: Clinical and Theoretical Considerations," *International Journal of Group Psychotherapy* 5 (1955): 392-403.

9. J. Johnson, *Group Psychotherapy: A Practical Approach* (New York: McGraw-Hill, 1963).

10. M. Grotjahn, "Learning from Dropout Patients: A Clinical View of Patients Who Discontinued Group Psychotherapy," *International Journal of Group Psychotherapy* 22 (1972): 306-19.

11. L. Koran and R. Costell, "Early Termination from Group Psychotherapy," *International Journal of Group Psychotherapy* 24 (1973): 346-59.

12. S. Budman, A. Demby, and M. Randall, "Short-Term Group Psychotherapy: Who Succeeds, Who Fails," *Group* 4 (1980): 3-16.

13. M. Weiner, "Outcome of Psychoanalytically Oriented Group Therapy," *Group* 8 (1984): 3-12.

14. W. Piper, E. Debbane, J. Blenvenu, and J. Garant, "A Comparative Study of Four Forms of Psychotherapy," *Journal of Consulting and Clinical Psychology* 52 (1984): 268-79.

15. W. Stone and S. Rutan, "Duration of Treatment in Group Psychotherapy," *International Journal of Group Psychotherapy* 34 (1984): 93-109.

16. K. Christiansen, K. Valbak, and A. Weeke, "Premature Termination in Analytic Group Therapy," *Nordisk-Psykiatrisk-Tidsskrift* 45 (1991): 377-82.

17. R. MacNair and J. Corazzini, "Clinical Factors Influencing Group Therapy Dropouts," *Psychotherapy: Theory, Research, Practice and Training* 31 (1994): 352-61.

18. M. McCallum, W. Piper, J. Ogrodniczuk, and A. Joyce, "Early Process and Dropping Out from Short-Term Group Therapy for Complicated Grief," *Group Dynamics: Theory, Research, and Practice* 6 (2002): 243-54.

19. T. Oei and T. Kazmierczak, "Factors Associated with Dropout in a Group Cognitive Behavior Therapy for Mood Disorders," *Behaviour Research and Therapy* 35 (1997): 1025-30.

上述结论表明，很多时候，富者越富，贫者越贫。这是多么悲伤而荒谬！那些最缺乏参与团体所需的技能和特质的来访者（也正是那些最需要接受团体治疗的来访者）最可能失败！正是这一自相矛盾的现象激发我们对治疗团体做出调整，使其适合更多需要帮助的来访者。我们需要使我们的团体适应我们的来访者，而不是相反[33]。

因此，请记住，上述特征应当被视为注意事项而非绝对禁忌。在某个团体中失败的人，可能在其他团体会表现得很好。我们的目标应当是减少脱落，而不是根除脱落。如果我们建立的团体从未有过脱落，那么可能是我们的门槛设置过高了，因而排除了那些需要帮助、事实上我们也可以帮助的来访者。

在此，我们还将细致地讨论最后一项研究，因为它与筛选成员的过程有着紧密联系，其研究结论已被其他研究所重复验证[34]。我（亚隆）对一所大学教学医院门诊部的9个治疗团体前6个月的治疗进行了研究，并调查了在前12次治疗内脱落的所有来访者。这些团体共有97名来访者（71名老成员，加上26名后来加入的成员），其中35名成员属于早期脱落者。研究获得了大量分析资料，这些资料来自团体观察员以及对脱落者与团体带领者的访谈记录和问卷调查。

数据分析的结果显示，来访者从治疗中脱落主要有以下9个原因：

1. 外部因素；
2. 团体的特异者；
3. 亲密感的问题；
4. 对情绪传染的恐惧；
5. 无法与他人共享治疗师；
6. 同时进行个体治疗和团体治疗的复杂因素；
7. 早期挑衅者；
8. 对待治疗的态度不恰当；
9. 亚团体的出现使情况变得复杂。

通常，导致来访者终止治疗的因素不止一个。有些因素与外部环境或来访者带入团体的持久稳定的人格特点有着紧密的联系，因而与筛选过程有关；另外一些因素则与治疗师的行为相关，或与团体内出现的问题有关（例如，治疗师的技术和能力）[35]。与建立筛选标准最相关的因素是外部因素、团体的特异者以及亲密感的问题。

外部因素　组织协调方面的原因（例如，无法协调的时间冲突、搬迁等）其实在终止治疗的决定中无足轻重。当深入研究来访者终止治疗的理由时，我们通常会发现，与团体相关的压力才是真正促使来访者离开的原因。然而，在初次筛选会谈时，治疗师通常应当询问来访者是否有即将到来的重大生活变化，如搬迁，以及来访者是否能够按时参加团体会谈。虽然来访者在治疗中产生进展的速度存在差异，但相当多的证据表明，以缓解症状和改变内在性格结构为目标的治疗往往不是短程的治疗模式——至少也需要 6 个月[36]。因此，若来访者在未来数月内极有可能被迫中断治疗，则不应将其纳入此类治疗团体。这样的来访者更适合接受问题取向的短程团体治疗。

外部压力被视为来访者过早脱落的原因之一。研究中有几位来访者被外部生活事件困扰，以至于很难把精力集中于团体会谈。当来访者与外部生活中的重要人物的关系岌岌可危并因此身心俱疲时，他们很难去关注和探索他们与团体其他成员的关系。此时，他们自己的问题迫在眉睫，去关心其他成员各自的问题就显得毫无意义和令人沮丧。外部压力包括严重的夫妻冲突及婚姻危机、事业或学业上的挫折、与家人关系破裂、丧失亲友以及严重的生理疾病。当上述情况发生时，来访者应当被转介至专门为处理这些问题所设的团体。以急性哀伤事件为例，急性哀伤的持续时间通常有限，因此，当来访者出现复杂且持久的哀伤反应时，最好将他们转介至短程哀伤处理团体[37]。

治疗师需要注意一个重要的差异！如果来访者的目标仅仅是想缓解分手后的痛苦，那么他可能适合参加短程的、问题取向的团体。但是，如果来访者想改变使其反复置身于痛苦情境的自身因素（例如，反复爱上那些最终不可避免要离之而去的人），那么他就适合参加更长程的治疗团体。

作为过早脱落的一个因素，外部压力的重要性常常难以衡量，因为外部压力常常继发于内部心理因素。来访者精神上的困扰可以导致其生活环境受到扰动，进而引发外部压力；或者来访者通过强调或夸大外部的问题，从而防御在团体治疗过程中被激起的焦虑情绪。许多来访者认为外部压力是他们终止治疗的主要原因，但我们每次深入研究都会发现，外部压力最多只是导致来访者脱落的诱因，而并非充分条件。

因此，在筛选过程中，如果来访者具有过多外部压力，治疗师不应将其作为高强度团体治疗的首要人选。如果这样的来访者的确加入了团体，治疗师应尽量鼓励其在继续参加团体的同时解决外部压力——例如，新近入职使来访者无法按时下班去参加团体会谈。随着来访者内在的阻抗得到修通，外部压力也通常变得更加可控。

团体的特异者　对那些因身为团体中的特异者而最终脱落的成员进行研究分析，可以为筛选过程提供丰富的信息。但是，我们首先应当对特异者这个词做一个界定——它指的是无法融入某个特定团体，并且对团体任务造成干扰的成员。几乎每一个团体成员在某一个维度上都是与众不同的，如最年轻的成员、最年长的成员、唯一未婚的成员、唯一的LGBTQ成员、病情最严重的成员、唯一的亚裔美国人、唯一的学生、最愤怒或最安静的成员等。

但是，在这个研究中，三分之一的脱落者在和团体参与相关的关键问题上都与其他成员存在显著差异。这些来访者的行为各不相同：有的人沉默不语，有的人聒噪、愤怒且破坏团体秩序。但是，不管怎样，他们总是特立独行的，并且被治疗师和其他成员视为团体发展的绊脚石。团体成员和治疗师将他们形容为"无法融入团体"的人，事实上，他们自己也常常这么说。他们无法理解心理过程、缺乏参与兴趣或刚愎自用，与团体工作的"此时此地"格格不入。他们最常被描述为缺少心理觉察能力和缺乏人际敏感度。相比于其他成员，这些来访者的社会经济地位和受教育程度通常更低。在沟通方面，他们停留在描述症状、给予或寻求建议、直接做出评判，或者回避讨论即时的感受与"此时此地"互动的阶段。这一研究结果与其他人的研究结果相似[38]。

在众多脱落者中，慢性精神疾病患者占有一定的比例。他们在努力达到勉强适应环境的状态。要求这些患有慢性精神疾病（例如精神分裂症）的来访者高度表达情感，会对他们产生负面的心理影响，因此高强度的人际互动团体对这些人群并不适用，而结构化的、支持性的心理教育团体则对之更为有效[39]。

研究还发现，有两个来访者的生活方式与其他成员有巨大差异，但他们并没有因此脱落。其中一个成员有卖淫史，另一个则有吸毒和贩毒史。然而，这两个来访者在妨碍团体发展的因素（心理洞察能力、人际敏感度及有效沟通）上，与其他成员相比并无明显缺陷，因此从未成为团体的特异者。

这项研究针对团体特异者所得出的结论，与社会心理学研究、临床经验和使用新型团体选择工具（如《团体选择问卷》）得到的结果十分一致。上述研究的结论也与大多数团体带领者的亲身经历相吻合：不适合某个团体的来访者不太可能从团体治疗中受益，即使他们在团体之初得到了很多的关注。这些来访者会减慢团体的发展速度。他们会通过一种僵化、控制或轻蔑的风格破坏团体的互动过程，并对团体其他成员造成负面影响。他们不思改变，在团体这一社会缩影中，再次重现了他们生活中的核心问题。同时，他们对此缺乏反思，也缺乏对此工作的心理能力，这种现状往往会损害他们的自尊，也会损害其他成员的治疗热情。整个团体对这类特异者也缺乏影响或改变能力，而团体成员最终会避开特异者，特异者的治疗收获将微乎其微。这类成员在团体中的社会地位通常较低，这会影响他们的身心健康，使他们对社会群体的负面情绪体验雪上加霜[40]。

这项研究中的一位团体特异者的情况能够阐明这一点。有一名孤立的、以僵化的方式自我防御的中年男性没有过早终止治疗，因为他同时在接受个体治疗，而个体治疗给了他强大的支持。然而，他在团体中不但一直是孤立的，而且在治疗师和其他成员看来，他已成为团体进展的绊脚石。起初，团体为这名特异者耗费了大量精力，最终团体放弃了努力，并在很大程度上把他排除在沟通关系之外。但是，团体一直无法彻底遗忘或忽视这位特异者，而这减慢了团体的工作节奏。如果团体中存在某些重要却不能谈论的人物或事情，那么团体整体的沟通总会出现一定程度的压抑。有一个被剥夺权益的成员在场，整个团体将永远不能真正自由地发挥功能；在某种意义上，团体进展的速度不可能不受那个总是拖后腿的成员的影响。

莫顿·利伯曼、马修·迈尔斯和我（亚隆）已证实，特异的团体成员（被其他成员视为"团体之外"的成员，或严重误解团体规范的成员）几乎没有机会从团体中受益，而且很可能会产生持续的负性体验[41]。

现在，让我们把这些研究发现和临床观察应用到筛选过程中。在筛选会谈中，要识别谁将会成为治疗团体中的特异者并不困难。在全面深入的会谈中，这些人会明显地表现出一些特点：弱化内在精神活动及人际因素的重要性，不愿意接受人际互动的影响，并且倾向于将不良的情绪体验归咎于生理和外部环境因素。他们中的有些人在心理功能上有很大受损，通常是因为他们的个体治疗毫无进展，个体治疗师感觉受挫并因此推荐他们接受团体治疗——或许是想要把他们的照护服务转移到个体治疗之外。有时，推迟来访者进入团体治疗的时间，会给他们提供更多的机会，他们可能会从心理药理学治疗中受益，或者通过个体治疗使病情稳定，这样可使他们之后的团体治疗效果更佳。

临床工作者常常错误地认为，即使这些来访者和其他成员的相处并不融洽，他们仍将从整个团体的支持中获益，并有机会提高社交技能。根据我们的临床经验，这个期望不会实现。团体最终将排挤特异者。治疗师也倾向于公开或者隐蔽地回避这些来访者，把治疗力量放到那些值得为之努力的来访者身上[42]。

然而，有时候，来访者最初的表现似乎提示他们的团体治疗会以失败告终，但实际上他们却取得了惊人的好转。

○ 桑德拉是一名60岁的离异女性，她经精神科医生的推荐加入了一个刚成立的、32次的人际治疗团体。她有严重的社交孤立和囤积物品的问题。她对自己的囤积癖感到非常羞耻，以至于她对此话题讳莫如深，即使在囤积主题的同质性团体中也是如此。她经常缺席，即使参加会谈也是袖手旁观。这次，桑德拉被推荐加入人际团体，她希望能减少焦虑性回避和社交孤立，她同时也正接受个体心理治疗。

　　在第一次入组评估中，种种迹象表明，她的团体治疗可能会以失败告终。桑德拉具备我们刚刚谈到的许多因素：她的古怪行为和另类着装，严重的社交回避，对囤积行为的羞耻，以及人际僵化。我们还谈到她在先前的团体治疗中的失败。然而，她在入组评估中一再表明，她绝不会辜负这一机会，不会再次失败了。尽管桑德拉给人留下了不佳的第一印象，随着访谈的进行，我（莱兹克兹）发现她正逐渐进入状态。

　　我们共同确定了目标，她的团体工作的重点是能够和其他成员互动，并处理由此引发的情绪。她表示，无论自己承受着什么痛苦，她都会尝试在团体中谈论它。值得称赞的是，她在第一次会谈中就表达了她的愿望——努力参与治疗，希望自己不会失败也不会逃离。她描述道，她觉得自己一生都在预期人际关系中会出现灾难性后果，始终对被拒绝、羞辱和贬低充满恐惧。团体成员纷纷赞赏了她的开放和勇气。之后桑德拉经历了几次人际危机，她发电子邮件询问我，她是否应该继续留在团体中。她担心自己误解他人的行为、对团体事件反应过度，并且她非常担心遭到其他成员的排斥。然而，每一次，我和团体成员都向她提供了支持。她参加了 32 次会谈中的 30 次，并作为一名受重视的团体成员结束了治疗，她终于感觉"自己可以融入人群了"[43]。

综上所述，治疗师必须筛选出可能成为团体特异者的人选。使用实证测量工具（如《团体选择问卷》）来辅助临床评估可能对筛选过程非常有帮助。然而，这种筛选仍会带有主观性；所谓特异者的特异之处在于其在团体中的人际行为，而不在于特异的生活方式或过往经历。

亲密感的问题　有些来访者从团体治疗脱落是因为与亲密感相关的冲突。他们会以各种不同的方式来表达这种冲突，包括分裂样退缩、不加抑制或过度抑制的自我暴露以及不切实际地要求与他人立即建立亲密关系等*。

在团体中，一些被诊断为分裂样人格障碍的来访者（表现出社交退缩、人际冷淡、冷漠、内向及自我封闭的倾向），在建立关系以及人际交流方面会遇到相当大的困难。团体治疗刚开始，这些成员都决心通过团体学会表达自己的情感，并矫正先前适应不良的人际互动模式。然而，他们都未能达到这一目标，并因此感到焦虑不安、灰心丧气。治疗师将这些人在团体中的角色描述为"孤立者""沉默者""边缘分子"和"神秘角色"等。

用当代的诊断术语描述，一些曾被诊断为分裂样人格的团体成员，今天很可能会被诊断为一级孤独症。根据临床表现区分这两种状态可能很难；两者都具有人际关系显著受损的特点。分裂样人格的个体的人际关系受损会表现为对他人缺乏兴趣、疏离、情绪淡漠和倾向于与外界隔绝[44]。相比之下，孤独症谱系障碍患者通常会忽视社交线索，常常出现社交焦虑，渴望社会接触——却不知道如何以恰当的方式与人相处。孤独症谱系障碍患者可能比较适合参加结构化的社交技能团体，对于他们来说强调人际探索的团体并不适用[45]。本研究中的大多数分裂样人格成员终止了团体治疗，因为他们对从团体治疗中获得帮助不抱希望（见第 12 章）。

另一名在亲密关系方面存在冲突的来访者，由于别的原因离开了团体——害怕

＊ 脱落者的类型之间存在大量重叠。许多由于亲密感问题而离开团体的来访者，也因为亲密感问题导致的外显行为而成为团体中的特异者。

自己对其他团体成员做出攻击行为。最初，他因为感觉自己要失控而寻求治疗："当我失控时，我担心自己会杀人……导致我只能拒人千里。"他以理智的姿态参加了前四次会谈，但是却对其他成员的情绪表达感到非常恐惧。在第五次会谈中，一名成员喋喋不休地独占了整个会谈的时间，这名来访者不仅对该成员感到愤怒，而且对团体其他成员对此现象放任自流的态度也极为愤怒，于是在没有任何预告的情况下突然退出了治疗。

其他来访者的亲密感问题则以别的方式呈现：有些人一直对自我暴露充满恐惧，这会妨碍其参与团体会谈，最终导致其脱落；另一些人则过早地、不加限制地进行自我暴露，然后突然终止治疗；还有一些人不合时宜地要求立即与其他成员发展亲密关系，这反而使自己在团体中无立足之地。一名早期退出团体的成员在第一次会谈中就使团体心绪不宁，她对团体声称她有抑制不住的、议论他人的冲动，担心自己难以保守秘密。

在亲密感方面存在严重冲突的来访者，在成员筛选和治疗管理工作中都对治疗师构成了特殊的挑战（见第12章）。具有讽刺意味的是，这些来访者也正是特别能从成功的团体经验中受益的人。这些既往生活中缺乏良好人际关系的来访者，将从亲密的团体互动中获益匪浅。然而，如果他们在过去的人际关系中受到过于严重的剥削，那么他们可能会感觉团体对他们太具威胁性，并因此带着比过去更沮丧的心情从治疗中脱落[46]。

○ 杰克是一名58岁的单身男性，他认为团体治疗也许对别人有用，但对他没有帮助。他声称，与团体中的其他人相比，他对人际关系兴趣索然。他童年的大部分时间都被寄养在不同地方，从一个家庭转移到另一个家庭；成年后，他认为人际关系总是出于个人的利益。尽管杰克经常出席团体，我（莱兹克兹）们对他的核心问题的看法也都一致，但他的进展甚微。虽然团体一直鼓励和尊重杰克，几个月后，他还是向团体表达祝愿并离开了团体。后来，他在某种绝望的状态下，要求转诊到个体心理治疗。事实最终证明，个体治疗对他更有帮助。

新近的研究表明，具有冷漠和回避型依恋风格的来访者会为团体带来挑战。他们自我依赖，抗拒归属的需求，不信任来自他人的关爱*。至少，他们需要更长时间来与团体中的其他人建立关系[47]。高度抵抗和过度反应的来访者将会挑战治疗师的权威，他们需要别人尊重他们的节奏和对自主性的需求[48]。人格问卷也能提供有用的信息。例如，体验到强烈痛苦和羞耻感的来访者较容易脱落。他们与外倾性和尽责性得分高的成员形成鲜明对比，后者更有可能从一而终地投入团体治疗工作[49]。

那些渴望社交关系但又被自己拙劣的人际交往技能所阻碍的来访者，特别容易产生心理困扰。团体中充满与人建立联结的机会，但他们却无法把握这样的机会，这让他们感到挫败。虽然他们能感受到团体高度的凝聚力，但他们仍然置身其外，犹如老水手的谚语——"大海里都是水，但是没有一滴可以喝"。当然，最能预测团体疗效的是每个成员归属感的强弱，而不是团体凝聚力的高低[50]。

所以，有亲密感问题的来访者既有适合团体治疗的指征，也存在不适合团体治疗的潜在禁忌。这个问题是两面的：如何识别和筛除那些无法承受团体体验的人，又如何甄别和保留那些可能从团体中获益的人。单单根据入组前的评估，是很难做出判断的。

病态的自恋者，或者对自我暴露充满恐惧的来访者，通常也不是人际互动团体治疗的合适人选。但是如果此类来访者对自己建立关系的能力不满意，表现出强烈的改变动机，并且对自己的内心世界表现出探索的欲望，那么，他们可以尝试团体治疗。但是要记住，这些个体的人际防御，如退缩、贬损或自我吹捧，都可能导致他们的团体角色功能失调[51]。

量身定制的入组前准备可以降低成员早期脱落的风险。（我们将在第 9 章详细讨论团体开始前的准备工作。）当治疗师向已经成形并快速行进的团体中添加新成员时，应更加谨慎。通常，为了让脆弱的来访者顺利开始团体治疗或留在团体中，个

---

* 在对来访者的初始评估中增加关于依恋类型的评估可能非常有帮助。虽然测量依恋类型的黄金标准是采用密集的、结构化的访谈，如成人依恋访谈（Adult Attachment Interview），但简明、快捷的自陈量表也具有实用价值，并且可以通过西奈卫生系统（Sinai Health System）和多伦多大学的"自我评估测试（The Self-Assessment Kiosk）"在线访问。《关系风格问卷》（The Relationship Style Q）是《亲密关系经历量表》（Experiences in Close Relationships Scale）的修订版，是一份经过良好验证的依恋自陈问卷。"自我评估测试"能自动快速地进行评分，给治疗师提供有关来访者的定量和定性反馈。

体治疗和团体治疗需要同时进行[52]。

对情绪传染的恐惧及其他原因 我们已经讨论了导致过早脱落的最突出因素，现在将研究其他相关因素。数名从团体治疗中脱落的来访者表示，听到其他成员的问题会给他们造成负面的影响，仿佛情绪痛苦具有传染性。这是一个主要的担忧，也是一些来访者选择个人治疗而不是团体治疗的原因[53]。一名男性成员说，在团体治疗的3周里，别人身上的问题让他焦虑不安，每天晚上都会梦见这些问题，白天也会不断重温。其他来访者则报告，他们被各自团体中的某位有严重心理困扰的来访者搅得心神不宁，他们都害怕看到自己身上具有与他相同的问题，并且担心这样的接触会引起个人的退行。担心这类问题的人往往自我感较为脆弱，自我界限容易被侵蚀。

除非个体在入组前的筛选过程中明显表现出对于情绪被传染的恐惧，否则，这一点对团体的纳入或排除标准并不具有特别的指导意义。敏感的治疗师可以有效地在治疗过程中对此加以处理。有时来访者必须逐渐地进行自我脱敏。我们了解到有一些来访者退出了若干个团体，但仍坚持不懈，最终留在了某一个团体中。治疗师可以通过澄清来帮助来访者意识到，他们对别人的痛苦的态度将给他们的治疗带来不利影响。一个连倾听别人的困境都感到难以忍受的来访者，又如何与他人发展友谊呢？如果来访者可以承受这种不舒适的感觉，团体就可以为他们提供一种理想的治疗模式。

从团体治疗中脱落的其他原因包括：无法与他人共享治疗师、同时进行个体治疗与团体治疗带来的复杂情况、早期挑衅者、对待治疗的态度不恰当以及亚团体的出现使情况变得复杂（可能会使大的团体产生分裂）等。这些通常是由于治疗师使用了不当的治疗技术所引起的，随后的章节将对这些原因加以讨论。然而，有时，这些问题不仅仅是源自选择成员的失误，也不仅仅是由于治疗技术使用不当，而是来自对团体治疗工作方式的错误预期和误解。例如，一些来访者由于无法与人共享治疗师而终止治疗，他们始终抱有这样一个信念：他们在治疗中所能取得的进步完全取决于他们能从团体治疗师身上得到多少资源（包括时间、关注等）。有一位团体成员一直在思考团体治疗的时间分配："我们有9个人，团体会谈是90分钟，所以我们每人只有10分钟，这能有多少价值？"

当某些过分依赖并迷信权威的成员被推荐接受团体治疗时，这背后隐藏着一个目标：他们的个体治疗师试图利用团体治疗来让他们结束个体治疗。显然，团体治疗并不能作为协助结束个体治疗的方法，在治疗前的筛选工作中，治疗师应该对那些不恰当的转介保持警惕。然而，有时为了减轻来访者对个体治疗师的依赖，在个体治疗的基础上慎重地增加团体治疗是一个绝佳的选择，团体和个体治疗可以同时进行。

正如前面章节所述，有大量证据表明——治疗联盟的强度可预测治疗的结果[54]。如果来访者和治疗师之间未能建立起良好的治疗联盟，治疗师就应该进行自我审视：失败不应仅仅归咎于来访者[55]。一项针对10名脱落者的研究调查发现：有几名来访者缺乏有效的团体前准备，而另一些成员则对自己被推荐接受团体治疗的原因有误解[56]。他们对参加团体治疗没有明确的目标，有的来访者甚至怀疑治疗师的动机，质疑是否只是因为团体需要的人数不够，所以才将他们纳入团体。一些来访者因为被置于有严重心理失调的成员存在的团体中而感到受伤，他们认为这体现了治疗师对他们状况的判断。有些人单单因为被转介到团体而感到委屈，似乎这样就把他们的状态从独特贬为平庸。

纳 入 标 准

观摩异质性人际团体的学员往往会问出相同的问题：谁应该被转介到团体治疗中？我们刚才观察的那些成员是怎么进入这个团体的？临床上一个明显的纳入标准是来访者的治疗动机[57]。来访者必须要有强烈的动力去接受治疗，特别是团体治疗。团体治疗既不简单，也不容易。参加团体治疗，动机是必不可少的。如果来访者是被送来接受治疗的——不管是由配偶、缓刑官、个体治疗师还是任何机构送来的——团体治疗都无法起效。对团体的许多误解可以在团体开始前的准备工作中消除和纠正，但是，如果你在访谈或来访者的问卷回答中发现来访者对加入团体怀有深深的抗拒，你就不应该将其纳入团体[58]。

大多数临床工作者认为，一个重要的纳入标准是来访者在人际关系领域存在明显的问题，例如：孤独、羞怯、社交退缩、无法与人建立亲密关系、举止粗鲁、难以和权威相处、自恋、谄媚、依赖、觉得自己不讨人喜欢、不停地渴求赞美等。一旦我们确认来访者面临某种主要的人际困境，那么一个有趣的问题就出现了：我们采用的治疗措施是在回避还是解决这一困境？迄今，尚无现成的团体治疗研究可用于指导我们做出回答。但是我们可以借鉴美国国立精神卫生研究院对抑郁症治疗的研究结果。这项针对抑郁症的限时性个体治疗的大型研究得出的结论是，个体需要具备一定的人际交往能力，才能有效利用以人际互动为核心的治疗[59]。同时，如果团体成员能够理解自身问题的核心与人际能力有关，这将有利于加强治疗联盟[60]。

面对那些难以为自己的行为负责的来访者，或者对于那些无法准确报告生活事件（因为盲点或自我协调方面的性格病理机制）而导致个体治疗收效甚微的来访者，有些临床工作者会建议他们接受团体治疗[61]。路易斯·奥尔蒙特谈到，团体治疗对于许多在个体心理治疗中具有挑战性的来访者有很大价值，他们可能受益于团体成员提供的多种反馈和诠释[62]。

对于那些缺乏自控能力的冲动型来访者，团体治疗比个体治疗更为有效[63]。面对这类来访者，个体治疗师常常很难同时身兼参与者和观察者两个不同的角色。而在团体中，这两个角色由成员们共同分担。例如，有些成员会突然奋力与冲动型来访者对峙，而另一些成员则充当公正无私的见证者。冲动型来访者对后者的反馈的信赖远远超过对治疗师的信赖。

在人际问题并不突出（或者对来访者而言并不明显）的情况下，团体治疗仍然是可供选择的治疗模式。例如，一直使用理智化的防御方式的来访者，可能会因为团体中的情感刺激而获益。另一些来访者可能会因为对治疗师产生强烈的移情反应，在个体治疗中举步维艰：他们无法忍受这种两人间的亲密感，需要其他团体成员提供现实检验才能使治疗得以开展。其他来访者则容易激起个体治疗师强烈的负性反移情，因此团体治疗也成为其最佳选择[64]。

○ 乔治是一名38岁的男性，经他的女性个体治疗师介绍进入团体治疗。他苦恼于自身的愤怒与回避温情和依赖的倾向，他认为这些特点可以追溯到他小时候的经历——他曾受到残酷的父亲的虐待。（第2章描述了乔治的案例："先发制人"。）当乔治的小儿子和他亲昵地打闹时，他非常害怕，并开始寻求个体治疗的帮助，因为他担心自己可能也会成为一名施虐的父亲。

刚开始，个体治疗的效果很好，但不久，治疗师开始对乔治粗鲁、带有攻击性的性言论感到不安。当乔治向治疗师暗示，自己能够用性的方式对她表达最好的谢意时，她变得尤为担忧。虽然治疗受到阻碍，但由于乔治有其他的收获，治疗师不愿就此结束治疗。于是，治疗师推荐他接受团体治疗，希望他同时进行团体和个体治疗，以期能够澄清移情和反移情及降低其强度。团体为乔治提供了支持和挑战，而乔治在后续的团体治疗与个体治疗中均有获益。

许多来访者会在没有明显人际问题的情况下寻求治疗。他们会举出一些促使当代来访者寻求治疗的共同问题：感觉生活中少了些什么、无意义感、弥漫性焦虑、快感缺失、角色混乱、轻度抑郁、自贬或自伤行为、强迫性工作狂、害怕成功、述情障碍等[65]。如果我们仔细观察就会发现，如前所述，所有这些问题都有人际关系方面的成因。如果来访者能够理解人际团体治疗的价值，那么团体治疗可以像个体治疗一样成功地解决这些问题[66]。

有关纳入标准的研究

制定任何系统性的纳入标准，都必须基于对团体治疗成功的来访者的观察。虽然这类研究很难开展，但临床上对于哪类成员可能更多受益于团体治疗的理解正日益深入。那些可能受益的成员刚好与上述脱落者形成鲜明对照[67]。但有时判定团体治疗中谁在进步、谁在退步并不容易。通过疗效问卷和进程问卷来获得来访者的反馈也许有助于治疗师做出判断[68]。

一个研究小组对5个门诊治疗团体的40名来访者进行了为期一年的研究，试图确定治疗前的哪些因素可以有效地预测团体治疗的疗效。研究小组对疗效进行评估，并计算出治疗前的多个变量与疗效之间的相关性。研究结果显示，治疗前的因素，包括心理成熟度、治疗师对结果的预测、先前的自我暴露及人口学数据等，并不能对团体治疗的疗效进行预测。但是，在第6次及第12次治疗后测得的两个因素——团体对来访者的吸引力和来访者在团体中受欢迎的程度——却能对一年以后的治疗效果进行预测[69]。受欢迎程度与良好疗效之间存在较高相关性的发现，对治疗师的筛选工作具有一定的指导意义。这是因为研究者发现，先前自我暴露程度高、在团体中积极主动以及具有内省力，都是受团体欢迎的一些必要条件[70]。能够帮助团体达到治疗目标的成员更受欢迎，在团体中地位更高[71]。这些发现强调了在每个团体中纳入一些特定成员的价值，这些成员的开放性促进了团体互动，使所有人感觉更加安全，更敢于承担风险。最近的研究证实了这些发现[72]。心理上的"富人"在治疗中会变得更富有，而帮助"穷人"致富的一种方法就是，让他们和这些成功的团体成员一起参加团体，走上"共同富裕"的道路。

早期的会心团体研究报告了类似的发现。团体中收获最大的来访者是：高度重视并渴望个人改变的人；对团体抱有很高期待的人；那些认为自己在理解自身感受和他人感受这两方面敏感度不够的人；预期团体能提供适当的沟通机会，并且相信团体治疗可以协助他们弥补不足之处的人。如果具备上述态度，并且愿意在团体中冒险尝试，那么这样的成员常常会在团体中收获颇丰[73]。

对团体的积极期望可预测良好的疗效，这个发现已获得大量研究的支持：来访者越相信治疗（不论是团体还是个体治疗）有效，治疗就会变得越有效[74]。正如我们所指出的，对于初次接受治疗的人来说，团体治疗是具有挑战性的疗法。先前治疗经验的作用是非常重要的，有经验的来访者对治疗有更积极、更具有现实性的期待。治疗师和来访者在治疗期待上的一致看法可以加强治疗联盟[75]。对于治疗的期望不仅是治疗师在筛选成员时应该关注的重要方面，它还提醒我们，治疗师应该通过入组前准备帮助来访者建立积极的期望。

来访者对其他团体成员的影响

团体治疗的成员筛选不同于个体治疗，个体治疗只需要考虑来访者能否从治疗中获益，能否与治疗师建立良好的工作关系；在团体治疗的成员筛选中，治疗师绝不能忽略团体中成员间的交互影响。新近的团体动力学研究将这种成员间的相互影响（无论好与坏）确定为主客体互倚性（actor-partner interdependence）[76]。当一个团体形成或新成员加入现有团体时，我们必须考虑新加入的成员会如何看待团体中已有的每一个成员，以及老成员会如何看待新成员。

有些来访者在多种治疗模式中都能取得良好的治疗效果，但有时会被安排到某个治疗团体中以满足团体的特定需求。例如，团体有时需要一个具有攻击性的成员，或者一名强悍的男性，又或者一名温和的成员。尽管边缘型人格障碍患者的治疗过程经常是暴风骤雨式的，但是，有些团体治疗师却因为他们对团体治疗过程具有积极影响，而特意将其纳入团体。跟大多数人相比，患有边缘型人格障碍的来访者通常和自己的无意识有更多的接触，更少压抑自己，也更少受社会规范的约束，因此，他们可能促使团体的氛围变得更加坦率和亲密。然而，在纳入一个自我力量明显弱于团体其他成员的来访者时，治疗师必须三思而行。如果这些来访者具有符合社会期待的行为特征，他们可能会因为坦诚和善解人意而受到其他成员的尊重，通常也会在团体中获益匪浅。但是，如果他们的行为疏远了他人，他们可能会阻碍团体的发展；他们将被视为团体的特异者，而他们的团体体验很可能是没有任何治疗作用的。

治疗师对来访者的感觉

最后一个重要的纳入标准，就是治疗师个人对来访者的感觉。不管什么原因，如果治疗师对来访者感到强烈的厌恶或缺乏兴趣（并且不能够理解或难以改变这种状态），就应当将此来访者转介[77]。这个告诫显然只是相对的，什么样的主观感觉将妨碍治疗，你必须心中有数。

在我们的印象中，相比于个体治疗师，这个问题对于团体治疗师来说要更易控制一些。在团体治疗中，有了其他团体成员及协同治疗师的确认，许多治疗师常常觉得比在个体治疗中更能克服自己对来访者最初的负性印象。随着治疗经验的不断积累和自我认识的逐渐深入，治疗师通常会变得更加宽宏大量，会发现自己所不喜欢的来访者越来越少。

总结：来访者筛选

在实践中，团体成员的筛选工作是一个排除的过程：团体治疗师经过考虑排除某些来访者，然后纳入其他所有来访者。纳入标准的确定常常基于临床疗效研究、量表辅助和临床观察。而对团体治疗失败者的研究，尤其是对早期脱落者的研究，给我们提供了许多重要的排除标准。

如果来访者无法胜任自我探索、自我暴露、关心和尊重团体及成员等主要团体任务，无论是组织协调方面的或实际的原因，还是由于缺乏动机或心理觉察能力，治疗师都不应将其纳入团体。

如果来访者正面临生活危机，那么他们不应被纳入异质性人际团体。聚焦于特定问题的短程团体或其他治疗模式对他们会更为有效。需要高度临床监管的来访者应推迟加入团体，直到危机变得完全可控、他们能持续按时参与团体为止。

有亲密关系冲突的来访者接受团体治疗可能是合适的，也可能是不合适的。团体治疗在这方面可提供大量帮助，然而，如果冲突过于激烈，来访者可能会选择中断团体治疗（或受到团体排挤）。治疗师的任务就是选择那些尽可能接近"有需求"与"无法忍受"交界处的来访者。如果没有明显的排除指征，绝大多数寻求治疗的来访者都可以接受团体治疗并有所获益。

团 体 构 成

接下来，我们的焦点从选择团体成员转移到组建治疗团体。团体组建原则与团体成员选择标准相辅相成：两者都为团体筹备工作提供了指导（见第9章）。虽然我们分别论述这两个方面，但在临床上它们是相互交织的。我们的关注点从整体上谁适合接受团体治疗，转向个体和某一特定团体之间的适配度。此外，我们认为，团体组建原则在所有治疗团体中都十分重要，即使是在高度结构化且看似同质的团体中也是如此。如果治疗师忽视了人际、认知、人格、依恋以及民族、种族和文化的多元性等因素，他们在组建团体时可能会选择一种"万金油"的方法，然而这种方法是过于简单化且收效甚微的[78]。

让我们首先设想以下两种情况。

1. 入组协调员希望组建3个新的治疗团体，并挑选了21名来访者，他们认为这些来访者都将从团体治疗中受益。但是，如何在这3个团体中分配来访者呢？

2. 其中一个入组协调员认为某个来访者适合接受团体治疗，但诊所内有几个团体，每个团体都有一个空缺。哪个团体最适合该来访者呢？

这两种情况都提出了类似的问题：个体的适当混合会形成一个理想的团体吗？错误的混合会无法形成一个工作团体吗？是否存在一种循证的、优异的组建团体的方法？

在接下来的几页中，我们将讨论目前有关组建治疗团体的知识。与前几章一样，我们将特别关注具有宏大目标、侧重于成员间"此时此地"的互动的异质性团体。我们需要指出的是，人类的行为和互动是如此复杂，所以我们对于上述问题的回答应当被视为一种初步的设想：这是一项处于进程中的工作。请记住，组建团体的风险很高。组建团体或将新成员纳入团体时出现的失误不仅影响新成员，而且累及所有老成员。此外，如果封闭式、有时间限制的团体出现团体组建错误，那么纠正的机会就很少了。

团体治疗师要组建一个由合适的来访者混合而成的团体并不容易。但是，我们必须弄清楚，我们所说的合适和不合适的"混合"是什么意思？混合的是什么？在不计其数的人类特质中，哪些特质与人际互动治疗团体的人员构成密切相关？由于成员需要不断地与彼此沟通和交流，因此我们希望团体中的人员构成能使成员最大限度地与彼此互动，促进彼此的人际学习。

因此，组建团体和筛选团体成员的整个过程建立在这样一个重要的假设上：在某种程度上，我们可以通过治疗前的筛选工作对个体在团体中的人际行为进行预测。但是，我们能做好这样的预测吗？

团体成员行为预测

在本章的前面，我们曾建议治疗师不要将某些来访者纳入团体，他们在团体中的行为不仅使自己的治疗毫无成果，而且会妨碍其他团体成员的治疗。一般而言，对于人际行为极端、固化且适应不良的个体，或人际功能方面存在严重缺陷的个体，治疗师对其团体行为的预测会相对准确：通常，来访者的病理机制越严重，治疗师对其行为的预测就越准确。然而，治疗师在日常的临床实践中遇到的问题要复杂得多。大多数寻求治疗的来访者，其行为表现是各式各样的，治疗师很难预测他们最终在团体中做出的行为。让我们来看看预测团体成员行为最常用的程序。

标准化的诊断性访谈

筛选来访者最常用的方法是标准化的个别访谈。在访谈中，治疗师会探询来访者寻求治疗的原因，还有环境压力、个人史、文化因素、健康情况以及之前接受的心理治疗等信息[79]。

精神健康访谈通常的结果是得出诊断，以概括的方式总结来访者的状况，并把有用的信息传递给其他治疗者。理想情况下，诊断也应该可以提供具有解释作用的、针对来访者的概念化，从而形成综合的治疗方案。但是，这样的诊断是否对团体治疗具有相关实用价值？团体治疗师会证实，这个答案通常是否定的！基于标准化的精神障碍分类系统［如《精神障碍诊断与统计手册》（第五版）（*Diagnostic and Statistical Manual of Mental Disorders*，Fifth Edition，简称 *DSM-5*）］的精神疾病诊断，在作为人际行为的衡量指标时，其价值十分有限[80]。诊断名称本来就不适用于此目的，它起源于生物取向的医学疾病模式，以症状与体征的集合为基础。在该体系中，人格特征也按类似模式分类，突出描述了人际行为的不同类别。

总体而言，标准化的入组访谈在预测来访者后续在团体中的行为方面没有什么价值[81]。诊断性标签不能有效预测人类行为，对此我们既不应该感到惊讶，也不应该感到懊恼。事实上，没有一个标签或名称能充分地涵盖一个人的本质或全部的行为特征[82]。任何断章取义的分类方法不但是错误的，会带来耻辱感，而且会让来访者感觉受到侵犯，与治疗关系中提倡的以人为本的原则相违背。我们认为，在心理治疗的过程中，越少考虑诊断性标签越好。［在阿尔贝·加缪（Albert Camus）所描述的地狱中，每个人的身份永远都是一成不变的，并且被贴上标签：不忠的人道主义者、神经过敏的哲学家、富有魅力的双面人等[83]。对于加缪来说，地狱就是这样的地方：一个人无法为自己辩解；一旦被确定了分类，就永世不得翻身。］

人际取向的入组访谈

如果我们的目标是更好地利用初始访谈，那么访谈应该侧重于来访者的人际关系。治疗师应探讨来访者的人际和团体经历，包括最早的关系、长期的友谊以及来访者与男性和女性之间的亲密程度。来访者的关系通常如何开始？又如何结束？要求来访者详细描述他们典型的一天，特别注意来访者对生活中的人的描述，治疗师常常会获得丰富的信息。来访者和谁亲近？来访者的手机多久响一次？谁会给他们发短信？他们如何使用社交软件？

入组访谈应超越历史，我们鼓励治疗师将注意力转向访谈过程本身，它提供了有关来访者在团体的"此时此地"中处理人际互动的能力的信息。来访者是否能够评论入组访谈的过程，或理解和接受治疗师的过程评论？例如，来访者是否明显感到紧张，但当治疗师询问时，却加以否认？来访者是否能够并愿意识别访谈过程中最不舒服或最愉快的部分？来访者能否反思访谈中情绪激动的体验？来访者是否表达了他或她希望治疗师如何看待自己，或希望了解治疗师在想什么？所有这些观察都有助于预测来访者在团体中的行为。

这种类型的访谈对团体治疗的预测作用在实证层面尚无定论，但其与来访者随后的团体行为的相关程度远远高于传统的临床诊断性访谈[84]。当代心理治疗师会检验来访者对人际关系的病理性信念和期望，这为了解来访者的人际行为提供了途径。

以下案例说明了治疗师如何通过关注自己对来访者的情绪反应，来预测来访者在团体中的互动方式。

○ 康妮是一名40几岁的女性，因为社交焦虑、恶劣心境、人际孤立等问题，在其家庭医生的推荐下来接受团体治疗。她刚走进办公室就告诉我（莱兹克兹），她对我有意见。"你怎么能够在我的留言机上留下这样的信息，称我为'康妮'，而称自己是'莱兹克兹博士'呢？你难道不明白这其中有多大的权力不对等吗？难道你没听说过女权主义或赋权吗？你对所有你认识的女性都这样，还是仅仅对你的来访者这样？"

　　一开始我很震惊，并且有点恼火。但在片刻的反思之后，我认为她的确说得有理，我为我的措辞而道歉。

　　随后，在访谈中，随着关系的逐渐融洽，我再次提起她对我留言的愤怒。她说她常常感觉自己被贬低，并被迫保持沉默。她想起了她父亲和前夫对待她的方式。

　　"那么，你对我的道歉有什么感受？"我问。

　　"有点惊讶。几乎是震惊了。我不习惯来自男性的道歉。"

　　这给了我一个有用的人际行为预测。我向康妮表明，她最初可能会倾向于用与我相处的方式与团体成员交往，但她现在也可以选择不同的方式。她可以按照原先模式，在团体中体验一系列带着愤怒的失望，或者，现在她可以开始学习和理解，从而打破这种人际互动序列。

来访者以前的团体治疗经历

预测个人在团体中的行为的最有效方法是什么？是观察个体参与类似于团体治

疗情景的活动时的状态。换句话说，我们观察来访者所做的活动越接近治疗团体的活动，我们就能越准确地预测来访者在团体中的行为。

因此，来访者在之前团体中的表现可能具有重大价值。一些来访者接受过一系列团体治疗，可能包括精神科住院团体、日间治疗或成瘾团体。仔细探询他们在这些团体中的经历可能会颇具启发性，并有助于治疗师预见潜在的挑战。如果来访者在之前团体中较早就开始积极参与，进行自我暴露，表明他们愿意信任他人[85]。

对之前没有团体经历的来访者进行评估，可以借助非常简短的培训团体。针对这些团体的研究表明：为等待加入正式团体的来访者进行简短培训，这样的团体活动深受来访者的欢迎，也有助于他们为随后的团体治疗做好准备；同时，这类团体还能可靠地预测他们在随后团体中的行为[86]。在一个设计良好的观察项目中，团体治疗等待名单上的30名来访者被安排参加4个为期1小时的培训课程。培训课程的形式都是统一的，其中包括介绍"此时此地"的互动。研究人员发现，来访者在培训课程中的表现与他们随后在前16次团体治疗中的行为高度相关。另一个使用更大样本的研究项目也报告了类似发现[87]。但迫于时间或资源的压力，对于从业者或诊所来说，使用试验团体的做法虽然诱人，但也是不切实际的。

专门诊断程序

简便、免费的自陈问卷（用于了解来访者的依恋风格、人际交往和应对方式）可作为临床评估的补充材料，帮助治疗师理解来访者与他人交往的方式[88]。对来访者的人际互动倾向做出更精确的评估，可以改进我们将来访者与团体进行匹配的方法，并预测来访者对团体的影响和体验[89]。如果团体成员筛选中的关键变量本质上是关于人际互动的，那么我们为什么不去制定一个基于人际互动的诊断方案呢？

人际病理分类系统

对心理病理机制进行概念化的客体关系和人际取向理论的出现，加之越来越多的人因为生活中更轻微的问题而寻求心理治疗，促使心理治疗领域尝试通过更完备的方式，根据来访者不同的人际交往风格来对他们进行分类[90]。

依恋风格

越来越多的临床观察和研究聚焦于个体依恋类型的性质和影响[91]。约翰·鲍尔比关于依恋的开创性工作，根据四种基本依恋风格对个体进行分类：(1) 安全型；(2) 不安全-焦虑型；(3) 不安全-疏离型，或冷漠和回避型；(4) 不安全-恐惧型[92]。团体治疗师必须要识别出来访者的依恋类型，因为这对来访者在团体中的行为具有预测价值。我们可以通过了解来访者的经历、关系体验以及借助自陈问卷来评估来访者的依恋风格[93]。

安全型依恋的来访者在几乎所有治疗团体中都表现良好。他们会寻求人际联结，能够耐受挫折。相比之下，不安全依恋的团体成员可能在团体中感到挣扎；焦虑型依恋的成员会渴望联结，但质疑联结是否可靠；回避型依恋的成员对人际联结不屑一顾，非常慢热；恐惧型依恋的成员可能会因为团体对关系的要求而心力交瘁。三种不安全依恋风格的来访者都可能为团体凝聚力的发展带来挑战。

虽然不安全依恋的来访者可以从团体治疗中获益，但他们参与团体的方式与安全型依恋者迥然有别。焦虑型依恋的来访者所渴望的亲密关系，对回避型依恋的来访者而言可能具有挑战性，甚至可能让他们无所适从。焦虑型依恋的来访者往往会放大情绪信号，寻找来自团体成员和治疗师的回应的蛛丝马迹。相反，回避型依恋的个体会尽量不显露自己的痛苦，表现出对与他人交往兴趣索然。因此，在成熟的团体中，回避型依恋的个体或许能有更好的进展，因为相比于新成立的团体，他们的缓慢参与更能被成熟团体接纳，不会对团体的凝聚力产生负面影响。虽然具有不同依恋风格的成员组成的团体可能最为有效，但我们仍需更多地了解这一点——在依恋的维度上，团体的同质程度应该更高还是更低[94]。

从入组评估到团体治疗结束，对依恋风格的关注都能为治疗师带来启发。通过识别突出的依恋因素，我们也许能够未雨绸缪，并将事情引向积极的方向。

〇 安妮是一名60岁的单身女性，经她的家庭医生推荐来接受团体治疗前的评估。她从事信息技术行业，独居，并在独处时感到安全。她形容自己在工作中"足够友好"，她会在办公室中象征性地露个脸，但内心在急切地倒数还有多久能够下班。她擅长各种逃避方式。最近，她肩膀脱臼，独自生活出现诸多不便，这使她注意到了自己极度社交孤立的处境。她开始感到害怕，因为她没有朋友、社会团体或任何人可以求助。她意识到自己必须改变，因此前来寻求治疗。

安妮没有报告其他情绪困扰。值得注意的是，她曾经有过严重的酗酒行为，这一问题在25年前经住院疗养已得到成功解决。在她40多岁的时候，她接受过2次个体心理治疗，每次都持续了几年时间。但是对于治疗或治疗师，她没有什么好话想说。她表示自己在一个可怕的、对她进行情绪虐待的父亲身边长大。她没有受到身体虐待或性虐待，但那种威胁似乎无处不在，这导致她习惯用"低下头，闭上嘴"的方式来防御外界，她也非常擅长这么做。

安妮的自评结果与治疗师的临床评估一致：她的依恋风格是高度冷漠、回避的。她有过重大的早年逆境经历，导致她现在认为人心险恶，不能贸然与人交往。

听完我（莱兹克兹）的想法和对她的印象后，安妮对自己人际困难的创伤根源特别感兴趣。虽然她的心理创伤并没有以闪回、强烈焦虑或高唤醒等症状形式出现，但她目前的人际交往模式清晰地反映出早年受到的身体上的威胁和情绪上的虐待。同时，她认识到远离人群长期上对自己很不利，她也害怕再次酗酒。她热切渴望能更多地了解自己。这样，她看上去已经具备了参与团体治疗的动机，同时我们也能开始讨论团体是如何工作的了。

对安妮最有帮助的是，她理解到，团体是一个安全、有凝聚力的环境，由有胜任力的治疗师带领，允许她以自己感觉安全的节奏进行工作。她的团体工作目标是从对父亲恐惧的阴影中走出来，这种恐惧影响了她所有的人际关系。团体将旨在扩大她在人际关系中的安全区，这种安全感首先产生在团体内部，然后希望能够扩展到团体之外。我们也谈到她惯常保持人际距离的倾向，所以她有可能会将此模式带入团体，不理会其他成员，或者在恐惧时逃走。与此同时，我也肯定了她的开放态度和尝试冒险的勇气，这预示着她将从团体中获益。

人际量表和人格量表

当代人际理论家试图基于从人际量表 [通常是《人际问题量表》(Inventory of Interpersonal Problems)] 中收集的数据对不同的人际风格和行为进行分类[95]。来访者的回答被放置在一个人际关系的环形示意图中，该图用两个相互交叉的关键人际维度来描绘测试者的人际交往倾向：(1)控制性 (从专横到缺乏主见／顺从)；(2)亲和性 (从温暖／过度关怀到冷漠) (见图 8.1)[96]。

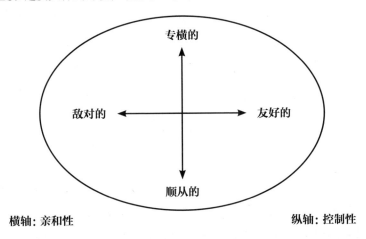

图8.1 人际环形模型

两项早期研究使用人际环形模型对参加了12次培训团体的心理学专业研究生进行了测量，发现带有敌意的、蔑视他人的成员更可能会认为其他团体成员是带有敌意的；喜欢支配他人 (专横) 的个体抗拒参与团体，并倾向于贬低或贬损团体[97]。

后续的研究强化了上述发现。渴望归属感的来访者能较好地参与团体，但人际归属感本身并不是团体治疗的目的，利用归属感来增加来访者在团体中承担风险的能力才有利于治疗[98]。专横和冷淡型的个体通常更难参与团体，但团体分析师施坦纳·洛伦岑 (Steiner Lorentzen) 及其同事所做的有趣研究发现，如果团体开始前的准备是充分的，团体带领者是积极且具有支持性的，那么这些冷漠的、难以参与团体的来访者即使在有时间限制的人际互动团体中也会有较好的表现[99]。这类来访者可能需要更长程的治疗，才能减少防御，增加对他人的信任[100]。

这里，我们再次将这些研究发现视为一种临床提醒，让团体带领者更加关注来访者的依恋类型和人际风格对团体的影响。团体带领者还可以与来访者一起讨论，确定这些测评因素与来访者实际行为的一致程度，并利用这样的讨论让来访者明确团体治疗的目标和任务[101]。

威廉·派珀（William Piper）、约翰·奥格罗德尼祖克（John Ogrodniczuk）及其同事的研究是此类研究的延伸，他们的研究设计严谨，评估了两种团体疗法的相对有效性以及来访者的人格特征对疗效的影响[102]。研究人员对丧失和复杂性哀伤治疗团体的来访者进行随机分配，一组进行12次的诠释性/表达性团体治疗，旨在获得深度心理探索；另一组进入更具支持性的团体治疗。疗效评定指标包括抑郁、焦虑、自尊和社会适应的水平。治疗前，每个来访者填写《大五人格量表简版》（NEO-Five Factor Inventory，简称NEO-FFI），测定5项人格变量：神经质、外向性、开放性、尽责性和宜人性[103]。研究得出了什么结论呢？两个团体治疗都被证实有效，但诠释性团体的成员间产生了更强烈的情感和焦虑情绪。来访者的人格特征也对治疗产生很大影响：在两种团体中，神经质水平高都预示着治疗结果较差，而外向性、尽责性和开放性水平高则预示着积极的治疗结果；宜人性这一人格特征，在诠释性/表达性团体中能预测治疗的成功，但在支持性团体中则不然。宜人性得分较高的来访者会让其他成员在团体中感觉更安全且受欢迎，并能增加其他成员对团体的归属感。

这一研究团队还研究了另外两项与团体治疗结果相关的人格评估工具：《心理觉察能力量表》（Psychological-Mindedness Scale）[104]和《客体关系质量量表》（Quality of Object Relations Scale）[105]。这两项评估工具的缺点是需要来访者完成一个30～60分钟的半结构化访谈，而不是自我报告。在所有形式的团体治疗中，心理觉察能力*都可预测良好疗效。有心理觉察能力的来访者能够更好地在团体中工作，去探索、反思和理解[106]。客体关系质量得分较高（即关系更成熟）的来访者更有可能在诠释性/表达性、情绪激活的团体治疗中取得积极疗效。这些来访者也更能信任他人，能够在团体中表达出各种消极情绪和积极情绪。客体关系质量得分较低的来访者很难容忍团体治疗的高要求，他们更适合较少激活痛苦情绪的支持性团体[107]。有充分证据表明，将人际关系能力非常弱的来访者纳入高度积极、有活力的团体中，希望他们

---

* 心理觉察能力是识别自身内心因素并将之与自己的困境联系起来的能力。《客体关系质量量表》评估的是来访者与他人建立关系的方式（一个从原始到成熟的连续谱）。

能从团体的暴露中获益，这往往是不会成功的，并且会对整个团体产生抑制作用。

小结：来访者行为的预测

在所有用于预测团体成员行为的方法中，传统的以诊断为导向的个体入组访谈方法的准确性最有限，尽管它是最常被使用的方法。然而，我们可以增强访谈的效果。请记住，入组访谈的程序越接近团体情境中对"此时此地"的聚焦，治疗师对来访者行为的预测就越准确。因此，我们建议团体治疗师调整入组访谈，聚焦于来访者的人际互动功能。

组建团体的原则

我们如何将对每个来访者的评估应用于组建团体的工作？组建团体是一门软科学。但是，预测每个来访者将如何体验团体、会给其他团体成员带来什么样的体验，有助于团体治疗师组建更高效的团体。在组建高强度的人际互动心理治疗团体时，治疗师需要考虑一些关键因素，这些因素来自实证研究和临床文献，总结如下。

- 来访者将在团体的社会缩影中重现其典型的人际关系模式。当来访者的核心困难在团体中呈现时，正是重要的治疗契机。来访者不应该因此感到沮丧，相反，他们甚至应该对这样的时刻表示欢迎。
- 来访者需要具备一定的人际交往能力，才能充分利用人际互动团体治疗。
- 有心理觉察能力的来访者对人际互动治疗团体贡献重大。
- 人格和依恋相关的变量比诊断名称更能预测来访者在团体中的行为。
- 治疗师可以借助简捷可靠的问卷辅助临床评估，加深对来访者互动方式的理解。
- 治疗师可以预测成员的人际模式，并在入组前准备中和成员讨论。
- 渴望参与治疗并愿意承担社交风险的成员将推动团体工作。
- 安全型依恋的来访者通常在团体工作和增强凝聚力方面表现良好。
- 专横或轻蔑他人的来访者可能会损害团体工作。这是提醒而不是禁止，这种风险可以通过充分准备、治疗师的灵活性和同理心而被抵消。

● 不安全型依恋的来访者将以各自的风格参与团体。有些来访者焦虑地渴望着联系，而另一些来访者则十分冷漠、疏远他人。

● 僵化、较不信任他人、合作性较低的来访者可能在人际探索和人际反馈方面感到困难，需要加入更具有支持性的团体，在不引起情绪困扰的情况下学习沟通和应对技能。

● 神经质程度较高的来访者可能需要更长的疗程，才能逐渐有效改变症状和功能。

现在，我们再回到核心问题上来：假如团体已具备理想的条件——有众多的申请者，也有可用来预测来访者行为的大量信息——那么，如何来组建治疗团体呢？毫无疑问，团体的组建会影响团体的性质和进程，尽管其影响机制尚未充分明确[108]。同时，团体的组建显然也并不能决定团体未来的命运。请记住，治疗师的技能可以抵消成员身上可能导致问题和挑战的关系风格所带来的影响[109]。

我们曾有机会对350多个治疗团体——包括我们自己的团体和我们学生所带领的团体——从酝酿、组建到发展的全过程进行深入细致的研究。我们一再惊讶于这样一个事实：有些团体似乎很快凝聚成型，而有些团体则缓慢得多，另一些团体则痛苦地走向失败或完全分崩离析。很明显，团体能否凝聚成型与治疗师的能力和努力，以及与团体成员中"好"来访者的数量只是部分相关。在某种程度上，团体凝聚成形所需的有关成员组合的关键因素尚不确定。

多年前的一次临床经历使我（亚隆）彻底地领悟了这一原则。当时，我被安排带领一个为期6个月、由临床心理实习生所组成的体验性团体，所有成员的训练水准与年龄大致相同。在第一次会谈中，到场的团体成员超过20人——这对一个团体来说人数太多了，我决定将其分成两个团体。我让团体成员在房间内随意走动，和彼此交谈，并在5分钟之后分成人数相同的两个团体。从那以后，两个团体前后相继进行会谈，每次团体会谈持续90分钟。

虽然，两个团体的成员有很多相似之处，但实际上，这两个团体的特征大相径庭。其中一个团体展现出了极度依赖的姿态。在第一次团体会谈上，我因为几天前膝盖意外受伤，腿上打着石膏，所以撑着拐杖一瘸一拐地到达现场。然而，这个团体的成员对我的状况熟视无睹、不闻不问。他们也没有主动把椅子围成一圈。(别忘了，所有这些成员都是精神健康专业人员，大部分人还带领过治疗团体！)即使像开窗和关门这样的琐事，他们也要征求我的许可。团体会谈的大部分时间都花费在分析他们对我的畏惧、我们之间的距离以及我的孤僻冷淡上。

在另一个团体，还没等我进门就有许多成员问道："嘿！你的腿怎么了？"这个团体几乎立刻就进入了积极工作的状态，而且，每个成员都能卓有成效地运用其专业技能。在这个团体中，我的总体感觉是团体不需要我也能照常运行，我需要偶尔提醒才能让他们注意到他们对我的忽视。

上述"两个团体的故事"说明了不同的成员组成对随后的团体特征会造成极大的影响。如果这两个团体能一直进行下去而没有时间限制，那么开始时不同环境对于每个成员产生的影响将微乎其微。但是，在短期内，第一个团体的成员较为紧张、生涩和拘谨。如果这是个治疗团体，那么一些成员可能会感到很不满意，甚至退出团体。

另一个相关的例子存在于一个大型的会心团体研究中[110]。两个随机组成的短程团体拥有同一个领导者——一盘录音带，每次会谈均由录音带来指示团体如何进行。因此，团体结果上的任何差异都不能归因于团体领导的影响。几次会谈后，两个团体便呈现出截然不同的文化氛围。其中一个团体完全遵从录音带的指示，而另一个团体则对录音带不屑一顾。这两个团体不仅存在文化氛围上的差异，而且疗效也大相径庭。10次会谈（共30小时的团体体验）后，那个对录音带不屑一顾（依赖程度更低）的团体取得了更明显的成效。

同质性团体还是异质性团体？

临床上普遍认为，以深度人际学习和改变为目标的密集互动式治疗团体，如果其成员在自我力量和对强烈情绪的耐受力上相对同质，而在产生冲突的领域和人际关系问题上相对异质，那么团体治疗将会更加有效[111]。另一方面，如果治疗师希望为成员在某一个共有的问题上提供支持，或者希望帮助来访者迅速发展出缓解症状的技能，那么同质性团体将具有许多优势[112]。同质性团体更快成型，更有凝聚力，能为团体成员提供更多即时的支持，出勤率更高、冲突更少，也能更快帮助成员缓解症状。

同质性团体可以为导致来访者在人际互动团体中遇到阻碍的特定困难提供有针对性的帮助，例如，面向患有一级孤独症的患者的技能学习团体（其中许多成员可能曾被诊断出阿斯伯格综合征）[113]。即使在同质性的团体中，团体的成员组成也不是无关紧要的。面向艾滋病病毒携带者、帕金森病患者或乳腺癌患者的团体看似同质，但实际上会受到成员不同患病阶段的重大影响。疾病晚期患者可能会引发其他成员最大的恐惧，并导致其他成员的疏离或回避[114]。即使在高度细分、按专业化手册操作的团体（例如，有罹患乳腺癌或结肠直肠癌的遗传风险的来访者团体）中，成员的开放程度和互相照顾的能力也会影响团体的工作[115]。

当我们问"哪些方面需要同质化？"时，这个问题将变得更加复杂。年龄？性取向？症状？民族/种族特征？性别？人生发展阶段？受教育程度？社会经济地位？精神疾病诊断？这些因素中哪些是关键变量？暴食症女性团体、有社交焦虑的大学生团体或抑郁的老年人团体，会因为成员的症状相同而被归为同质性团体，还是会因为成员的人格特质各异而被归为异质性团体呢？团体带领者必须充分认识到这些潜在的差异来源，并熟悉每个团体成员的独特性。在同质性团体治疗中，如果带领者能关注各团体成员的独特性，那么团体治疗会最为有效。

同样，当我们考虑利用成员异质性来将人际学习最大化时，必须避免造成某些来访者被孤立或被边缘化。S. H. 福尔克斯和E. J. 安东尼（两位都是有影响力的团体分析师）建议将有不同诊断和障碍的来访者组合在一起，以形成一个有效的治疗团体[116]。

让我们考虑一下年龄变量：如果一组年轻人中有一个70岁的成员，那么这个成员很可能会选择（或被迫）去象征老一辈的人。他（她）可能会被视为"移情的父母"，而不是一个真实的成员。类似情况可能发生在成人团体中的单个青少年成员身上，这个青年会进入叛逆的青少年角色。然而，团体成员的年龄差异较大也有优点。大多数流动性团体的成员年龄从25岁到80岁不等。通过与其他成员的互动，每个人可以了解自己过去、现在和未来与一系列重要人物的关系：父母、同龄人和孩子。一位75岁老人希望修复和女儿的疏远关系，他在看到另一位40岁的成员正在与她年迈、垂危的父亲和好时，可能会深受启发。同时，重要的是，团体成员不能被框定在特定的角色中，无论这些角色是他们自己追求的，还是团队对他们的投射[117]。我们希望团体是一个社会缩影，但这个缩影应当是灵活而不是僵化的。

民族、文化和性别多样性

当代团体带领者必须高度关注团体成员的性取向、性别认同、文化背景和民族（种族）等因素。治疗团体应该是社会的写照，应该开放而包容，让成员得以对个人的身份认同和欲望进行更深入的探索[118]。来自少数族裔和不同种族背景的成员需要确认团体能够看到他们、接纳他们，将他们视为真正的个体，而不是某种刻板印象。团体成员需要警惕微小的攻击行为——有意无意的轻视和基于社会偏见与特权的侮辱。治疗师必须乐于从性取向与民族、文化视角去了解每个来访者对自我的感觉[119]。

有时，一些来访者可能会主动避免参加有相同民族（种族）文化背景的成员的团体，因为在更大的社群中自我暴露使他们感到羞耻和害怕。在另一些情境中则不然，如在患有创伤后应激障碍的退伍军人团体中，强大的共同经历和随之而来的心理后遗症，会比民族（种族）因素更为重要[120]。

性别和团体组建之间的关系呢？一些研究者建议组建单性别团体。然而，团体治疗研究并不太支持这种观点。混合性别团体显然行之有效，但在性虐待和羞耻问题突出的情况下，仅由女性组成的团体或许是更合适的[121]。性别心理动力与社会因素和个人因素的交织可能会出现在混合性别团体中，这也如实了反映了我们的当代环境。治疗团体可能会强化性别偏见或对其发起挑战，特别是在探讨权力、脆弱和柔情背后的心理动力等议题时[122]。女性对团体治疗的态度普遍比男性更积极[123]。在团体中，女性成员的在场会为男性成员带来好处。在全是男性的团体中，男性成员之间的亲密程度更低而竞争欲更强；在混合性别团体中，男性成员往往会进行更多的自我暴露，攻击性更低。不幸的是，混合性别团体并不总能使团体中的女性获益：混合性别团体中的女性可能会变得不那么活跃，更顺从于男性参与者。如果混合性别团体中只有一两个男性和几个女性，那么男性成员可能会感到被孤立、被边缘化，因此游离在团体之外[124]。

有关性别和团体组建的讨论也提醒我们，对于许多寻求团体治疗的来访者而言，他们的性别认同并不是二分的。跨性别者与非性别常规（gender-nonconforming）者都需要在团体中拥有安全空间，以便于他们进行自我暴露、探索和互动。我们在团体会谈中必须尊重与理解他们的身份认同和他们希望被称呼的方式[125]。

一般临床考虑

如果团体中有部分成员提倡建设性的团体规范，那么团体会做得更好。将一两个团体治疗的"老手"安排到一个新的团体可能会带来丰厚的回报。带领者必须注意新成员的合适人选和进入团体的时间。一个习惯挑战、控制和贬低他人的来访者可能非常需要团体治疗，但可能会使团体在发展初期遭受挫折。这样的来访者更有可能在成熟而有凝聚力的团体中取得成功[126]。我们有时可以预测，来访者在特定时间会不适合特定的团体，因为他们可能会在其中扮演一个不健康的角色。以下临床案例说明了这一点。

○ 艾丽西亚是一名29岁的女性，因明显的自恋人格问题而接受团体治疗的评估。她在职场中颇为成功，但是却表现出人际孤立，并且长期处于恶劣心境状态，服用抗抑郁药但症状只得到了部分缓解。当她来到我（亚隆）的办公室进行团体治疗前的咨询时，我发现她脆弱、易怒、苛刻，并习惯贬低他人。艾丽西娅的困境在很多方面都使我想起了另一个来访者莉萨，莉萨刚刚离开了团体（因此团体中有了空缺，艾丽西亚前来接受评估）。莉萨曾经专横地想成为团体的中心，并且对反馈的承受力极低，她把团体搞得一团糟，她的离开使大家如释重负。如果换一个时间，艾丽西亚或许还能适应团体，但在这个节骨眼上，艾丽西亚的人际交往模式会让团体其他成员惊呼"又来了"，唤醒他们刚刚处理好的痛苦感受。因此，我把艾丽西亚转介到了其他团体。

另一个临床观察是：作为督导师和研究者，我（亚隆）曾有机会仔细研究了一个由2名富有成效的精神科住院医师带领的门诊团体，治疗持续了30个月。这个团体在人员构成上高度同质化，共有7名成员，都是20多岁，其中6人当时被确诊为分裂样人格障碍。在观察者看来，这个团体显得非常枯燥、缓慢和吃力。然而，出勤率几乎是完美的，团体凝聚力也特别高[127]。缜密的临床进展评估共进行了2次，一次是在一年治疗结束时，第二次是在30个月后。这个团体的成员（包括原始成员和后来加入的成员）都做得非常好，经历了重大的人格转变，症状也得到了很大程度的缓解。

　　这个看似同质的团体并没有专注于临床症状的缓解，而是促使成员发生了重大的人格改变。虽然团体的互动情形在治疗师和研究人员眼中显得枯燥乏味，但是，对这些来访者而言，情况并非如此。他们中没有人曾有过亲密关系，他们的很多自我暴露在别人看来平淡无奇，但对于来访者自己来说，这却是他们第一次在众人面前表露自我，是令人激动的体验。

　　上述例子说明，许多所谓的同质性团体在整个治疗过程中停留在表面层次，其原因并不在于同质性，而在于团体带领者的思维定式及他们所营造的、限制性的团体文化氛围。在为共享某一症状或生活境况的个体组织团体时，治疗师必须注意不要潜移默化地传递隐含的信息，使团体形成种种限制性的规范，导致成员热衷于寻找共同点而隐藏个性，压抑自我暴露和不同之处。正如我们在第 5 章中所详细描述的，团体规范一旦开始生效，便可能长期存在，很难改变。

　　关于组建团体的另一观点来自一种罕见但让人无法遗忘的经历：要求来访者离开团体。根据我们多年的经验，在大量团体、成千上万名来访者中，这种情况只出现过几次。某些成员被要求离开团体，因为他们使得团体无法正常工作。他们攻击、羞辱和贬低其他团体成员，让其他成员感觉不安全。尽管收到了许多反馈，他们仍拒绝为自己造成的影响负责，反而变本加厉。本质上，这些来访者都采用了一种相似的、僵化的方式来表达这样的观点："我只是说出了自己的亲眼所见，这里的人都像婴儿一样幼稚。"他们身上毫无协作精神，所有的治疗策略都遭到了他们激烈的抵抗。在他们的影响下，团体日益萎缩，团体带领者别无选择，只能请他们离开。然而，即使在这种情况下，治疗师仍然对来访者负有责任，并且应该为他们提供进一步的个人治疗的转介，使来访者得以在其中处理团体中的事件。

本章总结：组建团体

　　在关于筛选来访者和组建团体的研究和临床文献中，我们发现讨论如何筛选来访者比如何组建治疗团体有更可靠的基础。然而，虽然我们很难确定如何使团体达到最佳组合，但仍有一些指导原则是我们可以遵循的。

　　我们组建团体的策略是基于我们对团体任务的理解。首先，我们希望充分利用团体作为社会缩影的作用——成员在团体这个微型社会中理解和改善他们与他人的互动。因此，团体应该类似于真正的社会，由具有不同人际风格、冲突、性别、职业、文化和民族（种族）背景、年龄、社会经济水平和受教育程度的成员组成。然而，团体也应该足够同质，让其成员能够共同参与团体治疗的任务。

这是一个微妙的平衡。如果挑战太大，而留存力（团体的吸引力）太小，个体就不会改变，或者会在身体上或心理上离开团体。另一方面，如果挑战太小，无法产生学习，成员会形成共谋，而探索就会受到抑制。

其次，团体必须能够满足成员对情绪支持和建设性挑战的需求。因此，根据我们目前的理解，我们建议将凝聚力作为组建治疗团体的主要准则。具有较高参与性、有凝聚力的团体通常会比缺乏凝聚力的团体带来更好的疗效[128]。因此，团体治疗师必须选择早期脱落可能性最低的来访者。极有可能与团体主流精神和文化产生不可调和矛盾的个体不应被纳入团体。需要重复强调的是，团体凝聚力不是团体舒适度或轻松感的同义词。恰恰相反，只有在一个有凝聚力的团体中，冲突才能被耐受并转化为富有成效的工作。

因此，我们主张在一定范围内，将第一批经过筛选、被视为合适的团体治疗候选人的七八名来访者纳入团体。我们建议，要让团体成员中男女人数相同，而年龄、互动风格、预期的活跃程度和参与程度有较大差异。

治疗师最重要的任务是创建一个富有凝聚力的团体。毫无疑问，团体的组成从根本上影响一个团体的特性。然而，考虑到我们目前的认知及临床实践的水平，我们大可不必在团体角色的分配与平衡上精雕细琢，花费大量时间和精力。我们认为，团体治疗师应当把更多的精力和时间投入于对来访者的仔细筛选及治疗前的准备工作上，我们将在下一章详细讨论后者。如果团体富有凝聚力，如果团体带领者能深刻理解疗效因子，并在带领者的角色中保持灵活、考虑周全，那么，无论团体中发生什么情况（除了缺乏动机之外），带领者都能加以利用，使其服务于治疗工作。

第 9 章
创 建 团 体

一旦完成了筛选团体成员的工作，团体治疗师就必须把注意力转向团体的启动[1]。首先，治疗师必须确定合适的会谈地点，并就团体的结构做出一些实际的决定：团体的规模和持续时间，新成员的招募，会谈的频率，以及每次会谈的持续时间。关于带领线上心理治疗团体的内容将在第14章中讨论。

除了治疗团体本身，我们还必须考虑另一个"团体"——包括转介来访者的同事、为团体结构（对治疗成功必不可少）提供支持的行政人员，以及可能支付治疗费用的第三方付款人、保险公司或医疗保健机构[2]。与这类团体的良好协作对治疗团体的成功至关重要。

在机构（例如，社区机构或医院诊所）主持下进行的团体可能会受到该机构的文化、稳定程度和机构对心理治疗的态度的影响[3]。

许多私人执业的治疗师会通过网站和社交媒体推介与宣传自己的临床工作及自己使用的治疗方法。虽然这种市场营销起初可能会让人感觉过于商业化，但它其实只是当代心理治疗师建立职业关系的方式。治疗师在Facebook、Twitter、LinkedIn、YouTube和Instagram①上的专业介绍可以向潜在来访者和转诊者告知治疗师所开展的团体治疗的相关信息。帮助团体治疗师更好地利用社交媒体来拓展治疗服务的工作坊逐渐变得流行[4]。

推广和宣传不仅仅是自我推销。临床工作者有责任教育公众，消除公众对团体心理治疗的偏见并组建专业高效的临床实践机构，配备有专业认证的、受训充分的治疗师［最理想的是认证团体心理治疗师（Certified Group Psychotherapists，简称

---

① Facebook、Twitter、LinkedIn和Instagram均为美国知名社交平台。——译者注

CGPs)[5]。临床工作者也应敦促第三方付款者关注针对团体治疗有效性的强有力的实证研究。美国心理学会将团体心理治疗确立为专业门类,这将有助于提升团体治疗的地位,增加对团体治疗的培训和专业发展的重视[6]。许多不熟悉团体治疗的同行和行政人员往往会忽视其价值,直到他们了解到,团体治疗是一种有效的治疗方式,其疗效与个体治疗相当。我们的临床和行政同事还需要了解,团体治疗是一种复杂的治疗方法,需要治疗师具备专业知识。例如,许多大学的心理咨询中心都设有一名团体治疗协调员,负责团体治疗的转介和让潜在来访者了解治疗团体的有效性和作用机制。在机构中拥有这样的团体治疗专业人士是十分必要的[7]。

设置和结构

团体治疗可以在任何房间举行,只要房间能够保证成员的隐私,确保会谈不被打扰。在机构中开展团体治疗时,治疗师必须与行政部门进行协商,为团体确定一个不会被打扰的时间和地点。团体活动的第一步是团体成员围圈而坐,让每个成员都能清晰地看到其他成员。基于这个原因,长方形的桌子或供三四人坐的沙发等都不适合团体治疗。如果有成员缺席,大多数治疗师都倾向于移开空椅子并形成一个更紧凑的圈,以促进团体的凝聚力。

如果要对团体治疗过程进行录像,或者让学生通过单向玻璃观摩治疗过程,治疗师不仅要事先征得团体成员的同意,而且应该提供充足的时间让成员们对此进行讨论。如果计划进行任何视听记录,书面同意是必不可少的,即使它只用于督导目的。被观察的团体通常在几次会谈后会忘记观察者的存在,除非存在有关信任、权力或安全的悬而未决的团体议题。如果常规的观察者只有一两个学生,我们建议让他们坐在房间里,但在团体圈子之外。这避免了镜子的干扰,并能使学生亲临体验鲜活的团体情感,因为某些情感经常会莫名地被镜子过滤掉。治疗师应提醒观察者保持沉默,并且在团体成员邀请他们参与讨论时表示拒绝。(有关团体观察的进一步讨论,请参阅第16章。)

开放式团体与封闭式团体

　　领导者要确定团体是开放式的还是封闭式的。一个封闭式团体一旦开始治疗，就不再接受新成员（除非是前两三次会谈），并按照事先确定的会谈次数进行。相反，开放式团体则会保持一定的团体规模，一旦有成员离开，就会有新成员填补进来。团体可以有预定的持续时间，比如大学心理咨询中心的团体可能会计划持续一学年的时间。在其他设置下，许多开放式团体是没有治疗期限的，尽管每过几年，团体的成员可能已经换了一批，甚至有时连带领者也会换人。我们所知道的某些心理治疗培训中心开设的治疗团体已持续了二三十年，每过两三年，在一批治疗师毕业之后，就会由新的学员治疗师接替。如果团体带领者是稳定一致的，那么开放式团体成员的流动性对团体效果的影响相对会小些。在培训的情境下要做到这一点，其中一个方法是设置两名协同治疗师。当一位资深协同治疗师离开团体时，另一位还能作为熟悉团体的带领者继续工作，同时还会有一名新的协同治疗师加入团体[8]。这种连续性能较好地保持团体的文化和凝聚力。

　　大多数的封闭式团体是短程治疗团体，每周会面一次，一般持续 8 个月或更短。时间更长的封闭式团体可能难以维持成员的稳定性，成员常会中途脱落、搬迁或面临突发事件。如果团体规模过小，团体就会运作不良，必须加入新的成员以防止团体解体。因此，我们建议由 9 名或 10 名成员来组成封闭式团体，这样在团体结束之前，可能会有 6 名或 7 名核心成员留在团体中。不过在一些能确保成员稳定性的机构中，比如监狱、军事基地以及所有成员都在同时接受带领者提供的个体治疗的门诊团体，可以考虑选择长程封闭式团体的治疗模式（见第 13 章）。有些封闭式团体为期 6 个月，到期后，成员们可以评估自身进展的状况，而后决定是否继续参加下一轮 6 个月的团体治疗[9]。

　　一些高强度、部分住院治疗项目的设置是，团体在开始时处于封闭式的高强度阶段，随后团体变为开放式，进入延长的维持治疗期。在封闭式阶段，团体会聚焦于成员共同关心的议题和基本技能的习得。开放式阶段的主要目的是减少复发，巩固在高强度阶段获得的成果，帮助来访者将习得的成果广泛应用于现实生活。一些来访者可能会长期参加每月一次的加强性团体会谈。这种团体模式在物质滥用、创伤和老年抑郁的治疗中有良好效果[10]。

团体规模

成功的治疗团体中成员的最佳数量应该是多少？我们的经验和临床文献的共识是，具有凝聚力的人际互动治疗团体的理想规模是7～8名成员，而可接受的范围是5～9名成员[11]。路易斯·奥尔蒙特报告，成功的团体规模可达12～14名成员，这是现代团体分析师经常采用的团体模式[12]。

有效团体的最小规模又是多少人呢？当成员人数减少到4人或更少时，团体往往会无法运作。成员间的互动锐减，治疗师会感觉自己在进行个体治疗。如果是假期和缺勤造成团体人数暂时过少，那尚可将就，但时间太长，成员对团体治疗的投入度就会降低；团体的许多优势，特别是和各式各样的成员互动及分析彼此间互动的机会，都将被稀释。过小的团体会变得消极，团体发展迟缓，并经常形成消极的团体氛围[13]。显然，团体治疗师必须及时地为团体补充合适的成员。如果没有可加入的新成员，治疗师最好将两个小团体合并，而不是在两个没有足够成员的团体中继续跛行。承认团体成员太少不利于团体的健康成长，这能减轻来访者和治疗师的压力，也能带来新的治疗机会。

团体成员数量的上限由纯粹的经济学原理决定。随着团体规模的增加，处理成员个人问题的时间就会变少。如果成员感觉不到自己处于团体的中心，团体的凝聚力就会受到影响。来访者可能会试图减少他们在团体中的孤立感，这时，亚团体现象就可能会出现[14]。

在前几次会谈中，可能会有一个或两个来访者退出团体，因此，许多治疗师在组建团体时会招募8～10名成员。如果基于对脱落的预期而将团体扩大到远远超过10人的规模，那么脱落可能会成为一个自我实现预言。因为团体太大，成员无法有效地参与，一些成员会因此而脱落。

在日间医院中，12～16名成员的较大团体可以富有成效地运作，因为医院中的成员每周可能还会参加许多其他治疗项目。匿名戒酒会和其他不聚焦于人际互动的12步骤团体［这些团体实际上并不鼓励人际反馈，并将人际反馈视为串话（crosstalk）；见第13章］的规模可能从20人到80人不等。针对广泛性焦虑等问题的心理教育团体可能在有二三十名参与者的情况下运转良好，这些团体不鼓励成员的自我暴露和互动，而是传授有关焦虑和减压的知识[15]。治疗惊恐障碍、广场恐怖症及其他疾病的团体也报告了类似的发现[16]。

大型团体还可用于癌症患者的治疗，通常伴有针对患者的培训，旨在减轻压力、自我管理症状或处理治疗产生的副作用。这些团体可能有 40～80 名成员，每周会谈 2 小时，为期 6 周[17]。如果我们把医疗卫生系统比作一个金字塔，那么，这类大型治疗团体可以提供一个基础水平的服务，让来访者获得价格不高的治疗。对许多人来说，这种基础的知识和技能就已足够。需要更多帮助的来访者可以向金字塔上端移动，接受更有针对性或更高强度的干预[18]。

在这些团体中，一系列疗效因子都可能起作用。大型同质性团体接纳度高，十分人性化，能够将问题正常化、消除偏见，激活普遍性的感受，向来访者传授提高自我效能的技能和知识。匿名戒酒团体激励成员对戒酒后的新生活充满憧憬，并给成员提供具体指导和实用方法以处理生活中的挑战。其中，利他性也功不可没——帮助他人能够提升个体的自尊和掌控感。

治疗会谈的时长和频率

多年来，每次心理治疗的时间长度一直保持不变：个体治疗为 50 分钟，团体治疗为 80～90 分钟，这是心理治疗领域智慧结晶的一部分。多数团体治疗师认为，即使是成熟的团体，从暖场、提出问题、讨论并最终解决问题，也至少需要 60 分钟的时间。当团体治疗进行了 2 小时后，治疗师和成员都会达到极限，此时团体成员往往感到非常疲倦，讨论变得重复而低效。此外，治疗师似乎在 80～90 分钟的团体中能够发挥出最佳状态，而更长的会谈通常会使治疗师力不从心，工作效率大打折扣。

团体治疗的频率可以是每周 1～5 次，但绝大多数的团体每周会面一次。一般来说，一周要安排多次门诊治疗团体会谈是很困难的，大部分治疗师从未带领过会谈频率高于一周一次的门诊团体。然而，如果可能的话，我们会选择一周进行 2 次会谈的团体，这样的团体治疗进行得比较密集，成员们可以就上次治疗的议题继续进行讨论，整个团体治疗进程具有连续性。一些治疗师在有时间限制的团体治疗开始前的 2～3 周，每周组织 2 次会谈，目的是增加强度以推动团体更有效地发展，然后再调整成一周一次的模式[19]。

每周会面的团体的治疗性联结更牢固，而每周会面少于一次的团体一般很难保持对人际互动的关注，团体治疗的焦点可能会从互动层面转向生活事件和危机解决的层面。会谈频率较低的团体效率也会较低，导致治疗的时间延长[20]。因此，治疗师应设定一个便于团体成员出席的会谈时间。私人执业的团体治疗师根据生活工作的现实，经常在晚上开展团体治疗。

为了获得"高效的治疗"，团体带领者曾经尝试多种治疗方法，但任何一种方式都没有超过会谈规定的时间[21]。在会心团体盛行的20世纪60年代和70年代，治疗师带领的团体一周会谈的时间长达4小时、6小时甚至8小时——现在看来，这种治疗方式既令人担忧又令人称奇。有些团体治疗师会在某个周末将他们的整个团体转交给其他治疗师，或者，他们经常亲自在治疗过程中带领团体进行一次马拉松式的会谈。这样做的目的是使团体成员精疲力竭，运用团体压力来降低成员的阻抗，推动成员进行越来越深入的自我暴露，从而加速治疗。后来，超长时间的治疗模式被艾哈德研讨会培训（Erhard Seminar Training）和生命源泉（Lifespring）这样的商业机构所改造。今天，这样的大型团体觉察训练项目几乎完全销声匿迹了[22]。

迄今还时常或定期使用超长时间团体的治疗师已所剩无几。最近时有报道，针对多种问题（如物质滥用、惊恐障碍、创伤后应激障碍和暴食症）开设的密集式周末静休团体具有一定疗效[23]。这类治疗方法包含一个全面的项目，其中有团体治疗和心理教育，但不再具备以往马拉松式会谈那种密集对抗和使人身心疲惫的特征。有些治疗师还将这种密集的、聚焦于技巧训练和反省冥想的周末静休方式添加至癌症患者按周进行的团体治疗中。正念团体治疗也常以一两天的周末会谈来扩充原本每周一次的疗程，但其目标是进行高强度的冥想练习，而非弱化来访者的自我防御[24]。

我们回顾马拉松团体这股风潮，不是因为这种治疗模式仍有许多用处，也不是为了致敬它在心理学史上所做的贡献，而是因为它能够揭示出关于治疗师在临床实践中如何做决策的一些信息。过去几十年来，心理治疗领域受到了各种意识形态和治疗取向的强烈影响。而基于治疗的核心要素和设计合理的系统研究开展工作，是治疗师避免被当前潮流所裹挟的最好方法，这样我们才不会热衷于某种风靡一时的模式又快速将其抛弃。

当时有关马拉松团体的高度夸张说法，都来源于对各类参与者的逸事报道，或者团体结束时简短问卷测试的结果——这种评估方法极其不可靠。事实上，任何疗效的评定，如果完全是在治疗结束之时，根据访谈、治疗师的主观体验或成员自行使用的问卷来获得，那么，其价值恐怕都是有待考量的。没有任何一个时刻会比团体结束时更让成员充满怀念、充满感激以至于丧失客观性；在这一时刻，成员的强烈倾向是只记得并且只表达积极、柔和的情感。至少有两个原因使得来访者不可能在团体刚结束时体验并表达对团体的负性情感：(1) 在团体结束时，有很强的团体压力迫使成员加入表达积极情感的行列——就像所罗门·阿希 (Solomon Asch) 所展示的，很少有成员在面临团体压力时仍能保持其认知评价的客观性[25]；(2) 成员拒绝在此刻对团体做出批判性评价，以避免自己陷入认知失调的状态。换言之，一旦个体已经对团体投入大量的情感和时间，并且已经对其他成员产生了强烈的正性情感，再去质疑团体的价值和活动就会变得十分困难。

是否就像有人时而宣称的，超长时间的会谈可以加速治疗团体的成熟，提升团体的开放程度、亲密感和凝聚力，因而有助于团体成员的领悟和治疗的突破呢？我(亚隆)和同事探究了这个问题并发现，长时间的会谈并不会对随后治疗中的沟通模式带来有利影响[26]。事实上，团体呈现出相反的趋势：经过 6 小时的会谈后，团体似乎更少投入"此时此地"的互动中。这 6 小时的会谈对团体凝聚力的影响相当耐人寻味。有 3 个团体在第一次会面时就安排了 6 小时的会谈，在随后的治疗中，这 3 个团体的凝聚力有下降的趋势；另外 3 个团体将 6 小时会谈安排在第 11 次治疗，在随后的治疗过程中，这 3 个团体的凝聚力则有显著的提高。因此，时机是至关重要的：在团体进程中某个特定的时间节点上，一次超长时间会谈完全有可能提高成员对团体的投入程度。这些研究结果提示，超长时间会谈可能使已有的团体凝聚力进一步增强，但并不能使原本不具备凝聚力的团体产生凝聚力。

马拉松团体的这些现象使我们注意到了学习迁移的问题。毫无疑问，超长时间团体可以发挥强大的影响力，鼓励成员去尝试新的行为模式。但是，发生在团体中的行为改变，就必然带来现实生活中的改变吗？临床工作者很久以前就意识到，来访者在治疗期间的改变并不意味着治疗的成功。要巩固在团体中获得的改变，就必须将其延续到来访者重要的外部人际关系中，并努力在现实的自然环境中对其反复测试。作为治疗师，我们自然希望加快改变的进程，但有证据表明，治疗的时长、稳定性和频率是治疗效果的核心。学习的迁移是一个艰难的过程，需要一定的时间——对于情绪、人格和人际方面长期存在困难的个体更是如此[27]。

举一个例子：一名男性来访者因为早期与专制、冷漠、严厉的父亲之间的相处经历，使他倾向于将所有男性，特别是处在权威地位的男性，想象成拥有像他父亲一样的特征。在团体中，他可能会对男性治疗师或者某些男性成员产生完全不同的情绪体验。那么他学到了什么呢？当然，他意识到并非所有男性都是像他父亲一样冷酷无情——至少有一两个不是。这个经验能给该来访者带来多少持续的价值呢？大概是很少的，除非他能将这个经验迁移到未来的生活情境中。他必须学会去区分不同的人，这样，他才不会用一套固定的模式来看待所有的男性。一旦他能够做出必要的区分，他还必须学习如何在平等、现实的基础上与他人建立关系。对那些曾经缺乏人际关系或人际关系适应不良的个体来说，要做出这样的改变是一项艰巨的任务，它往往要求个体在长程的治疗关系中不断尝试和强化新的行为。

短程团体治疗

短程团体治疗已成为一种重要的团体治疗形式，而且在临床上被广泛应用。保险公司和治疗师也不断地寻求更简短、更经济、更高效的治疗形式*。一项针对负责管理7300多万参保者的医疗保健管理人员的调查显示，他们希望有更多的治疗团体，但更偏爱短程、问题同质化、结构化的团体[28]。还有一些因素也支持短程治疗，如许多地域医疗需求很大，但是缺乏精神健康专业人员。在这些地方，短程治疗能够满足更多人的需求。大学心理咨询中心也会使用各种短程的、量身定制的团体疗法，以满足学生来访者不断增长的精神健康需求[29]。短程团体治疗也可以在阶梯医疗模式中发挥关键作用：作为进一步治疗的起点或为进一步治疗做准备，或者短程团体治疗本身的作用就已经足够。

多短的疗程才算是"短程"治疗呢？有些临床工作者将"短程"定义为16～25次会谈，而另一些人则定义为50次或60次[30]。住院患者团体的流动速度很快，其团体生命周期可被视为单次治疗。关于凝聚力的研究表明，12次治疗是有效短程治疗团体的最短疗程[31]。12次治疗似乎也是确保至少50%的来访者得到改善所需的最低"剂量"[32]。或许，我们可以对这类团体做一个功能上（而非时间上）的界定：短程团体是指以最短时间达到某个特定目标的治疗团体——因此短程团体有"高效团体"

---

* 这让人想起一则寓言：农夫曾试图训练他的马吃越来越少的食物，但是最终却失望地说："我正教它如何永远不用吃东西，这该死的家伙竟暴死在我面前。"

的美誉[33]。处理急性生活危机（如失业）的团体可能会持续 4 ~ 8 次，处理某些重大关系丧失（如离婚、丧亲）的团体则可能会持续 20 次或更多，而处理某个特定症候群（如进食障碍、性虐待幸存者）的团体会持续 18 ~ 24 次。相应地，以改变长期的性格问题为目标的"短程"团体则可能会持续 20 次或更多[34]。有一些疗效可期的团体治疗方法所需的时间更短（通常是 8 次会谈），并会通过高强度的准备工作去识别每个成员在团体中要处理的特定人际问题[35]。

个体心理治疗中对"量效关系（dose-effect）"的探索，为治疗应该持续多长时间提供了启示，因为治疗持续时间与来访者改善的模式相关。这项研究探究的是，随着时间的推移，存在各类临床问题的来访者的进展呈现出什么样的变化模式[36]。尽管团体治疗领域尚没有量效关系方面的研究，但我们有理由相信，团体治疗中存在着和个体治疗类似的反应模式。

研究者注意到，平时应对能力较强的来访者在遇到危机时，一般在较短的治疗时间内就能达到明显的改善，有时 8 次治疗甚至更短的时间就能让许多来访者恢复到遇到危机之前的水平。大多数有长期问题困扰的来访者需要 55 ~ 60 次的治疗才能得到改善，而那些有严重人格问题的来访者则需要更长时间。信任感受创越重，个体经历丧失或创伤的发展阶段越早，短程治疗的作用就越不足够。许多慢性抑郁的来访者表现出初步改善后，还需要长期的后续治疗，以减少复发风险。先前短程治疗的失败也经常意味着来访者需要更长时间的治疗[37]。许多来访者需要持续时间更长的治疗，这一现实往往被忽视，而来访者往往得不到应有的治疗。对来访者治疗进展的实际测量，以及有关来访者治疗体验的定期客观反馈，可以帮助治疗师确定多长的治疗对他们来说是足够的（见第 13 章）[38]。

不管治疗确切的持续时间有多长，所有的短程心理治疗团体都有以下的共同特点：努力追求效率；签订治疗协议以明确想要达到的目标，并聚焦在治疗目标上；倾向于关注当下（聚焦于"此时此地"或新近发生的"彼时彼地"的问题）；注重时间的限制以促使来访者更快地投入治疗；强调将团体中的学习所得迁移到现实世界；团体的成员组成经常是同质的，即成员具有同样的问题、症状或者生活经历；更多地关注成员的人际问题，而不是个人内在的问题[39]。在短程团体治疗中，充分的入组准备、明确目标、关注来访者的文化背景和身份认同以及明确治疗重点是尤为关键的[40]。

对于有些来访者来说，短程的团体治疗即是全部的治疗，而对另一些来访者来说，短程治疗可以被看作治疗的一个环节——一个重要的、有意义的治疗机会，未来可能需要也可能不需要进一步的治疗环节[41]。重要的是，我们需要同时看到短程团体治疗的优势及其局限性。请记住，如果短程团体治疗能够起效，那么治疗结束后，来访者从治疗中的获益可能会持续存在[42]。

在带领短程治疗团体时，治疗师需要注意以下原则。

- 短程团体并不是长程团体的简缩版[43]。在带领短程团体时，治疗师必须要具备不同的思维方式：必须澄清目标、使团体聚焦、有效管理时间并保持活跃和高效。团体成员往往会忽视治疗的时间限制，所以团体带领者必须担任团体的计时员，每隔一段时间就提醒团体成员时间过去了多少、还剩多少。带领者必须定期做出类似这样的评论："这是我们的第12次治疗。我们已经完成了全部治疗的三分之二，剩下还有6次治疗。今天，我们最好花几分钟时间来回顾一下我们已完成了哪些目标，还有什么目标未达成，我们应该怎样利用剩余的时间。我们需要确保我们尽可能地说出了想说的话和完成了想做的事。"

- 治疗师必须关注学习的迁移，鼓励来访者将在团体中所学到的经验运用到团体以外的现实生活中。治疗师必须强调治疗的目的是为改变做准备，但不是一定要在治疗时段内达成改变。

- 治疗师应当尝试使时间限制这个不利条件向有利条件转化。自从卡尔·罗杰斯实施限时治疗以来，我们已经认识到时间限制可以提高工作效率并使团体充满活力[44]。同时，预先设定的、即将到来的治疗结束时间可以用于提高来访者对生命中存在性问题的觉察能力：时间不是永恒的；当下的相遇是珍贵的；最终的责任在于自己而非外界；问题没有神奇的解决之道[45]。这种存在意识会挑战来访者常有的阻抗——"我们在这么短的时间内能做些什么？"即使在最短程的团体中，这种存在意识也会有所裨益。

- 治疗师还需注意，团体的官方名称不能决定团体治疗的焦点。换句话说，团体成员都是刚离婚的人或性虐待幸存者，并不意味着团体的治疗焦点就是"离婚"或者"性虐待"。将团体治疗的焦点放在人际互动层面会有效得多，团体可以关注离婚或受虐事件在团体此时此地的人际互动中复现的部分。例如，经历过受虐的来访者可以将工作重点放在自己的羞耻感、愤怒、不愿求助、不信任权威（通常是团体带领者）以及建立亲密关系的困难上。在由刚离婚的来访者组成的团体中，能让成员收获最多的并不是回顾性地探讨婚姻中出现过的问题，而是去审视每个成员在团体"此时此地"中呈现出来的人际问题。成员必须要在他人的帮助下识别和改变这些互动模式，这样它们才不会对成员未来的人际关系造成损害。这样的探索可能会让寻求支持和抚慰的来访者感到不太习惯。因此，在入组前的准备访谈中，治疗师应该未雨绸缪。处理此时此地（"热处理"）的关系比处理团体外部的关系（"冷处理"）更为有效[46]。

- 有成效的治疗师应当是灵活的，能够借助所有可用的方法来增加治疗效果。认知或行为治疗的技术可以整合到人际互动团体中以减轻症状带来的痛苦。例如，暴食症团体的带领者可以建议成员用写日记的方式探究他们的心境和暴食行为间的关系，可以记录食物摄入量，或者通过冥想来减轻情绪上的痛苦。但这绝不是唯一可行的办法，有些短程团体关注与进食有关的症状背后的人际问题，这与直接聚焦于饮食紊乱的短程团体一样有效[47]。换句话说，治疗师可以从人际功能紊乱的角度来理解症状，并通过修复人际紊乱来减轻症状。

- 尽管治疗时间有限，但是，带领者一定不能为了节省时间而压缩团体开始前的个体入组访谈。相反，带领者必须格外重视团体前的准备和成员筛选工作[48]。忙碌的诊所常犯的最严重错误就是，他们会通过打电话来筛选新的来访者，随后没有进行个别筛选或治疗前的准备会谈，就立即让他们加入团体。这种做法会削弱来访者与团体带领者之间的治疗联盟，阻碍团体凝聚力的发展。短程团体比长程团体更容不得犯错。当团体的总疗程只有12次时，带领者却要花费2~3次的治疗来关注某些不合适的成员，他们随后可能会脱落（或者必须请他们离开），这样付出的代价是非常高的。在这种情况下，团体的发展会受到阻碍，成员间的信任感和凝聚力也不易形成，会白白牺牲团体的宝贵时间和疗效。

●团体治疗前的个别访谈，不只是常规的团体准备步骤，也可以用来帮助来访者重新界定自身的问题，明确治疗目标，使他们准备好参加短程团体治疗[49]。有些团体治疗师会利用第一次团体会谈来让每个成员呈现各自的人际问题和治疗目标，以此作为团体治疗的开端[50]。

有些临床工作者已经在寻找弥合短程和长程团体治疗之间的鸿沟的方法。一种方法是在短程团体结束后，让来访者再参加一个为期6个月的巩固治疗，后者的会谈间隔可以更长，例如一个月一次[51]。另一种方法是，一方面让来访者参加短程团体，另一方面，也让他们自由选择参加之后一系列会谈的时间。一个为慢性疾病患者制定的治疗项目包含了12周的治疗和2周的间隔期[52]。在第6周前，来访者可以随时进入间隔期；在第6周后，团体变成封闭式。来访者可以先选择参加其中一段治疗，并在稍后参加另一段。这个项目的好处在于可以让所有的来访者（即使是长程的来访者）一直聚焦于自己的目标。

短程团体有效吗？关于短程团体治疗效果的研究大幅增加，对许多来访者来说，这个问题的答案是肯定的。我们在这里只总结了一些值得注意的发现，并鼓励读者阅读美国团体心理治疗协会出版的这类文献的全面综述和其他评述[53]。

一份综述分析了48篇关于针对抑郁症的短程治疗团体（包括认知行为取向和动力学/人际取向）的报告，其结论显示，会谈次数平均为12次的团体让来访者产生了临床上的显著改善：团体成员得到改善的概率比那些等待治疗的来访者要高出2倍[54]。而且，在增加团体治疗后，针对抑郁症的药物治疗的疗效显著提升[55]。针对面临丧失和哀伤的来访者的表达性-诠释性团体和支持性团体被证明是有效的[56]。元分析和综述也提示，短期团体治疗对患有暴食症或惊恐障碍的来访者十分有效[57]。在完成了25次治疗后，患有边缘型人格障碍的来访者报告，其情绪和行为都有所好转[58]。短程治疗在针对生理疾病的心理治疗中也是有效的。它能提高来访者的应对能力和管理压力的能力，减少情绪症状和焦虑症状，并增强自我照料[59]。

短程和长程的团体治疗相比如何？一个设计严谨的、针对短程与长程团体分析疗法（20次与80次）的比较试验显示，两者在处理一系列临床问题上表现出显著且同等的有效性。短程治疗的脱落率比长程治疗低得多。研究人员指出，要带领好短程团体治疗是更具挑战性的，它需要治疗师在团体中表现得更为活跃。然而，人格障碍患者从长程治疗中获益更多, 这并不令人意外[60]。

总之, 研究证实了短程团体治疗的有效性[61]。我们可以充满信心地带领短程团体; 我们知道, 短程模式能让来访者收获颇丰。但是, 存在慢性心理问题或人格问题的来访者、经历过失败的短程团体治疗的来访者, 可能需要更长程的团体。不要因为现行医疗体制对效率的强调而忽视来访者的需求。美国国立精神卫生研究院关于抑郁症的联合治疗研究 (史上最大的心理治疗试验之一) 的其中一名设计者指出, 心理治疗领域可能向来访者过度渲染了短程治疗的效果[62]。

入组会谈和团体治疗的准备工作

在团体治疗开始前, 应与来访者进行多少次单独会谈, 治疗师对此意见不一。有些治疗师在筛选成员的访谈中会见来访者一两次后, 就不再进行单独会谈; 其他治疗师则会继续与来访者进行单独会谈, 直到来访者加入团体为止。如果要为一个团体积累足够的来访者需要几周的时间, 那么为了避免这些候选人的流失, 我们建议治疗师定期与他们会面。至少, 我们建议在团体即将开始时, 和来访者再进行一次会谈, 这也是在团体开始前进行筹备会谈的理想时间。即使有许多适当的转介来访者, 定期会面以保持来访者的兴趣和动力还是很重要的。治疗师可以为团体设定一个固定的开始日期, 然后将焦点集中在成员招募和评估的工作上。一个团体带领者要组建一个团体, 可能需要花费20～25小时来做成员筛选和准备工作。这些时间的投入是非常值得的。

我们的临床经验是, 治疗师在团体开始前与来访者单独会谈的次数越多, 来访者就越不会过早离开团体。团体成员间建立关系的第一步, 往往就是成员们对治疗师共同的认同。请记住, 在团体开始前, 治疗师之所以要与来访者进行个别会谈, 目的在于与成员建立一种治疗同盟关系, 让双方就团体治疗的目标和任务以及他们希望建立的成员间关系的性质达成一致。这也为团体凝聚力的发展奠定了基础。

另外一项必须在入组访谈中完成的重要工作, 是让来访者为团体治疗做好准备。如果我们要选择一个与实践最相关的研究领域, 那么这就是我们会选择的话题: 团体开始前的准备工作在团体治疗进程中发挥了非常积极 (甚至是必不可少) 的作用, 这一点已得到具有高度说服力的证据的支持。团体治疗师在准备阶段中必须完成以下几个特定任务。

- 澄清误解、消除来访者对团体治疗不切实际的恐惧。
- 预测团体治疗中可能出现的问题并尽量减少和避免这些问题。
- 向来访者提供一个认知框架，使他们能够有效地参与团体治疗。
- 让来访者对团体治疗建立起现实、积极的预期。
- 挑战来访者对团体治疗的刻板印象和负面假设。

对团体治疗的误解

人们普遍对团体治疗怀有某些误解和恐惧，因此就算来访者没有提及这些问题，治疗师也应当将它们作为团体潜在的问题提出来。尽管有实证研究支持团体治疗的效果，但是，很多人仍认为团体治疗是二流的治疗方法。来访者或许会认为它是一种廉价的治疗，是给那些付不起个体治疗费用的人提供的替代手段，或是保险公司用来增加利润的一种途径。有些人认为它是一种"被稀释过"的治疗，因为每个来访者每周只能得到治疗师12～15分钟的时间。还有人甚至认为，团体治疗之所以存在，只是因为需要治疗的来访者人数远远超过治疗师的人数。即使在目前公众更加关注心理健康的时代，这些误解对许多来访者来说仍是一种挑战。

让我们来看一些有关公众对团体治疗的看法的代表性调查。针对寻求精神健康照护的个体（包括大学生和社区成员）的若干调查发现，受访者对团体治疗最常有下列几种担忧和误解[63]。

- 团体治疗中将发生的事是难以预期的，会让人丧失对自我的控制——例如，团体可能会强迫成员进行令人不适的自我暴露。
- 团体治疗不如个体治疗有效，因为治疗的效果与个体受治疗师关注的程度成正比。
- 团体治疗可能会催生更多的羞耻感和被拒绝感。
- 与许多有严重情绪问题的人在同一个团体，这本身就是有害的，会导致脆弱人群的心理健康变得更糟。

个体治疗比团体治疗更受欢迎，尤其是在男性群体中。这其中也有文化因素的影响。来自西方文化以外的、集体主义传统的来访者可能对于公开表达情绪或个人需求感到担忧。对羞耻感的恐惧可能会削弱个体的治疗动机[64]。

英国国家医疗服务体系（British National Health Service）的一项研究调查了69名寻求心理治疗的来访者，研究显示，有超过50%的人宣称，即使没有其他的治疗可选，他们也不会接受团体治疗。他们害怕受到嘲笑和羞辱，担心团体缺乏保密性，也害怕他们会感染其他人的症状而变得更糟。这种强烈的偏见来源是什么呢？对于许多寻求治疗的来访者而言，他们生活环境中的自然团体通常是"问题的一部分"，而不是"解决方案的一部分"。提到参与团体治疗，来访者的最初反应可能是对欺凌和被边缘化的回忆。因此，团体治疗一般是不被信任的，而个体治疗则被认为是一个保护性更强、安全而熟悉的区域。对于先前没有接受过治疗的来访者来说更是如此[65]。

通常，媒体或文学作品经常对团体治疗进行不实的描述，以嘲笑的、揶揄的口吻来描绘治疗团体*。一些电视真人秀节目也起到了推波助澜的作用，这些信息激起了我们的无意识恐惧，担心自己有缺陷、存在不足或者被认为是"最薄弱的环节"，从而在自我暴露后被所在群体驱逐[66]。不论这类误解和担忧的来源是什么，我们都必须加以制止，否则这些强烈的负面预期会使治疗团体军心涣散，很难取得成效。

不仅普通大众或来访者对团体治疗存在误解，针对精神科住院医师的调查发现，他们对团体治疗也有类似的负面态度[67]。精神医学培训项目中缺乏团体治疗相关的课程是造成问题的部分原因，但临床工作者对弥补这些培训中的缺陷存在阻抗，这表明反团体的态度可能根深蒂固，甚至存在于无意识层面。因此，管理机构和行政领导层出现这种态度也不足为奇。当前精神病学领域中生理与心理的割裂助长了这些偏见，在关注大脑和关注心灵之间两极分化，仿佛在来访者的体验中，生理和心理是脱节的[68]。此外，学习成为团体带领者的挑战是巨大的，而面对让我们焦虑的事物，人类本性常常会使我们对其进行贬低[69]。

除了在团体治疗疗效评价上有误解，来访者通常还存在团体治疗程序上的误解

---

* 这就是为什么我（亚隆）决定写一本关于团体治疗的小说：《叔本华的治疗》（New York: HarperCollins，2005）。我试图在小说中真实地描绘一个进行中的、有效的治疗团体。随后，我们将这部小说改编成一个关于团体心理治疗的综合培训视频。见I. Yalom and M. Leszcz，"Group Therapy: A Live Demonstration，"2011，可通过美国团体心理治疗协会官方网站获取。

与不切实际的人际恐惧。有个来访者在团体治疗即将开始前的第二次个体会谈中，描述了她所做的一个梦，我们从她的梦境中就可以发现许多对治疗团体的误解及对人际交往的恐惧。

○ 我梦到团体的每个成员在参加团体治疗时都被要求带上饼干，于是我就和妈妈一起去超市买饼干。我们对到底买什么饼干举棋不定；同时，我意识到我会迟到很久，因此，我变得越来越焦虑，担心无法准时参加团体。最后，我们终于决定买什么饼干，然后前往团体。我问别人团体治疗的房间在哪里，然后得知房间在129A室。我沿着一条很长的走廊来回搜寻，所有房间都没有按照顺序编号，我也根本找不到带有字母 A 的房间。最后我终于发现，129A 室位于另一间房间的后面。在我寻找房间的过程中，我遇到了许多熟人，其中一些是我的同学和校友，另一些则是我认识多年的朋友。团体非常大，有四五十人在房间里乱转。我的家人也在团体里，确切地说，是我的两个兄弟。团体中每个成员都被要求站起来，公开说出自己的问题。整个梦都令我十分焦虑，尤其是担心迟到和见到团体中拥挤的人群。

许多问题都在她的梦境中异常清晰地呈现出来。这个来访者预期第一次团体治疗是相当令人畏惧的。她对迟到的担忧，反映出她害怕遭到团体的排斥或拒绝。而且，因为她将要参加的是一个已经进行了几周治疗的团体，她担心其他人已经遥遥领先，而自己则永远无法赶上治疗进程（她找不到带有 A 字母的房间）。她还梦到这个团体有四五十个成员。对团体规模的担忧是普遍的，来访者害怕自己因成为团体中的一员而丧失自己的个性。此外，来访者会将商品分配的经济学模式滥用到团体治疗中，认为团体越大，每个成员的收获就越小。

在她的梦境中，每个成员被要求在团体面前暴露自己的问题，这反映出一个即将加入治疗团体的来访者最常见且最普遍的恐惧：在众人面前暴露自己，坦白令人羞耻的过错或幻想。除此以外，来访者还会想象自己可能会受到其他来访者的批评、鄙视、嘲笑或羞辱。这种体验被幻想成在一个严厉苛刻、铁面无私的审判团面前接受审讯。这个梦还表明，来访者在加入团体之前的焦虑源自来访者在早年生活的团体中的体验，包括学校、家庭和同伴群体。就好像她的整个社交网络——她生命中所有的重要人物和群体——都将呈现在这个团体中。（在隐喻的意义上，的确如此：按照其他人或先前的群体对她造成影响的程度，她会把他们"带到"目前的治疗团体中来，因为他们已成为她人格结构的一部分，而且她将通过移情的方式在团体中重现她早期的重要关系。）

从她提到129室（很久以前她的教室号码）这件事我们可以清楚地发现，来访者把即将发生的团体经历与她生活中的某段经历联系在一起，在那段经历中，最为重要的事情就是获得同伴的接纳和认可。她预料治疗师会像她早年的老师一样冷漠而缺乏爱心地评判她。

对强制性暴露的恐惧与对保密性的关注之间存在密切关系。在来访者的预期中，团体是没有边界的，她所暴露的任何一件事都会被她生活中的每一位重要人物知晓。来访者在进入团体治疗前普遍关注的其他一些问题并没有在这个梦中呈现，如害怕精神上的传染，担忧自己由于与其他生病的来访者密切接触而变得更糟。通常（但并不绝对），这只是缺乏坚实牢靠的自我感的来访者对脆弱的自我边界的关注。

来访者还常常会对无结构团体中的退行感到焦虑，担心自己无力抵抗在团体中与其他人相互融合的压力。在某种程度上，这反映了来访者对自己的轻视，他们将自身的无价值感投射到了他人身上。这种心理动力经常使来访者想到这样一个问题："盲人如何引导盲人？"认定自己没有任何有价值的东西可以提供给他人，他们也就很难相信自己可以从同类人身上获得任何帮助。还有一些来访者对自身的敌意担忧不已，他们认为，如果任由自己的愤怒肆无忌惮地发泄，可能会将自己及其他人一起吞没。成员在团体中可以随意表达愤怒，这个想法令人生畏。他们会默默地想："如果别人知道我对他们的真实看法就好了。"

如果不经审视，这些不切实际的期望会妨碍团体治疗或导致来访者拒绝团体治疗，但它们也可以通过让来访者对团体治疗做适当准备而得到调整。有可靠的研究证据表明，调整来访者对治疗的负面期望有助于让疗效得到显著提升[70]。同样值得注意的是，许多新手团体治疗师在即将开始他们的第一个团体时也报告了类似的梦。

预测常见的团体问题

在概述准备程序之前，我们会考虑团体早期常见的四个问题，这些问题可以通过团体开始前的准备来改善。

- 在治疗初始阶段，来访者感到沮丧和困惑的一个主要原因，是治疗目标的不一致感。他们无法察觉出团体目标（如团体的完整性、构建相互信任的氛围和聚焦于人际互动）与他们自己的个人目标（痛苦的解除）之间的一致性。讨论自己对他人的反应，究竟于自己的焦虑、抑郁、恐惧、强迫或失眠等症状有何益处，他们感到困惑不解。

- 在团体初始阶段，成员的频繁流动会对团体的有效发展形成重大障碍。治疗师从开始与来访者接触时就应该避免成员缺席和提前终止治疗。我们经常把团体治疗比喻为团队运动：如果你是团队的一员，你就必须在场。与个体治疗相比，团体治疗中的这些问题显得更为紧迫。个体治疗可以就来访者的缺席和迟到展开有建设性的讨论并加以解决，而在团体治疗的初始阶段，成员的缺席将导致团体士气下降，成员之间关系疏离。治疗师最好事先讨论这个问题，因为在当事人再次缺席时讨论这个问题会非常令人沮丧。

- 团体治疗不像个体治疗，往往不能提供即时的满足。在最初的几次团体会谈中，来访者可能会因为没有获得足够的"表达时间"而产生挫败感，他们可能感到自己的特殊性被剥夺，或者可能对团体中直接的人际互动任务感到焦虑。治疗师在准备程序中应能预见并处理这类挫败感和焦虑情绪。对那些认为个体治疗可以提供自恋满足的来访者来说，这尤其具有挑战性。对于熟悉12步骤团体的来访者来说，这也是一个挑战，因为在这种团体中，人际反馈或"串话"往往会被阻止。

- 亚团体及团体外交往被认为是"团体治疗的致命弱点"，这一现象可能在团体的任何阶段出现。我们将在第11章对此做详细讨论。在这里，我们要指出的是，治疗师在最初与来访者接触时，就应该针对这些现象制定团体规范。

团体准备过程

在团体治疗前，对来访者的准备工作可以从多方面着手。在繁忙的日常临床实践中，最简单有效的方法是，在入组访谈中给来访者提供必要的信息。我们建议在访谈中留出足够的时间进行讨论，并至少与来访者会面两次，然后再将其纳入团体。但是，如果在团体治疗前只能与来访者有一次面谈，那么我们至少也要留一半时间来消除上述提到的误解，澄清团体初期可能出现的一些问题。

我们会与来访者分享治疗初始阶段可能遇到的问题，以及他们可能在团体中呈现的熟悉的人际模式。然后，我们会给来访者提供一个认知框架及明确的指导，从而引导其产生有效的团体行为。同时，治疗师应根据每个成员当前的困境、疑虑以及对治疗本身的理解程度，以个性化的方式进行会谈。治疗师应特别关注两类群体：第一次接受治疗的来访者和存在民族文化、多元性和身份认同问题的来访者。从未参加过任何形式治疗的来访者可能会感觉团体治疗特别具有挑战性，他们可能需要额外的治疗前准备。来自非西方文化的来访者，想到要在团体中分享个人的信息时，可能会感到非常担忧。团体开始前的准备访谈使治疗师有机会了解来访者的文化背景对其态度和观念的影响，也让治疗师有机会向来访者证明自己真心希望进入他们的世界[71]。LGBTQ 群体和存在其他多元身份问题的来访者，也需要治疗师给予类似的关注。跨性别（性别认同与生理性别相反）的来访者需要确认团体能够为他们提供一个开放和接纳的空间[72]。

团体开始前的准备性访谈通常具有下列目的。

- 为来访者提供一个认知框架以理解心理问题的人际基础。请记住，对大多数来访者来说，目前对心理障碍的生物学基础的强调是令人沮丧的，它只会增加来访者的耻辱感和无助感。来访者寻求心理治疗，是因为他们希望能够主动而有效地自我照料，而心理治疗能帮助他们达成目标[73]。
- 描述治疗团体如何处理和改善人际问题。
- 提供指导原则，以便他们能以最好的方式参与团体治疗。
- 让来访者对团体治疗中的挫折和失望有所预期，尤其是在团体治疗初始阶段。

- 说明团体治疗的持续时间。与来访者就团体出勤问题签订协议。
- 鼓励来访者对团体治疗抱有信心。积极回答来访者的疑问——"团体治疗能帮到我吗?"治疗师基于现实的乐观态度(当然,对新手治疗师要困难一些)可以抵消来访者的悲观。来访者往往在寻求安慰以对抗他们的沮丧情绪。
- 设立保密原则,包括确立与同时在为来访者提供其他治疗的临床工作者之间的沟通原则。
- 说明有关亚团体和团体外社交的规定。

接下来,我们将具体讨论上述要点。

首先,面对我们认为会从团体治疗中受益的来访者,我们会简要地介绍精神医学的人际理论。开场白如下:虽然,每个人呈现出的问题不同,但寻求心理治疗的人往往都面临着一个共同的困境,即难以与他人建立、维持和处理好一段亲密且给人带来满足感的关系。我们让来访者想到,在过去的生活中,他们曾不止一次地希望可以真实地向某人表达自己对他的积极或消极感受,并获得同样真诚的反馈。但现实社会一般并不允许彻底坦诚的沟通,因而,情感会受到伤害,关系会走向破裂,误解悄然而生,最终,导致人际沟通的终止。

我们会简明扼要地把治疗团体形容成一个社会实验室,在这里,真诚地探索人际关系不仅不受阻止,而且将受到鼓励和支持。如果人们在与他人交往的方式上存在冲突,那么治疗团体将为他们提供一个了解自身问题的绝好机会。我们会向来访者强调,直接处理他们与其他成员之间的关系并不容易,事实上,这个过程还可能会带来压力。但这却是团体治疗的关键,如果来访者能够充分地理解并处理好与其他团体成员之间的关系,这将成为他们以后面对现实交往时的重大财富。从此,他们将学会如何与生活中的重要人物或与他们未来遇到的人建立稳定、和谐的关系。我们会提醒来访者,当他们熟悉的不良人际模式出现在团体中时,不要气馁。这种反映成员现实生活的事件,在团体中有可能产生与现实不同的结果。

我们会告诉来访者,利用治疗的最佳方式,就是坦诚而直接地面对他们在团体中产生的情感,特别是对于其他成员和治疗师的情感。我们会一再强调这一点,并把这作为团体治疗的核心。我们也会指出,来访者在发展对团体的信任感时,往往会逐渐分享自己的事情，但团体并不予以强迫。况且，每个人在发展信任感和坦露心声的步调上也快慢不一。成员的冒险可以促进团体治疗的工作，我们会鼓励成员在团体中尝试各种新的行为。

我们预料到团体中会出现某些绊脚石，所以我们会提醒来访者，在团体治疗初始阶段，他们可能会感到困惑和沮丧。有时，他们会认为，处理团体问题和团体成员间的关系，与解决那些导致他们前来接受治疗的问题之间似乎并没有多大联系。我们强调，这种困惑在一般的治疗过程中都会出现。我们会告诉来访者，很多人在团体初始阶段都觉得难以自我表露，或者难以直接表达正性或负性的情感；在团体治疗过程中，他们可能会出现情感退缩、隐藏感受、让别人替自己表达感受等倾向，而这些倾向需要被努力克服。此外，我们也会告诉来访者，他们可能会产生挫折感或者对治疗师感到不满，因为治疗师无法回答他们提出的很多问题。帮助往往来自其他团体成员，不过来访者在一开始通常很难接受这样的事实。

对于参加开放式心理治疗团体的来访者，我们会强调，团体的治疗目标是宏大的，因为我们希望改变来访者多年形成的、根深蒂固的行为和态度。因此，治疗应该是循序渐进的。我们强烈鼓励来访者留在团体里，尽力消除任何想要放弃治疗的念头，给团体治疗一个真正的机会。在最初的十多次团体治疗中，来访者几乎不可能预判团体治疗的最终疗效。因此，我们要求来访者先放下评判，至少要等治疗进行到12次以后，才开始去尝试对团体治疗的最终效果做出评价。对那些即将进入较短程团体治疗的来访者来说，我们会表明，短程团体会为他们提供 个绝佳的机会，让他们将来能应用在短程治疗中所习得的经验。团体的每次会谈都是宝贵的，参加每一次的会谈对来访者自身以及其他成员都有重大的价值。

治疗师应当努力提高来访者对治疗的期望，增强来访者对团体治疗的信心，并让他们了解团体治疗并不是无奈之下的备选方法。研究表明，如果来访者对治疗抱有很大的期望，那么他们会在治疗中竭尽全力，这将有利于建立治疗联盟，治疗成功的可能性也会更大[74]。治疗前的良好预期对结构化程度更低的团体更为重要，因为这类团体更容易激起来访者的焦虑和不确定感[75]。因此，我们会对团体治疗的历史和发展做简要介绍，让来访者了解团体治疗从第二次世界大战到现在的发展过程：在第二次世界大战期间，团体治疗因为价格上的优势而受到欢迎（这使心理治疗师得以向大量需要帮助的人提供治疗服务），而如今，团体治疗已展现出其独特的优势,并成为许多人的治疗之选。我们还将介绍我们的专业背景、经验和专长,以及我们为什么认为这种方法对来访者具有价值,并将团体治疗与其他疗法进行比较。我们会告知来访者,心理治疗的疗效研究表明,团体治疗与任何模式下的个体治疗一样有效。我们还可能会建议来访者访问美国团体心理治疗协会等网站,这些网站为来访者提供了进一步的信息。团体治疗亲历者撰写的有关文章尤其具有说服力[76]。

团体治疗有一些基本原则。没有任何事情会比在团体中真诚分享自己对于自身和其他成员的想法与感受更为重要。来访者应该了解,与任何咨访关系一样,在团体治疗中,保密性是必不可少的。团体成员要能够毫无顾虑地表达自我,他们必须坚信自己在团体中说的话绝不会在团体外被谈论。在我们几十年的团体治疗经历中,未曾记得有过任何违反保密原则的事件发生,因此可以打消团体成员在这个问题上的疑虑。但有文献报告,泄密情况确实发生过。治疗师要注意,伦理原则对团体成员并不具有法律约束力(对于治疗师则有)*。在绝大多数司法辖区,团体治疗中的自我暴露并不受到与个体治疗中应保密的沟通往来同等程度的保护,因为团体中有其他成员在场。与此相关的是,鉴于来访者的隐私问题愈发受到关注,以及对来访者健康信息的严格保护,若治疗师认为有必要在团体中讨论成员的私人问题,治疗师应获得来访者的正式知情同意(包括来访者缺席会谈时)并慎重处理。如果来访者同时在接受其他治疗,那么这样的知情同意也包含治疗师与其他临床工作者及治疗团队成员的沟通[77]。

在保密问题上,治疗师不能损害来访者的信任。然而,我们同时也应让来访者了解,对于特定的行为,我们会秉承专业职责的要求打破保密协议[78]。在几乎所有的司法辖区内,治疗师必须对来访者正在进行或即将进行的自伤或伤人的行为予以通报。这些行为可能包括虐待儿童、医疗人员虐待或性侵犯来访者等[79]。有时,团体成员会问及是否可以与配偶或密友讨论团体中的事,而我们会要求他们只谈论自己的体验,绝不能提及其他成员的姓名或言行。

除真诚和保密外,我们认为有必要讨论成员之间在团体外以各种方式进行的接触。这种接触在所有的治疗团体中都有可能发生,所以治疗师在准备阶段的访谈中

---

* 治疗团体保密的局限性,是一个直到最近才开始在专业文献中被探讨的话题。关于团体同伴被传唤作证的刑事或民事诉讼也鲜有报告。

必须要和来访者讨论这个问题，并强调以下两个重点。

首先，团体治疗为来访者提供了解自己在人际关系中存在的问题的机会，但它并不是结交朋友的聚会。否则，团体将会丧失其治疗有效性。换句话说，治疗团体教导一个人如何发展亲密、稳定的关系，但并不提供这种关系。团体治疗提供的是发展人际关系的途径，而不是发展人际关系的结果。治疗师要有心理准备，有的来访者会挑战这一观点。曾有来访者在经历数周团体治疗后表示，自己以前从未感到与他人有如此密切的联结，他们对团体治疗中对成员间接触的限制感到沮丧。此时，治疗师可以强调他们获得了从未有过的亲密感受，现在的任务是去尽可能地了解自己是如何做到的，以及如何在团体外复制这种关系。

然而，不管是偶然还是蓄意，如果成员们的确在团体之外会面，他们就有责任在团体会谈当中讨论团体外会面的概况。治疗师禁止成员在团体外的交往是无济于事的，因为在治疗期间，团体成员几乎总是会进行一些团体外的社交活动。如果治疗师反对，成员可能会对这样的交往讳莫如深。正如我们将在第 10 章详细讲解的，团体外的关系本身并没有坏处（事实上，在治疗过程中它们可能还极其重要）；真正妨碍治疗的是，在团体外会面的成员在团体会谈中心照不宣地守口如瓶。

命令和禁止只会导致来访者在选择遵守规则还是打破规则上迟疑彷徨。充分地解释为什么某些行为会对治疗造成干扰，将有效得多。例如，就亚团体而言，我们会向来访者解释，团体成员间的友谊通常会妨碍他们在团体中彼此坦诚地交流。成员们可能会对这种二元关系发展出一种忠诚感，因此会对该不该"背叛"对方、向团体报告他们在团体外的对话而感到进退两难。然而，这种犹豫不决与治疗过程中真诚、坦率的原则相违背。在日间治疗团体和部分住院团体项目中，来访者可能朝夕相处，因此尤其具有挑战性。团体带领者应该提醒成员，团体成员的主要任务是尽可能地了解每个人与其他成员建立关系的方式。秘密和私人联盟会妨碍这一目标，亚团体成员在沟通中会有更多顾虑或戒备，从而使治疗效果打折扣。这种秘密甚至可能置来访者于险境，如果成员对自我伤害性的信息也保持沉默。偶尔，团体成员希望只将秘密告诉团体带领者一人。在这种情况下，最好的做法是让来访者同意和团体中的其他人分享这个秘密。团体带领者绝不能事先同意保密，而应当保证会慎重地做出最佳临床决断。

在这一点上有一个重要的推论。团体带领者在入组评估中获得的信息，如果来访者拒绝与团体分享，那么治疗师在未经来访者许可的情况下不应在团体中披露相关信息。治疗师可以敦促、鼓励甚至劝诱来访者说出秘密，并指出隐瞒信息的负面影响，但治疗师不能单方面违背来访者的意愿：这样做会损害治疗师和来访者之间的联盟，也很可能会违反职业伦理。

治疗师提供充分的信息，让成员理解讳莫如深的态度、亚团体和团体外交往的行为可能导致的后果，这种策略比以权威的口吻表达"你不能够做某事"的方式更具有影响力。如果团体成员私下形成了亚团体，那么治疗师不必诉诸"为什么你打破我定下的规则"这类无效的提问。相反，治疗师可以直截了当地询问："为什么你要故意破坏自己的治疗？"这将一针见血地直指成员内在的阻抗。

到目前为止，我们已经强调了治疗师在帮助来访者做入组准备时需要注意的内容。治疗师也可以给来访者发纸质材料来强调这些内容。但是，治疗师同时也应关注在入组访谈中可能出现的进程。来访者对相同内容的不同反应能够提供很多信息，让治疗师了解他们的关键人际模式。在同一个带领者团队所做的入组访谈中，这一点会尤其明显，不同来访者的人际模式将逐一呈现。

○ 当治疗师在入组会谈中介绍完相关的内容后，谢莉，一个慢性抑郁伴社交焦虑的50岁女性，感叹道："我非常感激你们为团体成员所做出的努力，帮助我们更好地为加入团体做准备。我认为这表明团体治疗是多么严肃的一件事，我也更加相信团体治疗能帮助我了，而且我还感到自己被重视和关心。"两位协同治疗师当即肯定了她的自发反馈，并指出，她已经在慢慢实现自己定下的目标：承担更多的人际风险，做自己生活的主人而不是旁观者。

接着，两位治疗师与40岁的单身母亲诺尔玛继续进行了入组会谈。诺尔玛也患有慢性抑郁，她具有严厉、苛刻的人格特征，总是认为别人难以达到她的期待，令她失望。在整个会谈中，她显而易见地流露出轻蔑和烦躁的姿态，当我们问及她对会谈的看法时，她回答说："你们为什么要这样浪费时间？你们说的东西材料上都有，为什么还要讲这么一大堆？"

两位协同治疗师都感到被斥责和贬损，但他们同时想到，诺尔玛的治疗目标正是"了解我做了什么，惹恼了我身边这么多人"。其中一位治疗师评论道，诺尔玛似乎对他们很恼火。诺尔玛意识到了自己的挑剔并为此而道歉，表示自己意识到了治疗师是希望给她提供帮助。她要求治疗师不仅要反馈她的错误，还要尝试帮她改变。

总而言之，这一认知取向团体的准备工作有几个目标：对治疗过程予以合理的解释；对期望来访者出现的行为进行描述；签订按时出席团体会谈的协议；提高来访者对团体疗效的期望；预测在初始阶段可能出现的问题和不适，并加以处理。治疗师在团体准备阶段所做的解释，目的在于消除团体对成员而言的神秘感。治疗师要向来访者传达这样一些信息：治疗师尊重他们的判断和智慧；治疗是一次共同的冒险；治疗师是在理性的基础上发挥作用的专家，而且愿意和来访者分享自身的知识和经验。最后，全面的准备还能让来访者在了解情况之后，做出是否参加团体治疗的决定。

虽然，上述讨论针对的是长程的人际互动团体，但它的基本原则适用于其他任何类型的团体治疗。对于依靠其他疗效因子的短程治疗团体（如认知行为治疗团体），带领者陈述的一些相关细节会有所变动，但是，所有的治疗团体都能从带领者所做的准备工作中获益。如果临床上的情况比较紧急而无法进行系统的准备工作，那么，简短的准备也比毫无准备有利得多。在第15章中，我们将描述我们在一个急性住院治疗团体开始时所做的3分钟的准备工作。

为团体做准备的其他方法

只通过一次会谈，直接在认知层面为来访者做团体治疗的准备，可能并不足够。来访者在入组访谈中往往非常焦虑，无法充分理解治疗师当时传达的信息，甚至事到临头便忘得一干二净，或者曲解了某些重要信息。比如，我们请求来访者在完成12次治疗后再对团体的效果做评价，而有的来访者误以为我们说的是团体治疗一共只有12次。

所以，我们有必要在入组访谈和最初的几次团体治疗中，反复强调许多准备工作中的重点。比如，在一周一次的门诊来访者团体中，我（亚隆）会每周准备一份书面摘要，在每次团体治疗结束后寄给所有的团体成员。这些摘要提供了一种很好的形式，可以重复准备工作中的一些核心内容。

许多治疗师会用其他的方法来提高准备程序的效果。有些治疗师让某个成员协助另一个新成员做准备[80]。这在日间治疗团体项目中效果很好。另一些治疗师向新成员发放书面资料，让他们在进入团体前阅读。在企业机构中，治疗师可以向潜在来访者分发详细介绍团体的宣传资料。在入组等待时间较长且入组访谈条件有限的情况下，治疗师可以让来访者参加一次团体准备会谈，会谈的重点是介绍团体治疗和准备须知。这时，同样也可以通过书面的宣传册来增加效果，还可以让以前的团体成员提供推荐信息（当然是匿名的）[81]。增加的栏目可能也会收获意想不到的效果。重要的是，这些准备环节需适应团体所服务的社区文化环境。简而言之，治疗师要谨记目标，发挥创造性。本书附录中包含一份团体治疗准备材料的模板。

其他的准备技术包括可供来访者观察团体治疗的音像资料。基于保密原则，治疗师使用的必须是标注了仅供专业使用、公开发行的音像制品，或是由工作人员或者专业演员扮演团体成员的模拟团体治疗过程。这些音像资料需经过精心策划，呈现出准备阶段需要强调的主要问题。视频资料"团体治疗：现场演示"即可用于此用途[82]。现在也有关于团体治疗概况的视频资料可供选择，它们对团体治疗做了生动介绍[83]。

一项2018年的研究采用了成员在《团体治疗问卷》中的回答来调查成员对团体治疗的消极态度和期望。然后，在根据问卷答案量身定制的一小时入组访谈中，治疗师会和来访者讨论其目标与团体形式和治疗期望保持一致的重要性，之后，来访者会被安排到CBT[①]团体。结果显示，经过这样的团体前准备，团体治疗的参与度和出勤率有所提升[84]。

另一个更有力的团体治疗准备技术，是给来访者提供入组培训，内容关于团体治疗中需要的行为[85]。文献中描述了几种相关的体验性模式。例如，一个短程治疗团体进行了两部分的准备工作。首先，每个成员要接受个别会谈以确定治疗的焦点和目标。随后，潜在的团体成员要参加一个单次的体验式工作坊，该工作坊中的18～20个来访者要完成一系列结构化练习，旨在促进对个人体验的交流和讨论。有些活动是2人一组，有些是3人一组，有些则是整个团体一起参与[86]。

另一项研究使用了4次准备会谈，其中每一次会谈都针对入组培训中的某一概

---

① 认知行为治疗（Cognitive Behavioral Therapy）的缩写。——译者注

念：(1) 利用"此时此地"；(2) 学习如何表达感受；(3) 学习增加自我暴露；(4) 意识到自己对他人的影响和自己希望对他人产生的影响。研究者事先分发了学习材料，设计了结构化的团体练习，让来访者对每个概念进行体验式学习[87]。其他项目使用角色扮演的方法来促进团体成员间的互动[88]。

一般来说，团体前的准备调动的情绪越多，与来访者的情况越相关，影响力就越大。一些研究表明，团体前的准备工作中效果最好的是积极的、体验性的部分，而不是认知的、被动观察的部分[89]。

目前，许多关于团体准备工作的研究，都把重点放在了来访者的治疗动机和改变意愿上[90]。把治疗动机作为干预的目标（而不是作为接受治疗的前提），起源于针对物质成瘾的治疗，而后应用到针对进食障碍患者和性虐待施虐者的治疗中——否认和抗拒改变是这两类人群的特点[91]。这些阻抗不会轻易消失，治疗师需要持之以恒地加以关注。旨在增强来访者治疗动机的干预措施，如动机性访谈，可以聚焦于来访者憧憬的理想状态与自身实际行为的差距，这一方法适用于各类团体治疗[92]。

未来，我们期望计算机交互技术将产生更为有效的准备程序。然而，我们目前使用的团体准备的各项技术（不管单独使用还是综合使用）也具有高度的有效性，研究一致证实了这些技术的总体效果。接下来，我们将对目前这一领域的研究进展做简要概述。

有关入组准备的研究证据

在一项对照实验中，我（亚隆）和同事探究了一个简短的、聚焦认知的准备会谈的效果[93]。样本是等待接受团体治疗的 60 名来访者，一半的来访者参加 30 分钟的准备会谈，另一半则参加 30 分钟以收集病史为主要目的的传统会谈。实验一共安排了 6 个治疗团体（3 个团体由参加过认知准备会谈的来访者组成，3 个团体由未参加认知准备会谈的来访者组成），由不了解研究内容的团体治疗师来带领（这些治疗师以为所有的来访者都参加了标准的入组访谈）。对前 12 次团体治疗所做的研究证实，经过认知准备的团体比未经认知准备的团体对治疗更有信心，而且前者的团体和人际间互动显著更多。此外，这种差异在第 2 次和第 12 次团体治疗中同样突出[94]。我们知道，当来访者对治疗更有信心，治疗的效果就会更好。此外，这项研究设计要求为实验组团体的每个成员提供同样的准备，我们可以推测，如果为每一个成员提供的准备更加周全和更个性化，那么其效果可能会更加显著。

这项研究的基本设计及结论——经过准备的团体与未经准备的团体相比，前者在最初的几次团体治疗中显示出更好的疗效——已经被多次重复验证。重复性实验研究了不同的临床人群，特定的准备模式、程序和疗效变量也变得越来越复杂。但是，大量的研究证据依然证实，入组准备会给团体进程和疗效带来显著效果[95]。此外，几乎所有研究都能发现来访者的准备工作给团体治疗带来的积极影响[96]。事实上，大量文献综述表明，适当的入组准备是循证团体治疗的基石[97]。几乎所有的研究都显示，入组准备能够提升来访者在治疗中的参与度。然而，要证明入组准备对来访者总体疗效的直接影响更加困难，因为对疗效产生影响的其他重要治疗变量会掩盖入组准备的作用[98]。对于那些希望了解相关研究的读者，我们总结了如下研究。

入组准备提高了成员出勤率[99]，增加了自我暴露、自我探索和团体的凝聚力[100]，尽管关于较低脱落率的证据尚缺乏一致性[101]。比起没有做准备的来访者，有所准备的来访者表达了更多的情绪[102]；在团体中更多地承担了个人责任[103]；自我暴露更多[104]；参与了更多以治疗目标为导向的讨论[105]；更受其他成员欢迎[106]；报告的焦虑水平更低[107]；改变的动机更强烈[108]；抑郁显著减轻[109]；对婚姻的适应和沟通能力有所改善[110]；更有可能在治疗中实现自己的主要目标[111]；对于团体治疗程序的误解更少[112]。即使是众所周知的、难以参与治疗的人群，如家庭暴力施虐者，对于旨在提高出勤率和参与度的措施也有非常积极的反应[113]。

关于入组准备最后的建议

团体的最初几次治疗常常呈现出不稳定，但却是至关重要的。很多成员会丧失信心并终止治疗。此时的团体处于高度不稳定的状态，并且受治疗师的影响巨大——治疗师有机会帮助团体制定治疗规范。在团体的初始阶段，来访者会体验到极大的焦虑，包括不可避免的内在焦虑和不必要的外在焦虑。团体开始前的准备可以在这两个方面提供帮助。

内在焦虑产生于团体的固有属性。一个经历了长期人际关系困扰的个体，无疑会在治疗团体中面临巨大的压力，因为团体不仅要求个体尝试与其他成员建立密切关系，还要求个体真诚坦率地去讨论这些关系。在团体治疗中，焦虑不仅来自人际冲突，还来自个体内在的失调感——一方面想要留在团体里接受治疗，另一方面又深切感受到团体任务带来的威胁。大量研究表明，适应性焦虑为治疗带来的价值是有限度的[114]。适当的焦虑可以加强治疗动机并提高警觉，但过度的焦虑则会使个体应对压力的能力受损。罗伯特·怀特在回顾支持"探索驱力"这一概念的研究证据时指出，过度的焦虑和恐惧是个体探索环境的大敌；过度的焦虑和恐惧还会妨碍学习，并根据情绪的强度相应地减少个体的探索行为[115]。在团体治疗中，严重的焦虑可能会让个体回避改变过程中必不可少的内省、人际探索以及对新行为的检验。

来访者在团体初始阶段体验的许多焦虑，并不是团体任务中固有的，而是外在的、不必要的，有时是医源性的。这种焦虑的出现是来访者身处团体情境时自然产生的，因为在这样的团体中，个体被期望表现的行为、团体的目标以及这两者与个人目标之间的关系，都非常含混不清。

为团体做有效的准备，能够降低这种不确定感及随之而来的外在焦虑。准备工作包括澄清团体目标，解释团体目标与个人目标的交汇，提供明确有效的行为指导以及精确描述团体治疗的过程。

操作标准是团体准备工作的另一必要部分。知情同意是尤其重要的。当代治疗师越来越需要做好记录，确认他们给来访者提供了有关治疗的充分信息，包括治疗的益处、副作用、花费和备选方案，以便于来访者对治疗做出知情的选择[116]。而且，知情同意不是一次性的，要经过反复商量和讨论。获得知情同意已经被纳入美国心理学协会、美国团体心理治疗协会和美国精神病学协会的伦理指南[117]。这一程序虽然相当繁复，但治疗师不应把它看作某种侵入性的官僚手段。治疗师应认识到，定期与来访者坦诚讨论治疗过程，能够向来访者传达我们的尊重并加强治疗联盟。这种沟通反过来又会为有效的团体工作打下基础。

早在团体治疗正式开始之前，团体治疗师就已经积极地投入工作。正如我们强调过的，团体治疗能否取得成功，很大程度上取决于治疗师能否有效地完成各项前期工作，包括成员筛选、团体组建、治疗设置以及来访者的准备工作。本章将着重论述团体的形成与发展：首先是团体的发展阶段，然后是有关出席、准时参与、成员流动、纳入新成员等团体发展过程中的重要问题[1]。如前所述，网络团体治疗相关的问题将在第 14 章中讨论。

团体的形成阶段

任何一个治疗团体，由于成员的特殊性和团体内部错综复杂的人际互动，必然会经历独特的发展过程。所有成员都开始在团体中营造属于自己的微缩社会，并表现出各自的人际交往模式。此时，如果得到治疗师及时有效的引导，每个成员将开始逐步认识自己的人际交往风格，并最终尝试新的行为模式。由于人际互动的丰富性，加之团体本身由人际交往方式存在问题的个体组成，因此，持续数月或数年的团体治疗过程必然是错综复杂且无法预测的。但即便如此，团体动力作用于所有团体并影响着团体的发展，我们也可以对团体发展阶段做一个虽不完美但十分有用的概述。临床工作者和研究人员提出了几种团体发展阶段的模型。所有这些模型都朝着交互深度和复杂性更高的方向发展，可以分为四或五个主要阶段[2]。我们将在本章讨论前几个阶段，在下一章讨论终止阶段。

一个著名的团体发展理论提出，团体的发展包括以下五个阶段：形成期、风暴期、规范期、执行期和终止期[3]。这个简明的概括很好地阐释了许多研究者描述过的各种团体发展模式，并且适用于有时间限制的团体和开放式团体[4]。另一个主流的模型描述了四个阶段：参与期、差异化期、人际工作期和终止期[5]。最好不要生搬硬套地考虑团体发展阶段：正如我们稍后将讨论的那样，许多团体和成员的因素将影响团体的发展。这一发展序列也需要至少十次团体会谈的时长才能展开。疗程较短的团体中的进程往往会加速[6]。随着现有成员治疗的结束和新成员的加入，持续进行的团体可能会回到早期的发展阶段。

一般来说，团体在形成之初，首先会忙于增加成员的参与度和归属感。接下来，团体关注的是控制、权力、地位、竞争以及个体差异等问题。随后是一个长期、富有成效的工作阶段，主要处理的是关于亲密、参与以及形成真正的凝聚力的问题。最后一个阶段是团体的终止。关于团体发展是朝向目标的线性发展，还是对主要问题反复深入的循环发展，心理治疗领域莫衷一是。但大多数理论都有一个共同的假设，即发展是循序渐进的。也就是说，每个阶段都建立在前一阶段的成功基础上[7]。因此，早期发展的失败将影响整个团体的后续发展过程。有关发展的另一个假设是，在团体发展过程中，每当团体的完整性受到威胁时，团体就有可能出现功能和进程的倒退。

随着团体的发展，我们会看到团体成员在行为和沟通上的转变。随着团体的成熟，成员间互相共情、积极的交流将变得显而易见。成员会以更加个性化、情感化而更少理智化的方式描述自己的体验。成员会更关注此时此地，较少回避有成效的冲突，并能互相提供建设性的反馈意见，更多地进行自我暴露和协作。提供建议是团体不成熟的标志，它将被探索所取代，团体逐渐趋向更多互动、更加自我导向，更少依赖团体带领者[8]。针对任务取向的团体的可靠研究反复证明，在发展过程中，团体会逐渐转向更有意义的工作，而这种转变与团体更高的效率和更好的疗效显著相关[9]。

毫无疑问，作为治疗师，你首先必须熟悉团体的发展过程。如果你要协助团体建立治疗规范，如果你要对阻碍团体治疗的因素做出判断和干预以促进团体的健康发展，那么你必须能判断团体目前的进展是否顺利。此外，了解团体的发展序列还能让你在团体中获得方向感；带领者的困惑和焦虑会唤起团体成员类似的感受。熟悉团体发展的过程，有助于你理解团体的发展轨迹和团体动力的变化。团体治疗师必须能够胸有成竹地回答这一基本问题：为什么某一事件会在此时此地、以此种形式发生。

首次会谈

尽管治疗师在团体启动的准备阶段往往感觉战战兢兢，但首次团体会谈多半会成功。通常，来访者（还有新手治疗师）都会预想首次团体治疗的艰难不易。而事实上，这种畏惧往往随着治疗的开始而逐渐缓解。治疗师用以减少来访者的焦虑和不安的措施通常都会奏效。治疗师可以在团体治疗开始前几天给每个成员打电话，恢复和成员的接触并提醒他们团体治疗即将开始，这通常会对团体会谈的开展有帮助。在第一次会谈来临时，治疗师可以在团体治疗室外迎接每个成员，或在走廊上张贴标志引导来访者进入治疗室，这样的方式简单且能安抚成员的焦虑情绪。在门上张贴团体治疗会议室的标志，可降低成员因迟到而错过会谈（不确定治疗室在哪里以及迟到是否会被接受）的风险。

有些治疗师选择简要说明团体治疗的目标和工作方法，以此作为开场白（尤其是当他们事先未对成员做充分的准备工作时），而另一些治疗师则可能仅提及一两项基本的团体规则，例如坦诚和保密原则。由于大多数成员会惴惴不安，我们喜欢在开场时向成员表示欢迎，并表达我们对团体的启动感到欣喜。一些治疗师会建议成员们互相做自我介绍，而别的治疗师则会保持沉默，知道总有成员会主动提议大家做自我介绍。在西方的团体中，团体成员通常在几分钟内便会用名字（不加姓氏）称呼彼此。接着便是一段沉默，正如大部分心理治疗中的沉默一样，会让人感觉时间凝固，而实际上只是短短的几秒钟而已。

这时，通常会有一个来访者打破沉默，这个来访者注定会在团体的初始阶段处于主导地位。他会说"那么，我来说几句"或其他诸如此类的话。然后，这个来访者会开始描述自己寻求治疗的原因，这将激发其他成员做类似的叙述。另一种打破沉默的情况是，某个成员会谈到自己在团体中感到不自在或恐惧（也许是由最初沉默期间的紧张气氛所引发的），而这番言论也可能使其他有类似感受的来访者开始发言。

我们在第5章中曾强调，无论是有意还是无意，治疗师从首次会谈起就开始建立团体规范。而且，这一关键的发展性任务在团体还处在初始阶段时才更容易有效完成。因此，治疗师在首次会谈时就必须积极主动地建立团体规范[10]。团体成员的焦虑情绪在会谈初期会很明显，承认这些情绪并使之正常化是有帮助的。有时，即使团体在开始之初便有良好的自我暴露和人际互动，治疗师也有重要的任务要完成：

团体带领者对团体过程的观察和反馈，可以揭开团体治疗的神秘面纱，强化亲团体的行为。团体成员也可能会要求带领者澄清相关的事宜。

一位来访者在我（莱兹克兹）带领的团体的第一次会谈上说："团体治疗所倡导的这种互动模式对我来说十分陌生。团体的工作方法是什么？如果我能理解得多一些，我工作起来就会更顺利。"其他团体成员也赞同她的意见，于是成员们对团体治疗工作展开了一场有益的探索。虽然这位来访者的提问是理性化的，但这个问题很容易促使成员去探索他们对团体治疗的感受，也能让团体成员看到，在今后的团体工作中，他们会在理性和感性之间来回切换。

第一阶段：定位、对参与的犹豫、寻找意义以及依赖

任何新团体的成员都会面临两大任务：首先，他们必须理解如何才能完成他们的主要任务，也就是他们加入团体的目的；其次，他们必须关注自己在团体内的社会关系，以便为自己营造一种恰当的氛围。在理想状态下，他们在团体中的角色不仅能为他们提供完成主要任务所需的舒适感和安全感，而且能够使他们在纯粹的团体成员身份中获得满足。在许多团体中，如运动团队、医疗团队、大学同学群体和工作群体，个人的主要任务和社会任务有较大差异[11]。在治疗团体中，这两个任务是交汇的——这就使得人际关系不良的来访者的团体体验变得极其复杂。

在团体的初始阶段，成员们同时会对许多问题表示关注。团体成员，尤其是那些缺乏良好准备的成员，往往想了解治疗的理论依据，他们还可能对团体活动与个人目标之间的关系感到困惑不解。在开始的几次会谈中，他们会反复就这些困惑而提问。甚至在几个月以后，仍可能有成员表示质疑："这有用吗？这些活动与我要解决的问题到底有什么关系？"

同时，团体成员会关注自己在团体中的关系：他们会对其他成员和整个团体进行评估。他们想为自己树立一个形象，而且会想知道自己是否受到他人喜欢、尊敬、忽视或排斥。从表面看来，来访者加入团体是为了治疗，但社会压力会驱使他们投入大量精力去寻求赞许、接纳、尊重或权力。对某些来访者而言，要获得他人的接纳和赞许是如此遥不可及，以至于他们会防御性地贬低团体。他们会诋毁其他成员，提醒自己团体不是真实的，而是人造的。具有回避型依恋风格的来访者可能会拒绝参与团体，并打击那些积极参与的成员。这时，许多成员会处于特别脆弱的状态，因

为他们对于是否应该积极参与、寻求归属的内心冲突会被激活[12]。

在初始阶段，治疗师应该一边关注整个团体，一边关注每个成员在这个团体中的主观体验。成员们可能会想知道团体成员的身份意味着什么。加入团体的要求有哪些？应该在多大程度上暴露自己？在意识或接近意识的层面，他们会寻求这类问题的答案，也会敏锐地探索哪些行为是团体所期待和赞许的。大多数来访者既期待和其他成员或治疗师保持深度的、亲密的、一对一的联结，也渴望和整个团体保持良好的联系[13]。但偶尔会有这样的情况，某位自我感非常脆弱的成员可能担心融入团体会导致其丧失自我的身份。如果这种担忧特别强烈，就有可能妨碍其参与团体工作。对于这种成员，保持独立比获得归属感更重要[14]。

早期的团体有许多特征，如困惑、试探、犹豫等，而依赖倾向也在其中。成员们常有意无意地向带领者索要答案，同时还渴望获得带领者的赞许和接纳。有时，成员的眼光会不约而同地指向带领者，期待从权威处获得评判、奖励和认可。带领者的言论也将被成员们仔细推敲，用以判断哪些行为符合期待、哪些行为不符合期待。团体成员会表现得好像治疗师是唯一或主要的灵魂拯救者，想要对你言听计从。他们产生这种信念，是有一定的现实依据的：治疗师拥有疗愈者的专业角色，治疗师为团体治疗安排了治疗室或线上平台，还为来访者做了治疗前的准备，以及收取治疗费用。所有这一切都使来访者坚信治疗师会照顾好他们。面对这种理想化所带来的自恋性刺激，有的治疗师做出的反应会进一步强化团体成员的这类信念[15]。

成员在治疗初始阶段产生的依赖性有很多成因：治疗情境、治疗师的行为、来访者自身病理性的依赖倾向，以及我们在第7章中讨论过的，成员对治疗师产生强烈情感依赖的一些非理性缘由。其中，最强烈的是个体对一个无所不知、无微不至的父母或拯救者的渴求[16]。

在初始阶段，成员间的沟通模式和话题都是相对固定和局限的，这种现象在鸡尾酒会或类似的社交场合中也非常普遍。成员们理性地探讨问题，压抑自己的担忧中非理性的部分，以保持礼貌、对他人的支持以及团体的安宁。因此，团体在初始阶段可能会没完没了地谈论对任何成员都缺乏实质意义的话题。但正是这些"鸡尾酒会话题"成功地充当了初次人际探索的媒介。讨论的内容并不重要，重要的是非言语的过程：成员之间互相打量，他们关注谁对自己做出有利的回应、谁看问题的方式跟自己一样、谁让人畏惧、谁值得尊敬等信息。

刚开始，团体成员经常把时间花在描述症状、先前治疗的体验、服药种类等问题上。寻求共同点也是较为普遍的现象。团体成员会发现自己并不是唯一的受苦之人并对此惊讶不已，大部分团体都会不遗余力地证明成员们是何等相似。这个过程为成员带来了很大的慰藉（见第1章有关普遍性的讨论），同时，也为发展团体凝聚力奠定了基础。这些最初的步骤为后来更深入的参与做了铺垫，而后续的深度投入是有效治疗的前提[17]。但团体早期出现的这种舒适感不能与随后更为持久、更难以获得的团体凝聚力混为一谈。

团体初始阶段的另一个特征是给予建议和寻求建议。有些来访者会在团体中提出一些问题，如怎样正确处理与配偶、子女、上司的关系，接着，其他成员便会试图提供一些实用的解决办法。这些指导虽然鲜有实效，但却能够成为成员们表达对彼此的兴趣和关注的纽带。这也是团体成员所熟知的交流模式，当他们尚未了解如何在"此时此地"的情境中进行互动之前，这不失为一种有用的方法。

在团体治疗之初，团体发展需要有方向感和结构性。带领者的支持和在场能促进团体的安全感，为团体成员创建一个安全基地，营造信任的氛围，为团体的未来绘制蓝图，以此来巩固治疗联盟。沉默、冷漠的带领者常常会让成员产生高度的焦虑感，而这种焦虑会对治疗起反作用，应当避免。这种现象甚至可能出现在由心理相对成熟的成员组成的团体中。举例一个例子：有一个由精神科住院医师组成的培训团体，团体的带领者十分沉默，没有给出任何指示。在初次会面时，团体成员都变得焦虑和担忧，他们表示不知道团体中会发生什么以及谁会成为这种体验的受害者。一个成员提起最近的一则新闻：一伙看似"正常"的高中生把一个流浪汉痛打至死。然后带领者评论道，大家似乎都在担心，参加这个看似"正常"的精神科住院医师团体可能会释放出有害的力量。听完带领者的评论，大家的焦虑减轻了。英国精神分析师威尔弗雷德·比昂很久以前就描述过，理性、有意识的团体力量之下常常潜伏着原始的、无意识的团体力量[18]。

第二阶段：冲突、支配和反抗

假如团体第一阶段的关注点在于"进入或不进入（in or out）"，那么第二阶段的关注点则在于"顶层或底层（top or bottom）"[19]。在第一阶段，成员们关注的是接纳和认可，忙于积极地投入团体，努力了解什么行为是被接纳的，以及探索团体的定位、结构和意义等。进入第二阶段——"风暴期"，团体的重心有所转移，支配权、控制和权力等议题成为成员关注的焦点。在这一阶段中，成员内部、成员和领导者之间的冲突显得尤为突出，因此具有"风暴"的特性。每个成员都尝试争取自己需要的主动权和权力。于是，一个控制等级（社群等级）体系逐步显现。

在这个阶段，成员之间开始更频繁地互相批评、指责，他们往往认为自己有权对他人的经历做出分析和评判。与第一阶段一样，成员们会向他人提供建议，但在第二阶段，成员的建议所依据的社交规则和之前不同，此时他们抛开社会习俗，毫无顾忌地对他人的行为或态度做出个人的批评。在这一阶段，团体的对话中充斥着"必须"和祈使句，治疗中出现了"同僚法庭"。成员发表的意见或建议并非出于深度的接纳和理解（这些情感尚未在团体中浮现），而是想通过这种方式在团体中谋取地位和权力。

每个团体的内部必然包含着对控制权的争夺。争夺的方式时隐时现，有时完全沉寂，有时硝烟四起。假如团体中有成员存在强烈的支配欲，那么，早在治疗初始阶段，控制权就可能成为会谈的重要议题。当团体中有新成员加入时，这种控制权的争夺往往趋于白热化，尤其是当新成员"不知天高地厚"，没有依照资历的深浅向老成员表示敬重，反而企图攫取支配权的时候。

对治疗师产生敌意是团体发展中不可避免的现象。很多团体的观察者都可以看到，在团体早期，成员对治疗师的矛盾情绪与成员对自我审视、自我暴露的阻抗交织在一起。来访者会给治疗师赋予不切实际的神奇特质，并对其抱有无限的期望，以至于再有能耐的治疗师也终究会让他们感到失望。这是他们对治疗师产生敌意的其中一个原因。随着治疗的进展，团体成员将意识到带领者并非无所不能，并且感受到带领者对他们的深切关怀，他们的现实感逐步增强，对治疗师的敌意则渐渐消失。团体治疗师必须学会管理和容纳冲突，不应对团体成员的挑战产生防御或报以敌意（这是更糟糕的）。如果带领者能明白这类冲突通常是团体发展的自然过程，那么就更容易泰然处之[20]。

但是，这一过程不可能被完全地意识到。成员们可能在理智上理解，应该利用自身资源建立一个民主的团体，然而在内心深处，他们仍渴望依赖并试图创造一个权威形象，然后再将它摧毁。与成员们的愿望相反，治疗师应拒绝扮演传统的权威角色：他们不为成员提供答案和解决之道，而是敦促团体去探索和利用自身的潜能与资源。然而，团体成员的依赖倾向还会保留一段时间。大概经过若干次治疗后，成员们会逐步领悟到，治疗师不可能成为他们所渴求的理想带领者。

对治疗师产生不满的另一个原因是，每个成员都渐渐认识到，自己永远也不可能成为带领者最宠爱的孩子。因为，在入组访谈中，治疗师对每个成员的过去、现在和幻想世界中的微小细节都表现出了浓厚的兴趣，这使他们心存幻想，认为带领者是自己的专属治疗师。然而，在团体的早期会谈中，成员们开始意识到自己并不能从治疗师那里获得多于他人的关注。于是，团体内部开始滋长你争我夺的敌对氛围。成员童年经历中的手足竞争问题可能会浮现，同时，成员也会开始意识到成员间的互动在团体工作中的重要性[21]。

从对带领者不切实际的期望到继而产生的幡然醒悟，绝非成员天真幼稚的思维方式所致。例如，在由专业心理治疗师组成的团体中，类似现象同样存在。事实上，一个受训者要理解团体成员对治疗师的敬仰、攻击等倾向，最好的方法就是以普通成员的身份参与团体，亲身体验各种强烈的感受。（我们将在第16章讨论体验式学习在培训中的作用。）

在攻击治疗师的问题上，团体成员永远不可能统一意见。通常，团体中会出现治疗师的拥护者。这个由攻击者和拥护者组成的阵容，将为我们理解成员的性格倾向提供宝贵信息，为未来的团体工作提供指导。在此阶段，通常是那些最早向治疗师发难、最为喧闹的攻击者扮演着领导人物的角色，他们一方面渴望依赖，另一方面又通过反向形成（reaction formation）来防御这种无法忍受的依赖需要，因而，他们常常处于强烈的心理冲突中。这些人最初被称为"反依赖者（counterdependent）"，他们可能具有回避和冷漠型的依恋风格，倾向于拒绝接受治疗师的任何陈述[22]。他们中的有些人甚至幻想着夺取和替代治疗师的角色。

例如，在某次团体初始会谈进行到四分之三时，我（亚隆）让团体成员回顾会谈过程：团体给他们带来了什么样的感受？是失望，还是惊讶？这项进程干预通常是有效的，可以让团体成员对自己的体验进行反思。一名在后来几周中试图控制团体方向的女性成员称，一切都符合她的设想，事实上，几乎所有事情都在意料之中，这令人失望。她补充说，到目前为止，她对我最大的感受就是愤怒，因为我向另一名成员提了一个问题，导致该成员哭了一会儿。她当时暗想："你别指望你能让我像她那样崩溃！"的确，她有效地预测了自己之后一段时间内在团体中的行为：她时刻保持警惕，努力自恃、自控。她把我当成了对手，而不是盟友。她的这些问题已足够使团体在之后的几次会谈中，开始重点关注控制权的议题。

对于反依赖、较为冷漠的成员来说，他们必须要在某一个时刻体验到自己内心的另一面，治疗才能取得成功。这意味着他们需要识别并修通埋藏在果敢和害怕被拒绝的情感下深层的依赖需求。他们需要体验到归属感和寻求帮助所带来的舒适。对于他们而言，治疗中的挑战首先在于，他们需要明白自己的反依赖行为往往会引起别人的责备和拒绝。只有理解了这一点，他们才能顺畅地体验或表达自己对于被滋养和保护的愿望。

有些成员总是站在治疗师的一边。他们必须要通过帮助去认识自己不惜一切代价、在任何议题面前都拥护治疗师这一行为背后的真正需求。有时，来访者之所以拥护治疗师，是因为他们既往经历中遇到过不可靠的养育者，错误地认为治疗师是极其脆弱的。而另一些来访者维护治疗师，则是因为幻想能与治疗师结成联盟，一起对抗团体中其他强大的成员。治疗师要保持警惕，避免将个人痛苦的信号不知不觉地传递给团体中"适时"做出回应的"拯救者"。

来访者对治疗师的冲突感受，在他们称呼治疗师的方式上显得尤为具体。来访者怎样称呼我们？是冠以专业头衔（"××博士"）或更没有人情味的"团体指导师""咨询师"，还是直呼其名？我们常常在准备阶段表明态度，并诚邀来访者直呼我们的名字。我们将直呼其名与希望团体中关系等级尽量扁平化相联系，并提醒来访者，团体中的每个成员都承担对团体的影响和责任。有些来访者尚未征询治疗师的意见，就马上直呼其名，甚至使用治疗师名字的昵称。有些来访者则相反，即便是经得治疗师同意，也唯恐表现出不恭，仍然满怀敬意地以专业头衔来称呼治疗师。有一位来访者是个成功的商人，他童年时期持续受到来自专横父亲的羞辱，生活在羞耻感中。他在治疗中坚持称我（莱兹克兹）为"医生"，他声称这样的方式能够让他确信他花的钱是值得的。另一位成员也称呼我为"医生"，以此与我保持距离，因为根据她的经验，与年长男子过于亲近会导致自己受到剥削和性虐待，而保持一定距离有助于她管理自己的负性移情。后来，当她像其他成员一样对我直呼其名时，我知道那对她来说是巨大的进步，代表她对我产生了更多信任，走出了过去的阴影。

尽管我们已经指出，对带领者的失望和愤怒是小团体中的普遍特性，但对于不同类型或处于不同发展阶段的团体来说，其表现绝非千篇一律，因为治疗师的行为可能强化或缓解这种反抗情绪和行为表现。什么样的带领者会引起成员最消极的反应？通常是身份模糊、故弄玄虚的带领者，或是以权威自居却不能为来访者提供恰当的治疗结构和指导的带领者，抑或是在团体治疗初期就隐晦地做出难以兑现的承诺的带领者[23]。

对于团体治疗师来说，这个发展阶段往往是困难的，而且令人不悦。为了使自己心情舒畅，治疗师必须学会区分针对个人的攻击与针对治疗师角色的攻击。成员对团体治疗师的反应，与个体治疗中来访者产生的移情式扭曲十分相似，事实上与治疗师自身的行为不一定有直接联系。尽管如此，团体中产生此类现象的根源，仍必须通过个体心理动力与团体动力的观点来理解。即使对于经验丰富的治疗师，各种批判的声音也会令人沮丧，但治疗师必须探索和理解这一现象，而不是加以防御、报之以敌意或指责。如果治疗师觉得自己的工作有疏漏，最好的做法是承认失误并加以修复[24]。治疗师这样做，等于给团体成员做出示范：团体中的每个人都应该接受反馈，没有任何人或任何话题可以成为禁忌[25]。请记住，团体冲突还可能是成员在建立最初的归属感后区分彼此的一种途径；冲突可以是对于成员依赖情绪的一种发展性回应；冲突也可以是一个极好的机会，用来强调观点的差异是受欢迎的，各抒己见将使团体成员拥有更丰富的体验。我们努力让团体成员更多地接纳差异，提升自信，自由地提出挑战，但我们不鼓励具有破坏性的敌意，因为它可能会阻碍团体在下一个阶段中发展亲密感和开展人际层面的工作[26]。

在被团体攻击而感到备受威胁时，治疗师会采用多种方式进行自我保护[27]。我（亚隆）曾受邀担任两个治疗团体的顾问，这两个团体都大约进行了25次治疗，并且出现了相似的问题：两者都进入了停滞期，成员好像已经对团体治疗丧失了兴趣。我通过对目前治疗的观察和以往治疗的记录发现，两个团体都从未直接处理过成员对带领者的负面情绪。但是，两个团体中成员情绪受压抑的原因却截然不同。在第一个团体中，两位协同带领者（他们都是第一次带领团体）很清晰地暴露出他们的弱点，他们有明显的焦虑感，常常犹豫不决，对含有敌意的话题避而不谈，以此试图掩盖自己的不足。另外，他们两人都渴望被所有的成员喜爱，因此一直表现得热心仁慈，这让团体成员觉得攻击他们是不得体、不知感恩的行为。

在第二个团体中，治疗师先发制人，采用了另一种方式来预防攻击：他们保持高傲冷漠的形象，偶尔用专制的态度对团体做一些看似高深莫测的干预。每次治疗结束时，他们常常会用艰涩的语言来做总结，内容是当日所讨论的主题及每个成员所做的贡献。治疗师通过这种方法牢固地建立了自己的权威形象，并让成员们感到攻击权威是不恭敬且非常危险的。

在这两个例子中，治疗师的反移情妨碍了团体的工作。治疗师将个人的情绪需求置于团体需求之前，注定会导致团体治疗的失败[28]。这两种带领风格往往会抑制团体的成长。团体成员压抑对治疗师的矛盾情绪，将会导致产生反作用的禁忌，这种禁忌与团体发展所需要的人际真诚、情绪表达等规范背道而驰。再者，治疗师会因此错失一个做出示范的契机。如果治疗师能够承受住成员的攻击，既不被击溃，也不采取任何报复措施，而是尝试去理解和解决攻击的根源及其影响，那么这样的行为就可以向成员表明，攻击并不一定会带来致命的伤害，而是可以在团体内得到表达和理解的。

对于以上两个团体及其他大多数团体来说，当成员压抑对治疗师的愤怒，其中一个后果就是，成员会把这种攻击转移到其他对象上。例如，某个团体连续几周都在攻击医疗行业，成员们不厌其烦地详细描述先前和医生、医院及个体治疗师打交道时的不愉快经历，指责整个医疗行业不公正、缺乏人性。在另一个团体中，有位成员把一篇宣称心理治疗无效的新闻报道带到会谈中讨论。

另一种转移攻击的表现是让某个成员成为替罪羊。替罪羊的概念最早来自《圣经》，据《利未记》记载，一只山羊被挑选来承载人们所有的罪孽，然后被放逐到沙漠中[29]。与许多其他的团体现象一样，替罪羊往往是个体和团体动力交互作用产生的结果。最有可能成为替罪羊的个体是不顺应团体的成员[30]。个体之所以成为替罪羊，可能与社会经济、政治或民族文化因素有关，也可能与个体存在的障碍、性别、性取向、年龄或其他使个体与众不同的因素有关[31]。然而，在治疗团体中，如果治疗师没有把成员的攻击从自己身上引向某个（或多个）成员，替罪羊现象很少会持续存在。攻击同伴是表达愤怒、竞争或者提升自己的团体地位的安全方式。除此之外，团体成员会无意识地将自我不可接受的方面，如嫉妒、对关爱的需求或羞耻感，投射到较为脆弱的团体成员身上。

最糟糕的情况是，替罪羊成员可能会成为团体的牺牲品，因为团体潜藏着一种错误的认知：如果没有这个成员，团体就会变成一个乌托邦[32]。面对这种暴力的幻想，治疗师要非常谨慎。替罪羊身上往往承载着其他成员深藏不露的想法、愿望或恐惧。带领者应努力减少对替罪羊成员的孤立，关注该成员身上的特质并将其与团体中的其他人联系起来。例如，治疗师可以创建一个功能性的亚团体，从而使其他成员与潜在的替罪羊产生共鸣。治疗师可以询问："团体中有没有其他人也感受过，这位成员受到批评的问题（例如，曲解他人、索求关注、掩盖脆弱）呢？[33]"不要错以为排挤替罪羊将使团体产生凝聚力，这是个幻想。团体成员会为攻击替罪羊而感到内疚，并担心自己可能会是下一个被攻击的对象。治疗师应鼓励团体成员对攻击的发生进行反思，并识别自己投射到他人身上的情感和愿望。这并非易事，但从疗效和伦理角度看，治疗师这样做是有必要的。

此外，冲突的另一个根源来自成员内在的改变过程。每个成员的态度与行为模式都是根深蒂固的，然而，这种模式在团体内常常受到其他成员的挑战。个体因此而被迫放弃原有的固定模式，这一改变历程使他们焦虑不安。这是心理治疗中不可避免的"撕裂和修复"过程：从凝合、破裂，到再次凝合[34]。

第三阶段：凝聚力的发展

团体的第三阶段被普遍视为一个形成成熟团体凝聚力的阶段。文献中描述这一阶段的词汇颇多，含义也大致类似：内部团体意识[35]，共同目标和团体精神[36]，一致性团体行动、合作与互相支持[37]，团体融合与相关性[38]，拥有"我们"意识的整体[39]，支持和沟通自由[40]，等等。在这个阶段，团体的人际环境应该是平衡的，有足够的共鸣、安全感和信任，团体士气高涨，成员敢于自我暴露[41]。有些成员会更充分地表露他们前来治疗的真正原因：性相关的秘密，曾经的创伤，隐瞒多年的逾矩行为等。渴望在团体外和其他成员交往的念头开始萌芽。此外，成员的出勤率也会有所提高，同时，他们还会对缺席的成员表现出积极的关注。

此时，团体最关注的是亲密感。如果说第一阶段来访者关注的焦点是"进入或不进入"，第二阶段关注焦点是"顶层或底层"，那么到了第三阶段，他们最关注的是"亲密或疏远（near or far）"。来访者最大的焦虑在于不被他人喜欢、与人不够亲密或与他人过于亲密[42]。

尽管这个阶段可能有较为自由的自我暴露，但不可否认，团体内部仍可能存在另一种沟通限制：在凝聚力的作用下，成员往往会抑制任何负性情感的表达。与前一阶段充满冲突的团体氛围相比，此时整个团体共同沐浴在甜蜜、温暖、亲如一家的氛围中[43]。然而，除非团体内部能够表达不同的意见和冲突，否则，这种成员间的亲密也只是形同虚设，最终将消失殆尽。在一个具有凝聚力的团体中，只有团体成员所有的情感都得到充分的表达和修通，团体才能发展为一个成熟的工作团体——除了偶尔短暂地退行到之前的阶段外，这种成熟状态将一直保持到团体治疗结束。由此可见，凝聚力的形成过程可以分为两个阶段：一个是具有强大的相互支持的早期阶段（团体对抗外部世界），另一个则是更为成熟的团体工作（或真正的团队工作）阶段。后一阶段所出现的紧张状态，并非源于团体内支配权的争夺，而是每个成员努力克服自身阻抗的结果。

临床实践中的团体发展

既然我们已对团体的早期发展阶段做了概述，那么接下来我们将对此做进一步澄清，以免初学者把预设的发展顺序理解得过于死板。所谓发展阶段，毕竟只是团体带领者为了语义或概念理解的便利才构建的假说。尽管采用不同测量工具、面向不同的来访者人群的研究都有力地表明，团体的确会发展，但是，是否存在一个精确、不变的发展顺序，相关证据还不够明确。

治疗师可以使用《团体氛围问卷》等测量工具，对成员的参与度、冲突和回避程度进行追踪，从而更客观地监测团体的发展和功能状态[44]。《团体氛围问卷》是一份含有12项条目的自陈问卷，广泛应用于短程和长程团体治疗（会谈次数分别为20次和80次）的临床研究。较高的参与度得分和较低的回避程度得分与良好的疗效之间存在更一致的相关性。冲突阶段并不是实现团体发展或获得更好疗效的必要条件，但我们可以从发展阶段的视角来有效地理解冲突。可以预料，低参与度、高冲突和回避程度的团体是注定要失败的。治疗师不能只关注整个团体层面的情况。与整个团体在《团体氛围问卷》中的得分相比，单个成员的得分更能预测该个体的疗效[45]。在整个团体治疗过程中，带领者的任务是促进成员参与、减少回避和有效利用冲突[46]。治疗终止阶段较高的参与度和较低的回避程度，对于来访者巩固治疗收获是至关重要的[47]。

研究团体发展的另一种方法是追踪团体过程中的特定变量（如凝聚力[48]、情绪强度[49]或亲密度[50]）。这些变量的发展轨迹均不是线性的。我们可以用换汽车车轮的比喻来描述团体的发展过程：先将螺栓一个接一个地拧入相应位置，从而使轮子定位；接着重复以上过程，按顺序把每个螺栓拧紧，直到轮子完全稳固。团体的发展阶段也经历相似的流程，各个阶段依次出现、成为主导，然后又逐渐隐退，让团体回头来更彻底地解决先前的问题。由此可见，与其称之为"团体发展阶段"或"可预测的发展顺序"，不如称之为"团体发展任务"。例如，我们也许会观察到，团体先呈现出高参与度、低冲突程度的状态，然后是低参与度和高冲突程度，然后又回到参与度更高的状态[51]。对这样一个周而复始，但每次又是从不同角度更为深层次地理解和解决问题的螺旋式上升过程，大卫·汉堡（David Hamburg）称之为"循环治疗（cyclotherapy）"[52]。通常，一个治疗团体会花大量时间来处理支配权、信任感、亲密感或协同治疗师之间的关系等问题，然后过几个月，再次回到这些主题上，从一个完全不同的角度展开讨论。

团体的带领者不仅要考虑那些促进团体发展的力量，也要考虑那些妨碍团体发展、被定义为"反团体"的力量[53]。这些常见的力量包括个人或社会对于参与的阻抗：对融合的恐惧、对失去个人独立感的恐慌、失去个人幻想的独特性或对被拒绝的恐惧。

来访者和其他因素对团体发展的影响

上文对于团体发展顺序的描述，仅仅着眼于理论层面，并没有考虑团体成员对团体发展的影响。在团体发展的过程中，我们必须对团体内部丰富的、不可预测的人际互动有所预期，这些互动不仅使治疗复杂化，同时也为治疗带来了更多的魅力和挑战。许多因素将影响团体的发展，并改变其发展轨迹。有些因素是我们可以预料到的，有些则出人意料，但所有因素都需要治疗师加以关注。

根据我们的经验，团体发展在很大程度上受到偶然性（即团体独特的人员组成）的影响。很多时候，团体的进程是由某个成员设定的，这个成员通常是团体中人际病理机制"最突出"的来访者。我们所说的"最突出"并非针对病理机制的严重程度，而是形容团体中最先表现出来的病理机制。例如，在童年性虐待幸存者团体的第一次会谈中，一个成员滔滔不绝地发表评论，实际上是在说自己感到很失望，因为团体中很多成员的治疗进度远远落后于她。这番自以为高人一等的言论自然招来其他成员的强烈愤怒和反攻。不久，这个团体便逐渐发展成为我们所见过的最愤怒、最缺少关爱的团体。但我们不能因此断定，就是这个来访者使团体陷入愤怒的火海。确切地说，她只是充当了导火索，点燃了每个来访者心中早已郁积的愤怒。但是，如果她不在这个团体，那么愤怒的展现多半将会变得缓慢，而且可能在有更多安全感、信任和凝聚力的情景下才出现。缺乏良好开端的团体所面临的挑战，将会比遵循本章所描述的发展顺序的团体要多得多。

许多寻求团体治疗的人在与他人建立联系方面存在问题，这也是他们寻求治疗的原因。他们中很多人会说"我不擅交际"，具有冷漠或恐惧型依恋风格的来访者就是例证[54]。一个由若干个这样的成员组成的团体，无疑比有几位成员获得过富有成效和建设性的团体经验的团体更难开展工作[55]。因此，在前一章中，我们曾建议治疗师与一两个有过建设性的团体经验的老成员一起培育新的团体。

本章所描述的典型的发展趋势可能会被具有某些特质的来访者所改变，这些特质包括：独断专行、强烈的表现欲、无节制地自我暴露或控制他人的倾向等。对于这类来访者的表现，治疗师和其他团体成员常常不但不加制止，还暗中鼓励。治疗师之所以"厚爱"这些来访者，是因为他们为团体提供了一个发泄的焦点，激发了情感的表达，也增强了会谈的魅力和刺激性。其他成员通常也愿意在自己犹豫不决时躲在这些主角背后隔岸观火。

回顾我们在第8章中提到的一项研究，该研究聚焦的是从9个治疗团体中脱落的成员。在其中的5个团体里，都有一名成员存在寻求关注的行为模式并在前12次治疗中脱落[56]。尽管这些脱落者（"早期挑衅者"）的内在动力各不相同，但是，他们在团体中扮演的角色却十分相似——他们将风暴引入团体，掀起轩然大波，然后一走了之。他们中有些人在团体初始阶段便表现出对依赖的抗拒，并向治疗师提出挑战。例如，有个来访者在第三次治疗中就以多种方式对治疗师提出挑战：他建议成员延长会谈时间，提倡定期开展无领导的团体治疗；他还半开玩笑地试图"探讨"治疗师的私人问题。其他的早期挑衅者会直言不讳地给其他成员提出反馈，还常为自己的这种真诚坦率而扬扬得意。还有一些人不仅常常以唐突的方式做大量的自我暴露，而且敦促其他成员效仿；他们对亲密感往往怀有既渴求又恐惧的矛盾情绪。尽管这些早期挑衅者常会宣称，自己毫不在意他人的意见和评价，但事实上，他们非常在意，而且常因为他们在团体中为自己塑造了无法生存的角色而深感懊悔[57]。

治疗师必须在团体治疗的早期识别出这一现象，通过澄清和诠释来帮助这类来访者，避免他们做出社会性的自毁行为。更重要的是，治疗师必须认清并停止自己对挑衅者行为的隐晦鼓励。治疗师可能非常乐于接受这些来访者的举动，或者过分依赖他们来维持团体的活力，以至于没有去理解来访者行为背后的焦虑不安。

记录下自己在每一个团体成员缺席时的感受，这对治疗师来说有很大帮助。如果有些来访者从不缺席，那么你可以想象一下，当他们没来时，你会有什么样的反应。思考一下，这些成员会使你产生什么样的想法、感受和幻想，以及他们做了什么而使你产生这样的反应[58]。如果你特别担心某些成员缺席，认为没有他们团体将失去活力，那么，这些来访者很可能肩负过重的负担，获得过多的次级满足，而无法在治疗中完成自己的主要任务。他们被限定的角色将不可避免地削弱他们自身的治疗效果。

我们认为，团体发展之所以错综复杂，根源在于团体的共性和个性。每个团体都有和其他所有团体一样的部分，也有和某些团体一样的部分，还有一些和任何团体都不一样的部分。的确，所有的治疗团体都会在其发展过程中有所改变；的确，团体在处理其存在和边界相关的议题时，最初都会感到吃力；的确，所有的团体都需要反复的努力才能形成亲密关系，这一过程会充满张力；的确，所有的团体都必须面临团体终止的最后阶段。团体有时会按计划表运作，但有时，我们的确偶尔才能看到一个"按计划进行"的团体。

大型团体体验可以让人生动地体会团体参与和团体发展的强大动力。我（亚隆）参加了为期一周的塔维斯托克门诊团体间练习，60名参与者被要求以任意的方式自由组成4个团体，然后探究他们各自的团体间关系。这60名参与者慌张地从大房间蜂拥而出，奔向标识着不同团体的4个房间。请不要忘记，这60人都是精神健康专业人员，他们当时的举动突显出非结构化团体所引发的退行力量。这种在团体间练习中必然产生的惊慌或许源于个体对遭到团体排斥的恐惧[59]。在我加入的那个团体中，大约在16个成员进入房间后，我在团体中听到的第一句话就是："把门关上，不要再让其他人进来！"一旦团体确定了边界，并建立起与外界相区别的身份后，团体成员很快将注意力转移到权利分配的问题，团体很快就推选出主席，防止多方竞争威胁团体的稳固性。之后，团体成员开始体验和讨论有关信任感和亲密感的问题。最后，面对团体终止的临近，成员的悲伤情绪逐渐浮现。

研究还指出，除了带领者和单个来访者的因素外，还有其他变量会影响团体的发展轨迹。在集体主义和权威得到高度尊重和顺从的文化中，团体表现出较少的冲突和震荡，但可能出现更为依赖的关系模式[60]。我（莱兹克兹）在中国的跨文化团体的工作中有过这种体验。团体成员最初不愿相互交谈，因为担心这会妨碍作为权威的带领者发言。

受女性关系模式影响的女性治疗团体可能较少发生冲突，直到团体建立起坚实的安全感和亲密关系[61]。针对短程的团体认知行为治疗（group cognitive-behavioral therapy，简称CBT-G）和社交恐惧症人际团体治疗的研究结果显示，这两类团体都很少发生冲突和震荡，尤其是CBT-G。这一现象或许正好反映出成员接受治疗的原因——他们的症状具有回避的特性[62]。少于10次会谈的短程团体，以及高度结构化的同质性团体，都不太可能经历所有的发展阶段，而会更多地处于早期较少冲突的状态[63]。遵循议程进行的结构化团体应将团体发展阶段的内容作为议程的一部分[64]。

总之，团体治疗师掌握一些团体发展阶段序列的概念对开展工作还是较有帮助的：这不仅能够帮助他们保持客观性，而且在团体发展偏离航线时，也能调整发展方向；此外，还可以据此来检验团体在过去一段时间内，是否出现停滞不前或跳跃发展等情况。有时，治疗师可能会提出一些团体暂时做不到的要求，例如，过早要求成员相互关怀与照顾。事实上，成员间的关心在治疗早期常常会流于形式，因为在这个阶段，成员们为了争取治疗师的关注往往将其他成员视为障碍或竞争对手。了解团体发展规律的治疗师更能够使团体保持协调，并审时度势地采取有利于治疗的干预措施。

但是，在临床实践中刻板地应用团体发展阶段的观点也有其不足之处。新手治疗师可能会过于恪守这些发展框架，并把它们当成临床实践的金科玉律。我们曾见过一些治疗师竭尽全力地迫使团体按照预设的阶段来发展。这种公式化的治疗方式在目前按照治疗手册进行的标准化治疗中尤为普遍，它使得治疗师与来访者更难以真正地投入治疗。这样做所牺牲的真实和真诚，恰恰是治疗关系中的关键所在；丧失了治疗关系中的真实和真诚，也就是丧失了心理治疗的灵魂。

当然，早先的心理治疗手册因为强调固守模式而降低了治疗的真实性。强有力的证据表明，这样做会适得其反。当代的心理治疗手册已经更少强调各阶段的细节，为治疗师提供了更灵活、更自然的操作空间[65]。

无论对于某一团体还是某一来访者,心理治疗都应该是一个共同分享的探索之旅。对于以获得成长为目标的治疗,每一个包含"阶段"的理论体系中都潜伏着危险——治疗师会持有先入为主的刻板印象和程序规则。

在20世纪70年代中期,我(亚隆)和凯蒂·韦尔斯(Katy Weers)一起开设了第一个癌症患者团体。凯蒂·韦尔斯是一名卓越的女性,患有晚期乳腺癌。她常抱怨伊丽莎白·库伯勒-罗丝所提出的死亡"阶段论"给这一领域带来了危害,并希望写一本书来驳斥这一观点。的确,以阶段的模型来理解临终来访者的感受,将妨碍来访者获得他们极度渴望的东西:"治疗性存在(therapeutic presence)"[66]。凯蒂和我都怀疑治疗师是想借着"阶段论"的虚幻想法,来掩饰自己对死亡的焦虑。

成员参与问题

成员参与(membership)问题是治疗团体早期发展过程中的重要影响因子。它包括成员流动、迟到及缺席等,这些因子存在于团体发展进程中,常常会威胁团体的稳定性和完整性。过高的缺勤率将迫使团体放弃发展,将注意力和精力转移到如何维持成员的参与上来。治疗师有责任避免随意缺席的现象发生,必要时,可以纳入新成员来代替中途脱落者。

成员流动

通常情况下,在长期互动式团体的前12次治疗内,会有很多成员脱落。如果团体有2名或以上的成员脱落,那么,通常会有新成员加入团体。但是,即使不断纳入新成员,团体前12次治疗中的脱落率依然相对恒定。只有跨越这一阶段以后,团体才趋于巩固,开始着手处理团体稳定性以外的其他问题。通常,当来访者连续参加至少20次的团体治疗后,他们往往已准备好做长程治疗。一项可靠的研究发现,短程团体(20次)的脱落率(8.6%)远远低于长程团体(80次)的脱落率(33%)。这一结果可能在一定程度上反映了来访者在加入短程团体前需要做出的承诺。同时,部分脱落率的差异可能反映出短程团体带领者的活跃度更高,因为他们更注意时间限制,更注重迅速建立团体凝聚力[67]。

另一项针对5个治疗团体的研究发现,前12次会谈中成员的流动率较大;第

12～20次会谈，团体成员的参与情况趋于稳定；第20～45次会谈（研究结束），出勤率几乎接近百分之百，而且成员都非常准时，无一人脱落[68]。大部分研究也得出了类似的结果[69]。团体后期脱落的人数一般少于前期脱落的人数[70]。有一项研究考察了治疗后期团员之间的摩擦多于治疗前期的团体，研究认为，团体后期亲密感的增加使部分团员感到不适而造成脱落。有的团体脱落成风，一个团员的脱落似乎造成了多米诺效应[71]。对此，预先或同时进行个体治疗可降低成员过早脱落的风险[72]。

如前所述，短程团体的脱落率一般较低[73]。在封闭的、有时间限制的团体中，团体开始时，成员人数要足够多，这样团体可以承受一些人员流失，在整个团体过程中保持稳固。但是，团体规模太大也会导致有些成员觉得被边缘化，因无法融入团体而退出治疗。在这种情况下，团体治疗开始时有9～10个成员是最理想的。

出勤和守时

尽管治疗师一开始就鼓励大家准时出席团体治疗，但事实上，在团体的初始阶段，成员往往很难做到这一点。治疗师有时会接到种种突如其来的借口——照顾孩子、工作要求、休假、交通不便、糟糕的天气、堵车、工作上的紧急情况或远方来客等——治疗师可能会认为，协调8个大忙人的时间表是一件不可能的事。千万别这么想！团体成员迟到和缺席通常意味着治疗中存在阻抗。当团体中有好几个成员经常迟到或缺席时，治疗师应及时探索团体阻抗的根源。由于某些原因，团体缺乏凝聚力，面临着解体的风险。如果成员团结一致，发展出一个有凝聚力的、专注工作的团体，那么（说来也奇怪），日程安排等问题也会随之消失，并且可能好几个月都保持良好的出勤率。

有时候，阻抗发生在个体而非团体层面。我们总是惊奇地发现，有些来访者在过去很长时间里几乎每次都迟到，他们称这是因为碰到了一些"绝对不可避免"的偶然事件，如定期的商务会议、家庭事务等；然而，当这些来访者识别并修通了自身的阻抗，在此后的连续几个月，他们变成了团体中最守时的成员。例如，一个来访者经常迟到，这是由于他对自己的双性恋身份以及对妻子的不忠感到羞耻，因而难以投入团体。当他表露出内心的焦虑并消除羞耻感后，他发现以往令他迟到的重要公事（他后来坦露，这些"公事"包括查收邮件和查看社交媒体）迅速销声匿迹了。

无论阻抗背后的原因是什么，治疗师都必须在理解和修通阻抗之前，及时矫正迟到和缺席等行为。成员的缺席对团体有害无益，可能会卷起缺勤之风，导致团体士气一蹶不振。这一观点得到了临床经验和研究的支持。对成员出勤情况的研究表明，缺勤的风气预示着团体的失败。缺席可能会成为习惯，一次会谈的缺席会增加后续会谈缺席的可能性。而且，一个成员的缺席将会损害其他成员的积极性，使他们也开始缺席[74]。显然，在治疗时，我们无法和缺席的来访者讨论这个问题。但同时，与准时出席会谈的来访者讨论这类行为也是徒劳无功。

偶尔，在出勤方面可能会出现两难境地，因为有时候某个成员的个人成长可能会与团体治疗产生暂时性的冲突。例如，一位团体成员需要连续两个月缺席会谈，因为她在从事了20年低价值、低薪的工作后，决定用辛苦挣来的钱来完成大学学业。回到学校是她成长的关键一步，而团体成员欣然支持她的选择。

在另一个案例中，年轻的单身女性萨拉参加了团体治疗，目的是治疗慢性抑郁，她的症状主要源于她对年迈父母的言听计从和自我牺牲。她每个周末都开车到父母家帮忙购物、做饭和打扫卫生。她的哥哥们几乎没有任何参与，而她最初为哥哥们辩护道，在她成长的文化中，未婚女儿有责任照顾父母。但是，她越来越难以容忍自己对哥哥们的愤怒，她开始意识到，她的自我否认和自我牺牲正助长了她的抑郁。一位团体成员评论说，如果她每个周末都和父母在一起，就很难与男性建立有意义的关系。如果她不做改变，一切都会保持现状。现在，在"此时此地"的团体中，萨拉开始表达自己的声音，她也开始要求团体的时间和关注。治疗几个月后，她问团体，她是否可以在中途离开会谈，因为朋友邀请她去一个音乐会，而音乐会上有她最喜欢的表演者，在城里仅此一次演出。团体成员一致表示支持。成员们认识到，萨拉的请假意味着尽管她感觉自己对他人负有责任，但她逐渐能够努力去满足自身的需求。

治疗师应该强调出勤的重要性，并在团体治疗准备阶段就告知来访者，他们需要以严肃的态度对待团体，将参加团体的时间提前预留。如果没有不可抗力，他们就应该准时参加。团体治疗是一种团队合作，每个成员都必须亲临现场。

在时间或交通方面存在问题的来访者，最好选择个体心理治疗，那些每月出差或者在团体开始几周后计划外出度假的来访者也一样。团体治疗具有许多独特的优势，但在时间调配方面缺乏灵活性。错过一次团体会谈，就像阅读小说时少看了一章。偶尔错过一章内容并无大碍，但是错过太多章节会酿成对小说的误解。对缺席的会谈收取全额费用是团体治疗的规范做法。许多私人执业的治疗师设定了每月的固定费用，不会因为来访者缺席而有所改变。

对伴侣施虐的男性成员内心通常会存在阻抗，但有证据表明，如果他们能留在治疗团体中，那么，团体干预对他们是有效的。然而，对于这一人群，3个月内40%～60%的脱落率并不少见。通常，临床工作者会通过团体治疗前的密集培训来培养他们的治疗动机，通过心理教育影片等手段来增加他们对受害者的共情，帮助他们理解暴力行为背后的生理学和心理学[75]。另一项更简单的干预也被证明是非常有效的。一项针对189名男性团体成员的研究表明，团体带领者积极的电话联系、适时表达关心和建立个人化的咨访关系，都产生了明显的效果。这些简单、实际的干预措施在针对这一人群的人际互动团体治疗和认知行为团体治疗中发挥了很大作用，使他们的出勤率和治疗期得到保障，并大大降低了家庭暴力的发生率[76]。电话、邮件或短信提示的简便方法被证明可以增加出勤率，尽管这可能让人感觉有娇惯来访者或助长其依赖性的嫌疑，但它至少给双方提供了当面讨论这些问题的机会[77]。

治疗师必须非常重视治疗团体，并且要坚信，准时出席会谈非常重要。那些对此深信不疑并身体力行的治疗师也会将此观念传达给团体成员。因此，治疗师应准时到达治疗室，把团体设为自己日程表中的优先事项，为团体成员做好表率。如果治疗师不得已要错过某次会谈，那么必须提前几周告知全体成员。治疗师缺席或擅自取消某次团体治疗，很可能会导致成员出勤率降低，这种情况并不少见。治疗师如果定期错过会谈（除了计划中的休假外），那就是在鼓励团体成员优先考虑其他活动。如果要启动新的团体，最好安排在休假后，而不是安排在休假前，以免因为休假错过第二次或第三次会谈。

○ 到达一个老年男性团体的治疗室后，我（莱兹克兹）发现这个8人团体里有一半的人缺席。缺席的理由是生病、亲戚来访及时间安排冲突。当我环顾房间、看到四处摆放的空椅子时，一名成员提议取消这次会谈，因为这么多人都不在。他说完后，我的第一反应是松了口气，这意味着那一天我将拥有计划外的自由时间。但随后我想到，取消这次会谈对于在场的成员将是一个可怕的消息。事实上，这会再次让他们感觉自己很渺小、孤独、无人理睬，而这正是这些成员在他们各自生活中感受到的。因此我表示，今天我们可能比以往都更需要进行会谈。成员们积极地表示赞成并根据我的建议挪开了不需要的椅子，让围坐的圆圈更小，大家可以更好地相互倾听。

如果一个成员出勤率很低（不管是什么原因），那么他就不太可能从团体中受益。一项针对98名团体参与者的研究显示，团体早期的低出勤率与随后（半年到一年）的脱落存在线性相关[78]。因此，对于那些出勤不规律的成员，带领者需要进行果断的干预。

○ 在一个刚起步的团体中，丹经常迟到或缺席。每当协同治疗师和他讨论这个问题时，他总是振振有词：生活和事业危机不断，各种意外事件层出不穷，所以他才无法如期准时出席每一次治疗。这使得整个团体显得极不稳定，无论治疗师们怎么努力，其他成员也都时常迟到或缺席，团体的脱落率也变得相当惊人。于是，到第12次治疗时，两位治疗师决定采取必要的应对措施：请求丹离开团体。为此，他们做了充分的解释。他们认为，以丹目前的状况，团体治疗对他没有什么意义和价值。同时他们表示，自己愿意帮助丹安排个体治疗，这样就可以根据丹的需要灵活地安排治疗时间。尽管治疗师的目的并不在于惩罚丹，而且他们所做的解释也相当详尽，但丹还是大为光火，并在团体治疗进行到一半时愤然离场。其他成员似乎也深感威胁，他们站在丹的立场质疑治疗师是否拥有驱逐成员的权力。

尽管团体成员最初有一些抵触情绪，但很快他们便意识到治疗师的干预是正确的。其中一位协同治疗师给丹打了电话，与他进行了两次会谈，然后把他转介给了一位合适的治疗师，这样他可以继续做个体治疗。事后，丹才认识到，治疗师并非想要惩罚他，而是以他的最大利益为准则——像他这样经常迟到、缺席，团体治疗对他不会有任何效果。在他离开后，团体出勤率立即得到了大幅提高，并且在随后的几个月几乎保持全勤。团体成员不再担心自己会像丹一样遭受驱逐，逐渐表露出对治疗师这一干预的理解和支持，并表达出他们内心对丹用散漫态度对待团体的不满。

有些治疗师试图利用团体压力来改善出勤率。比如，他们一定要等成员达到一定人数（通常是3~4人）后，才开始治疗。即使治疗师没有正式制定相关的规则，来自其他成员的压力也会对行为散漫的成员产生效果。任意缺席导致团体治疗反复推迟，会使其他成员备感受挫和恼怒。治疗师应该鼓励成员对那些迟到或缺席者表达他们的感受。但要注意，团体成员不一定像治疗师那样担忧出勤率。尤其是在年轻或不成熟的团体中，成员们通常更喜欢小规模的团体，认为这样他们有更多的机会获得治疗师的关注。与之类似，治疗师要警惕，不要因为对缺席者施加团体压力而拒绝进行治疗，这样做也相当于惩罚了按时出席的成员。

如同团体中的任何事件，缺席或迟到现象可以反映出成员与他人交往的特征性模式。请务必探究来访者行为对其个人的含义。例如，玛丽会为她的迟到而道歉吗？乔走进团体时是不是带着一种轻率、聒噪又爱出风头的气场？萨莉迟到是因为她觉得自己无足轻重、无法为团体做贡献吗？安托万时来时不来，是不是因为他认为即便没有他，团体也不会有任何实质性的变化？杰丝会要求别人总结会谈的内容吗？根据她与团体的关系，成员们会为她总结吗？罗宁如果缺席，会事先打电话或发短信通知团体吗？他是否觉得别人不信任他，所以才会举出一大堆复杂而过于详尽的理由来为自己开脱？通常，来访者的心理病理机制是他们迟到的原因。例如，一名对权威深感恐惧、无法在人际情境下坚持自己的立场的来访者频繁迟到，原因是他不能鼓起勇气中断与商务伙伴的电话会议。一名强迫症来访者迟到，则是因为他在离开办公室以前不得不一遍又一遍地整理桌面。如果你觉得来访者产生了阻抗，请不要轻信交通堵塞或地铁延误之类的理由。

缺席和迟到是来访者社会交往的部分缩影，如果治疗师能对这些行为做出恰当处理，将有助于来访者更深入地了解自我。但是，为了团体及个人的利益，治疗师必须在做出分析之前就纠正这些行为。缺席者没有机会听到治疗师的反馈。事实上，对于重回团体的来访者，治疗师必须谨慎地寻找契机来对其做出解释。通常，前一次会谈缺席或者迟到的来访者会带着防御性的愧疚，并非处于接受他人对自身行为的观察的最佳状态。因而，治疗师在此刻往往应首先关注团体的维系和规范的设置，然后，等到时机成熟、来访者的防御松动时，再试图帮助来访者探讨他们行为背后的意义。反馈时间的把握对于那些心理脆弱、对关系不信任的成员尤为重要[79]。

如果团体成员不得不缺席或迟到，则应该遵循治疗师在入组准备中提出的建议，提前将情况告知治疗师，免得大家因为好奇或担心而浪费讨论时间。对于较为成熟的团体而言，其他成员对某人缺席原因的猜测，是治疗过程中很有价值的素材；但是，对于处在初始阶段的团体而言，这样的推测往往停留在表层，收效甚微，有时还可能会引发不必要的焦虑。

在互动式团体治疗中有一句至理名言，也是我们在本书中反复提及的，那就是：团体中发生的任何事件，都为团体理解人际互动提供了原材料。治疗师要抓住机会，观察每个不同的成员组合的互动所引起的团体动力变化。正如以下案例所展现的那样，成员的缺席可以给团体提供先前未曾涉及的重要素材。

○ 一个由四女三男组成的团体，在第8次会谈时，其中两名男性缺席，唯一出席的男性成员叫阿尔伯特。阿尔伯特在先前的会谈中一直比较退缩、顺从，但这次却发生了戏剧性的转变：他变得非常活跃，主动谈论自己，向女性成员发问，讲话大声而且态度也变得强硬，有几次甚至向治疗师发起了挑战。他试图用非言语行为，如频繁地调整衬衫领子、轻抚胡须等，来吸引女性成员的关注。随后，在治疗师的提示下，团体把关注的焦点放在了阿尔伯特的改变上。阿尔伯特本人也意识到并表达了他对两名缺席的男性成员的恐惧和妒忌，因为那两名男性充满攻击性且非常自信。长期以来，阿尔伯特一直饱受社交回避和失败感的痛苦煎熬，而且，在目前的团体中，他感觉自己无法对任何团体成员，尤其是女性成员产生重大影响。这种想法进一步强化了他先前的无力感。如果不是团体中另两名男性的意外缺席，阿尔伯特可能连续数月都无法触及自己的议题。在这次会谈后的几周中，他在这些议题上进行了颇有成效的工作，而且他的竞争对手们也在场。

我们在临床上倾向于鼓励成员按时参加会谈，但是，无论在场的人数再少，我们都不主张取消会谈。让来访者感受到团体总是存在的，是稳定、可靠的，这一点很有治疗价值。的确，团体的恒常性（constancy）将带来成员出席的恒常性。当一系列合理因素（如计划中的暑假）造成一两周内出席人数下降时，我们举行了人数非常少的会谈，有时甚至只有两名成员。事实证明，这些会谈对在场的成员至关重要。在那些人数较少的团体中，容易出现的技术问题是，由于缺乏成员间的互动，治疗师可能会采用个体治疗的方式，把焦点转移到成员的内在心理过程，而忽略了团体和人际层面的议题。事实上，即使是在人数最少的团体中，将重点放在团体和人际深层互动过程上，也可大大加强治疗前后的一致性。让我们来看看以下这个进行了10个月的团体治疗案例。

○ 在我（亚隆）的一个团体中，由于好几名成员都因为度假、生病、阻抗等各种原因缺席，一次会谈中只剩下两名成员。一个是38岁的温迪，边缘型人格障碍合并抑郁的来访者；另一个是23岁的马丁，有社交回避倾向，心智非常不成熟。

在会谈的初始阶段，温迪花了很多时间诉说她绝望无助的情绪体验。在过去的一周中，这种情绪愈加严重，以至于使她产生了自杀的意念，并因此去了医院急诊室。在那里，她偷看了自己的病历，发现里面有一条我一年前写下的会诊记录。在这条记录里，我给她下了"边缘型人格障碍"的诊断。温迪称这个诊断和她原先的预想相符，现在，她希望能够住院治疗。

然后，马丁回忆起自己在几周前所做的一个梦，这个梦从未被讨论过。梦中的情景是这样的：我（治疗师）坐在一张大桌子边上和马丁面谈，马丁站起来看我正在写些什么，结果发现，整张纸上只有两个巨大的字——无能。等温迪和马丁叙述完后，我帮助他们就自己对我的敬畏、无助性依赖、愤恨等情绪做了剖析，并指出他们转嫁责任、把对自己的一些负性情感投射到我身上的倾向。

接着，温迪继续强调她的无助感，她称自己没有能力给自己做饭，而且欠账未还，情况严重，导致她现在害怕受到法律制裁。马丁和我都指出，她执意不谈自己的积极成就，比如，她一直是一位优秀的教师。我询问道，她之所以表达无助感，是不是想激起大家对她的关注和爱护，而她认为这种关爱的反应是无法通过别的途径获得的。

随后，马丁提及他昨天去了医学图书馆，想查阅一些我的专业论文。我问他真正想从中发现什么，马丁回答，他猜自己想了解我对他有什么看法。接着，马丁第一次承认自己渴望得到治疗师唯一的关注和爱。

此后，我对温迪从病历中看到我的记录表示担忧。我也坦率地承认，我对病历记录中必须使用诊断标签深感无奈，也理解精神病学专业术语确实令人困惑。我努力解释了我当时使用这个特定标签的原因及其含义。

之后，温迪谈到了那些缺席的成员，她怀疑是不是她"赶走"了他们（这是一种常见的反应）。她反复倾诉自己的无价值感，并在我的建议下，将自己的负面特质一一罗列，如懒散、自私、贪婪、嫉妒以及对周围所有人的敌意等。马丁对温迪表达了支持，并称自己也有很多和她一样的感受。他表示，对他来说，在团体中那么多人面前表露自己是一件很困难的事。

接下来，马丁又谈到非常害怕自己在醉酒或其他情况下会失去自我控制：比如，他可能会在性方面变得放纵。然后，他第一次谈起了自己对性的恐惧、无法持续勃起以及在最后一刻放弃性交机会等问题。温迪对马丁表达了深深的共情。尽管她在挺长一段时间里都觉得性是令人厌恶的，但她还是表达了自己想通过献身的方式来帮助马丁的强烈愿望（只是愿望，并没打算真的要这样做）。随后，马丁描述了温迪对他的强烈性吸引力，同时二人也谈到了团体中其他成员对他们的性吸引力。

我评论道，温迪对马丁产生了兴趣以及愿意为他献身的打算，驳斥了她在清单上为自己罗列的那些负面特质：自私、贪婪、对他人的普遍敌意等。这一观察后来被证明对温迪具有重大的治疗价值和意义。

尽管只有两个来访者出席上述会谈，但他们还是形成了一个团体，并不是作为两个单独的来访者在会面。缺席的团体成员被提及，而且先前未被表露的人际感受（两人对彼此以及对治疗师的感受）也得到了充分表达和剖析。总之，这次会谈对两名参与者都意义深远。在这里需要重申，探讨缺席成员的有关内容并不等于"在背后议论他人"。缺席的成员不能主宰在场成员讨论的话题，当然，当他们再次出席时，应该让他们了解相关的讨论情况，这是非常必要的。与成员在团体外的接触一样，讨论本身不是问题，真正的问题是讨论不被公开。

脱落

对于新手治疗师（对很多资深治疗师来说也是如此），再也没有比团体成员脱落更具威胁性的问题了。刚开始带领团体时，我（亚隆）就非常担心这个问题。我的首次团体治疗研究，针对的是从一个大型精神科诊所的治疗团体中脱落的所有来访者[80]。脱落是一个不容忽视的问题。正如我们先前讨论过的，团体治疗的人口学研究表明，不管治疗师怎样努力，总有相当数量的来访者会过早地离开团体。事实上，有些临床工作者认为，成员脱落不仅无法避免，而且是发展团体凝聚力的必经之路[81]。但即使承认脱落必然发生，我们也应该致力于降低脱落率，尽管不能完全杜绝脱落。如果一个团体没有发生脱落，也许是因为治疗师在入组标准上设置了过高的门槛，这样会流失一些可能从团体治疗中获益的潜在来访者。

在团体进程中，我们很有必要设置一个"安全出口"，因为这样做可以促使一些来访者对团体做出初步的承诺。团体也必须建立一种减压机制，因为筛选过程中的错误在所难免，新成员的生活也会发生意外事件，以及成员间的不和谐可能会愈演愈烈。

个体过早终止团体治疗有很多的原因，我们将在此做简要的介绍。我们可以从三个因素的交互作用来全面思考脱落现象，这三个因素分别是：来访者、团体和治疗师[82]。通常，与脱落相关的来访者因素包括个体的特异性、严重的人际缺陷、亲密感和自我暴露方面的冲突、早期挑衅者的角色、外部生活压力、无法与他人共享带领者以及害怕不良情绪传染等问题。来访者不恰当的期望也可能对治疗联盟产生负面影响，从而增加脱落风险。所有这些因素都会因为团体早期发展所带来的潜在压力而被放大。潜在的脱落者往往不适应团体要求，无法坦率和亲密地与其他成员产生人际互动。他们常常对治疗进程感到困惑，认为团体活动和自己的问题之间并不存在多少关联。而且，在早期的会谈中，他们会感到自己无法从团体治疗中获得足够的支持来维持对治疗的希望。与脱落相关的团体因素包括亚团体的影响、不合适的成员组成、替罪羊现象、成员间的紧张关系或者未解决的冲突。

治疗师的角色也至关重要。治疗师的哪些错误会增加成员脱落的风险？例如：筛选成员时过于匆忙；入组准备做得不够充分；没有努力提升团体凝聚力，团体发展任务阐述得不够清晰；忽视文化和多样性问题；受未经处理的反移情影响[83]。研究表明，不同的治疗师在个体治疗脱落率上可能会相差4倍，我们怀疑团体治疗师也是如此[84]。机构环境也可能成为造成团体不稳定的因素，治疗环境的变化会消耗治疗师的士气并削弱治疗价值[85]。

前面提到讨，降低脱落率最重要的两个方法是筛选出合适的成员和做充分的入组准备。这两种措施都可以促成更强大的治疗联盟——预测良好疗效的有力指征[86]。在治疗前的准备过程中，非常重要的一点是让来访者预先意识到在团体治疗过程中他们必然会经历挫折期。经验丰富、有先见之明的治疗师更容易让来访者产生信心。事实上，治疗师的预见越有针对性，其作用就越大。例如，当治疗师告知有社交焦虑和恐惧问题的来访者，他们在团体治疗中可能经常会想逃离，或害怕参加下一次的会谈，这样的信息会具有安抚作用。治疗师可以强调团体是社会实验室，成员可以选择让团体成为另一个他们回避的、失败的场景，也可以选择在团体这个风险相对低的环境中，尝试新的行为。我们经常在入组访谈中告知来访者，在未来的团体治疗中，他们有时会感觉，团体是他们最不想去的地方。我们会对他们说："试着接纳这种不适感。当你产生这类想法时，可以提醒我们注意，因为这可能是你治疗中的关键时刻。"通常，团体中一些经验丰富的老成员也会做出类似的预测，如以下案例所示。

○ 团体中一些成员因完成治疗而离开，治疗师招募了5名新成员，他们和剩余的3名老成员重新组成了一个团体。在前两次会谈中，老成员简要地向新成员叙述了一些治疗相关的信息，并告诉他们在第6次或第7次治疗时，可能会有一些人决定放弃治疗，因而，团体不得不抛开其他问题，花一两次会谈的时间来挽留那些成员。此外，老成员还预测了哪位新成员将会最早萌生退意。这种形式的预言，恰好是安抚成员、防止他们脱落的最有效的方法。

尽管治疗师煞费苦心，但还是会有许多来访者考虑中途退出。当一名来访者告诉治疗师他想要离开团体时，通常的处理方法是力劝这名来访者继续参加下次会谈，并与其他成员一起对此进行讨论。这一惯例的假设是，团体将帮助来访者修通阻抗，进而阻止他中途退出。然而，这种方法却很少奏效。我们曾在一项研究中发现，从9个治疗团体（初始成员总数为97人）中脱落的35名成员，他们每个人都曾被鼓励参加下一次的会谈，可是，这样做并未能阻止他们离开团体[87]。简而言之，要求决定离开团体的成员参加最后一次会谈，对于团体来说通常是收效甚微的。唯一可能例外的情况是：来访者认为自己不受欢迎、毫无价值，希望团体能推翻他的信念。许多来访者在治疗时都带着恐惧和希望：害怕重复他们糟糕的关系经历，并希望这次情况会有所不同[88]。即使脱落者对团体充满批判，其内心也可能深藏着被团体接纳的愿望。

一名女性退出了我（莱兹克兹）带领的一个团体，并拒绝与我进行后续的个体会谈。几个月后，她向我咨询有关抗抑郁药物的问题。我们很快就讨论完药物的话题，然后转而讨论她离开团体的原因。令我吃惊的是，她在剩余的大部分时间里都在表达她最后一次会谈时的失望——她没有收到告别卡片，而她看到另一位成员在离开团体时收到过。我对她强烈的情绪感到惊讶，她之前从未在团体中表达过这类感受。接着，我向她坦言，我们并不知道，尽管她的退出像是拒绝了团体，但她内心其实埋藏着希望被团体接纳的愿望。

一般情况下，我们建议治疗师与潜在的脱落者进行数次个别访谈，以寻找团体压力的来源。治疗陷入僵局也可能带来独特的治疗机会：当来访者的核心愿望和恐惧被激活，导致他们觉得缺乏安全感或治疗没有意义时，治疗僵局就会出现[89]。有时，治疗师准确、深刻的诠释会让来访者回心转意。

○ 在第8次治疗中，一个有着强烈孤独感和社交回避倾向的成员——约瑟夫宣称，他感到自己的团体治疗没有丝毫进展，因此考虑终止治疗。在下次团体会谈前的个别访谈中，约瑟夫向我（亚隆）倾诉了自己在团体中无法表达的一些体验：他对团体中的一些成员产生了好感。尽管如此，他还是坚持认为治疗没有效果，并希望接受一种更快速、更切合他个人实际情况的治疗。

对此，我做出了准确的诠释：约瑟夫对团体治疗方式的理智化批评，是一种合理化的防御机制；实际上，他是在逃避自己在团体中体验到的亲密感。我再一次解释了团体中的社会缩影现象，并进一步澄清，他和其他成员的交往模式正是他一贯的人际交往模式在团体中的重现。长期以来，约瑟夫都在回避或逃避亲密关系。我对他说，除非他停止临阵脱逃，让自己有机会在团体中探索其人际问题，否则他今后还是会重蹈覆辙。最终，约瑟夫重新回到了团体，并最终在治疗中获益颇丰。

一般来说，治疗师可以通过积极解决早期阶段的问题来降低来访者脱落的概率。关于自我暴露，我们将在后文中详细阐述，但请记住：团体中特别积极的成员和特别安静的成员都有脱落的风险。自我暴露应适时、适当，有的情况下，治疗师有必要让来访者放慢自我暴露的节奏，避免在前几次会谈中分享过于深入的个人隐私。治疗师应尝试帮助来访者从与生活细节相关的垂直暴露转向水平暴露——讨论自己在团体成员面前分享这些内容后的感受。这样一来，自我暴露既不会受到阻碍，也不会变得过度。这样做就可以把个人的自我暴露转化成一种人际间的互动。在另一种情况下，每次会谈都保持沉默的成员可能会逐渐感到萎靡不振：在每次会谈中，过多的沉默会使来访者下一次继续参与会谈或在会谈中发言的难度成倍增加。

对团体或者治疗联盟的负面情绪、顾虑和畏惧必须被公开讨论，不宜掩藏。此外，积极情感的表达应该得到鼓励，治疗师也应该在可能的情况下做出相应的示范[90]。这是治疗师设置规范的一部分。在一次督导会谈中，团体协同治疗师报告，会谈（28次会谈中的第6次会谈）进展非常顺利，以至于团体治疗师保持沉默，觉得没有什么可补充的。我（莱兹克兹）提出质疑：虽然团体确实运作良好，但治疗师可以做得更多，可以进一步促进团体工作和强化规范。比如，两位治疗师是不是可以分享自己的看法，并让团体成员对会谈进行回顾，以促使团体持续富有成效地工作？治疗师也可以推动团体成员讨论更多的内容，包括成员对承担风险的体验、成员间相互反馈的质量、他们对彼此的关心、他们在团体工作中承担的责任以及其他相关的亲团体主题。

缺乏经验的治疗师特别容易被那些扬言要退出团体的来访者所威胁。他们害怕来访者会接二连三地离开，最终有一天，他们来到治疗室，发现空无一人（此时，该怎么向督导交代呢？）。如果治疗师真的被这样的幻想所掌控，那么，他们就无法继续有效地带领团体了。当治疗师觉得受到胁迫时，治疗师和成员双方的力量就失去了平衡。为了使来访者重回团体，他们开始不惜采取哄骗、诱惑以及其他手段。一旦这样的情况发生，治疗的力量也就荡然无存了。

在临床工作中，我们也和成员脱落问题奋战了多年，如今，终于在这个问题上有所收获。通过改变个人态度，我们降低了团体治疗的脱落率。但我们同时也的确把一些成员"请出"了团体。当然，这并不意味着我们可以动辄让来访者离开团体。但是，如果来访者显然没有参与团体工作的意愿，那我们就有充分理由准备好这么做。我们坚信团体治疗是一种非常有效的心理治疗模式（这个信念来自我们的临床实践和实证研究），如果某位来访者不能从中获益，那么，我们希望他能够离开团体，并会为他介绍一种更合适的治疗模式。同时，我们会将另一个能够从团体中受益的来访者纳入团体。

这种降低脱落率的方法反映了治疗师对治疗尽心尽职的工作态度。一旦你习得了这一特定的思维方式，你就能以直接或间接的方式将其传达给你的来访者。你会向来访者表达你对于团体治疗的信心，并期望来访者能够充分而有效地利用团体治疗的机会。

把成员请出团体

把某个成员请出治疗团体，对该名成员和整个团体来说都具有重大影响。因此，治疗师必须深思熟虑。治疗师一旦确定某个来访者无法有效地参与团体治疗时，就应该找出并移除所有妨碍该来访者积极参与团体的障碍。如果治疗师竭尽全力却仍然无法改变现状，那么，治疗师必须预测因此而产生的诸多后果：（1）来访者最终将会脱落，并且在治疗中一无所获（或者没有进一步的收获）；（2）继续参与团体将会对来访者产生伤害（因为消极的互动或特异者角色带来的不利后果）；（3）来访者严重妨碍其他成员的团体治疗工作。因此，面对这种情况，采取放任自流的态度是愚蠢的——是时候把成员请出团体了。

如何把成员请出去呢？在这件事情上，并不存在一种灵活而委婉的解决之道。通常，与来访者单独会面比在团体中处理更容易一些。如果在团体中讨论，这种情形往往会引发其他成员的焦虑，并使团体无法展开任何建设性的讨论。此外，一次个别会谈可以减少成员的当众羞辱感。邀请这类来访者回来参加最后一次会谈有用吗？答案通常是否定的：如果他们能以开放、不设防的态度解决问题，治疗师也就没有必要请他们离开团体。

无论什么时候，当你把一位来访者请出团体时，都可以预料到其他成员会对此做出强烈的反应。他们常由此联想到自己既往被拒绝或抛弃的情景，并因此体验到内心深处的焦虑。因此，即使成员们一致认为你把来访者请出去是正确的，他们也很少会向你表达支持。例如，即使当你让一个总是妨碍整个团体的来访者离开时，其他成员还是会因为你的决定而深受威胁。

对于你把来访者请出去的举动，其他成员通常会做出以下两种解释。一种是拒绝和抛弃：治疗师不喜欢那个来访者，并且怨恨他，对他感到愤怒；治疗师是权威和恶霸，所以要让他离开团体，离开治疗师的视线。下一个会是谁呢？

另一种解释（我们所期待的正确解释）是：治疗师是一个负责任的精神健康专业人员，治疗师的做法可以保证来访者和其他成员的最大利益。当治疗师觉得目前的治疗形式不适合某个来访者时，让他离开反而是一个负责任的决定，毕竟，每个来访者所需的治疗方式都是不同的。此外，治疗师以其职业道德为准则，保证来访者可以接受另一种对他更有帮助的治疗方式。没有一种治疗方法是适合所有人的，心理治疗和生物医学治疗皆是如此。

留在团体中的成员通常会持有第一种解释，认定治疗师的行为意味着拒绝。所以，你的任务是让他们得出第二种解释。你可以向他们说明你这么做的原因，并和他们一起分享你为那位来访者所做的未来治疗计划，例如，你将会为他进行个体治疗或者为他做适当的转介。请注意这种情况下的隐私保护。你当然可以分享自己的想法，但必须保护来访者的个人信息，除非来访者明确同意披露这些信息。

偶尔，团体也会以欣慰和理解的心情接受让某位成员离开的决定，例如：一位遭受过性虐待的女性描述，在某个施虐成性的男性成员被请出团体时，她生命中第一次感受到，那个"负责的人"没有对她的痛苦袖手旁观或者置若罔闻。

离开团体的成员：治疗上的考虑

当一个来访者被请出团体或选择主动离开时，治疗师应该努力使这段经历具有建设性。这样的来访者通常会感到非常沮丧，他们会把团体治疗看作又一次失败的经历。即使来访者对此予以否认，治疗师仍不应忽视这种挫败感的存在，而应该在单独会面时和来访者对此进行讨论，帮助来访者从另一角度来看待这次经历。例如，治疗师可以用"准备状态（readiness）"或"团体适合度（group fit）"的概念来解读这次经历。许多来访者只有经过一段时间的个体治疗后，才能从团体治疗中获益；有些来访者则可能始终无法从团体治疗中获益，到目前为止，我们还不能解释其中原因。但是，来访者完全有可能在另一个团体中获得非常理想的治疗效果，这种可能性值得进一步探索，我们也多次见过这样的情况。总之，治疗师无论如何都要让被请出团体的来访者明白，并不是来访者自身的不足和失败导致了这样的结果，而是由于某些原因，团体治疗的方式没有成功。团体治疗进展不顺通常不仅仅是来访者的问题，通过分担责任，治疗师既可以帮助来访者，也可以推进自身对治疗工作的探索[91]。

治疗师可以利用最后一次单独会谈的机会，与来访者详细回顾其团体经历中的点滴。有时，治疗师不确定与即将终止治疗的来访者进行面质是否合适。例如，你应不应该告诉来访者，他之所以从团体中脱落，并不是由于他所认为的听力障碍，而是由于他不是很适合这个团体，并且遭到了团体的拒绝？一个总体原则是，治疗师可以从来访者整个治疗生涯的角度来考虑。如果来访者今后很有可能还要继续接受治疗，那么，从长远来看，治疗师和他进行温和的、建设性的面质有助于其将来的治疗。相反，如果来访者今后不太可能寻求动力学取向的治疗，那么，做出最后的诠释就不是很有必要了，因为来访者今后不太会有机会使用或者扩展这些洞察。我们可以先探测一下来访者的否认程度有多深。如果程度很深，就顺其自然吧。对于来访者的防御机制（即使是自我欺骗性的防御机制）来说，如果治疗师不能提供一种令人满意的替代物，那么来访者往往是很难将它解除的。我们要避免为增加洞察力而造成对来访者的伤害[97]。

新成员的加入

当团体规模缩小到一定程度（通常是5名成员或更少），治疗师就应该着手纳入新成员。在团体发展的任何阶段都有可能有新成员的加入，但对长程的治疗团体来说，新成员的加入往往出现在以下几个关键期：前12次会谈期间（替换早期脱落的成员）和第12～18个月以后（替换成功完成治疗的成员）。在封闭式的、有时间限制的团体里，治疗师可在最初3～4周的限期内纳入新成员，以保证他们有足够的治疗时间。

新成员的加入能否取得成功，在一定程度上取决于治疗师选择的时机是否恰当。对团体的发展而言，在有些时机加入新成员是有利的，有些则不然。通常，当团体处于危机之中、忙于处理内部冲突或突然进入下一个发展阶段时,都不适合纳入新成员。在这种情况下,团体要么会排斥新成员,要么会回避团体目前迫切需要解决的问题而将注意力转移到新成员身上。不适合新成员加入的情况包括:团体首次对一个控制欲强、独断专行的成员所造成的敌意进行工作,或者在一个新近发展出凝聚力和信任感的团体中,一名成员第一次分享了一个极其重要的秘密,等等。治疗师需要关注团体的发展阶段。最好在团体逐渐成形的阶段或建立规范/执行任务阶段增加新成员,而不是在团体存在大量冲突和高度紧张的时候增加新成员[93]。

如果团体发展顺利,即使团体规模缩小到只剩4~5名成员,有些治疗师还是会推迟纳入新成员。我们并不赞成这种做法,更倾向于及时地开始筛选新成员。这是因为,一个小团体,哪怕凝聚力再高,一旦出现成员缺席或中途脱落,团体规模就会进一步缩小,导致团体缺乏必要的人际互动,从而影响治疗团体的有效运作。通常,纳入新成员的最好时机是团体停滞不前的时候。很多团体,尤其是老团体,都需要新的刺激,因此会积极鼓励治疗师纳入新成员。

有些团体能很清楚地确定新成员加入的时机,比如转移性乳腺癌女性患者团体。如果团体中有生命垂危或刚刚去世的成员,那么该团体的其他成员可能会希望此时不要有新成员加入,因为他们需要把精力和时间用于处理他们的丧失和哀伤[94]。

团体对新成员的反应

一位英国团体治疗师曾引用卡通片里所描述的一个场景来形容团体对新成员的反应:一个愁眉苦脸的母亲带着小孩试图挤进一节拥挤的车厢中,这时,孩子抬头看着母亲说:"别担心,妈妈!下一站该轮到我们讨厌别人上车了。[95]"这与新成员加入团体时的遭遇十分相似。即使在成员强烈恳求治疗师纳入新成员的团体中,老成员依然会对新成员存在明显的敌意,并且这种敌意有可能会非常强烈。治疗师对团体过程和团体动力的关注总是必要的,在团体发展的重要节点上更是如此。

增加新成员之际,也是现有成员重新评估自身进展和重新确定目标的契机。一名长期拒绝向团体透露其职业的成员宣布,他希望在新成员进入团体之前分享这一秘密。他为自己之前的固执和隐藏感到尴尬。他早期拒绝分享的原因是希望能有控制感。后来,他觉得自己陷入了这个秘密的泥潭。现在他意识到,随着新成员到来,自己作为"团体老兵"仍然讳莫如深是多么的荒谬。他对团体有了更多的信任,也更想要敞开心扉，他希望在新成员到来之际做出改变。

在其他时候，新成员的加入可能会引发老成员的退行。我们多次注意到，当有新成员加入团体时，老成员就会迟到；这些老成员甚至可能会在等候室里高谈阔论一阵，全然不顾治疗师和新成员在治疗室的等待。一项针对增加新成员的当次团体会谈所做的内容分析显示，会谈中的很多话题并不是友善的。例如，团体会用比先前的会谈多得多的时间来怀念"过去的美好时光"。他们热切地怀念离开已久的老成员，对团体以往发生的趣闻逸事津津乐道。这像是在不经意地提醒新成员，不要忘了自己的新人身份。成员间久远的冲突会死灰复燃，使整个团体的气氛变得非常不友善。同样，老成员还会对新成员评头论足，指出他们和某些已经离开的、治疗失败的老成员有很多相似之处。这类行为可能会使新成员如坐针毡。

在新成员参加的初次会谈中，老成员可能会选择一些具有威胁性或令人沮丧的话题，以此表达自己的矛盾情绪。例如，某个团体有两名新成员加入，然后一名老成员指出：精神科网站上的信息显示，两位团体带领者是第二年担任住院医师，这可能是他们第一次带领团体。团体以这样的方式来对新成员表示"欢迎"。这个问题显然非常重要，应该得到讨论，然而，它会让新成员感到忐忑不安。有趣的是，团体中有几名成员很早就了解治疗师的情况了，却直到这次会谈才突如其来地挑起这一话题。

另一方面，如果团体一直渴望增加新成员，也可能会对新成员表现出热烈的欢迎和支持。老成员可能会表现得非常温和，耐心地帮助新成员克服初始阶段的恐惧和防御，并齐心协力、想方设法地增加团体对新成员的吸引力。通常，老成员会现身说法，向新成员描述自己在团体中的种种收获。例如，当一个新成员向某个闷闷不乐、充满抗拒的成员询问她的进展状况时，另外两个成员由于担心会贬低团体，就抢先作答，主动描述各自的进展。虽然老成员可能无意识地打击新成员，然而他们一般不愿通过贬低团体来达到此目的。

团体之所以会对新成员产生矛盾反应，原因有很多。其中，一些非常珍视团体稳定性与凝聚力的成员可能认为，任何对于现状的改变都是对自身的威胁。新成员会破坏这个团体吗？在一个充满敌意、扰乱了团体的成员退出治疗后，其他团体成员质问我（莱兹克兹）有关纳入新成员的问题。我当初怎么会把这样一个破坏者带到团体中？这次他们能信任我对成员的选择吗？新成员即将加入，这可能会勾起老成员强大的手足竞争情结：老成员可能会把新成员视为潜在的竞争对手，担心他们会剥夺治疗师和其他成员对自己的关注，使自己无法继续扮演"被宠爱的孩子"这一角色[96]。

一个常见的担忧是，新成员会让团体的发展速度变慢。团体老成员担心，随着新成员的加入，他们将再次讨论熟悉的内容、重复经历以往那段冗长乏味、循序渐进的社交介绍和各种仪式程序。幸好，这种预期是没有根据的。新成员进入发展中的团体后，通常会越过团体初始阶段所特有的试探期，很快跟上团体目前的沟通步伐。

一般情况下，新成员会对团体中的老成员持有独特而富有建设性的看法。他们看到的是老成员当下的状态，而不是他们以前的状态。新成员经常赞美老成员的洞察力、社会适应度和人际交往技能，这些反馈强化了老成员达成的改变，也在向所有成员提醒团体治疗工作的价值。新老成员的士气同时得到提升，团体的凝聚力也随之加强。

增加新成员的治疗指南

治疗师在纳入新成员时要完成一些必要的准备工作，这不仅包括我们在第9章中提到的一般性准备工作，还包括为协助新成员应对加入已经成形的团体时面对的压力而进行的准备工作。大量研究表明，个体在进入任何一个已经定型的文化环境时——如新的生活环境、工作场所、学校等——都会产生焦虑，因而需要指导和支持[97]。

我们告诉新成员，在进入一个全新的、不寻常的文化环境时，他们通常会有被排斥和不知所措的感觉。因而，我们会允许他们按照自己的方式和节奏来融入团体，以此打消他们的顾虑。新成员刚进入一个成立已久的团体时，可能会被经验丰富的老成员的成熟、开放、人际才能和大胆的态度所折服。同时，他们可能会受到惊吓或害怕被"传染"，因为老成员所暴露的病理机制远比一个新团体初次治疗时暴露的要多。治疗师应该和新成员讨论上述种种问题。此外，治疗师还应向新成员描述前几次会谈发生的重要事件，这对他们是很有帮助的。如果团体经历了一些激烈的冲突，那么，带领者最好为新成员做一个全面的回顾。如果治疗师采用了书面摘要技术（详见第13章），那么，在征得大家的同意后，治疗师可以让新成员阅读前几次的会谈摘要。

在新成员加入团体的前一两次会谈中，我们会努力让新成员积极参与到团体中。通常，治疗师只要询问他们对团体有何感受就够了，例如："萨莉，这是你第一次参加团体治疗，到目前为止，你感觉如何？对你来说，融入团体是否困难？到目前为止，你有哪些担忧？"帮助来访者增加对参与治疗的掌控感同样是有用的。例如，治疗师可以这样说："我注意到刚才你被问了几个问题，对此你有什么感受？会感觉压力太大吗？还是你乐于回答这些问题？"又或者："萨莉，我发现你今天一直沉默不语。团体正专心处理你加入以前的一些遗留问题，你对此有什么感受？是松了口气？还是希望别人可以关注你、问你一些问题？"注意，所有的这些问题都是以"此时此地"为核心的。

许多治疗师倾向于一次纳入两名新成员，这样做对团体和新成员双方都有好处。有时，如果其中一名新成员融入团体的过程比另一名成员要轻松得多，那么这样做可能会适得其反，使另一名新成员更加感到焦虑不安，感觉自己似乎已经在拖大家的后腿了。然而，成对地增加新成员还是有很多可取之处：团体一次纳入两名成员，可以节约不少时间和精力；此外，这两名成员可以结盟，从而减少格格不入的感觉。曾有来访者在加入团体几个月后提到，和别人一起加入进行中的团体，让他们感受到支持和自在。

团体纳入新成员的速度，直接受到新成员人数的影响。一般而言，六七个人的团体可以迅速地纳入一名新成员，这时，团休只需稍作停顿就能继续前进，并很快使新成员跟上团体的发展步伐。与此相反，如果一个四人团体一次纳入三名新成员，团体可能会突然停滞不前，完全将精力放在纳入新成员的任务上。老成员会反复思量：新成员是否值得信赖？他们还能在团体中一如既往地自我暴露和冒险吗？让他们感到熟悉、自在的团体会不会被永远地改变了？与此同时，新成员将会开始探究团体的行为规范：在团体中，什么行为才能被接受？什么行为是禁忌？如果新成员发现老成员的态度不够友善，他们就会自然而然地和其他新成员结成联盟，并从中获得慰藉。治疗师如果发现，在团体中，"我们""他们""老成员""新成员"等词被频繁使用，就应该对这些分裂迹象保持警惕。只有新成员融入团体后，团体的治疗工作才能进一步展开。针对有老成员定期离开、有新成员加入的团体的研究表明，该团体的联盟和工作方法可以稳固地延续下去[98]。

当治疗师试图把两个人数过少的团体整合在一起时，通常也会发生类似的现象。整合两个小团体的过程并不容易。先前形成的派系和文化差异会产生持久、激烈的冲击，因此，为了促成整合，治疗师必须积极做好各项准备工作。在这种情况下，最好是结束两个小团体的工作，重新建立一个全新的团体。

前文讨论过一个重要的团体治疗原理，那就是：团体中呈现的每一个重大事件均能激发成员们不同的反应。这就像投射测试。探究不同反应背后的深层原因往往会带来收获，有助于来访者理解自己性格结构中的某些部分。因此，新成员的加入可能会揭露老成员的内心世界，他们可能以高度个人化的风格回应新成员。当成员观察到他人在某个情境中的反应方式完全不同于自己时，他们往往深感震撼，能够更深入地理解自己的行为。这种机会不存在于个体治疗中，但却是团体治疗模式的主要优势之一。

团体成员的反思能力至关重要。团体治疗的很多收获来自成员对逐渐展开的团体进程的审视，而不是沉溺于事件细节本身。以下临床案例可以说明这一点。

◯ 在第18次治疗中，亚历克西娅作为新成员加入团体。她年约40岁，风韵犹存，而且刚离婚。对于她的到来，团体中的3名成员做出了截然不同的反应。

彼得因为迟到15分钟而错过了自我介绍的机会。在接下来的一小时中，他表现得相当活跃，不仅讨论了上次治疗遗留下来的问题，而且讲述了自己过去一周生活中发生的事件。他完全忽略了艾丽斯，甚至看都不看她一眼——这在身体距离相当近的7人团体中是极难做到的。后来，当其他成员试图帮助亚历克西娅融入团体时，彼得仍然没有介绍自己，他只是用检察官一般严厉的口吻问了亚历克西娅几个问题。用彼得自己的话说，他寻求治疗的原因是他"太爱女人了"，而且有过多次婚外情经历。在随后的几次治疗中，团体通过分析彼得最初对亚历克西娅加入时的反应，帮助彼得探究他对女性的"爱"的本质。这让彼得逐渐意识到，自己只是把女性（包括他太太）当作性工具，只对她们有性方面的兴趣，而对她们的情感和内心体验毫不关心。

相反，团体中的另外两位男性——阿图罗和布赖恩——在第一次见面时就被亚历克西娅深深地吸引。阿图罗今年29岁，由于严重的性压抑而寻求治疗。阿图罗发现自己对亚历克西娅有着强烈的反应，以至于在注视她时总感到局促不安。其他成员也明显觉察到阿图罗的不安和羞怯，他们之前曾帮助他更深入地探索他和团体中其他女性成员的关系。阿图罗称自己在幻想中与其他两名女性成员建立了兄妹关系，从而忽视她们的女性性别色彩。亚历克西娅则不同，她不但妩媚动人，而且刚刚离婚，属于"可以被追求"的异性，再加上她年龄较长，足以唤起阿图罗对母亲的情感，因此给他带来了特殊的挑战。之前，阿图罗在团体中一直安然自得，如今，亚历克西娅的加入终于激起了他的焦虑。

布赖恩的情况又有所不同，在整个团体治疗过程中，他一直都面带笑容、目不转睛地注视着亚历克西娅，让对方毛骨悚然。今年33岁的布赖恩，个性相当依赖，他是因为失恋后出现了抑郁症状而前来求治。当布赖恩还是婴儿时，他的母亲就去世了，他是一个可怜的富家子弟，由频繁更替的保姆和管家抚养长大。此外，他很少见到父亲，父亲在他眼里冷漠、威严，令他望而生畏。布赖恩的罗曼史往往发生在较为年长的女性身上，并且每次恋爱都因他对双方关系的无止境需求而以失败告终。在过去的几次会谈中，女性成员似乎都在刻意疏远他，因为她们发现，越对他真诚坦率，他就越表现得像只讨人欢心的小狗。布赖恩如此欢迎亚历克西娅，其实是希望她成为自己新的依赖对象。在后来的治疗中，亚历克西娅坦言了自己在第一次加入治疗时的一些感受，这对布赖恩很有帮助。她说，当时布赖恩一直对她报以恳求式的微笑，她可以感觉到布赖恩是在向她索讨什么重要的东西，这让她觉得很不自在；尽管她不能确定布赖恩究竟需要什么，但她知道那是她无法给予的。

弗洛伊德曾把心理治疗比作下象棋：我们对于棋局开始和结束阶段的描述和了解，远远多于中间过程。同样，我们可以在一定程度上准确地描绘治疗的初始和终止阶段，但却难以系统地论述漫长的中间过程。因而，接下来的几章将不再严格按照时间的先后顺序，而是对后几个治疗阶段中可能存在的重要问题和一些特殊的治疗技术进行综合的论述。

一旦团体达到了一定的成熟性和稳定性，它就不再遵循那些独立的、过程相对简单的团体发展阶段了。丰富而复杂的修通过程由此开始，这时候，前面章节所描述的主要疗效因子会逐渐发挥越来越大的作用。成员们渐渐地更加投入，并通过团体互动来解决自己最初加入团体时的困扰。团体成员在自我暴露、反馈和反思方面的能力逐渐提升，这构成了高级团体的特征[1]。因此，为团体中所有可能出现的情况制定程序性指南是难以实现的。总体上，治疗师必须努力让疗效因子发挥作用并提升其效力。将治疗师的角色和技术的基本原则应用于特定的团体事件和对每一个来访者的治疗（已在第5—7章讨论），这构成了心理治疗的艺术；临床经验、阅读、督导和直觉的作用是无可替代的。

人际学习如何产生

在讨论疗效因子时，我们强调，帮助来访者理解和改善他们的人际关系是团体治疗工作的核心。以下案例说明了帮助团体成员理解和改变其人际模式的复杂性和微妙性。

○ 一个开放式团体中有4名男性成员和4名女性成员。安迪是一名42岁的单身女性，她的工作是医疗助理，她在会谈中首先发言。安迪寻求团体治疗，是为了处理她的慢性抑郁、低自尊和找伴侣时总是做出糟糕选择的问题。她还有物质滥用的问题，经常充满着羞耻感和习惯性自我贬低。诺亚，一名45岁的已婚商人，是会谈中的另一名关键成员。他寻求团体治疗，是为了处理自己的人际疏离和长期对关系感到不满的问题。他一直觉得自己的才华和能力受到忽视和埋没，而他的婚姻始终充满紧张和痛苦。

安迪加入团体大约4个月，在此次会谈开始时，她表现出明显的情绪困扰。她一边哭一边告诉我们，她非常感激能参加这个团体，但是她认为自己在团体中没有取得她所希望的进步，并因此感到难过。她说，她今天来到团体之前，曾下定决心敞开心扉，和团体分享自己的核心困扰。她经常见到其他成员做到了这一点，并且取得了良好的效果。但她每次会谈结束后，都只是抱怨自己瞻前顾后，不敢直面问题。今天，虽然她不确定团体成员会做出什么反应，但决定冒险一试。

安迪引人入胜地描述了她一生是如何因低自尊而苦苦挣扎的。她由单身母亲抚养长大，与父亲从未谋面。在与男性的关系中，她总是被剥削和虐待——不是在身体上，就是在情感和经济上。为了缓解自己强烈的负面情绪，她开始吸食大麻和可卡因，因此而负债累累。这意味着她不得不加班加点才能维持生计。她曾考虑申请破产，但最终没有这样做，因为她觉得这只能再次证明自己无法管理生活。安迪痛彻心扉的自我暴露，引起了团体成员的高度关注。

部分成员分享了他们在物质滥用、破产和糟糕的关系选择方面的类似经历。一位成员评论说，她能够感受到安迪内心的羞耻感，并且向安迪保证，自己和其他人也有类似的遭遇且深有同感。这位成员补充说，处理羞耻感的最好办法就是像安迪所做的那样，将它表达出来。另一位成员表示，他对安迪产生了更多的敬意。

成员们的反馈令安迪出乎意料：他们不仅产生了共鸣，而且表达了对她的钦佩和尊敬，认为她勇气可嘉。这强烈地冲击了安迪内心的羞耻感。她感谢了大家的支持，并流下了宽慰的泪水。

此时，除诺亚外，团体里的每个人都被安迪的故事深深吸引，而诺亚坐在偏离团体圆圈的椅子上，一言不发。我（莱兹克兹）对此感到恼火。我们曾对诺亚的自恋式自我关注，以及他对团体只顾索取、不管回馈的倾向做过很多工作。看上去，他对安迪的发言不屑一顾。从他的反应中，我们看不到团体之前所付出的努力。

大家停止了发言——这种暂停经常被团体用来转移焦点——这时，诺亚打破了沉寂，说有重要事情要谈。他讲述了自己与妻子的又一轮困境，以及他对妻子缺乏反应的愤怒。在此之前，会谈的气氛是大家聚精会神，尽可能地靠近安迪；而现在，大家只是出于礼貌地倾听，没人说话。这时，我做了一个进程评论，请大家比较这两个部分，比较自己刚才和现在的感受。尽管我接连提问，但几乎没有得到回应，因此我决定公开表达自己的感受。

"诺亚，"我说道，"我想和你分享我的感受。我需要冒一点风险，但我希望你不要因为我的反馈而觉得被指责。我发现我很难对你刚刚说的话产生兴趣，这并不是因为你的感受不重要，而是因为刚才讨论安迪的问题时你一直沉默不语，而现在却开始谈论自己，我对此感到失望和恼火。我想问你一个问题：你听了安迪和我们的分享，有什么感受吗？"

诺亚承认他支持安迪，但他选择不发表任何言论。然而，他渴望谈论自己的困境，并且他想确保在会谈中有时间讨论他的问题。我评论道，正是他对安迪的不回应，使得我们也很难回应他。我推测，大家对他的反应冷淡，有可能是出于和我类似的感受。好几个成员都点了点头。然后，我告诉诺亚，他坐在团体中等待时间空当，期望成员注意力转向他，而不是为安迪的自我暴露提供支持和反馈，这是他在人际关系方面存在的重要问题。我请他思考一下这样的观点：送人玫瑰，手留余香。我补充说，诺亚之前与我们分享过，他来自一个充满竞争和自恋的原生家庭，会哭的孩子才有奶喝，因此我刚才提到的观点对他来说，也许是一个完全陌生的概念。

诺亚承认，我的反馈让他感到受伤，他很想知道，我对他说出这种感觉之前憋了多久。我告诉他，整个会谈中我都有这种感觉，当这种想法变得清晰后，我就表达了出来。我希望他能理解我的真正用意。他说，他珍惜我们之间的关系，因此他需要认真考虑我的话。然后，他问其他人对我给他的反馈的看法。杰克——一个更资深的团体成员，说他觉得我的反馈非常重要，他希望诺亚能够听进去。他本想给出类似的反馈，但一直犹豫，不知道如何能在不伤害诺亚的同时表达出他的想法。

诺亚似乎接受了反馈，当团体对此展开更充分的探索时，莎伦——一名在情感匮乏和忽视环境中长大的女性问我："你为何说出这番话？这是一项技术，还是真的发自内心？"

我回应道："选择分享和如何分享确实涉及技术，但毫无疑问，这是我发自内心的反馈。"莎伦回答说，她过去倾向于不信任照料者，因为她认为照料者对她漠不关心。这就是为什么她想知道我的反馈是发自内心还是例行公事。

这一案例强调了使团体治疗和团体治疗师富有成效的一些关键要素。

- 团体是社会的缩影，成员们会真诚地把自己带到"此时此地"。诺亚在团体中的表现与他在现实生活中的行为紧密相连。
- 团体凝聚力所提供的安全感使得安迪敢于冒险和自我暴露。
- 在安迪做了自我暴露后，其他成员的反馈证明了她预期会被评判和羞辱的想法是错误的。
- 诺亚在团体中展示了他的人际病理机制，在现实环境中，这会导致人们对他的疏远，使他感到孤独。
- 团体成员的敷衍回应，使诺亚无法真正参与有意义的人际互动。
- 我仔细审视了自己对诺亚的感受。
- 我意识到，在和诺亚的关系里，我被"钩住"了。如果我不能"脱钩"，我要么会对他漠不关心，要么会对他感到愤怒。
- 相反，我借助对恼怒的觉察来理解诺亚，理解他是如何让自己陷入被忽略和无视的境地的。
- 当我充分厘清了自己的感受时，我描述了我所看到的诺亚的行为，以及该行为对我和其他人的影响。
- 我试图在给出反馈的同时表示关心，并把反馈和诺亚的主要治疗目标联系起来以加强反馈。
- 通过提供反馈，我向团体成员示范了冒险和审慎的自我暴露。我表达了一些他们在团体中感受到但在当下无法言说的东西。
- 当莎伦询问我的用意时，我谨慎、开放而真诚地做出了回答。我认为，这一问题关乎我是否足够真诚，我对团体成员是否尊重，以及我是否真心投入我和团体成员的关系中。

- 在团体前进的每一步，我们都会审视团体成员的感受以及这些感受的意义。例如，我问过安迪："在最近几次团体治疗中，你没有发言，你回家之后有什么感觉？"会谈快结束时，我又问她："你和我们分享了这些内容，今晚回家之后你会有什么感觉？"
- 最后，我试图让诺亚看到，他与团体成员之间的关系，和他与妻子及其他人的关系之间存在着相似的平行模式。

我们以这一详细的案例作为本章的开头，以此说明本书前面谈到的许多关键概念和原则。现在，我们把注意力转向高级团体的一些关键挑战。虽然我们无法预测团体中发生的所有事件，但某些团体议题和问题的发生具有一定的规律性，值得讨论。在这一章中，我们将讨论亚团体、团体冲突、自我暴露和终止治疗。在下一章中，我们将讨论某些反复出现的、给治疗师和团体带来挑战的行为。

亚 团 体

亚团体（一个团体分裂出来的小团体）存在于所有的社会组织中。我们谁不乐于在一个群体中与少数人抱团取暖呢？对原有的群体来说，亚团体可能只是暂时现象，也可能持续存在；这种现象可能有益，也可能有害。亚团体可能仅仅隐晦地存在于情感层面上，也可能在团体中表现得非常明显。在治疗团体中也是如此。在治疗团体的发展过程中，亚团体的形成是无法避免的，并经常造成团体的分裂；然而，假如我们能够理解亚团体并加以有效利用，这一过程或许会对治疗工作起推进作用[2]。

我们应该如何解释亚团体现象？对于亚团体的形成，我们需要考虑个体和团体两方面的因素。有时，亚团体表现得十分隐晦，并且阻碍团体的运作，这时候，亚团体对团体来说具有破坏性，甚至可能造成毁灭性后果。

而在其他时候，亚团体的存在可能显而易见，其纽带常常是大团体中存在的愿望和担忧等困难情绪，与依赖、脆弱、嫉妒或不信任感等强烈感受有关。当我们深入探索亚团体现象，我们可以进一步理解亚团体为整个团体的成员承载了些什么[3]。

个体因素，如成员们对私人联系和个人地位的担忧，往往是形成亚团体的动力所在。亚团体之所以能够产生，是因为有两个或两个以上的成员认为，他们从彼此的关系中能够获得的满足感比从整个团体中获得的要多。有些成员违背团体规范、进行秘密联络，他们选择满足需要而非寻求个人改变——后者才是他们接受治疗的主要原因（参见第6章中关于主要任务和次级满足的讨论）。满足需求上的挫折往往发生在治疗的早期：例如，有强烈的亲密、依赖或支配需求的成员会很快感知到这些需求在团体中很难得到满足，于是，他们就尝试从常规团体外获得满足。

从某种意义上说，这些成员是在"见诸行动（acting out）"：他们参与团体治疗设置之外的活动，以减少内在的紧张，避免直接表达或探索自己的感受或情绪。有时，只有在回顾团体过程时，我们才能区分团体成员的行为是"见诸行动"还是正常参与团体活动。让我们来澄清这一点。

治疗团体的进程是一个从行动到分析行动的不断循环的过程。这个团体的社会缩影倚仗于成员们表现出自己的惯性行为模式，继而让这些行为模式得到他人和团体的审视。只有当一个人拒绝审视其行为时，见诸行动才会变成阻抗。无法在团体内进行检验的团体外行为将变成一种特别有力的阻抗形式，相反，如果团体外行为随后在团体内得到讨论并被修通，或许会有很大的治疗意义。对团体而言，最有破坏力的是秘而不宣[4]。

亚团体的形成也可能与"团体因素"有关：例如，它可能反映出团体成员间强烈的、未经处理的情绪或未被表达的敌意，特别是对带领者的敌意。关于带领者风格的研究表明，一个团体在独裁专制的带领风格下，更有可能发展出破坏性小团体和团体外派系[5]。这种带领风格会阻碍团体凝聚力和安全感的发展。团体成员无法直接向带领者表达愤怒和沮丧，于是他们会联合起来或在其余成员中寻找一个或多个替罪羊，暗中释放他们的情绪。

有时候，形成亚团体是团体发展出现问题的一个指征。团体凝聚力的缺乏，将促使成员从庞大的团体中撤退到更简单、规模小而运作良好的亚团体。因此，对团体完整性和团体稳定性持续造成威胁的任何因素，都可能导致亚团体的产生。

亚团体的临床表现

团体外社交通常是形成亚团体的第一步。三四个成员开始互相打电话、发邮件或者在社交媒体上联系，或一起外出喝咖啡，一起坐地铁回家，相互照顾对方的宠物，到彼此家中拜访等。偶尔，两个成员还会卷入性关系。亚团体也可能在治疗室里形成，当成员感觉到彼此的相似性，就有可能结成联盟。在日间医院和住院治疗项目等情境中，成员在团体治疗之外的交往时间更为充裕，亚团体形成的可能性更大。

亚团体的形成是为了缓解成员们在团体中产生的焦虑，成员通过与具有某种共性的他人组成亚团体，从而获得亲近感。这种共性包括类似的受教育程度、相似的价值观或同样的民族文化背景、年龄、性取向、婚姻状况或团体地位（例如，资深成员）等。小团体一旦形成，被排除在外的成员可能会感到被贬低和排斥，因此滋生出团体的两极分化，部分成员被边缘化或演变为替罪羊。

亚团体的成员可以通过一致的行为准则被识别。例如，无论讨论的是什么问题，他们可能都会赞成对方，以避免损害彼此之间的情谊；当一个不在小圈子内的成员讲话时，他们可能会互相用眼神交流；他们可能会结伴到达或者离开；他们对友谊的需要可能优先于他们对审视自己行为的承诺[6]。他们的观点是基于维系亚团体的压力，而不是基于对治疗工作的承诺（这个过程在种族冲突的世界中是令人痛心而又耳熟能详的）。

亚团体的影响

亚团体可能会对治疗团体的进展产生极大的破坏作用。我（亚隆）曾对35名过早脱落的来访者进行研究，发现其中11名（31%）来访者脱落的原因主要是亚团体导致的问题。不论是被亚团体纳入还是被亚团体排斥，团体成员均会不同程度地受到影响，团体的情况将变得复杂[7]。

被纳入亚团体　亚团体成员（无论是处于两人还是多人组成的亚团体）经常会觉得团体会谈变得更复杂，而且获益更少。当来访者将其对团体目标的拥护转为对亚团体目标的拥护时，忠诚就成了一个很严重的问题。例如，如果一个人遵从团体所制定的规范，自然而真实地表达自己的情感，但这却意味着会破坏他与另一个成员私下所建立的信任感，那么他还会遵从团体规范吗？

○ 克里斯蒂娜与杰里经常在团体结束后进行长而深入的谈话。在团体中，
　杰里依旧很退缩，他告诉克里斯蒂娜，他之所以找她交流，是因为觉得只

有她才能真正理解自己。在她承诺保守秘密后，他很快向她透露自己性别认同混乱，对团体带领者及其判断都怀有强烈的不信任感。此后，在团体里，克里斯蒂娜受其承诺的限制，回避与杰里的互动，最终杰里的状况没有改善并退出了团体。讽刺的是，在团体里，克里斯蒂娜是一个很敏感的成员。如果她不受亚团体的反治疗性规范的限制（即她承诺保守秘密），那么她或许能够帮助杰里，鼓励他投入团体治疗。

成员通常很难在会谈中分享自己在团体外获得的关于其他成员的信息。因此，带领者早在准备阶段就需明确，亚团体将会破坏治疗。参与和其他成员在团体外的会面，并且向团体隐瞒彼此的秘密的成员，将会置自己于困境，无法专注于团体治疗。

○ 一名年长、慈爱的男性成员经常在会谈结束后开车送另外两名成员回家。有一次，这名成员邀请另外两名成员到他家看球赛。这两名拜访者目睹了年长成员与他的妻子发生争执的情景。在随后的团体会谈中，这两名成员谈到，他们觉得他当时是在虐待妻子。年长的成员觉得他们出卖了他，而他却一直把他们视为朋友。随后，在团体里，他开始对很多问题避而不谈，最终从治疗中脱落。

当两名团体成员之间形成了亲密关系，可能会产生严重的临床问题。形成亲密关系的团体成员，基本上都会把他们之间的关系放在比他们与团体的关系更重要的位置。在这个过程中，他们牺牲了在团体中帮助对方的作用；他们拒绝背叛相互的信任，极力维护自己在对方面前的形象，而不是在团体中展现真实的自己；他们为了对方而表现自己，无视治疗师和团体其他成员，而最重要的是，他们甚至忘记了他们接受团体治疗的主要目标。很多时候，其他成员也会隐隐约约地感觉到有重要的事情发生并被有意回避了，这通常会让团体整体的气氛变得压抑。下面这一不寻常的偶然事件，可为这一观点提供实证[8]。

○ 在一个研究小组对某治疗团体进行深入研究的过程中，两名成员暗地里发生了性关系。在他们两人发生性关系前，研究人员就对该团体进行了好几个月的研究工作，因此收集了良好的基线数据。在每一次会谈后，观察者（包括来访者自己）都要填写一份7分制的评定量表，内容包括情感表达程度、自我暴露程度以及对每次会谈的总体评价。除此之外，有一张言语交流的图表清晰地记录了每个成员的言语交流量和对话的流向，从何人开始，终止于何人。

在观察期间，成员布鲁斯和黑莉发生了性关系，而治疗师和其他成员被蒙在鼓里足足有3周之久。在这3周中，资料（研究人员后来回顾）显示，会谈质量的评分明显下降，言语交流、情感表达及自我暴露方面的评分也有所降低。此外，记录显示布鲁斯和黑莉之间几乎没有言语交流。

上述案例中最后一项发现就说明了亚团体妨碍团体治疗的典型原因。我们应当切记，团体治疗的主要目标是促进每个成员对其人际关系的探索。布鲁斯和黑莉两个成员彼此非常熟悉，有潜力给对方带来很大帮助，但是，实际上在团体中他们彼此很少对话。

最终，他们决定，其中一人会离开团体（这是一种常见的解决办法）。黑莉离开了团体。然后，在下一次会谈时，布鲁斯才得以放松而坦诚地讨论了整个事件。（团体成员和观察者的评定结果显示，这次会谈非常有价值，布鲁斯和其他成员能够积极地互动，有强烈的情感表达，自我暴露也较为充分。）

在治疗团体内部，亚团体的积极联盟关系也可以转变为促进治疗的有利条件[9]。治疗团体通常是由多个亚团体组成的动力性团体。亚团体的形成（甚至可能受到治疗师审慎的鼓励）是团体处理冲突或不安的一种形式。难以面对自身感受或难以自我暴露的来访者，如果能够感觉自己并不孤独，那么他们或许可以更好地投入治疗。因此，治疗师可以主动指出哪些团体成员具有相似的内在困扰或人际困难，并邀请其他成员探索自身与他人的情绪、恐惧、希望或愿望之间的关系。当治疗师在某个成员自我暴露之后询问团体"还有其他人有类似问题吗？"[10]，这强调了团体中其他人可能会与该成员分享的内容产生共鸣。鼓励这种跨越亚团体边界的互动，可促成更安全、更具包容性的治疗环境，并可以提升普遍性和融入度，减少成员在团体中的孤独感[11]。

被亚团体排除在外　被亚团体排除在外会使成员的团体经历变得复杂。早年被同伴排斥相关的焦虑记忆会被唤醒，使人感觉难以应对，除非团体能够修通亚团体的议题，从而使这种焦虑得到释放。对于成员而言，要描述被排斥的感觉通常是困难的，他们可能不想表露自己对于小团体成员间特殊关系的嫉妒，或者会对讨论亚团体有所顾虑，担心激怒亚团体的成员。

治疗师也很难回避这个问题。我（亚隆）督导的一位治疗师告诉我，他曾经见到他的两名团体成员手挽着手在大街上散步。这位治疗师发现自己无法在团体中提起这件事。为什么呢？他给出了下列几个理由。

- 他知道这两名成员已婚，他不想充当间谍的角色，或者在团体里扮演持反对立场的父母角色。
- 他针对"此时此地"工作，无法自由地提起团体外的讨论素材。
- 他希望，当相关成员做好心理准备时，他们会讨论彼此的关系。

然而，这一切不过是在合理化。事实上，没有任何事情比团体成员间的关系更为重要。团体成员之间发生的任何事情都是团体"此时此地"的一部分。如果治疗师自己不愿意提出所有与成员关系有关的事情，反而期待团体成员自己去做，那么这根本就是无稽之谈。假如治疗师觉得自己陷入两难处境——一方面知道必须将自己观察到的内容带入团体中，另一方面不想被当作侦探——那么最好的解决办法通常是与团体分享你的两难处境。将你的观察所见和你个人对此事感到不自在、不愿意讨论此事的心态都分享出来，供大家讨论[12]。

治疗上的考虑

亚团体并不总是具有破坏性，无论其成员有没有在团体外往来。假如亚团体的目标与整个团体的目标相一致，那么亚团体的形成最终可能有助于提高团体的凝聚力。关键在于，治疗师应促进跨越亚团体边界的沟通，减少亚团体成员的孤立感。有时，最重要的治疗时机可能产生于团体外的成员交往（这种团体外交往随后在治疗中得到充分修通）。

○ 两名女性成员曾一起去跳舞，并在之后的会谈中讨论了她们在那个纯粹社交的场合中对彼此的观察。其中一个成员在跳舞时的行为表现，比在团体里要轻浮得多，相当开放，并具有诱惑力。而且，这种行为是她的"盲点"——她自己并没有觉察到。

○ 在另一个团体里，一名来访者深陷绝望，甚至想自杀，让其他成员担心不已。亚团体就这样戏剧性地形成了，并产生了良好的作用。几个团体成员轮流在电话上为那名想自杀的来访者守候，维持了一周。事实证明，这个过程对来访者有好处，也能增强整个团体的凝聚力。

○ 这也是一个亚团体的形成推动了治疗工作的例子。一名来访者试图与团体中每个成员建立团体外的联盟关系。最终，这使他对自己操纵同伴的行为及自己对权威所持的对立态度，产生了深刻的领悟。

因此，在这个问题上的原则很明确：只要不放弃整个团体的目标，成员在团体外的接触就可能带来益处。假如团体把这样的团体外会面看作团体活动节律的一个部分，并对此进行分析，那么团体将会获得许多有价值的信息。为了达到这个目标，亚团体的成员必须把所有发生在团体之外的重要事件告知团体。如果不这样做，那么亚团体就会像我们前面所描述的 样，对团体的凝聚力造成破坏。因此，最重要的原则是：破坏团体的不是亚团体本身，而是弥漫在亚团体四周的"共谋的沉默"。

治疗师应该鼓励成员公开讨论和分析他们在团体外的所有接触以及在团体内的联盟关系，同时治疗师必须强调，成员有责任将团体外的接触告知团体。治疗师必须利用好团体中的一切人际关系信息。如果治疗师注意到两位成员对视的眼神或共同出现在团体外的场合，从而推测他们之间存在特殊关系，那么治疗师应毫不犹豫地对团体表达自己的想法。探究和理解两个成员间的感情关系，并不意味着批评或责备，它犹如对敌对僵局的探索一样具有治疗意义。此外，治疗师必须鼓励其他成员讨论他们对这种关系的感受，无论是羡慕、嫉妒、拒绝还是替代性的满足都值得讨论[13]。

如果有些成员在团体外交往，却不想在治疗团体中讨论此事，那么他们可能会要求与治疗师进行个别会谈，并要求治疗师不把讨论的事情透露给其他成员。假如你对此做出承诺，那么你很快会发现自己陷入了一种难以维持的共谋，并且很难脱身。在这种情况下，我们建议治疗师避免做出保密承诺，反而要告诉来访者，你将遵循自己的专业判断，以有利于治疗的方式审慎地采取相应行动。虽然这不能为所有成员提供足够的保证，但是会避免你立下棘手的、对治疗起反作用的契约。知道一些关于团体成员的信息却无法在团体中表达，会妨碍你发挥团体带领者的作用。

团体成员间可能会发生性关系，但发生率并不高。治疗团体不是风月场所；来访者经常会有性冲突，并导致性无能、性冷淡及性罪恶感等问题。根据我们的经验，相比于持续时间一样长的社交或专业团体，成员在治疗团体中发生性关系的可能性要低得多。

治疗师无法靠颁布禁令来避免成员间发生性关系或形成亚团体。性行为上的付诸行动通常是某种人际困境的症状，而这种困境是团体成员最初寻求治疗的原因。与所有治疗情境一样，我们希望来访者能够把真实的自己呈现出来。如果来访者在团体治疗的背景下将性行为付诸行动，这就提供了一个审视这种行为的独特治疗契机。

尽管治疗师无法禁止亚团体的产生，但也绝不应鼓励成员在团体外交往。在团体治疗开始之前或最初阶段，治疗师应将自己在这个问题上的立场非常明确地告诉来访者，这是最有益的方式。我们会告诉团体成员，团体外的活动经常会妨碍治疗的进行。我们会清楚地描述亚团体所导致的复杂情况。我们强调，如果有成员在团体外会面，无论这是偶然的还是刻意安排的，那么相关成员就有责任让团体其他成员充分知情。如前所述，治疗师必须帮助来访者理解，他们在团体治疗中所获得的体验是现实生活的一种预演。这种体验只是手段，而不是目的。团体治疗的作用是让来访者学会与他人建立持久关系的技能，而不是提供这种关系。假如来访者无法将他们所习得的技能应用于现实生活，只是从治疗团体中获得社交上的满足感，那么团体治疗将毫无成效且没完没了。

基于这些原因，让两个已有长期特殊关系的成员（如夫妻、室友、同事、生意上的伙伴等）加入同一个团体是不明智的。这种情况偶尔会在治疗中发生，两个成员前来参加第一次团体会谈，结果发现自己和另一个成员之间存在私人或者雇佣关系。对于团体而言，这样的开始方式并不是最理想的，但治疗师一定要公开且仔细地考量这样的情形。这两个成员的关系还在继续吗？他们会不会因此难以在团体内敞开心扉？这是否涉及保密的问题？这段关系会如何影响其他团体成员？有没有更好或更可行的方案？对此，治疗师必须基于团体的讨论，做出一个快速的决定，包括为可能受影响的成员寻找其他治疗团体。

有些治疗团体可以侧重于改善成员间现有的长期关系，但这是另一种治疗团体形式，本书未做描述，例如婚姻伴侣团体、联合家庭治疗、多元家庭治疗等[14]。

如前所述，在住院患者的心理治疗团体和日间医院项目中，团体成员整天共处一地，彼此联系紧密，因而他们在团体外的关系问题更为复杂。以下是一个很好的例子。

○ 一家州立精神专科医院开设了一个由罪犯成员组成的团体。其中，亚团体问题给团体带来了很严重的分裂。团体中有两名成员比较聪明，能言善辩且接受过良好教育。他们成为亲密的朋友，几乎天天待在一起。团体气氛非常紧张，充满敌意；此时，他们两人失去了独立的自我特征，被其他团体成员视为二人组（他们也自认为如此）。成员们的很多攻击都偏离了目标，不断尝试去破坏他们两人间的关系，因此，团体的治疗工作缺乏进展。

随着情况的发展，治疗师带领团体讨论了几个方面的问题，讨论非常有效。首先，团体必须认识到，既然每个人都有同样的机会建立这样的关系，那么这两个成员就不应该为他们形成的亚团体而遭受处罚。因此，团体讨论起嫉妒的话题，渐渐地，成员们开始描述自己渴望友谊但无法建立友谊的苦恼。此外，他们也谈到他们认为自己的智商不如那两名成员，还有他们被二人组排斥和拒绝的感受。

然而，两名成员的行为也使其他成员的反应异常强烈。他们只要有机会就毫不留情地展示智商的优越性，并以此维持自尊。和其他成员讲话时，他们刻意使用多音节词，企图强化自己的优越感和贬低对方。在团体会谈中，当其他成员陈述自己所遭遇的冷嘲热讽时，这两名成员受益良多，开始明白他们的行为给他人带来的痛苦。

注意，我们对于亚团体潜在危险性的观点，适用于将人际学习和自我了解作为主要疗效因子的团体。在其他种类的团体（例如，针对进食障碍的认知行为治疗团体）中，团体外的社交活动被证明是有益的——例如，团体外的交往对于改变团体成员的进食模式会有帮助[15]。12步骤团体、自助团体和支持性团体也会对成员在团体外的交往加以利用。在癌症患者团体中，成员在团体外的交往是治疗过程中的一个重要部分，参与者被积极鼓励同团体其他成员联系，将此作为应对疾病和治疗的辅助手段[16]。在许多场合，我们曾见过很多团体成员聚集在陷入绝望的成员周围，并提供了超乎寻常的支持。在晚期乳腺癌女性患者团体中，成员可能会一起去看医生，为生病的成员做饭，甚至在成员的葬礼上发表悼词。

治疗团体中的冲突

人类群体不可能消除冲突，无论是二人组、小团体、大团体还是像国家和多国集团这样巨大的团体，都是如此。假如冲突被否认或压制，它几乎总是会以转弯抹角的、迂回且丑陋的方式表现出来。提到冲突，我们立即会联想到它负性的一面——破坏、痛苦、战争、暴力——但思索片刻，我们就能想起它的积极作用。冲突可为人类生活和社会带来戏剧色彩、新奇刺激、变化和发展。治疗团体也不例外。有些团体表现得过于"友善"，少有冲突和对抗，这往往反映了治疗师对攻击性的防御。在多年对团体带领者的督导过程中，我们可以观察到治疗师在处理冲突方面的各种行为，从回避到安抚，再到直接以牙还牙。治疗师应该了解自身对冲突的态度，因为这样的态度会影响团体规范。

冲突在团体发展过程中是不可避免的，反而，冲突的缺失表明发展过程存在一定的问题。如果冲突的强度没有超过团体成员的耐受范围，同时团体成员知道如何恰当地处理冲突，那么冲突可以在治疗进程中发挥非常宝贵的作用。学习如何有效地处理冲突是一个重要的治疗步骤，有助于促进成员的成熟和情绪复原[17]。文化和性别的差异可能会影响团体成员表达愤怒和冲突的方式。对于遭受虐待或剥削的女性来访者而言，在治疗过程中学习如何更果敢地处理冲突和攻击尤为重要[18]。在本节中，我们会讨论治疗团体中冲突的来源、意义、对治疗的贡献以及在治疗中对冲突的管理。

敌意的来源

在治疗团体中，敌意的来源有很多。探究敌意的治疗理论也不少，包括自我心理学、客体关系理论、创伤理论、性别心理学和自体心理学等，这些理论都有其各自的解释模型和观察视角[19]。团体带领者应具备足够的能力来识别个体、人际互动、团体动力以及社会环境对团体中敌意的影响[20]。

有些敌意源于来访者的自我贬低。一些来访者将自己的羞耻感投射到其他成员身上，然后攻击被投射的成员。贬低会招致贬低，并且很容易形成一个破坏性的攻击和反攻击的人际恶性循环。

在治疗团体中，移情经常会导致敌意的产生。个体对他人做出的反应，有时不是基于事实，而是基于某种印象；个体以往的人际关系、目前的人际需求和担忧都会扭曲这个印象。如果这种扭曲完全是负面的，那么双方之间可能就会形成相互的对抗。团体好像一个"装满镜子的大厅"，可以加深敌意，强化拒绝带来的感受和行为[21]。个体可能会长期压抑一些令他们感到羞耻的特质或欲望，当另一个人表现出这些特质时，他们通常会避开对方或莫名其妙地对其产生一种强烈的敌意。想想戒烟者可能对吸烟者表现出的轻蔑。这一过程有可能是接近意识层面的，很容易在他人的指导下被加以识别，但它也有可能隐藏得很深，需要长达数月的探索分析才能浮出水面。

○ 文森特是第二代意大利裔美国人，他在波士顿的贫民窟里长大，在相当困难的条件下，接受了良好的教育。长期以来，他都远离自己的故土文化。他对自己的聪明才智感到十分骄傲，说话时相当谨慎，以免被听出口音或泄露个人的背景资料。事实上，他痛恨回想起自己卑微的过去，害怕会露出马脚，担心别人透过他的外表看到他的内核——他认为自己的内核是丑陋、肮脏且令人厌恶的。在团体中，文森特对另一个意大利裔成员怀有强烈的敌意，因为该成员的价值观、面部表情和手势都流露出对于其族群的认同。通过探索自己内心的敌意，文森特最终收获了有关自身的重要洞察，同时也获得了来自团体的接纳——这是他一直渴求的，但他过去的攻击姿态一直将他人拒之门外。

○ 在某个精神科住院医师团体中，鲍勃对于自己是否要转到一个学术氛围更浓的培训项目一直迟疑不决，并因此烦恼不已。里克是团体的"发言人"，他痛恨鲍勃利用大量会谈时间来讨论这种问题，责备鲍勃脆弱、犹豫不决，认为他不应该"占着茅坑不拉屎"。当治疗师引导团体探索他们对于鲍勃的愤怒的来源时，许多心理动力就呈现出来了。里克透露了一个最强烈的愤怒来源：他也曾经犹豫不决，无所作为。一年前，他曾面临与鲍勃相同的处境，他无法果断决定，而且以压抑的方式消极地解决了困境。鲍勃的行为再度唤起了里克当时痛苦的情境。里克之所以痛恨鲍勃，不只是因为鲍勃触动了令他难受的伤疤，也因为鲍勃比他更诚实、更有勇气面对这一问题。

精神科医生杰尔姆·弗兰克曾描述过以下这一种双重反射效应。

在某个团体里，两个犹太人陷入长久的争执，其中一人以自己是犹太人为傲，另一人则试图隐瞒身份。最后，他们两人终于明白，他们所攻击的对方身上的态度，正是自己所压抑的部分。那个好斗的犹太人终于明白，他对身为犹太人所承受的种种劣势感到痛苦；那个隐瞒自己身份的人则坦承，私底下他对自己身为犹太人而感到骄傲[22]。

团体治疗中的另一种冲突是由投射性认同（projective identification）引起的。投射性认同是一种潜意识过程，个体（投射方）将自己所拥有（但被否认）的某些属性投射到他人身上，同时感觉对方有一种神秘的吸引−排斥力。在陀思妥耶夫斯基所写的梦魇般的故事《两重人格》（*The Double*）中，有一个体现投射性认同的文学例子。故事中的主角碰到了一个人，这个人的外表和他相同，在人格上则表现为他所模糊感知的、憎恶的那一部分自己[23]。这个故事生动鲜明地描绘了主角与另一个自己之间产生的神秘吸引、恐惧和仇恨。投射性认同既涉及个体内在心理，也涉及人际关系。它既是一种防御机制（这种防御在本质上是原始的，因为它是极端、扭曲、片面的现实），也是一种人际关系的表现形式[24]。个体不仅将对于自我的否定部分投射到别人身上并回避这些部分，而且认为这些部分属于别人。由于投射方直接或间接的人际沟通会影响接收方的心理体验和行为，在长期的关系中，后者的行为确实会有所改变[25]。例如，曾经受到虐待和遭受创伤的来访者可能会将自己脆弱和受虐的部分投射到团体中的其他人（包括带领者）身上，并对他们施虐。这样的投射可能会使其他成员不堪重负，并让带领者变得力不从心。除非带领者能够识别来访者的投射并维护好团体的安全，否则这样的状况会使所有人陷入困境[26]。

团体治疗中存在着许多不同来源的愤怒。自我感脆弱的个体在体验到羞耻感、否定或拒绝时可能会表现出强烈的愤怒，并且会通过报复来维持个人地位。有时候，愤怒也可能是应对分裂感的一种绝望反应，这意味着来访者在尽最大努力避免情绪的彻底崩溃[27]。

竞争和嫉妒也可能引起冲突。团体成员可能会在团体中与彼此较劲，目的是获得治疗师最多的关注，或者获得某个特定角色，例如最强大、最受尊重、最敏感、最困扰或需求最迫切的人。成员们会揣摩治疗师可能会喜欢哪一个或哪几个来访者。例如，在某个团体中，有一名成员问治疗师去哪里度假，而治疗师做了坦率的答复。另一名成员因此变得痛苦和不安，然后她很快想起她妹妹总是能从父母那里得到一些她得不到的东西[28]。

新成员的加入也经常会激发竞争的感受，下面的例子说明了这一点。

⭕ 某个团体在进行第50次会谈时，新成员金妮*加入了团体。在许多方面，她和老成员道格拉斯很相似，两人都是艺术家，生活方式神秘，经常沉浸在幻想中，也都非常熟悉自己的潜意识。然而，他们之间却发展出了敌意，而不是密切的关系。金妮立即建立起她的角色特征：在团体中，她言行举止宛如幽灵，缺乏理性，杂乱无章。道格拉斯认为她夺走了自己作为病得最重、最混乱的成员的角色，因此无法容忍她，对她发怒。由于治疗师积极诠释了他们的角色冲突，加上道格拉斯后来担任了另一新角色（"改善最明显的成员"），两名成员才达成和解。

---

* 她就是和我一起撰写了一本有关我们心理治疗工作的书的那个金妮：I. Yalom and G. Elkin，《日益亲近：心理治疗师与来访者的心灵对话》（*Every Day Gets a Little Closer: A Twice-Told Therapy*；New York: Basic Books，1975；reissued 1992）。

有些团体成员由于自身人格结构的问题，总是卷入冲突之中，并在任何团体中都制造冲突。例如，有一名男性成员有偏执型人格倾向，他认定这是一个充满危险的世界。他一直敏感多疑，时刻保持警觉。在搜寻危险的线索或迹象时，他常以极端偏颇的方式审视所有经历。他始终处在紧张状态，不苟言笑，并且对他人的类似行为心存疑虑，认为别人会利用他。显然，这些特质使他无法与其他团体成员亲近并和睦相处，周围人对他的敌意一触即发。他的人格结构越僵化刻板，爆发的冲突就会越强烈。最终，如果治疗要取得成功，这样的来访者必须觉察和探索自己充满敌意和不信任背后所隐藏的脆弱感。

○ 在督导中，两位女性协同带领者表示她们很难共情马克——一个咄咄逼人、自恋的男性成员。他对团体中的一个脆弱的女性成员——桑迪十分苛刻，他恨她不参与团体互动，还默默地看着他。对于团体带领者来说，理解和站在桑迪一边比理解马克的忧虑要容易得多。

　　马克是个大个子，也是个健身人士，气场咄咄逼人，他令整个团体都感到畏惧。作为团体的督导师，我（莱兹克兹）鼓励团体带领者审视马克内在的脆弱感，而不是专注于他外在的攻击行为。当带领者以更关切的方式靠近马克时，他开始变得柔和，并渐渐能够说出他对沉默的恐惧。

　　对马克来说，沉默意味着他人即将发表严厉评判。他哀叹道，每个人都关心桑迪的感受和她的眼泪，但没有人注意到他的痛苦。他第一次在团体中分享了他早期遭受虐待的经历，并意识到自己的体型和盛气凌人的姿态是对攻击的防御。团体成员纷纷表示欣赏他的勇气，理解他对照顾的需要。

与个体治疗相比，团体治疗环境会产生更多的人际互动，这可能让来访者暴露在人际冲突中的时候感觉更安全。团体中幽默、协商的交流氛围会形成在发展上有积极意义的、"给与受"的互动。用一种健康、果敢的方式去处理冲突，可以增强团体凝聚力，让团体成员有更多机会去处理和审视竞争、对抗和健康的攻击[29]。

由于治疗师不及预期而产生的失望，可能是团体敌意的另一个来源。假如团体不能直接与治疗师沟通，成员中可能就会有替罪羊产生——无论对受害者还是团体而言，这都不是令人满意的解决方法[30]。

认识到敌意的多种来源，对于避免做出简单化的解释至关重要[31]。团体成员可以倾听各方对于攻击的看法——受害者、攻击者、保护性干预的执行者或漠不关心的旁观者[32]。我们也可以从团体发展阶段的视角来理解团体敌意的主要来源。在早期阶段，团体会助长个体的退行以及非理性、原始的成分出现。年轻的团体还会充斥着焦虑（源于害怕暴露、羞耻和无能为力感），这样的焦虑可能会以敌意的形式表达出来。成员之间文化和种族方面的误解也可能引发一系列攻击行为。对攻击者来说，这些行为或许微不足道，但它或许会深深地伤害对方，因为这样的攻击可能会削弱或否定对方的人格和民族文化认同[33]。了解这些对于识别、处理和修复敌意带来的伤害至关重要。治疗师要做的第一步是识别攻击，以便在团体中对攻击进行工作。

在整个团体发展过程中，自恋性伤害（因为他人的反馈，或被忽视、被轻视、被排斥、被误解而导致自尊受到伤害）常会使人沮丧，因而导致愤怒的回击。在后期阶段，敌意通常源于以下情况：投射倾向、同胞竞争、移情反应和某些成员的脱落。当然，不要忘记，团体带领者面对批评时的防御和自我保护也可能引起冲突。治疗师的反移情可能是治疗过程中产生破坏性敌意的一个重要来源[34]。

敌意的处理

不论来源如何，敌意一旦产生，就会沿着一定可预测的顺序发展。敌对者往往坚持一种信念：自己是对的，别人是错的；自己是好的，别人是坏的。此外，敌对双方对此都深信不疑。只要存在这种敌对信念，团体就具备了制造出一种深刻且持续的紧张气氛的所有要素，甚至会陷入僵局。

通常，沟通失败会随之而来。双方都不会再为互相了解而去倾听对方。如果是在社交环境中，双方很可能完全断绝关系，并且永远无法纠正彼此间存在的误解。敌对的双方不仅会停止倾听，而且会在不经意间曲解对彼此的感知。对手的言行举止会被扭曲，使之符合另一方的先入之见。相反的证据则会被忽视；和解的姿态往往被看成欺骗的伎俩。（显然，这与国际关系十分类似。）简而言之，人们更多的是去核实自己的信念，而不是理解他人[35]。

敌对双方都认为自己的行为是高尚且合理的，而他人的行为都是狡猾而邪恶的。尽管在人类社会交往中，这类现象十分常见，但如果在团体中任其滋生蔓延，那么团体成员将一无所获。因此，在团体治疗的早期阶段，团体就必须建立恰当的团体氛围和团体规范，防止出现这种局面。治疗团体必须留有进行"困难对话"的空间，允许所有相关人员从各自的角度审视冲突，无论这样的对话是关于种族、性别还是紧张的人际关系[36]。

团体凝聚力是成功处理团体冲突的重要前提。成员们必须相互信任、彼此尊重，必须将团体看作满足个人需求的重要场所。他们必须了解，如果团体要生存下去，成员间就必须保持沟通；无论多么愤怒，他们都必须与其他人保持直接的沟通。此外，他们必须认真对待每一个成员。当团体将某个成员像"吉祥物"一样供起来，不再重视其意见和愤怒时，该成员接受有效治疗的希望就落空了。有时，成员之间可能会隐晦地传递信息，在"吉祥物"成员参与讨论时做出类似"翻白眼"的表情，这是一个不祥之兆。"吉祥物"成员的产生会危及团体凝聚力——没有人是安全的，下一个被边缘化的成员尤其有理由担心，自己可能也会被这样对待。

如果一个团体有凝聚力，并且每一个成员都被认真对待，那么这样的团体很快会发展出相应的规范，要求团体成员停止对彼此的中伤和粗浅的评判。每个成员必须识别和探索贬损他人的迹象，主动探究更深层的自我以理解敌意的来源，并指出是他人的哪些方面激起了自己的敌意。团体必须建立起相关规范，让成员明白团体治疗的目的是自我了解，而不是打击或者嘲笑他人。

在我（莱兹克兹）领导的一个团体中，两名成员针锋相对，其中一名成员在早些时候嘲讽另一方谨小慎微。被嘲讽的成员在团体里喊道："要么乔离开，要么我离开。这个团体容不下我们两个人。"我回答道："我们是一个治疗团体，不是老套的西部牛仔打斗片。团体有足够的空间容下你们两个，并且我们需要了解是什么导致了你们之间的冲突。"

有效的治疗团体应该用语言而不是行为来工作，应该尊重全体成员，而且，团体成员需要共同理解，鲜有绝对客观的真相——更常见的是，有多种主观的真相[37]。如果成员愿意尝试探索自己的内在世界，识别自己与他人共有的感受和冲动，这将会非常有治疗价值。特伦斯是公元前200年的罗马剧作家，他说："我是人，我认为人类之事没有什么与我漠不相关。[38]"这句话给我们提供了非常宝贵的视角。每个个体都具备人类体验的所有要素。

共情是解决冲突及使痛苦变得人性化的重要元素。但是，当成员们的感情过于强烈时，就很难产生真正意义上的共情。这时，治疗师需要将身体前倾，和冲突双方保持眼神交流，确认他们的痛苦，并积极鼓励成员运用同理心，从而缓解对抗气氛[39]。了解他人过去的经历经常在共情的发展过程中扮演重要的角色。一旦大家认识到敌对者早年生活的某些方面导致了他们目前的状态，那么敌对者的言谈举止不仅变得有迹可循，甚至可能让人感觉是正常的反应。当个体对他人更加熟悉和了解时，共情更容易出现[40]。这是在团体治疗的早期阶段应该减少带有敌意的交流的原因之一——成员尚未充分了解彼此。

当成员的敌意偏离了目标或者通过间接的方式来表达时，解决冲突常常是一项不可能完成的任务。

○ 在会谈一开始，玛丽亚就要求宣读她正在撰写的一封信，并得到了治疗师的许可。这封信与她即将到来的离婚的法庭听证有关，内容涉及财产分割及子女监护权等复杂问题。玛丽亚读信花了很多时间，经常被其他成员打断，他们对信件内容争执不休。团体成员进行抨击，玛丽亚做出防守，双方僵持不下，直到团体气氛充斥着烦躁的情绪，变得非常紧张。

随后，治疗师和团体成员一起探索了这次会谈的过程，这样团体才有了建设性的进展。治疗师对于自己同意玛丽亚读信以及玛丽亚使自己陷入窘境而感到生气。团体成员对治疗师感到愤怒，因为治疗师允许玛丽亚读信；同时，他们也对玛丽亚感到愤怒，因为她浪费了很多时间，并且她读信的过程让人沮丧且缺乏人情味。当成员的愤怒从含混不清的目标（信件内容）转移到合适的目标（治疗师和玛丽亚）上时，团体才开始走上解决冲突之路。

我们应当注意，彻底消除冲突并不是治疗团体的最终目标。尽管团体已成功解决了过去的冲突，成员间互相尊重、充满温暖，但新的冲突仍将持续发生。虽然有些人喜欢冲突，但是大多数来访者（和治疗师）在表达愤怒或接受愤怒情绪时，都会感到很不舒服。治疗师的任务就是驾驭冲突，用它来帮助团体成员成长。一个重要原则是要找到恰当的平衡点：冲突太多或太少都会造成不良后果。治疗师一直要对冲突进行微调。当团体持续出现冲突，一直无法对任何事情达成共识时，治疗师要找出解决问题的方法，并且探究为何团体成员会否认所有的共同点。当团体一直和睦安宁时，治疗师要找出团体的不同看法与差异之处。因此，治疗师要谨慎地处理冲突。通常，治疗师没有必要刻意去引发冲突。如果团体成员彼此都能够开放、真诚地互动，那么总会有冲突出现。治疗师经常要主动地介入，避免让冲突造成破坏[41]。

请记住，像应用所有"此时此地"的行为一样，治疗师应利用冲突来促进治疗，其过程分两步：体验（情感的表达）和对体验的反思。治疗师可以将团体从第一阶段带入第二阶段，从而控制冲突。直截了当地提出倡议，通常是一种行之有效的办法，例如："像上周一样，我们今天一直在表达一些强烈的、负面的感觉。为了避免我们负担过重，我们或许可以停下正在做的事情，一起试着去了解正在发生的事情以及这些强烈感受的起源，这样可能会更有价值。"

团体成员忍受冲突的能力是不同的。一名来访者批评治疗师在讨论热火朝天时"将画面定格（带领团体进入反思状态）"，在事情刚刚变得有趣时紧急喊停。而另一名成员立即表示，她再也不能忍受更大的张力，并感谢治疗师给了他们重整旗鼓的机会。我们可以把进程的转变看成创造一个反思的空间，这种空间能促使团体成员反思彼此在冲突中的贡献。创造反思空间的作用巨大，事实上，它可以使治疗性僵局转变为治疗性成长[42]。

接受负面反馈是一件痛苦的事情，但是治疗师如果能准确而敏感地表达负性反馈，会对治疗很有帮助。如果治疗师能让来访者理解接受反馈的益处，并让来访者成为整个过程中的盟友，那么来访者就能更好地接受负面反馈。通常，回忆来访者最初寻求治疗时谈到过的人际问题有助于你促进这一过程。如果你在治疗早期就从团体成员那里获得过口头承诺，那么当成员获得负面反馈时，你可以重提那些承诺。这样做可以抓住治疗契机，避免来访者撤退或逃离。

例如，在团体治疗刚开始时，一名来访者表示，伴侣总是控诉自己试图贬低她。来访者希望在团体中处理这一问题。这时，治疗师可以和来访者订下口头协议："卡罗琳，这听起来好像是说，假如我们在团体中发现你与其他人之间存在类似倾向，这可能会对你有帮助。从现在开始，当我们发现这种事情时，就马上指出来，你觉得如何？"一旦来访者表示同意，治疗师就要谨记在心。当上述情况发生（例如来访者从其他团体成员那里接收到类似反馈）时，你就要提醒来访者，即使反馈使她不舒服，但这的确有助于她理解自己与伴侣的关系。第2章中指出的关于有效人际反馈的原则，特别是关注"此时此地"、提供反馈和接受反馈的双方共同承担风险，都具有指导意义。

当两名团体成员彼此敌对时，其中总是隐藏着对双方而言重大的治疗价值。显然，双方都很在乎对方如何看待自己。在怒气之中，双方会把一些重要的真相（虽然令人难以接受）告诉对方。敌对双方的自尊可能会随着冲突而增强。当一个人对另一个人发怒时，这意味着他们对彼此来说是重要的，都很认真地看待对方。如果人们不在乎对方，彼此就会漠不关心。在处理冲突的过程中，来访者也会明白一个重要的道理：一个人可能会对另一个人的特质、行为或态度持负面评价，但仍然重视这个人。

对无法表达愤怒情绪的来访者来说，团体可以充当一个试验场所。来访者可以在其中冒险，认识到表达愤怒既不危险，也不具有破坏性。在第2章中，我们曾提到一些事件，来访者常把它们作为治疗的转折点。这些重要转折点大多都与第一次表达强烈的负性情感有关。让来访者知道自己可以承受别人的攻击和压力，并且不会被压制，这同样非常重要。情绪的复原力和健康的隔离都是冲突处理后的积极成果[43]。

○ 罗恩一直都在与自己的慢性抑郁做斗争，他已经好几年不能工作。他经历了几十年的治疗，并尝试了许多方法——药物、电休克治疗和神经调节疗法——但都没有获得持久的效果。他自幼由充满焦虑的单亲母亲抚养，而母亲需要借助儿子来帮助自己面对生活的困扰，他常常感到自己无足轻重。例如，当母亲需要儿子陪伴来减少她的社交焦虑时，她会把儿子从小学接走；当她感到焦虑或做噩梦的时候，她会让已是青少年的儿子睡在她的卧室里。罗恩没有独立的空间。他经常告诉团体成员，他感觉自己一生都在穿着一件紧身衣。

因此，对于在团体中占据自己的空间这件事，罗恩十分挣扎。在一次会谈上，他非常愤怒地说，在上次的会谈之后，他感觉很糟糕，整整一天都过得浑浑噩噩。他表示，这是因为在之前的那次会谈上，另一名成员贝特无视他的存在，并对他所做的有关她的抑郁问题的评论不屑一顾。虽然贝特缺席了此次会谈,但团体仍鼓励罗恩继续谈他的感受。

罗恩情绪异乎寻常地激动,说贝特和他母亲一样对他置若罔闻。这令他十分痛苦,以至于会谈结束后的一整天,他都无法做任何有意义的事情。然而,他决心面对这个问题,并且选择在此时此地讨论它。尽管贝特不在场,他也决定不再等到下次会谈再表达情绪。当然,等下周贝特回到团体时,他会继续这个话题。其他团体成员十分支持他,并指出他与之前的罗恩判若两人。

尽管大家都给予他积极的反馈,罗恩仍然有些质疑自己是否占用了太多的团体时间——这是他病理性信念的再现。成员们鼓励他和大家一起审视他的担忧,这时,其中一位成员皮特做出了一个令人难忘的回应,他说:"罗恩,我向你保证,我完完全全地沉浸在你的感受中。此时此刻,我内心世界里没有任何其他感觉,只想陪伴在你身边。"

这一强有力的反馈再次证明了对团体成员的行为进行全面审视的重要性。如果我们要获得矫正性情绪体验,我们需要做的不仅仅是让来访者拥有新的体验,还需要指出来访者容易忽视建设性的反馈意见(这些反馈会挑战他们的负面假设)的倾向。

与罗恩及其他不敢为自己发声的人相反,咄咄逼人的成员可能需要学习承担恶语伤人的人际后果。通过反馈,他们也会认识到自己给他人所造成的影响,能够逐渐地面对他们身上自我挫败的行为模式。对他们中的很多人而言,愤怒的面质提供了一个宝贵的学习机会,因为在治疗团体中,团体成员知道不管如何生气,都要保持和彼此之间的有益接触。

我们也要帮助来访者更直接、更恰当地表达自己的愤怒情绪。即使在全面的冲突中,团体中也存在不言而喻的"战争"规则;假如成员违反这些规则,那么他们就不可能妥善解决冲突。例如,在治疗团体中,偶尔会有好事者利用他人先前在互相信任的气氛中透露的信息来嘲讽或羞辱当事人。或者,他们可能会声称自己并不关心对方,拒绝花时间审视冲突。这些情况都需要治疗师做出有力的介入。

当治疗师之后意识到更早的或不同的干预会更有效时,应当承认这一点。温尼科特曾经说过,好父母与坏父母的区别并不在于他们犯了多少错,而在于他们是如何对待这些错误的[44]。我们经常对团体成员说："我希望我当时就能明白我现在所理解的，那样的话我会以更好的方式来处理。"

有时，在持久且具破坏性的情境中，治疗师必须强行掌控团体并设定界限。面对这样的情况，治疗师不能袖手旁观，因为这是对破坏性行为的纵容[45]。最为常见的一种间接的、自我挫败式的攻击模式是，来访者以某种方式"伤害"自己，从而诱使他人产生内疚——这是一种"看你把我弄成什么样了？"的策略。通常，改变这种模式需要做大量治疗工作。这种模式根深蒂固，源自早期童年经历（比如，童年时幻想在自己的葬礼上，父母和其他人内疚得捶胸顿足、伤心欲绝的样子）。

团体带领者必须努力将成员的习惯性反对转化为积极的成果——一种学习的情境，鼓励成员了解各自立场的缘由，并放弃那些非理性的部分。带领者还需帮助来访者理解，无论他们的愤怒源自何处，他们表达愤怒的方式都可能会引火烧身。其他成员的反馈在这一过程中非常有帮助。有些来访者从反馈中得知自己会习惯性地表达轻蔑、愤怒或反对，而他们之前对此毫无觉察。只有通过别人对我们的面部表情和表达上的细微差别的反馈，我们才会认识到我们传达出来的某些信息并非自己想要表达的，或者说，那是我们意识层面没有体验到的信息[46]。

治疗师也要试图帮助敌对的双方更深入地了解彼此的立场。例如，治疗师可以要求其中一方扮演一会儿对手的角色，以便了解对手的理由和感受[47]。

其他团体治疗手段也能有效地运用于不同的治疗情境和不同的临床群体，从痴呆症患者的家庭照护者到患有创伤后应激障碍的退伍军人。这些团体通常将心理教育（重点在于想法、情绪和行为之间的联系）和技能培养相结合，以处理强烈的情绪[48]。情绪调节是一种可以通过学习获得的技能，涉及肌肉放松、深呼吸以及增加对痛苦的耐受性。

与受益于学习如何管理愤怒的来访者相反，许多来访者的问题在于过度压抑和回避愤怒的感受。在团体中，他们认识到，他人在自己的处境下会感到愤怒；他们学会了理解自己的身体语言（"我的拳头握得非常紧，因此我一定在生气"）；他们也学会了放大初次的愤怒火花而不是去掐灭它，也懂得了感受愤怒情绪和表达愤怒情绪都是安全的、被允许的，并且这符合他们自己的最大利益。最重要的是，他们对表达愤怒的恐惧被消除了：当他们表达愤怒时，他们幻想中的灾难不会出现，他们的表达也不会导致毁坏、内疚、拒绝或愤怒的升级。

共享强烈的情感可以增强成员之间的关系。我们曾在第3章中提到，当团体成员共同经历强烈的情感体验后，团体的凝聚力会增强，无论他们经历的是哪一种情感体验。这样一来，团体成员在一个成功的治疗团体中，就好似亲密无间的家人一样，虽然彼此会争执，但是总能从家庭联盟中获得很多支持。同样，共同经历了许多压力的敌对双方，也会有特别的收获。在治疗团体中，当两个成员对彼此怀有强烈的敌意，然后通过一些我们所描述的机制化解了对彼此的仇恨，并最终能够互相理解、互相尊重，这样的过程总会带来巨大的治疗价值。在早期互相贬低对方的两个成员，随着时间的推移可能会成为在团体中对彼此最重要的成员，理解这一点可以让刚开始带领团体的治疗师如释重负。

自 我 暴 露

自我暴露是一件让团体成员既害怕又重视的事情，它是所有团体治疗中不可或缺的部分。团体治疗师们一致认为，来访者在团体中透露自己鲜为他人所知的事情是非常重要的。自我暴露可能涉及个人过去或现在发生的事情，涉及幻想或梦境、对未来的憧憬或抱负，以及目前对他人的感受。在团体治疗里，个体对其他成员的感觉非常重要，治疗师必须把时间和精力用于创造自我暴露的前提条件上，即：增强信任感和凝聚力[49]。

自我暴露和危险

对于来访者而言，每一次自我暴露都伴有风险。假如暴露的是先前未曾向人提过的事情，或是高度个人化、承载大量情绪的内容，那么来访者所冒的风险显然是很大的。第一次自我暴露——来访者首次与他人分享某些信息——总是让人感觉尤其危险。自我暴露的风险程度也会因来访者的生活经历而有所不同。在上一个临床案例中，皮特的评论对罗恩产生了深远的影响；同时，这件事对皮特也产生了深远的影响，因为他的团体治疗目标就是进入自己极度封闭的情感世界。

风险程度也取决于受众。自我暴露的成员希望避免羞耻感、羞辱和拒绝。如果他们知道自己的听众比较敏感，而且先前曾暴露过高度个人化的资料，那么他们就会感觉更安全[50]。

自我暴露的顺序

自我暴露有一个可预测的顺序。如果自我暴露的人与倾听者之间存在有意义的关系，那么，倾听者可能也会以某种自我暴露作为回报。此时，原本的分享者与倾听者都处于脆弱的状态中，而且这种关系通常会不断加深。双方会逐渐越来越开放、越来越亲密地分享自己的私密信息，彼此间的关系也会变得更加紧密，直到关系到达最理想的紧密状态。因此，在一个富有凝聚力的团体中，一个成员的自我暴露会引起更多的自我暴露，最终形成一个富有建设性的、充满信任的循环，让自我暴露、反馈和人际学习不断产生[51]。以下是一个相关案例。

○ 一个共30次的团体治疗进行到一半时，卡姆——一位30岁的工程师，习惯回避，有社交孤立问题——在一次团体治疗中宣布想与团体成员分享一个秘密：在过去几年里，他经常去脱衣舞俱乐部，经常和脱衣舞娘交朋友。他有一个幻想：他要拯救脱衣舞娘，而这名脱衣舞娘为了报答他，会与他坠入爱河。卡姆说他在这个"拯救计划"中已花了成千上万美元。

团体成员欣然接纳了他的自我暴露，特别是因为这是他进入团体后第一次实质性的个人暴露。卡姆表示，团体所剩的治疗时间不多了，他想在团体结束前与团体成员建立真实的关系。他的分享给了玛丽很大的鼓励。玛丽是一名戒酒者，在听完卡姆的诉说后，她也做了自我暴露：许多年前，她也曾经是一名脱衣舞娘和妓女。

玛丽警告卡姆：在脱衣舞俱乐部里面，除了获得失望和被剥削以外，他不会有任何别的收获。她以前从未透露过自己的过去，因为担心团体成员会歧视她，但现在她感到不得不对卡姆做出回应，因为她不希望看到这样一个体面的男人进入自我毁灭的关系。对所有成员来说，卡姆和玛丽这种双向的自我暴露、支持和关心都起到了推进后续治疗的作用。

自我暴露的适应功能

随着团体成员的自我暴露不断深入，全体成员在治疗中的参与度、对彼此的责任感都逐渐提升。假如时机合适，个体融入团体的最佳方式就是分享一些私人、隐秘的事情[52]。在很久以前，哈里·斯塔克·沙利文和卡尔·罗杰斯就主张，在自我接纳之前，个体必须先要获得他人的接纳；换言之，要自我接纳，个体就必须让他人了解真实的自己。团体成员的自我暴露为团体提供了表达这种接纳的机会[53]。

自我暴露是团体成员感情纽带和完成团体任务的基础，既有利于自我暴露的个体，也有利于整个团体[54]。在第3章中，我们描述了自我暴露与个体在团体中受欢迎程度之间的关系。而成员的受欢迎程度（通过社会计量评估工具确定）与疗效相关[55]。在早期会谈上充分自我暴露的团体成员，往往在团体中很受欢迎。人们也倾向于对自己喜欢的人透露更多的信息；反之，那些勇于自我暴露的人更有可能被别人喜欢[56]。一些研究调查表明，高度的自我暴露（自然发生或实验诱导）会增强团体凝聚力[57]。但受欢迎程度和自我暴露之间的关系并非是线性的。自我暴露过多会引起其他成员的焦虑，而非好感[58]。换言之，自我暴露的内容和节奏都需要在团体中被加以考虑和处理。团体成员的沟通有言语和非言语之分，经验丰富的带领者需要纵观全局，保持一个进程的视角，关注成员间整体的沟通情况。带领者应关注：谁对谁说了什么？什么内容被掩盖了，什么信息没被分享[59]？自我暴露是治疗工作的重要一环，但它本身并不是目的。自我暴露必须经过当事人和其他团体成员的充分处理，才能带来治疗效果[60]。

研究结果证实，自我暴露在团体治疗中具有重要作用[61]。早期研究显示，治疗成功的来访者在团体治疗中自我暴露的数量，几乎是疗效欠佳的来访者的两倍[62]。莫顿·利伯曼、马修·迈尔斯和我（亚隆）在研究中发现，在会心团体中，相比于获得良好疗效的参与者，疗效欠佳的个体的自我暴露显著更少[63]。

在此处，学习迁移的概念非常重要：自我暴露不仅让来访者在团体中获得其他成员的积极反馈，而且这种行为将进一步得到强化，被来访者整合运用到团体外的人际关系中，并获得类似的积极反馈。通常，来访者向配偶或亲密朋友透露某事的第一步，就是在治疗团体中分享这件事。

因此，在很大程度上，自我暴露带来的影响由当事人和他人的关系所决定。如果来访者在暴露自我之后得到了团体的接纳和支持，那会是一种真正的确认性体验，来访者会感受到一种真正意义上的联结和理解[64]。我们也必须牢记，来访者有关"此时此地"（"热加工"）的自我暴露对团体凝聚力的影响要远远大于有关"彼时彼地"（"冷加工"）的自我暴露[65]。

通常，来访者会表现出对自我暴露极大的阻抗。来访者经常担心被其他成员排斥或取笑，但同时也希望被接纳和理解[66]。团体成员也经常会对自我暴露怀有灾难性的幻想，因此，勇于自我暴露并击溃那些灾难性幻想具有很大的治疗价值。反之，攻击或羞辱自我暴露的当事人，对个人和团体都具有极大的破坏性，需要立即得到探讨和修复。

在一项大胆的教学实验中，学生被要求与班上同学分享一个自己内心深处的秘密。研究者谨慎小心地确保这个过程是完全匿名的：学生把秘密写在一模一样的纸上，研究者在光线昏暗的教室中读出秘密，以便掩饰学生脸红或其他不自在的表情，并且立即销毁纸片。学生的秘密涉及各种性偏好、违法或缺德的行为（包括性虐待、欺诈、偷窃、贩毒等）、心理困扰、在酒瘾家庭中遭受虐待等。在研究者读完秘密后，教室中立即出现了强烈反应："沉重的沉默……气氛清晰可感……空气是温暖、沉重和扣人心弦的……张力大到你可以用刀切开"。学生们表示，在听到自己的秘密被读出来后，他们松了口气，像是卸下了沉重的包袱。在随后的课堂讨论中，他们更是感觉如释重负。他们分享了自己听到各种秘密后的反应，交流类似的经历，很多人还选择将自己的秘密说了出来。同伴之间的支持一直是积极的，具有强大的抚慰作用[67]。我们都渴望他人的接纳，当得知自己内心深藏的秘密和别人相同时，会深感慰藉。

适应不良的自我暴露

自我暴露与良好的心理和社会适应之间存在曲线相关：过多或过少的自我暴露都意味着适应不良的人际行为。

过少的自我暴露经常会使现实检验受到限制——无法在人际关系中进行自我暴露的个体，通常会丧失获得他人有效反馈的机会。此外，他们的人际关系无法进一步发展；在缺乏信息互换的情况下，对方要么会停止做更多的自我暴露，要么会彻底放弃这段关系。

在团体中，无法暴露自己的成员很难有机会获得其他成员真诚的接纳，因此很少有机会体验到自尊的增强[68]。如果被他人接纳只是建立在虚假的形象上，那么个体将无法持久地维持自尊。此外，这样的成员也不可能进行有效的自我暴露，因为他们唯恐失去自己用虚假自我而换取的接纳[69]。

有些人非常害怕自我暴露，主要原因不是羞耻感或害怕不被接纳，而是他们在控制方面存在严重的冲突。对他们来说，自我暴露是一件危险的事情，因为这将使他们容易受到其他人的控制。只有在其他成员由于自我暴露变得脆弱时，他们才会愿意暴露自我。

自我暴露的受阻将会损害各个成员和整个团体的利益。当成员有重大秘密而不敢让团体知道时，他们会发现自己在团体治疗中只能进行表面的工作而无法深入，因为他们不仅要隐瞒秘密本身，而且要封闭可能泄密的所有途径。在第5章中，我们曾经详细讨论了在治疗早期阶段，治疗师如何以最恰当的方式靠近怀有重大秘密的来访者。简而言之，为了使来访者从治疗中获益，治疗师应当建议来访者和团体分享秘密。自我暴露的步调和时机由来访者自己决定，而治疗师可以用来访者希望的方式，使来访者的自我暴露更容易进行。

当长期的秘密最终得以见天日时，去了解来访者选择此时将秘密公之于众的原因常常具有启发性。尽管来访者之前迟迟不愿分享某些信息会使人感到沮丧，但我们应始终对来访者的自我暴露表示欢迎。我们经常这样问："你已经想分享这个秘密好几周了，是什么让你决定今天分享这个秘密呢？今天发生了什么事让你对我们有了更多的信任？"随后，我们还可以问："现在，你分享完这个秘密后，在团体中有什么新的感觉？[70]"治疗师需要从内容和进程两个方面理解来访者的自我暴露。自我暴露可以有多种含义，包括：表达信任，给团体的礼物，渴望被包容和支持，以及代表免除内疚和羞耻的愿望。此外，像探索梦境一样去探索来访者所暴露的秘密也是有帮助的（见第13章）。秘密的某些部分甚至可能连来访者本人都无从知晓，只有在团体的共同探索下，其隐秘的含义才能显现[71]。

有时候，治疗师会在不经意间妨碍了团体成员的自我暴露。我（亚隆）所知道的来访者所隐藏的最吓人的秘密存在于一个新成立的团体，该团体的带领者是一名新手治疗师，接受我的督导。那位来访者患有产后精神病，她杀死了自己两岁的孩子，然后试图自杀。法院的判决是，她患有精神疾病，因此不具备刑事责任能力。她随后受到了良好的照料，逐渐恢复，并鼓起勇气努力重建生活，于是开始接受团体治疗。在治疗14周后，这位来访者不仅对自己的情况只字不提，而且运用否认和压抑的防御机制进行抵抗（如借助占星术），这阻碍了整个团体的治疗进展。虽然治疗师做了非常大的努力，也花费很多时间接受督导，但他还是无法帮助来访者（或整个团体）有效地投入治疗。

随后，我通过双向玻璃观察了几次团体会谈。我惊讶地发现，来访者其实给治疗师提供了很多次机会来帮助她讨论自身的秘密（例如，她提到了丧失的话题，但治疗师没有追问）。于是，我们进行了督导，聚焦于治疗师的反移情问题。我们发现，治疗师也有一个两岁的孩子，他对来访者的行为感到恐惧（尽管他不希望如此），加上来访者自身的内疚感，这些因素共同促使来访者在团体中保持沉默。在下一次会谈时，治疗师提出了一个非常温和的问题，但这已足以使来访者打破沉默，从而改变了整个团体的动力特性。

有些团体的审判气氛过浓，会降低来访者自我暴露的动力。团体成员不愿暴露可能使自己蒙羞的事情，担心会因此丧失尊严。在精神健康专业人员的培训或治疗团体中，这个问题尤为严重。既然我们主要的专业工具是我们自身，那么我们的职业和个人都会面临丧失尊严的风险。例如，在一个由精神科住院医师组成的团体里，成员奥马尔谈到自己作为医师缺乏信心，每次面对生死攸关的情境，他都非常恐慌。另一名成员——心直口快的特德表示，奥马尔对于透露这些想法的担忧是有根据的，因为奥马尔的确失去了他的尊重，他也怀疑将来自己不会将来访者转介给奥马尔。其他成员对奥马尔表达了支持，谴责了特德的评判态度，并提出他们也不会愿意把来访者转介给特德。随后，这样的批评无休止地一浪高过一浪。在这样的时刻，治疗师必须做出强有力的进程干预。精神健康专业人员的培训团体鼓励参与者公开分享他们对当代临床需求的担忧以及对职业倦怠的恐惧，这样的讨论可以为从业者们提供支持，并且增强他们的心理韧性[72]。

治疗师还必须区分对隐私权的正当需求和神经质性的强迫性保密。有些人（虽然他们很少会接受团体治疗）会以适应性的方式保守秘密，他们仅仅与一些密友分享个人的隐私，不会愿意在团体中暴露自我。此外，他们喜欢独自进行自我沉思。这与基于恐惧、羞愧或病态的社交抑制所导致的保守秘密有很大的差别。男性成员在自我暴露上比女性成员表现得更困难：男性成员往往多从竞争和支配的视角而较少从温情和联结的角度看待人际关系[73]。

与自我暴露过少一样，自我暴露过多也是适应不良的行为。不加区分的自我暴露，既不是精神健康照护的目标，也不是通向精神健康的途径。有些来访者错误地以为，如果自我暴露是大家所期望的，那么彻彻底底、接连不断的自我暴露必定是一件非常好的事情。然而，如果两个人每次相聚都要分享彼此的个人忧虑和秘密，那么生活将会变得非常沉重，让人无法忍受。显然，分享者与倾听者之间的关系是决定自我暴露模式的重要因素。多个研究已经通过实验证明了这一事实：个体所分享的素材的种类和数量，取决于倾听者的身份，如母亲、父亲、最好的同性朋友、异性朋友、同事或配偶等[74]。

但是，有些团体成员在进行适应不良的自我暴露时并不考虑这些因素，因而使自己与倾听者的关系陷入险境。如果个体在进行自我暴露时，对亲密友人和点头之交不加区分，就会使倾听者困惑不解。我们都经历过这样的事情：有些私密的事情本来应该只有我们和对方知道，结果很多人都知道了，那么我们就会困惑不解或有一种被出卖的感觉。此外，自我暴露太多也可能吓跑尚未准备好的倾听者。在有节奏的、流畅的关系中，一方会在自我暴露上引领另一方，但是要避免太大的跳跃。

在团体治疗里，自我暴露太早或太随意的成员经常会很快退出团体。我们理应鼓励来访者在团体中尝试冒险、进行自我暴露，但是，如果暴露得太多、太早，那么他们可能会感到非常羞耻，这种情绪可能强烈到所有人际关系方面的进展都无法抵消。此外，过多的自我暴露也会威胁到那些本愿意提供支持但尚未做好充分准备的成员[75]。这时，做了大量自我暴露的人往往极其脆弱，很容易就会选择逃离团体。所以，掌握自我暴露的节奏十分关键。正如我们在第5章中所讨论的，从涉及内容的垂直暴露（发生了什么？谁对谁做了什么？）到涉及进程的水平暴露（与我们分享这些时，有何感受？）的转变，是确保来访者最大限度地投入治疗和保持好合理节奏的有效方式。

上述观察告诉我们，自我暴露是一种复杂的社交活动，常常与个体所处场景及扮演的角色有关。单独一个人是不可能做自我暴露的，我们必须考虑自我暴露的时间、地点和对象。例如，在治疗团体中恰当的自我暴露，在其他情境中或许并不恰当，甚至可能酿成大祸。在治疗团体某个阶段恰如其分的自我暴露，在另一阶段则可能是不合时宜的。

个体在分享自己对其他成员的感受时，更应注意这些问题。我们认为，治疗师应该协助团体成员，让他们做到既能对他人负责，同时又能自由地表达心声。我们曾经见过团体中一些带有恶意的破坏性事件以诚实和自我暴露的面目出现："你告诉我们必须诚实地表达自己的感受，不是吗？"但事实上，我们总是有选择地分享自己的感受。总有一些对他人的感受是我们很少去分享的，例如，我们对他人身上某些不可改变的特质、躯体特征、畸形、职业或智力方面的平庸、社会阶层、缺乏魅力等的感受。

团体治疗的好处之一是，来访者在向他人提供反馈时，能逐渐培养真诚、共情和细致的能力。一位成员说道，她以前对于什么是对的、什么是错的没有过任何怀疑，向来直言不讳——直到加入这个团体后，她才开始意识到，以前自己对他人是多么严厉和漠不关心。她新获得的这种不确定感令人不安，但这对她的个人关系和工作关系显然有积极影响。

对有些人来说，以"诚实"之名表达公然的敌意并不困难。但是，揭示敌意背后隐藏的深层感受，如恐惧、嫉妒、内疚或报复性施虐后的快感等，就不那么容易了。还有很多人可以自如地表达负性情感，但面对正性情感（如赞美、关心、共情、外表吸引力和爱）却难以启齿。

刚刚做完大量自我暴露的来访者处在脆弱的状态，他们需要其他成员或治疗师的支持。无论在什么情况下，来访者都不应该因为做了重要的自我暴露而遭受攻击。以下临床案例可以说明这一点。

○ 在一个已经进行了一年的团体中，有五名成员到场（两名成员出城了，一名成员生病了）。乔，从会谈一开始就漫无边际地谈论他在小团体中的不适感。自从乔加入团体，他讲话的风格就一直令团体成员厌烦。每个人都觉得很难听懂他的话，都希望他停止发言。但是，没有人真诚地表达出他们对乔的那种模糊不清、不愉快的感受。几分钟后，贝齐打断了他，说道："乔，我快要发狂了，要爆炸了！我再也无法控制自己了。我希望你能停止说话。我无法忍受听你说话。我不知道你在跟谁说话——或许是对着天花板，或许是对着地板，但我知道你不是在跟我说话。我关心团体中其他所有人。我会想着他们，他们对我很重要。乔，我很不想这样说，但是不知道为什么，你对我而言并不是很重要。"

乔非常震惊，试图了解贝齐这种感受的真正原因。其他成员同意贝齐的看法，认为乔从未真正谈论过自己的事情。他从未坦露自身的重要信息，总是说些杂七杂八的东西。他从未与团体中任何成员建立过真正的联结。受到鞭策和刺激后，乔依次表达了自己对团体每个成员的感受。

　　我（亚隆）认为乔比以前坦露得更多了，但是他仍然停留在一个舒适的安全区里。我问道："乔，你试想一下，如果要用一个10分制量表来评估你的自我暴露程度，其中1分代表鸡尾酒会上的闲聊状态，10分代表你想象中自我暴露最多的状态，你会为自己过去10分钟在团体中的表现打多少分呢？"乔思索了一会儿之后回答道，他估计会给自己打3分或4分。我又问道："乔，假如再加1分或2分，将会发生什么呢？"

　　乔沉思片刻后说："假如我要再往上加几分，我想我会告诉团体，我是一个酗酒者。"

　　乔说的这句话令我们非常惊讶。他加入团体已经一年了，而我、我的协同治疗师及团体成员都不知道他是个酗酒者。此外，这是一个非常关键的信息。几周前，乔提到他的妻子怀孕了，但她却不想要这个孩子，打算去做流产手术。乔非常悲伤，团体也对他妻子的行为困惑不解，几周以来一直在批判她，甚至有人质疑乔为何要维持这段婚姻。乔是酗酒者这一新信息填补了整个事件所缺失的重要一环。现在，他妻子的行为显得合情合理了！

　　我最初的反应是愤怒。我回想过去的一段时光，乔带着团体四处漫游，无功而返。我禁不住想要大喊："可恶！白费了那么多时间谈论你妻子，为什么你以前不告诉我们这件事？"但所幸的是，我意识到这正是我要忍耐的时刻。事实上，重要的并不是乔为何没有早点告诉我们这件事，而是他今天选择了告诉我们。我们不应该因为他先前的隐瞒而惩罚他，反而应该鼓励他做出了突破，在团体中做了一次巨大的冒险。恰当的干预技术还包括支持乔，帮助乔做进一步的水平暴露，即分享更多关于自我暴露的体验。

　　像乔那样隐瞒信息，导致团体会谈效率降低的情况并不少见。显然，这样的行为会带来许多消极影响，至少，隐瞒信息的成员将会在自尊上付出代价，因为他知道自己表里不一，对其他成员也不够信任。团体带领者通常不知道团体成员究竟隐瞒了多少信息，但是一旦他们采用混合治疗的方式（也就是对同一成员进行个体治疗和团体治疗），他们就会对来访者所坦露的大量新信息感到惊讶。

在第7章中，我们讨论过关于团体带领者的自我暴露的一些内容。治疗师的透明度，特别是在"此时此地"的自我暴露，是鼓励团体成员进行自我暴露的有效手段[76]。但是，治疗师的自我暴露必须始终遵循有利于团体工作的原则，并时刻审视自己的自我暴露对团体产生的影响。如果一个将军已做出重要战略决定，还表现得犹豫不决，流露出不确定感，那么这肯定会削弱整个军队的士气。同样，治疗团体的带领者显然不应该暴露那些会削弱团体效能的个人感受，例如，对团体的不耐烦、对某个来访者或其他团体的关注以及其他任何的个人困扰等[77]。

治 疗 终 止

接下来，我们将注意力转向团体治疗的结束阶段——治疗终止（termination），这是团体治疗中一个非常重要但常被忽视的组成部分[78]。团体治疗终止特别复杂，其原因可能包括：团体成员达到了治疗目的而选择离开；成员过早脱落；整个团体结束了治疗；治疗师因故离开了团体；团体以创伤性的方式结束，例如，有成员自杀。我们必须从多个角度来探讨对治疗终止的感受：个体成员的视角、治疗师的视角和整个团体的视角。

终止这个词本身甚至就带有贬义，常用于消极的情境，如处理意外怀孕或解雇业绩不佳的员工[79]。与此相反，团体成员共同的、有计划的结束是治疗工作的一部分，具有积极意义。这包括回顾过程、巩固成果、哀悼以及庆祝人生下一阶段的开始。结束过程应当时限明确，节点突出，而不能敷衍了事。面对治疗的结束是一种边缘体验，需要我们直面有限性[80]。它提醒我们关系是珍贵的，同时也提醒我们尽可能不要留下遗憾，比如未完成的任务、未表达的情绪、未阐明的感受等。此外，治疗的结束阶段还有相关的任务，包括巩固治疗获益、处理关系中尚未解决的议题以及规划好不再有团体的未来[81]。

当来访者终止治疗

如果能够得到恰当的理解和管理，治疗的终止可以成为改变过程中的一种重要力量。自始至终，我们一直强调团体治疗是一个高度个性化的过程。每一位来访者都以独特的方式进入团体、参与团体、使用和体验团体。治疗的结束也不例外。

治疗师只能大致设定团体治疗的持续时间和治疗目标。尽管保险公司规定，大多数治疗团体应是短程的、以解决问题为导向，但我们在第9章中提到的研究证据显示：短程的团体治疗不仅可以有效缓解症状，还可以促进来访者成长。然而，同样有证据表明，如果治疗的结束由来访者和治疗师共同决定，以来访者的进展为指导，而不是来自第三方的要求，那么治疗效果会更佳[82]。保险公司最感兴趣的是哪种治疗方式能使更多来访者获益。相比于统计数字，心理治疗师对每个来访者的具体需求更感兴趣。多长时间的治疗才足够？这个问题不存在简单的答案。基于量化评估的医疗（见第13章）可以提供数据来辅助决策[83]。尽管来访者通常能在较短时间内走出急性困境，但性格结构的实质性改变往往需要持续12～24个月、每周一次的治疗。患有慢性抑郁，人格问题和创伤相互影响的来访者，可能需要更长的治疗时间[84]。

弗洛伊德对治疗目标的描述最为简明扼要："能够去爱，去工作。[85]"弗洛伊德认为，如果治疗没有可能再取得进展，来访者的病理性特点也已经消退，那么治疗就应该结束。一些理论家则补充了其他目标：有爱自己的能力，也有被爱的能力；更具灵活性；学会娱乐；发现和相信自己的价值；提升自我觉察和人际交往的能力，发展出更成熟的防御机制[86]。

有些来访者在几个月内就能取得很大进步，而有些人则需要持续几年的团体治疗。有些来访者的治疗目标比其他人的目标更宏大。可以毫不夸张地说，尽管有些来访者对治疗很满意，但他们在结束治疗时的状况与其他人刚开始治疗时的状况差不多。有些来访者有非常明确的治疗目标，由于他们的很多心理病理现象是自我协调的，因此会选择限定他们愿意做出的改变。其他一些人可能会因生活重大变故而无法继续接受治疗。治疗师都有这样的经验，有时，帮助来访者改善到某一程度后，再进一步的改变将会使其状况变糟。例如，一名来访者如果进一步改变，那么有可能会超越其配偶的成长。除非配偶与他（她）一起改变、一起成长，否则继续治疗可能会使婚姻关系破裂。在这种情况下，治疗师最好聚焦于巩固来访者已取得的积极改变，让来访者的成长潜能在今后继续发展。

专业治疗的终止只是个体成长生涯中的一个阶段。来访者会持续改变，而成功的治疗的一个重要作用就是使来访者今后能建设性地利用所在环境中的心理治疗资源。此外，治疗效果也有可能会延迟出现。在治疗后的长期随访中，我们曾经见到很多成功的来访者不仅在治疗结束后继续成长，而且在离开团体数月甚至数年后，他们才领悟到某个团体成员或治疗师的观察或诠释的重要意义。还有一些来访者会将团体互动的要素逐渐内化，每当生活中遇到挑战时，他们会自然而然地想起我们前面提到过的那句"名言"——"团体成员会怎么说？"

治疗结束后，来访者也会遇到挫折。很多治疗成功的来访者在遭遇严重应激时，还会需要暂时的帮助。此外，来访者在离开团体后可能会产生焦虑和抑郁情绪。哀悼的阶段是治疗终止过程的一部分。当下的丧失可能会唤醒来访者对早年丧失经历的记忆，来访者可能会因为无法面对分离而选择回避。事实上，有人会因为无法忍受结束过程，寻找借口提前退出治疗。我们必须对此提出挑战：来访者需要内化积极的团体体验，也需要内化其他成员和带领者；如果分离过程没有处理得当，这个内化过程将会受到影响，来访者未来的成长也会因此受限[87]。

有些治疗师发现，团体治疗的终止并不像结束长程个体治疗那样困难，因为在长程个体治疗中，来访者经常会对治疗情境产生严重依赖。在团体治疗中，来访者通常更清楚治疗并不是生活的常态，而是一个精心设计的，有开始、发展和结尾的过程。在开放式治疗团体中，很多事件都会提醒来访者这一治疗序列的存在。来访者会看到新成员的加入和获得成长的成员的离开，也会看到治疗师孜孜不倦地帮助成员度过治疗过程中的各种困难阶段。

团体也常常会在无形中给某位成员带来微妙的压力，阻止他离开，因为其余成员将会怀念他的在场及其对团体的贡献。毫无疑问，接受团体治疗数月或数年的来访者，将会掌握很多人际互动和团体工作的技能，这使得他们能够为其他成员带来许多帮助。治疗师也可能非常看重这样的成员，以至于治疗师在鼓励他们终止治疗时会犹豫不决。当然，这样的态度并不是合理的，治疗师一旦意识到这个问题就应该对此做公开讨论。

许多治疗师注意到，此时会出现一种"角色吸入"现象：一旦有资深成员离开团体，马上就会有另一个成员开始运用自己在团体中习得的技能，取代资深成员的角色。和团体中的其他成员一样，治疗师也会体验到成员离去的缺憾，此时，治疗师应以身作则，公开表达这种情感，以此证明治疗关系不仅仅与来访者有关，对治疗师来说也同样重要。有些社交孤立的来访者可能会推迟治疗结束的时间，因为他们在利用治疗团体满足社交需要，而不是努力发展自身的社交技能来开启新的社交生活。此时，治疗师必须重点关注学习技能的推广应用，鼓励他们在团体外冒险尝试。有的来访者可能会延长留在团体中的时间，以确保自己在未来遇到困难时感到安全。他们可能会表示，他们希望再接受几个月的治疗，直到他们找到新工作、结婚或大学毕业。但是，假如他们的进展已经有了牢固的基础，那么延长治疗是没有必要的。治疗师应当帮助团体成员直面这样一个事实：我们永远无法获得绝对的确定性，并且，我们始终都会是脆弱的。

通常，临近治疗结束时，来访者原有的症状会短暂复萌，如过度冷漠或黏人的依恋行为[88]。有时，这样的退行可以作为最后的治疗机会，用以回顾来访者最初求治的原因，并促进开展预防复发的工作。请记住，治疗的成效很少会因团体结束而消退，旧行为的复燃为治疗工作的完善和疗效的巩固提供了契机。治疗师应该帮助来访者识别症状复现的原因——抗议治疗终止，而不是延长他们留在团体中的时间。

○ 一名男性来访者，在结束治疗前的三次会谈中，再次感受到抑郁和无意义感。这原本是他来接受治疗的原因。治疗师解释道，这些症状是他不愿意离开团体的借口，随后来访者的症状很快消失了。那天晚上，来访者做了一个梦，梦见治疗师给他提供参与另一个团体的机会。在那里，他正作为治疗师接受培训。来访者感觉自己欺骗了治疗师，让治疗师觉得自己有所好转。这个梦体现了该来访者避免结束治疗而采取的巧妙策略，并提供了两种选择：其一，来访者进入治疗师的另一个团体，作为治疗师接受培训；其二，来访者欺骗了治疗师，他还没有真正获得改善（因此理应继续留在团体）。无论何种选择，来访者都不需要结束治疗。

有些来访者在团体中会循序渐进、持续地改善，而有些来访者会突然好转。我们知道很多来访者虽然积极参与团体治疗，坚持不懈地工作，但是过了6个月、12个月甚至18个月，还是一直没有明显进步。但在随后极短的时间里，他们却发生了脱胎换骨似的改变。正如我们告诉学生和受训者的那样，改变通常是缓慢的，他们不应该试图在来访者身上寻找即时的满足感。相反，假如来访者已打下了坚实、深厚的治疗基础，那么变化肯定会随之而来。我们常常将这看作给新手治疗师打气的陈词滥调，反而忘记事实本就如此。不要对治疗的结束阶段掉以轻心；最后的4~8次会谈往往可以使治疗成效得到巩固，并且使来访者的心态发生改变，从心理治疗的匆匆过客转变为主人翁。

就整个团体而言，改变也是断断续续的。有时候，团体艰苦运作了好几个月，但是团体成员并没有产生明显的变化。随后，每个成员突然都有了改善。斯科特·鲁坦（Scott Rutan）恰当地把这比喻为"在战争中建造桥梁"[89]。治疗师花费大量精力建造桥梁，在早期阶段可能会有人员伤亡（团体成员的脱落），但是一旦大桥建成，治疗师将护送很多人到达更好的地方。

对于有些来访者来说，即使只是考虑治疗终止，也会是个问题。他们对于被抛弃特别敏感；他们自尊水平太低，以至于认为疾病是他们唯一能与治疗师和团体保持关系的资本。对于这类来访者，成长会让他们产生恐惧，因为他们认为，一旦他们好转，治疗师就会离开他们。于是，他们必须淡化或隐瞒自己的进步。当然，很久之后，他们才会发现这一困境的关键所在：一旦他们真正好转，他们就不再需要治疗师了！

在来访者准备结束治疗时，一个有用的信号是：团体对来访者的重要性下降了。一个准备结束治疗的成员表示，星期一（团体会谈的日子）现在与一周中的其他日子没有什么区别。在刚参加团体时，她总是对星期一翘首以盼，而两次团体会谈的间隙只是无关紧要的时光。

在帮助一个成员决定是否结束治疗的问题上，团体成员往往是宝贵的资源。如果来访者单方面决定结束治疗，而没有咨询其他成员，那往往会是一个不成熟的决定。通常，离开的决定是由将要离开的成员、其他团体成员以及治疗师共同做出的，并且需要提前计划，以确保有足够的时间进行结束的工作。在我们的开放式团体中，来访者通常会提前4～8次会谈告知团体自己准备终止治疗[90]。有时，来访者会决定立即终止团体治疗。我们发现这类来访者经常很难表达感谢和积极的感受。因此，他们会尽可能地缩短分离的过程。治疗师必须帮助他们理解和矫正自身不协调、不恰当的终止人际交往的模式。事实上，对有些人来说，对结束的恐惧会激活他们回避联结和亲密感的人际模式。忽略分离的阶段，其实就是忽略人际关系中的一个重要区域。毕竟，结束几乎是每一段关系中的一部分。在人生中，我们迟早要向重要他人道别。每一段有意义的关系都应得到尊重，以有尊严的方式结束。

很多即将结束治疗的来访者会试图与团体保持联系，减轻离开团体所带来的冲击。他们也会寻求确认，以便必要的时候可以重返团体；他们会记下其他成员的电话号码和电子邮箱，在社交媒体上加彼此为好友或者安排社交聚会，以获知团体的重要事件。这些行为都是意料之中的，但是治疗师不应与来访者共谋，否认治疗的结束。相反，治疗师必须协助来访者最大限度地探索结束治疗的整个过程。完成个体治疗的来访者或许还能回到治疗中，但是离开团体的来访者永远无法返回相同的团体。他们是真的离开了，因为团体不会再是原来的团体了。时间流逝，团体进程不可逆转：新成员会加入团体，新的议题会不断涌现；成员间关系也会不断演变。团体现状无法保持不变。留在团体中的成员很快就会发现这些事实。即将离开的成员最能激发团体对如下议题的讨论：丧失、分离、死亡、衰老、时光飞逝和生命的无常等。因此，治疗终止并非无关痛痒的团体事件，它是生活中最关键、最痛苦的议题之一的真实写照。

团体可能需要进行几次会谈，才能处理好其余成员对丧失的感受和许多相关的议题。一个成员的离开，为那些对丧失和抛弃问题敏感的个体提供了一个不同寻常的治疗机会。由于团体同伴与他们共同承担这份丧失之痛，因此，他们能在哀伤的同时感受到团体的支持，并目睹其他成员虽然经历丧失但仍然继续成长和进步[91]。

一般来说，当有成员离开团体时，治疗师最好等团体进行一次或多次会谈之后，再介绍新成员加入团体。这不仅为处理成员离开的影响提供了时间，而且提醒剩下的成员，团体成员不会轻易被替代，纳入新成员并不是打一个电话那么简单。一个成员的离开，往往是其他成员回顾自身治疗进展的好时机。与离开的成员同一时间加入团体的其他成员可能会感受到压力，觉得需要加快脚步。另外一些竞争心比较强的成员可能会仓促地决定提前结束治疗。资深成员可能会产生嫉妒或羞耻感，因为同伴的成功让他们联想到自己的缺陷和失败。在一些极端的案例中，嫉妒心强的来访者可能会贬低或者破坏即将离开的同伴所取得的成就，而新成员则可能会因同伴的成功而受到鼓舞或表示惊叹，但同时也会怀疑自己能否像同伴一样获得成功。

团体是否应举行某种仪式来纪念某个成员结束治疗？有时，一个或者几个成员会给即将离开的成员送上小礼物，或者在最后一次会谈时带来咖啡和蛋糕。怎么做才是最合适的[92]？在这个问题上，我们的理论、经验和人格都会影响我们的实践。我们的观点是，只要经过团体的审视和处理，这些仪式都是可以接受的，甚至值得提倡[93]。

作为治疗师，我们也必须关注自己在治疗终止过程中的感受，因为有时我们会不合情理地、不必要地推迟来访者结束治疗的时间。有些完美主义的治疗师可能会不切实际地期待来访者有更大的变化，拒绝接受来访者不完全的成长。此外，他们可能也会对来访者在正规治疗结束后能否继续成长缺乏信心[94]。其他来访者则会勾起我们内心"皮格马利翁式的骄傲（Pygmalion pride）"：我们难以与来访者分离，因为他们有一部分是我们所创造的。向他们道别意味着向我们自身的一部分道别。进一步来说，这也意味着永别。如果我们已经恰如其分地完成了工作，那么来访者将不再需要我们，而且会断绝与我们的所有联系。

团体治疗中，来访者的自杀并不常见，这是值得庆幸的。然而，在精神健康专业人员与团体治疗师执业和督导的生涯中，这种情况确实会发生。随着时间的推移，二分之一的精神科医生和六分之一的心理学家在执业生涯中会遭遇来访者自杀的情况[95]。这样的事件极其令人痛苦，甚至可能成为创伤。在我（莱兹克兹）督导的团体中曾经发生过一名男性来访者的自杀事件，事过多年，但我仍记忆犹新。这种影响一直伴随着我和带领这个团体的另两位治疗师。当时，那名来访者处在抑郁状态，事业失败，也正经历离婚，但他在团体中未表现出绝望，而且似乎在向前看。他在个人所得税申报日结束了自己的生命。

来访者的自杀会动摇治疗师的专业根基，唤起内疚、羞耻、恐惧、愤怒和无能感。它也会影响治疗师的工作方式，导致治疗师避免和高风险的来访者工作[96]。带领因自杀而失去一名成员的团体是极具挑战性的。此时，分享这个痛苦的消息成为当务之急，但披露来访者的私人健康信息，涉及伦理和法律方面的问题，处理起来可能非常复杂。我们建议治疗师与机构的隐私保护官或相关专业监督委员会讨论此类问题。

此外，我们建议，治疗师在准备通知团体有关成员自杀的消息时，要请求有关部门的支持。治疗师需要能够讨论、反思和处理自身的反应。团体成员的反应将会是激烈的，会涵盖上述所有的情绪。此外，团体成员可能会担心自己的安全，并认同已故的成员。成员们对已故成员、对治疗和对团体治疗师的愤怒是意料之中的。团体治疗师需要在悲痛中和团体成员携手共度，而不能陷入瘫痪或僵住的状态。治疗性的存在和涵容可以稳定团体，维持团体的完整性，提升成员的安全感，并为成员的居丧过程提供支持。幸存的团体成员以存在性的方式直面死亡，这个过程可以加强他们对治疗的承诺，并保护团体不陷入绝望和徒劳的状态。

当治疗师离开团体

在治疗师的培训项目中，受训者经常要带领团体六个月至一年的时间，然后，他们会到其他地方接受培训，把团体交给另一名新的受训者。对这类团体的成员而言，治疗师的离开会是一个困难的阶段，他们往往会反复缺席和威胁要终止治疗。对于即将离开的治疗师而言，这是处理自己与每一个成员的未尽事宜的机会。有些成员觉得这是最后一次机会，因此想要分享他们隐瞒至今的事情。有些成员的症状会复现，好像在说："看看，你的离开给我造成了多大的影响![97]"治疗师必须学会处理这些问题。治疗师与团体分离的过程越完整，团体带领权的移交就越成功。

同样的原则也适用于原先的带领者由于搬家、疾病或专业上的变化而需要离开团体的情况。如果团体成员决定继续留在原团体，那么确保新的带领者顺利就位就是原带领者的责任。这个过渡过程需要相当长的时间和规划，并且新的带领者必须尽快着手接管团体事务。一个方法是，在原带领者仍然主持该团体期间，新带领者可以和所有的成员单独会面，遵循第9章所述的入组访谈方式。在原带领者离任之后，新带领者可以在团体原先的见面时间举行会谈，或与团体重新商定新的会谈时间[98]。

即将离任的团体带领者如果否认自己的丧失感，特别是在面临退休时，可能会导致自己低估团体在结束时处理丧失和愤怒所需的工作量和时长[99]。在有些情况下，治疗师可能因疾病或事故而无法按计划完成结束工作。为了避免团体成员产生被抛弃感，治疗师应该考虑写一份专业留言（professional will）。针对这样一份文件，执业临床心理学家安·斯坦纳（Ann Steiner）提供了清晰的指南。专业留言的目的是确保治疗师以合乎伦理的方式妥善安排了来访者的后续治疗事宜，其中包括治疗师为来访者制订的计划，确保在治疗师离开团体的情况下，会有相关人员联系来访者，为来访者提供所需的照护方案[100]。

当团体治疗终止

团体治疗结束有许多原因。当然，短程治疗团体事先会设定好结束日期。外部环境变化也常常会造成团体的结束。例如，大学心理咨询中心的团体通常会持续1~2个学期。开放式团体通常只会在治疗师退休或离开当地时结束（如果团体中有协同治疗师，那么团体治疗可能会继续进行）。有时，当团体中大多数成员在大致相同的时间准备结束治疗时，治疗师可能会决定结束团体。

为了避免在结束治疗的阶段进行困难而不愉快的工作，团体经常故意忽略或否认治疗的结束。此时，治疗师必须让团体成员关注这一治疗任务[101]。事实上，短程治疗团体的带领者一定要定期提醒团体，治疗终止的时间已经临近，并且要求团体成员关注治疗目标的完成进度。团体成员憎恨团体的消逝，他们通常会努力避免治疗的终止。例如，他们可能假装团体将在其他场合继续进行，开展聚会或定期的社交性会谈。但是，治疗师最好劝告团体成员面对现实：团体的结束确实是一种丧失。治疗终止后，团体就一去不复返了。即使团体中的部分成员会继续保持联系，但是，成员们所熟悉的整个团体（在此房间，以此刻之形式，与眼前的团体带领者共处）将永远消失。

治疗师必须向团体成员指出，他们在治疗终止时所展现的适应不良的应对模式。有些人一贯以愤怒或贬低他人的方式处理自己与所在意之人分离时的痛苦，有些人则完全地否认或回避分离的议题。如果愤怒和回避非常强烈——例如，迟到或缺席的次数明显增加——那么治疗师必须在团体会谈中指出这些行为。对一个成熟团体而言，最好的办法通常是直截了当地提醒成员，这是他们自己的团体，他们必须决定如何结束团体治疗。

分享团体过去的经历，可以排解成员失去团体的一部分痛苦。在最后一次会谈中，成员共同回忆团体中那些令人兴奋的、有意义的事件，来访者互相提醒彼此最初的样子，而治疗师总能听到来访者的很多感谢之词。重要的是，治疗师不要过早地将团体埋葬，否则接下来团体会陷入许多无效的会谈。治疗师必须想办法在团体中讨论治疗终止的有关问题，同时帮助团体一起工作，直到最后一分钟。通常，探讨成员们对任何尚未处理的问题的遗憾是有所裨益的。

在富有成效的、有次数限制的团体中，有的带领者会帮助成员进入一个持续进行的、无领导的团体模式，这样可以延续团体治疗带来的好处。带领者可能会以顾问的身份参与会谈，帮助团体成员经历这段过渡，刚开始时带领者可以有规律地参与，随后逐渐延长间隔的时间，如两周一次或每月一次。就我们的经验而言，如果团体主要是一个支持性团体，是成员社交生活中一个重要部分（如老年来访者团体，他们因亲友死亡而变得孤独），那么治疗师更应考虑这样安排。还有一些治疗师则报告，他们成功地引导了男性来访者团体、女性来访者团体、艾滋病来访者团体、阿尔茨海默病患者的照料者团体和丧亲来访者团体进入一个持久存在的、无领导的状态。癌症患者支持团体往往会在正式结束后继续发挥良好的作用[102]。

我们必须牢记，治疗师也会经历团体结束所带来的种种不适感。在整个团体的最后阶段，我们可以通过坦露自己对于分离的感受来促进团体工作。治疗师和来访者都将怀念这个团体，我们面对丧失和哀伤不会无动于衷。我们已经和来访者建立了密切的关系，我们当然会想念他们，正如他们会想念我们一样。治疗终止的事实提醒我们，这是心理治疗过程本身固有的残酷部分。治疗师在这方面的开放态度往往会使团体成员的分离过程变得更完整。对我们而言，团体是一个充满痛苦、冲突和恐惧的地方，但也是一个非常美丽的地方。人生中一些最真实、最伤痛的时光，就发生在这一虽小却蕴含无限缩影的治疗团体中。

第12章
具有挑战性的团体成员

迄今为止，我们还没有遇到过任何一个来访者，可以像一艘新船在水面上平稳地航行一样，毫不费力地完成治疗。每个团体成员都必定会成为一个挑战：要在治疗中取得成功，成员需要在团体的"此时此地"去面对和掌控其展现出的基本生活困境。只有这样，治疗才是有效的；挑战实际上正是治疗的机会。每一个来访者的问题都是由多种因素决定的，并且都具有独特性。因此，我们希望提供的并不是一份解决所有潜在问题的指南，而是有助于治疗师解决团体中诸多挑战的治疗策略和技术。"具有挑战性的团体成员"这个描述本身就是个问题，因为它会局限我们的目光，使我们对来访者的理解变得狭隘。请记住，具有挑战性的团体成员并不是生活在真空之中，他们的处境往往与以下因素有关：个人特质及心理动力、团体动力、个体与团体成员和治疗师的互动等。如果我们高估来访者的性格所带来的影响，而忽视团体中的人际环境因素，我们就容易将来访者病态化，并且有可能使他们成为替罪羊[1]。

当然，来访者的某些行为须引起足够的重视，因为这些行为十分常见，足以用来阐明团体带领者的治疗原则。因此，在本章中，我们将关注存在一些常见问题的来访者：垄断发言的来访者、沉默不语的来访者、沉闷的来访者、拒绝帮助的抱怨型来访者、急性精神病性或双相情感障碍的来访者、分裂样人格的来访者、个性困难的来访者（边缘型和自恋型来访者）。尽管诊断分类和术语会随着时间的推移而发生变化，但上述人群似乎一直存在。这些来访者在与其他团体成员交往时往往会引起严重的问题，同时，他们也可能唤起治疗师强烈的反移情。切记，这些来访者往往会把注意力从他们的核心问题上转移开，因为他们会制造问题，而不是对问题进行探索[2]。

垄断发言的来访者

许多团体治疗师"最怕"那些习惯于在团体中喋喋不休、垄断发言的来访者，这些人似乎总是要不停地说话。如果不能开口，他们就会焦虑不安；如果别人发言，他们就会想方设法利用各种手段插话。例如，在讨论有片刻的停顿时，他们就会急着插嘴，对每一段话都要做出回应，不断地对其他成员的问题表示附和，说"我也是这样"。

垄断发言者会不厌其详地描述自己与别人的交往、闲聊或社交媒体上无关痛痒的事情[3]。他们中有的人会向团体成员投以连珠炮似的问题和"观察评论"，以致阻塞了团体成员互动和反思的通道。当其他成员怒目以对，指出他们的破坏性影响时，他们会解释道：他们害怕沉寂，因为这会让他们联想起家庭里"暴风雨前的寂静"——父亲大发雷霆前的默不作声。

具有表演才能的来访者常借助危机来垄断团体会谈，他们不断地告诉团体一些重大的生活变故，他们似乎总是需要团体给予他们及时的、长久的关注。其他成员则噤若寒蝉，觉得自己的问题与之相比实在微不足道。[正如一个团体成员所描述的："要打断《权力的游戏》(*Game of Thrones*) 实在不容易。"]

虽然在会谈初期，团体会对垄断发言者持欢迎甚至鼓励的态度，但这给团体带来的影响是对治疗起反作用的。团体的气氛很快就会演变成一种夹杂着挫败感和愤怒的情绪。其他团体成员常常不愿制止某一成员发言，因为担心一旦这样做，他们自己似乎就有义务填补那段沉默的空白。在成员们的预期中，垄断发言者会有这样的回应："好吧，我不说了，你说吧！"在这种局促不安、充满戒备的气氛下，成员们不可能轻松地谈话。如果成员不够坚定自信，那么他们可能会选择默默忍受自己的愤怒，或者间接地表达敌意。一般而言，其他成员对垄断发言者的侧面攻击，只会使问题加重，并且引发恶性循环。如果垄断发言者强迫性的喋喋不休是为了减轻自己的焦虑情绪，那么当他们觉察到团体的紧张气氛和愤怒情绪时，其焦虑情绪也会增强，随之强迫性发言的倾向就变得更为明显。

如果这种动力结构的张力没有得到缓解，那么，它最终会对团体凝聚力产生不良的影响，团体会表现出各种受到扰动的迹象，如缺席、脱落、争执和形成造成分裂的亚团体。当团体最后不得不与垄断发言者对峙时，通常会有一位成员作为团体的"发言人"，用针锋相对、爆发式的姿态来表达情绪。这位成员通常会得到其他所有人的支持，我们甚至见过有人博得了全场的掌声——这意味着，问题解决得太迟了。这时，垄断发言者往往会生闷气，在一两次会谈中都不发一言（"看他们没有我会怎样"），或者干脆离开团体。无论如何，这样的结局对任何人都没有治疗作用。

那么，治疗师如何能用有利于治疗的方式，打断喋喋不休的来访者呢？尽管我们很想让他们安静下来，或制定团体规范勒令其闭嘴，但是这些攻击性行为除了可以使治疗师暂时发泄不满外，对整个团体几乎毫无用处。垄断发言者得不到任何帮助，也学不到任何东西。他们强迫性喋喋不休的行为背后的动力依旧存在，并且毫无疑问，这种动力将会再次爆发，或迫使这些来访者退出团体。这两种情况对团体都没有什么帮助。不管具体情境是什么，治疗师强行制止成员发言的方式会威胁到其他成员，他们会变得谨小慎微，对此场景耿耿于怀，担心步他人后尘。

然而，垄断发言者的行为必须得到审视，而这通常是治疗师的任务。虽然我们通常认为治疗师可以等待成员自己去处理团体的很多问题，但垄断发言的问题通常是团体难以处理的，尤其是对于刚成立不久的团体。垄断发言者的喋喋不休，对团体的进程根基造成了威胁——在团体里发言本应受到鼓励，但现在大家却要制止某位成员发言。治疗师一方面要避免团体产生妨碍治疗进展的规范，另一方面，也要避免垄断发言者自绝于团体的社会交往。最有效的办法就是兼顾这两个方面，同时考虑占用大量发言时间的来访者和允许自己的时间被大量占用的团体。这个办法既减少了垄断发言者成为"替罪羊"的可能，也阐明了在每个成员的行为中呈现的、整个团体所扮演的角色。

从团体的角度来看，请务必牢记，个人和团体的心理是密不可分地交织在一起的。没有一个垄断发言者生活在真空中，他们总是与一个容许或鼓励此类行为的团体处于动态平衡[4]。因此，治疗师要询问，为何团体会允许或鼓励一个成员来承担整个会谈的重担。如此询问可能会使团体成员感到惊讶。他们一直以为自己处于被动状态，是垄断发言行为的受害者。或者，治疗师可以询问，是否还有其他人也希望在整个会谈中持续发言来吸引所有人的注意[5]。在处理好对垄断发言者的抗议之后，团体成员可以审视他们自己是如何利用垄断发言者来回避自我暴露的，这往往会令成员们有所获益。

团体治疗的一部分力量在于，一个团体现象可能引发许多不同的反应方式。有些团体成员可能因为不用在团体面前发言而松一口气。他们可能想让垄断发言者尽情地自我暴露、出洋相或者作为团体成员愤怒的出气筒，而他们自己却几乎不对团体治疗任务负任何责任。一旦团体成员能够表达和探讨他们不积极参与的原因，他们对治疗的投入程度就得以提升。例如，他们可能会说，他们害怕表达自己的观点；担心伤害垄断发言者；害怕受到其他成员或治疗师的报复；希望避开团体的注意，以免暴露自己的需求或自恋倾向。他们也可能暗自陶醉于垄断发言者所制造的困境中，乐于成为默默反对的受害者中的一员。当一个参与甚少的来访者开始讨论这些议题，意味着他对治疗的投入度提高了。

○ 凯蒂，一个患有慢性抑郁、性格顺从的女性，在团体中突然爆发，对另一个喋喋不休的成员恶语相向。当凯蒂探索她情绪爆发的原因时，她很快认识到，她的怒气的确是来自内心，源于她对自我的压抑、她的消极被动以及她对于自己情绪的回避。凯蒂补充道："我的这场情绪爆发酝酿了20年。"她向神情错愕的"对手"表达歉意，并感谢他让自己觉察到这一点。

团体在处理这一问题时，必须对垄断发言者做工作。基本原则很简单：干预的目的不是不让垄断发言者说话，也不是希望他们少说一点——与此相反，我们希望他们多说一点。这听起来似乎自相矛盾，但如果我们认识到垄断发言者是为了隐藏自我才强迫性地喋喋不休，那么一切就昭然若揭了。垄断发言者所谈论的话题并没有反映出他们内心深处的忧虑，他们选择这些话题是另有原因，例如隐藏自己、逗乐他人、获取关注、表明立场、发泄牢骚等。因此，垄断发言者牺牲了治疗机会，而去满足自己永无止境的、吸引注意及控制他人的需求。虽然每一位治疗师会根据自己的风格运用某种治疗方法，但其传递的基本信息必定是：垄断发言者通过强迫性发言，使自己与团体保持距离，避免和他人产生任何有意义的联系。因此，治疗师不应排斥垄断发言者，反而要邀请他们更充分地参与团体治疗。如果你唯一的目标就是想让来访者闭嘴，那么你实际上已经屈服于自己的反移情，舍弃了治疗目标，这样做可能只会促使来访者离开团体。

有时候，尽管来访者得到了来自治疗师的大量鼓励，但是依然只听到一个信息：

"所以，你想让我闭嘴！"这类来访者最后可能会带着尴尬或愤怒离开团体。尽管这种事情会令人不安，但如果这时治疗师不采取任何行动，结果会变得更糟。虽然团体中留下的成员可能会对同伴的离去表示遗憾，但是，他们常常会承认：如果治疗师不做点什么，他们也打算离开团体。

除了存在严重适应不良的人际行为外，垄断发言者的社交敏感性也有严重缺损。他们似乎觉察不到自己给他人带来的影响，以及其他人对自己的态度。而且，他们缺乏共情能力或理解他人的意愿。这是与团体治疗密切相关的议题，当然前提是这类问题能够被提出来。

一项初步研究的结果支持了这一结论[6]。在每一次团体会谈后，来访者和学生观察员会按要求填写问卷。问卷的其中一项内容是成员在团体中的活跃度。参与者要针对每个人在会谈中说话的总量，给团体成员（包括自己）排名。总的来说，团体成员和观察者在活跃度上的评分相当一致，但有两项例外：（1）来访者对治疗师活跃度的评分有很大差异（移情作用）；（2）垄断发言者对自己的活跃度的评分比其他成员对他的评分要低得多，并且其他成员经常一致认为垄断发言者是会谈中最活跃的成员。

所以，治疗师必须鼓励团体不断给出共情式的反馈，帮助垄断发言者更好地观察自我[7]。将这些反馈与垄断发言者最初的治疗目标联系起来也很有帮助。例如，治疗师可以说"你想靠近他人""你不想那么孤独"或者"你想要获得反馈来了解你的关系出了什么问题"，这样可以帮助来访者把困难的面质视为一个契机。如果团体带领者不对此加以引导，团体可能会用断章取义的、爆发性的方式给予反馈，这将导致垄断发言者做出防御。

◯ 马修是团体中的垄断发言者。在入组访谈中，他抱怨与妻子的关系不好，说妻子常会突然、毫不留情地攻击他。例如，她会公开地羞辱马修，或在已经成年的孩子面前控诉马修不负责任和不诚实。

在头几次团体会谈中，团体出现了类似的行为过程：由于马修一直喋喋不休，一味地品头论足以及不能倾听其他成员对他的回应，团体对他的抨击愈来愈重。最后，当马修被迫倾听他人的意见时，所有的反馈都非常尖刻，且均带有羞辱的意味。

治疗师必须帮助来访者增强对反馈的接受能力。有时，治疗师要直截了当地说："夏洛特，我认为现在你最好停止说话，因为我觉得团体产生了一些关于你的重要感受。我想，了解这些感受会对你有很大帮助。"同时，治疗师应该帮助其他团体成员表达他们对夏洛特的感受，而不是解释她的动机。我们在前面有关反馈和人际学习的章节中提到过，"当你这样说的时候，我感觉……"这样的表达方式远比诸如"你这样做是因为……"的表达方式容易让人接受，也能给他人带来更大帮助。来访者常把对他们动机的诠释当作指责，但他们很难质疑他人主观感受的正确性，特别是其他成员也与反馈者有同感时。

在团体治疗中，我们经常会把原因、人际表现和反应等概念混为一谈。垄断发言行为产生的原因因人而异，且差异很大。有些人这样做是为了控制他人；有些人非常害怕自己受他人的影响或渗透，以至于他们会强迫性地为他们的言论辩解；还有一些人则过分看重自己的想法及观察所见，他们认为应该立即表达出自己所有的想法；还有一些人只是渴望得到团体的关注。一般而言，要在治疗进行一段时间后，我们才能充分理解来访者垄断发言的原因或实际动机。在早期阶段，诠释原因对于解决破坏性的行为模式通常无甚益处。更有效的做法是着重关注来访者在团体中的自我表现，以及别人对他们行为的反应。我们必须温和地、不断地让来访者直面他们身处的困境，即不管他们多么希望被他人接纳和尊重，事实上他们的表现只会造成恼怒、拒绝和挫折。这种反馈才真正对来访者有影响力，能够表达对来访者的共情[8]。在一个监禁性犯罪者的精神专科医院/监狱中，一个治疗团体就曾出现过以上讨论的许多问题。

○ 沃尔特参加团体治疗已有7周，他对自己的明显进步又发表了一番冗长的讲话。他极其细致地描述了他过去如何不了解自己的行为带给别人的伤害，而现在又认识到这一问题，并且准备出院了。

   治疗师一直在关注团体进程，他发现一些成员开始坐立不安，其中一个人用拳头轻击手心，而另外一些人则往后靠，一副事不关己的样子。于是，治疗师打断了沃尔特的发言，询问其他成员的感受。其他成员一致认为，每次会谈他们都能听到沃尔特的这番言论，事实上，沃尔特第一次参加团体会谈时就这么说过。此外，沃尔特从不谈论其他事情，其他人对他的了解仅限于他的"故事"。成员们谈及对沃尔特的不耐烦，他们不愿攻击他，生怕伤害他，也害怕他们自己会失控，或担心遭到报复。有些人说，他们根本无法接近沃尔特，事实上，对他们而言，沃尔特就像一个火柴人，既无血肉，也无深度。还有一些人表示自己害怕发言，害怕在团体中暴露自己，因此乐于让沃尔特继续喋喋不休。有几个成员则说，他们对治疗完全缺乏兴趣或信心，他们没有打断沃尔特的发言，因为根本不为所动。

因此，这一团体进程是由多种因素决定的：许多错综复杂的因子共同形成了维持某个成员的垄断发言行为的动态平衡。治疗师通过停止团体成员的逃避过程，发掘行为背后的根本原因并对此加以修通，可以使一个原本可能带来破坏性影响的团体现象发挥最大疗效。每一位成员都更加积极地投入团体。大家再也不允许沃尔特以过去那种对他本人或整个团体都没有帮助的方式来参与会谈。

引导垄断发言的来访者进入自我反思阶段是非常重要的。我们建议治疗师引导这类来访者回顾他们起初希望从团体中得到什么，然后再和目前发生的情况做比较。他们会如何解释这两种状态的差异？他们在其中扮演了怎样的角色？他们想改变自己与他人的关系吗？

垄断发言者经常会贬低团体对其所做的回应的重要性。他们可能会认为团体其他成员都有问题，或者会表示抗议："这辈子我第一次遇上这种事情。"如果来访者并没有成为团体的替罪羊，那么，这样的抗议就有失真实：来访者正是身在一个熟悉的处境中。团体的特别之处就在于，团体规范允许成员们公开评论某个成员的行为。

治疗师可以鼓励来访者审视和讨论自己的人际交往困境，如孤独、缺乏亲密友人、不被倾听、毫无理由地遭人躲开等——这是他们最初寻求治疗的原因——从而增强治疗的影响力。一旦人际困境清晰可辨，治疗师就可以更有说服力地向来访者证明，审视自己在团体中的行为有多么重要，这与他们的治疗目标多么相关。当然，选择合适的时机十分重要。在高度紧张的气氛中，与自我封闭、充满防备的来访者进行工作是没有意义的。这需要反复的、充满关怀的适时干预。

沉默不语的来访者

沉默不语的来访者虽然破坏性较小，但对治疗师而言却同样富有挑战性。我们应该对沉默感到担忧吗？也许来访者默默地从中获益。多年来，团体治疗师群体中流传着一个故事（或许是虚构的）：一个来访者参加团体治疗一年，从未开口说过一句话，却在第50次会谈结束时，声称下一次他不来了。他说他的难题已经解决，第二天就要结婚，他感谢团体给他带来的帮助。

让我们更仔细地来讨论这个问题。一些沉默寡言的来访者可能会对有类似问题、表现积极的来访者产生认同，通过间接参与治疗而获益。这样的情况是有可能发生的：来访者在团体内沉默不语，看似没有任何改变，但在团体外的人际关系中，他的行为发生了改变，变得敢于冒险了。莫顿·利伯曼、马修·迈尔斯和我（亚隆）对会心团体进行了研究，发现一些发生了明显改变的参与者似乎具有某些特殊能力，通过间接地沉浸在其他成员的团体体验中，最大限度地利用了自己在短程团体（共30小时）中的学习机会[9]。

然而，有证据显示，总体上，成员在团体中越是积极、越有影响力，其收获就可能越大。对体验式团体的研究表明，对于大部分参与者而言，无论他们说的是什么，他们说得越多，他们所感知到的正向改变就越大[10]。另一些研究显示，与直接参与治疗相比，间接经验在促进来访者的重要变化、情感投入和提升团体对来访者的吸引力方面都不够有效[11]。一直保持沉默的来访者也无法为他人的治疗做出贡献，这会削弱团体的凝聚力。沉默的成员也可能会成为其他人的投射对象，被视为静观事态的审判人。

临床上大多认为，沉默不语的来访者无法从团体治疗中获益。自我暴露极其缓慢的成员可能永远也赶不上其他成员的步伐，他们在团体中的收获甚微[12]。在言语交流方面，来访者参与得越多，他们的投入感就越强，也越受他人重视，最终也会越重视自己。自我暴露不仅对于团体凝聚力的发展是至关重要的，而且和积极的治疗结果有直接关联，因为这是来访者在治疗中取得的"成果"。因此，我们劝治疗师不要被那个关于沉默来访者的传奇故事所迷惑。来访者在团体中沉默不语是有问题的，这样来访者很难从团体治疗中取得重要收获。在有时间限制的团体中保持沉默的风险更加突出，因为起步慢的来访者在团体结束前迎头赶上的机会相对较少。如果沉默没有受到治疗师或团体的质疑，这甚至可能会强化来访者的病理性信念和假设。

来访者沉默不语的原因有很多。有些人是因为害怕自我暴露，担心自己的每一次发言都会带来更多的暴露；有些人对攻击充满矛盾，因此无法坚持主张；有些人在等待一个理想的照料者来激活自己、给自己赋予活力；有些人缺乏独立性，在关系中依附于他人而没有主动权；有些人强求完美，因担心弄巧成拙而三缄其口；还有一些人则通过沉默来维持一个更高的地位，从而获得控制感。一名团体成员表示，他保持沉默是因为他患有精神病的母亲一直批评他在咀嚼食物时发出噪音。有些来访者可能在某个成员身上感受到威胁，习惯性地在该成员缺席时才愿意发言。有些来访者只在人数较少的团体或轮流带领（无带领者）的团体中才会说话。有些来访者可能默默生气，以此惩罚他人或迫使团体照顾自己[13]。还有文化因素，有的文化可能不鼓励个体公开表达情绪，并鼓励个体尊重权威[14]。有创伤史的来访者也可能保持沉默，避免情绪表达，以此维护自身安全，减少接触与愤怒或攻击相关的创伤性触发因素[15]。

团体动力也在其中起作用。团体成员对潜在攻击的焦虑，或者对能否获得团体情绪支持的担忧，可能会迫使某个脆弱的成员进入沉默状态，从而减少团体对获得关注的紧张感和竞争性。因此，治疗师需要区分短暂的沉默"状态"和持久的沉默"特质"。

我们应该知道，沉默是一种行为，它像团体中其他行为一样，有"此时此地"的意义，是来访者典型人际交往模式的具体表现。因此，治疗的任务不仅是要改变来访者的行为（如果来访者想留在团体中，这是必要的），而且是要探索行为的意义。有时，在团体中有沉默的成员似乎会让治疗师松一口气，因为他们似乎不会向带领者提出即刻的要求。事实上，治疗师这种潜隐的态度会对治疗起反作用，因为它传达出的信息是：沉默是受欢迎的，可以被接受，甚至被鼓励。

治疗师要理解来访者沉默背后的心理动力，才能做出恰当的处理。在治疗进程中，治疗师需要避免以下两种不良后果：给来访者过度施加压力，和纵容来访者滑入极端孤立的处境。治疗师可以不时地指出沉默者的非言语行为——来访者的姿态或举止反映出了兴趣、紧张、悲伤、厌烦或愉悦——从而让他们融入团体。当沉默寡言的成员进入一个进行中的团体时，他们往往会惊叹于老成员的表现，因为老成员往往思路清晰、直入主题、见解深刻。这时，治疗师可以指出，那些令人欣赏的老成员在接受治疗之初也同样经历过沉默和自我怀疑。这有助于沉默的新成员适应团体[16]。

尽管沉默的来访者需要他人反复督促或鼓励，治疗师仍应该不断通过检查进程来提升来访者的自主性和责任感。"你希望我们在这次会谈中督促你吗？""当迈克提出那个让你为难的问题时，你有什么感受？""他做得过分了吗？""当我们让你感觉不舒服的时候，你能告诉我们吗？""什么样的问题可以帮助你参与今天的团体会谈？""你今天在团体中冒险做了一些尝试，今晚回家你会有什么感觉？""你认为这对我们来说意味着什么？"治疗师应抓住一切机会加强来访者的主动性，并强调克服恐惧的价值（例如，指出冒险过后随之而来的解脱感和成就感）[17]。

如果来访者抗拒上述种种努力，在开始团体治疗3个月后，参与度仍然非常有限，那么根据我们的经验，这样的来访者预后不佳。沮丧的团体会对沉默的成员失去耐心。面对团体的不满，来访者在团体中将更加被边缘化，更难以参与治疗。此时，同时接受个体心理治疗可能会对来访者有帮助。如果仍然失败，治疗师应慎重考虑，是否让来访者退出团体。有时，参加随后的另一个治疗团体可能会让来访者有所收获，因为此时的来访者已经了解沉默所要付出的代价。

沉闷的来访者

很少有人因为个性沉闷而前来寻求治疗。但是，除去厚厚的伪装，这类现象背后的问题并不少见。来访者常常抱怨，他们与别人在一起时从来没什么可聊的；在派对上常被人冷落在一旁；没有人愿意第二次邀请他们；别人都是为了性才和他们在一起；他们个性压抑、害羞、平淡或无趣。沉闷的个性，像沉默或垄断性发言一样，都应该被认真对待。这是一个重要问题，无论来访者是否明确意识到这一点。

在治疗团体的社会缩影中，这些来访者会让自身的问题再度显现，令团体成员和治疗师烦恼不已。治疗师会害怕带领只由两三个沉闷的来访者组成的小团体。即使这些来访者要离开治疗，他们也只会悄悄地开溜，绝不会在团体里掀起任何涟漪。

沉闷是一种高度个体化的体验。一般来说，在治疗团体中，沉闷的来访者非常压抑，缺乏自发性且从不冒险。他们讲话总是"安全"第一（而且永远可预料）。发表意见之前，他们会察言观色，揣摩别人的期待，压抑内心深处的、与他人期待相反的情绪。这类来访者的社交风格存在差异，有的人沉默寡言，有的人拘谨、过于理性；有的人腼腆、谦让，还有的人十分依赖、难以满足或总是低声下气。他们的共同点是缺少情绪，理性战胜了感性：偏向认知的大脑左半球主导着偏向情绪的右半球[18]。

事实上，一些沉闷的来访者患有述情障碍——一种由情绪的认知加工缺陷导致的问题[19]。有述情障碍的来访者想象力贫乏，只关注具体可见的细节而缺乏情绪体验。这类来访者的个体治疗进程可能是缓慢且枯燥乏味的。而参加团体治疗或者同时结合个体治疗对这类来访者而言尤其有效，因为团体环境中的其他成员会示范如何感受情绪、表达情绪以及支持他人，这将促进这类来访者提高对情绪的感知能力[20]。

因为无法识别自身情绪的信号，这类来访者容易罹患身体疾病或身心疾病[21]。团体治疗能够提高他们的情绪觉察力和表达能力，在减轻述情障碍的同时，也有助于躯体疾病（如心脏病）的治疗[22]。针对这类来访者的团体治疗需要循序渐进，慢慢帮助来访者打开其情绪世界，不宜操之过急、拔苗助长。

团体成员和带领者往往需要再三努力，鼓励那些沉闷的来访者更为自主地参与团体。他们会让这类来访者去分享关于其他成员的幻想，去大声尖叫、大声咒骂——去尝试任何让人意想不到的事情。

○ 来访者诺拉总是重复她那些自我贬损的陈词滥调，这让其他团体成员对她感到绝望。在开始团体治疗几个月后，她在团体外的生活开始好转，但是每次报告成效时，她的发言总是伴有自我贬损：一个荣誉专业学会接受了她（她说："那很好，因为这是一个不能把我踢掉的俱乐部"）；她取得了研究生学位（"但是我早该毕业了"）；她看起来更美了（"这体现了太阳灯和化妆品的作用"）；生活中，有好几位男士与她约会（"只是他们选择不多罢了"）；她找到了一份好工作（"是我的运气好而已"）；她第一次享受到性高潮（"那是大麻的功劳"）。

团体试图让诺拉意识到她自轻自贱的倾向。团体中的一名工程师建议她带一个电动蜂鸣器，每次她自我贬损时，就让蜂鸣器响一次。另一名成员埃德试图让诺拉进入一个更加自然的状态，于是对她的胸罩发表评论，并说她的胸罩该换一换了。他说，下一次会谈他会给诺拉带一份礼物——一件新的胸罩。果然，下次会谈时，埃德带了一只巨大的盒子。诺拉说她希望回家再打开它。盒子一直放在那里，呈现在团体成员面前，抑制了其他话题的讨论。

最后，诺拉终于同意打开礼盒。她打开礼盒时显得相当费力，十分尴尬。盒子里空空如也，只有一些泡沫填充物。埃德解释道，这就是他对于诺拉的新胸罩的想法：她根本就不应该穿胸罩。诺拉立刻感谢他如此大费周章地把礼物带来。这件事为双方带来了许多有意思的讨论。团体向诺拉指出，尽管埃德羞辱了她，使她陷入尴尬境地，但她却以向他道歉来回应。她竟然向一个几乎什么都没给她的人很礼貌地道谢！这件事触发了诺拉的第一次自我观察。下一次会谈时，她一开始就说："我刚刚创下了一个讨好他人的世界纪录。昨夜我接到一个声称我欠钱的诈骗电话，而我向那位仁兄道了歉。我说：'抱歉，你一定是打错电话了。'"

沉闷的来访者内在的心理动力因人而异，并且差异很大。许多人的核心动力是依赖性强，非常害怕被拒绝和抛弃，以至于他们强迫性地顺从，极力避免任何可能触发报复的攻击性言论。他们将有主见和攻击他人混为一谈。他们否认自身独特的活力、欲望、自发性、兴趣和看法。恰恰因为如此，他们通过使人感到厌烦，让自己最担心的被拒绝和抛弃成为了事实[23]。

作为治疗师，如果你对来访者感到厌倦，那么这种情绪本身就是很有价值的线索。面对每一个具有挑战性的来访者时，治疗师都需要特别注意自身的反移情。治疗师的反移情永远是关于来访者的宝贵信息，对于那些有挑战性的来访者来说更是如此。有效利用反移情与良好的疗效密切相关。在团体过程中，治疗师任何不寻常的反应或行为常常表明人际张力的存在，治疗师在做出反应之前必须审视自己的感受[24]。假如你感到一个来访者沉闷，那么你可以假定其他成员也有这种感觉。你必须对自己的沉闷抱有好奇，问问自己："为什么我会觉得这个来访者无趣？我什么时候感觉最无趣，什么时候并不感觉无趣？我如何才能透过这副沉闷的外壳，找到来访者内心深处那个真实、鲜活、自然、具有创造力的个体呢？"治疗师不需要使用什么"打破僵局"的技术。沉闷型来访者相比攻击型、自恋型或垄断发言型的来访者更易为团体所容忍，因此治疗师有充足的时间来干预。

最后，请记住，治疗师应该采取苏格拉底式的姿态对待这类来访者。治疗师的任务并非将某些东西灌输给来访者，而是要让来访者释放出某些一直存在的东西。所以，面对沉闷的来访者，我们不会试图去鼓励他们，或是给他们注入活力、自发性或丰富性，而是要帮助他们移除障碍，让他们得以自由地表达内心充满创造力和活力的部分。

拒绝帮助的抱怨型来访者

拒绝帮助的抱怨型来访者是垄断发言型来访者的一种变体，由我（亚隆）的导师杰尔姆·弗兰克在1952年首次提出并命名[25]。自此以后，许多团体临床工作者都承认了这一行为模式，这一术语经常在精神病学和心理治疗的文献中出现[26]。在本节中，我们将讨论这类很少得到充分发展的、拒绝帮助的抱怨型来访者。这类来访者的行为模式并非表现为一组明确的、全有或全无的临床综合症状。出现这种互动风格的来访者，其内在的心理动力各不相同。有些人可能在毫无外力触发的情况下，持续出现这类行为并且表现极端，而另一些人的行为模式则不明显。还有一些人可能只在遇到特定压力的情况下，才表现为拒绝帮助的抱怨者。与这类来访者密切相关的是表现为躯体症状的情绪困扰。这类来访者带着许多医学上无法解释的症状，经常出没在医院各科的诊室中[27]。

拒绝帮助的抱怨者，会在团体中展现出一种独特的行为模式：他们呈现给团体一堆问题或一堆抱怨，直接或间接地寻求团体的帮助，然后又拒绝任何帮助。拒绝帮助的抱怨者会不断地向团体提出许多看似无法克服的问题。他们常常乐此不疲地把所有注意力放在治疗师身上，不断向治疗师索求干预策略或建议，同时无视团体对他们的反应。他们与其他成员只有一种关系，即他们比其他成员更需要帮助。他们会反复向治疗师或其他成员提出问题，以此索取关注。在这方面，他们表现出的竞争意识尤为显著，除此之外，在其他方面很少和他人竞争。拒绝帮助的抱怨者经常会以不利于他人的方式拿自己的问题和他人的问题做比较，试图通过刻意渲染自己的困扰来贬低他人或责备他人——通常是他们以某种方式依赖的权威人物。

当其他成员和治疗师回应抱怨型来访者的恳求时，这一令人困惑的行为模式便完整地呈现在团体中：来访者会拒绝他们提供的帮助。这种拒绝是确定无疑的，尽管来访者拒绝的方式多种多样，形式也微妙多变——有时是断然拒绝，有时是委婉谢绝，有时表面接受却不付诸行动，有时虽然付诸了行动，但他们的困境却始终得不到改善。

这种行为对团体的影响是有目共睹的，其他成员会感到生气、挫败和困惑。拒绝帮助的抱怨者好似永恒的旋涡，把团体的能量吸食殆尽。当团体其他成员感到自己的需求不被团体所理解，他们就会感到无能和绝望，对团体的信心开始动摇。团体成员由于受挫而士气低落，团体凝聚力也日渐衰退。

拒绝帮助的抱怨者的行为模式背后的心理动力，主要表现在个体尝试处理对依赖性的矛盾感受。一方面，这类来访者感到无助，认为自己无足轻重，完全依赖于他人（特别是治疗师）来维持个人的价值感和安全感。来自治疗师的任何注意或关心，都能暂时增强来访者脆弱的自我价值感。另一方面，来访者对权威的依赖中又夹杂着高度的不信任和敌意。由于渴望依赖，这类来访者会求助于在他们的预期中不愿（或不能）帮助自己的人。

从依恋的视角来看，我们可以很好地理解这类来访者。拒绝帮助的抱怨者会同时体验到两种不安全的依恋形式。第一种是焦虑型依恋，他们为了寻求亲密和安慰，往往竭力夸大自己的痛苦，以确保能得到照料者的回应。第二种是回避/冷漠型依恋，他们抵制和拒绝照顾。拒绝帮助的抱怨者集两者于一身，他们的依恋风格是恐惧型依恋。对于这类来访者来说，照料者既是他们所向往的港湾，又是他们所恐惧的、虐待的来源。这样的人际互动的矛盾结果是极其令人沮丧的，治疗师可能会觉得自己似乎像猪八戒照镜子——里外不是人[28]。随之而来的是渴求帮助和失望沮丧的恶性循环——来访者生活中的主旋律。

在临床上，拒绝帮助的抱怨者会带来极大的挑战。许多来访者会付出高昂的代价——治疗失败——来努力战胜团体和治疗师。这也是所有人的损失，对来访者本人、其他成员和治疗师来说都是如此。成功的治疗取决于团体带领者对这类来访者的深刻理解，同时看到他们对关怀的渴望，以及对关怀可能落空、带来伤害或破坏的恐惧。治疗师需要耐心地与拒绝帮助的抱怨者建立关系，如果治疗师能深刻理解和确认他们内心的希望和恐惧，而不把他们的行为看作击败治疗的手段，那么关系的建立就会更顺利。拒绝帮助的抱怨者寻求建议，不仅仅是为了得到建议，同时也是为了拒绝它。治疗师指出来访者既渴望照顾又无法真正接受照顾的两难处境，可以减轻团体张力，并为相互信任创造更多的发展空间。虽然治疗师和团体成员的建议、指导和干预都可能会遭到这类来访者的竭力抵制，但打击报复的做法是不可取的，只会推动恶性循环：这类来访者对遭受虐待和被抛弃的预期再一次应验，让他们感到对他人怀有敌意和不信任是应该的。这样的结果会使他们再一次断定，没有人能真正了解自己。

治疗师非指责、不评判的治疗立场至关重要。治疗师要努力调动主要的疗效因子来帮助来访者。当具有凝聚力的团体已经形成，而来访者——通过普遍性、认同和宣泄等疗效因子——开始重视自己的团体成员身份时，治疗师可以通过持续关注反馈和团体进程来促进成员间的人际学习，就像对待垄断发言的来访者那样。协助拒绝帮助的来访者去观察他们给其他成员带来的人际影响相当关键。审视自己特有的关系模式，可以促使他们学习和他人建立安全的联结，在关系中做出不同的选择。

急性精神病性来访者

很多团体是专门为患有重症精神疾病的来访者开设的。事实上，在讨论精神科病房、部分住院病房、退伍军人疗养院和康复计划的团体时，人们会发现，其中有大量为功能严重受损的来访者所开设的团体[29]。第15章将讨论由住院病人组成的团体，但是我们现在要先讨论在由心理功能较高的来访者所组成的人际互动团体中，当某一成员在治疗期间患上急性精神障碍时，将会出现什么情况。

该来访者的命运、团体其他成员的反应和治疗师的有效选择，都部分取决于时机——该来访者在团体治疗进程的哪个节点上出现精神病性发作。一般而言，当一个持续较久、较为成熟的团体中出现精神病性来访者时，团体成员更能够在危机中承受压力，并采取更包容的姿态。

在第8章讨论来访者筛选时，我们强调在最初的筛选中，一般的门诊互动式治疗团体应该排除患有严重而持久的精神障碍的来访者。其他类型的团体会更适合这类来访者[30]。然而，比较常见的情况是，临床工作者会将患有双相情感障碍或其他严重情绪障碍、病情明显稳定的来访者转介到人际互动团体治疗中，以解决其疾病所导致的人际不良问题。将团体治疗与内科医生或精神科医生（负责开稳定情绪的药物）的治疗工作相结合是一种非常有效的治疗方法。

有时候，尽管经过仔细的筛选，但治疗师仍有可能在治疗早期发现个别精神失调的来访者，或许是因为来访者的生活出现变故、在团体中遇到了突如其来的压力，又或者是因为来访者未能坚持药物治疗。这会给一个新成立的团体带来很大的问题，当然，这样的来访者本身可能会成为团体中的特异者，甚至最终脱落，他们对团体经历的感受往往糟糕透顶。

在本书中，我们一直强调，团体治疗初期是一个变动性极大且极为重要的时期。年轻团体很容易受到各种影响，而早期所建立的团体规范往往会持续很长时间。随着一系列事件的展开，在几周的时间内，一群充满焦虑、互不信任的陌生人逐渐形成了一个亲密的、相互帮助的团体。在团体早期，如果一个事件花费了过多的团体时间、降低了团体处理主要发展任务的精力，那么它就可能对团体造成破坏。下面的临床案例可以阐明相关的问题。

○ 桑迪是一名37岁的家庭主妇。多年前，她曾因难治性重症抑郁症住院治疗，并接受电休克治疗。桑迪的个体治疗师坚持让她接受团体治疗，因为治疗师认为，让她理解自己的人际关系有助于改善她与丈夫的关系，也有助于克服她的羞耻感和社交孤立。

在团体的早期会谈中，桑迪表现积极，倾向于比其他成员更深入地坦露自己的经历细节。有时候，桑迪会对另一成员表达愤怒，过后她又会过度地表示歉意，并进行自我贬低。在第6次会谈中，她开始做出不太恰当的表现。例如，她滔滔不绝地谈论儿子的泌尿问题，甚至不厌其烦地详述儿子所做的、减轻尿道狭窄困扰的外科手术。在随后的一次会谈中，她提到家里的猫也同样出现了尿道阻塞。然后，她敦促其他成员也讨论家中的宠物。

到了第8次会谈，桑迪变得越来越狂躁不安。她的行为不合常理，辱骂其他成员，公然与男性成员打情骂俏，甚至抚摩他们的身体，陷入受迫性发言和又哭又笑的状态。最终，一位协同治疗师护送她离开团体治疗室，去了急诊室。她立即被安排住院。在医院里，桑迪的躁狂发作持续了一个月，之后接受了新的药物治疗，逐渐康复。

这次会谈后，团体成员明显感到极度不适，他们困惑、害怕或愤怒。

桑迪离开团体后，有的成员表达了内疚，担心是自己以某种未知的方式触发了她的异常行为。有的成员谈到了自己对桑迪的恐惧。有一名成员回想起他认识的某个人也曾经历精神崩溃，变得具有威胁性并持枪挥舞。

在随后的会谈中，一位成员表示，没有人值得信赖——尽管他已认识桑迪7周，但是完全无法预料到她的行为。其他人则感到庆幸，认为相较之下，他们心理很健康；有些成员由于害怕自己也会失去控制，开始使用否认机制，回避谈论这些问题；有些成员担心桑迪回来会把团体再次弄得一团糟；还有一些成员表示他们对团体治疗的信心降低了。一名成员要求进行经颅磁刺激治疗，另一名成员则将科学杂志中一篇声称心理治疗无效的文章带入团体。有一名成员的梦里出现了对协同治疗师们丧失信心的情节：一名协同治疗师接受住院治疗，而这名成员拯救了他。

在接下来的几次会谈中，大家对这些议题似乎都讳莫如深。会谈显得冷冷清清，讨论内容肤浅而且过于理智化。团体成员出席率渐渐降低，团体变得毫无效率。在第14次会谈时，治疗师宣布，桑迪病情好转，将在下周回归团体。于是，团体展开了一场热烈的讨论。团体成员有如下的担忧。

- 他们会让桑迪感到不安。团体会谈的密集讨论可能会导致她再次发病。为了避免这种情况，团体进程被迫放慢，讨论会停留在表面。
- 他们无法预料桑迪的状态，她任何时候都可能失控，出现危险的、令人害怕的行为。
- 由于桑迪无法自控，她让人难以信赖。团体中的任何事情都可能会被她公之于众。

团体成员想把桑迪排除在团体之外，与此同时，他们又为此感到焦虑和内疚。团体的气氛很快变得紧张而压抑。团体的极端反应迫使治疗师决定，让桑迪（当时她正接受个体心理治疗）过几周再重返团体。

当桑迪最终回到团体时，她被团体看作一个脆弱的物件。团体成员之间的互动充满戒备和防御。到第20次会谈时，7名成员中有5名离开了团体，只剩下桑迪和另一名成员。

治疗师重新组建了团体，增加了5名新成员。有趣的是，虽然只有两名老成员和治疗师留在了新团体中，但是过去的团体文化仍持续存在。这有力地说明，即使团体文化的承载者人数有限，但团体规范仍具有持久的影响力[31]。团体动力将团体和桑迪都锁定在十分局限的角色和功能中。甚至连新成员都小心翼翼地对待桑迪，因此团体治疗进展缓慢，团体在文明礼貌、充斥传统社交礼仪的氛围下苦苦挣扎。最后，在一次会谈中，两位治疗师直面了这一问题，在团体中公开讨论他们自身的担忧，担心让桑迪不安、担心令她再次发病等感受。此时，成员们才开始能够处理他们对于桑迪的感受和担忧。随后，团体进展的速度加快了。桑迪继续在新团体中接受了长达一年的治疗，她的人际交往能力及自我概念有了显著提升。

如果来访者在团体中已有好几个月，并且是一名活跃的成员，那么在他的精神状况突然出现异常时，团体就会呈现出另外一种完全不同的情形。在这种情况下，其他成员最关心的是该来访者，而不是他们自己或团体。他们早已熟知这名突然生病的来访者，因而他们的反应会是充满关心和好奇，而且不太可能会将其看作令人避之不及的怪物。精神疾病的污名化仍然十分严重，即使在医疗卫生领域也是如此，对于受训者而言尤甚。

我（亚隆）和一名同事观察到，当医学生第一次被分配到精神科病房时，总是认为精神障碍患者是极端危险、令人恐惧和无法预测的，而且和他们自己完全不一样。5周以后，学生们的态度有了很大改变。他们不再那么害怕患者，并且认识到患者只是一群充满困惑的、极度痛苦的人，比自己先前所想的更接近自己[32]。

虽然有些成员能够与患病的来访者保持交往，但是另一些成员可能会体验到内心的动荡，他们担心自己也会失控、发病。因此，治疗师要预料到成员会有这种反应，而且要与团体成员共同讨论，共渡难关。

面对团体中的急性精神病性来访者，许多治疗师会回到医学模式，采取一对一的干预方式，在象征层面解散了团体。这样做时，他们相当于在对团体说："这个问题太严重，你们无法处理。"然而，这样的处理方式有悖于治疗：生病的来访者会受到惊吓，而整个团体也被幼儿化了，无法成长。

我们的经验是，一个成熟的团体完全能够处理这类精神病学层面的突发情况，有能力考虑到所有可能出现的状况，并采取治疗师能想到的任何措施。

请看下面的临床案例。

○ 罗伯塔是一名43岁的离婚女性。在第45次会谈时，她迟到了几分钟。她披头散发，泪流满面，精神状态明显有些异常。在过去的几周里，她逐渐陷入抑郁，但目前的病情突然加重了。会谈开始时，她不停地哭泣，表达了内心深深的孤独和无望感，说自己无法去爱或恨任何人，也无法体验到任何深刻的情感。她说她与所有人（包括团体）都有很深的疏离感。在治疗师的询问下，她描述了自己的自杀念头。

　　团体成员对罗伯塔表达了强烈的共情和关心。他们询问她过去一周里的情况，帮助她探讨可能与抑郁发作有关的两件重要的事。首先，几个月来，她一直在存钱，准备夏天去欧洲旅游。在过去的几周中，她17岁的儿子决定辞掉夏令营的工作，而且不愿再找其他工作。对于罗伯塔而言，这意味着她的旅游计划泡汤了。其次，经过几个月的犹豫不决，她决定参加一个专为中年离婚人士举办的舞会，但事实证明，对她而言，这是一场灾难。在舞会上，竟然没有人邀请她跳舞，这使她陷入彻底的无价值感的深渊。

　　团体帮助罗伯塔去探讨她与儿子的关系。对于儿子的漠不关心，她平生第一次表达出强烈的愤怒情绪。在团体的协助下，她尝试探索和表达自己对儿子的责任的边界。对罗伯塔而言，讨论舞会上发生的事相当困难，因为她觉得那是奇耻大辱。团体中另有两名女性，一人单身，一人离婚。她们非常同情罗伯塔，向她讲述自己难以找到合适男性伴侣的种种感受。同时，团体提醒罗伯塔，有许多次她都把团体中微不足道的小事理解为对她的完全排斥和谴责。

　　最终，在罗伯塔获得了团体的大量关注和关心后，有一个成员指出，她在舞会上的感受与事实不符，团体中有许多人都非常理解她，并且深深地关心着她。罗伯塔反驳道，团体与舞会不同，团体是一种人为的、不真实的情境，在团体中，成员的行为举止遵循人为设计的行为准则。其他成员马上指出，事实恰恰相反，舞会是一群陌生人预先设计好的聚会，彼此的吸引基于瞬间的、肤浅的印象，这才是一种人为的情境。而团体是真实的情境，因为团体成员对她的了解更全面。

罗伯塔深信自己毫无价值，于是开始责怪自己不能体会到团体成员间的温暖，也不能投入团体。一个团体成员很快打断了她，指出她能够很好地共情其他成员，她的面部表情和身体姿势就是证据。但是，罗伯塔却还是陷入了她的"应该"思维中，坚持认为她"应该"体会更多，"应该"比任何人都更多地体会到温暖和爱。这样的结果是，她所体验到的真实感受，在她对自己的高标准、严要求面前很快荡然无存。

实际上，后来罗伯塔逐渐认识到，她的公众尊重和自尊之间存在差异。会谈快结束时，罗伯塔落泪了，哭了好几分钟。团体成员起先不愿意离开，在他们确信罗伯塔不再考虑自杀时才离去。在接下来的一周中，团体成员对罗伯塔进行了非正式的监测，每位成员至少给她打一次电话或发一次短信，以确保罗伯塔处于稳定状态。团体治疗师也跟进了对罗伯塔的随访，以确保她能获得紧急医疗服务，如临床支持和药物。

在上述案例中，有若干个重要且深远的原则。在会谈早期阶段，治疗师就了解了罗伯塔抑郁症的重要心理动力学特征。如果治疗师选择对此做出适当诠释，就能够使来访者和团体很快地从认知层面上理解这一问题。但是，这将大大减损团体会谈对于罗伯塔与其他成员的意义和价值。首先，团体会因此而被剥夺体验自身潜能的机会。团体会谈的每一次成功都会增强团体的凝聚力，都会提升每一个成员的自尊感。对某些治疗师而言，要避免做出诠释非常困难，但是治疗师有必要学会如何应用自己的智慧。有些时候，多说无益，而沉默是金。

像上述临床案例一样，有时候团体会采取恰当的行动；有时候，团体则可能认为治疗师必须采取相应的行动。但是注意，以下两种情况有着极大的区别：一种情况是，团体对治疗师的力量抱有婴儿式的依赖和不切实际的评价，因而仓促地认定治疗师应采取行动；另一种情况是，团体成员对情境进行了全面调查，对治疗师的专业能力做了成熟的评估，认为治疗师有必要做出干预。

这将我们引向了有关团体动力的一项重要原则，它已被许多研究证实：如果一个团体经过全面的探索并自主做出了针对相关问题的决策，他们将会运用一切资源来支持这一决策；如果一个决策被强加于团体之上，那么它可能会遭到团体的拒绝，同时还会妨碍团体将来做出有效决策[33]。尽管关注突然生病的团体成员是当务之急，但该团体及其成员也可能利用这一独特的机会，深化自己的心理治疗工作。

这给团体治疗带来的启示是显而易见的：亲自参与制订行动计划的成员将更可能致力于实施计划。例如，如果团体成员能认识到，关心某个成员是整个团体的责任，而不仅仅是治疗师的任务，那么他们会更投入地照顾陷入困境的成员。

共享强烈的情绪体验，通常会强化团体成员间的联结。当急性精神病性来访者长时间地大量消耗团体能量时，这种情况可能会危及团体。团体成员可能会脱落，可能会小心谨慎地对待该来访者，或者完全忽视他。这些方式只会使问题恶化。在这种紧要关头，治疗师可以在危机持续存在的时期，和急性精神病性来访者进行个体心理治疗（我们将在有关混合治疗的章节中更充分地讨论这种方法；见第13章）。然而，当一名成员在参与团体的同时又接受治疗师的个体治疗，团体成员应当详细地探讨这种安排的意义，共同做出决策。

如果来访者需要住院，那么会怎么样？在这种情况下，我们强烈建议团体治疗师到医院探望来访者。

○ 朱莉娅是一名38岁的女性，她长期患有双相情感障碍，希望通过团体治疗来解决社交孤立和自身缺陷感的问题。她过去一直在服用情绪稳定剂，状态维持得很好，但是几个月前，她开始停药，相信自己不再需要药物。她很快在团体中变得偏执和激动，她的个体治疗师安排她作为非自愿病人，住入精神科急性病房。

　　在朱莉娅住院的一个月期间，我（莱兹克兹）探望了她。对于我的探望，她非常感动，知道自己被人惦念让她感到振奋。这一次探望也使她最终返回团体变得更容易。当她回到团体时，她对自己处于躁狂状态时的行为感到难为情，但很感谢团体没有拒绝她。在随后的几个月中，朱莉娅提到，我到医院探望她对她来说非常重要。

急性双相情感障碍患者最好使用药物治疗，在急性发作阶段不宜参加以互动为导向的治疗团体。让团体投入大量精力和时间进行效率极低的治疗显然是不明智的。然而，越来越多的证据表明，利用特定的同质性团体来为双相情感障碍患者提供治疗是有效的。这些团体提供有关疾病的心理教育，并强调坚持药物治疗和维持健康生活方式的重要性，辅之以生物日常节律和自我调节计划。在治疗的巩固阶段，最好将此类团体与药物治疗结合使用。研究已经证实了这些团体的显著益处，包括改善药物治疗的依从性、减少情绪困扰、减少疾病复发、减少药物滥用以及改善心理社会功能[34]。

分裂样人格的来访者

多年前，在本书之前的一版中，我（亚隆）用以下这句话来作为这一部分内容的开头："分裂样（schizoid）人格是我们时代的产物，由于这个问题来接受心理治疗的人比因为其他任何精神病理现象而接受治疗的人都要多。"如今，事实不再如此，精神疾病的潮流变了，诊断标准和临床表现会随着时间而变化。这也是为什么我们应该对自己做出的诊断假设始终保持谦逊的态度。现在，更多的来访者因为抑郁症、焦虑症、物质滥用、进食障碍以及性虐待与身体虐待的后遗症而来寻求心理治疗。

同样值得注意的是，许多过去被诊断为分裂样人格的个体今天可能被诊断为阿斯伯格综合征或者孤独症谱系障碍，后者是被《精神障碍诊断与统计手册》（第五版；DSM-5）重新分类后的名称。我们观察到，孤独症谱系障碍的诊断率急剧上升[35]。虽然严格的诊断标准将分裂样人格的来访者与患有孤独症的来访者区分开，但在寻求团体治疗时，两者的区别并不是那么明显。在临床上，分裂样人格的来访者和患有孤独症的来访者都可能表现出人际关系能力受损、社交失败、孤独、社交尴尬、误读社交线索、缺乏同理心、理解自身及他人情绪的能力受损以及与人建立更多联结的愿望。适合孤独症患者的团体治疗形式正在逐渐发展，但尚未得到广泛应用。因此，将高功能孤独症患者转入人际互动团体治疗的情况并不罕见[36]。

○ 吉恩是一名28岁的男性，他和社区的个案工作人员一起前来参加门诊团体治疗的初始访谈。他要求个案工作人员陪同，是因为他以前在寻求精神健康服务时曾遭受歧视，被告知他不适合他所寻求的治疗。

　　吉恩的社交行为令人感到有些另类和尴尬：他很少与人进行眼神交流，在整个访谈中，他都穿着一件长的亮黄色雨衣。他表达了对于减轻孤独感的殷切希望。他认为，相比于和那些有类似问题的人在一起，和普通人进行正常互动会对他有帮助。

吉恩进入了一个有时间限制的人际治疗团体,每周参加会谈,一共持续了8个月。事实证明,他在团体中是一名稳定而可靠的成员。据他描述,在过去的人生里,人们总是对他避之不及,因为他们把他看成怪人或精神病人。现在,他希望了解自己是如何疏远他人的,并渴望提高自己的社交技能。

在早期的团体会谈上,吉恩不加选择地做了大量自我暴露,关于自己的孤独、在性方面的受挫以及对于他人不理解自己的特殊能力的失望。在团体中,他无法解读社交线索,如果团体带领者不打断他,他可能会在整个会谈中滔滔不绝。

尽管进入团体前,吉恩已经做了适当的准备,但他还是不顾规则,设法在会谈外约见团体其他成员,团体带领者不得不屡次强调边界。渐渐地,吉恩学会了如何与他人分享会谈时间、如何向他人提供帮助。虽然团体的反馈有时很犀利,但他尚能承受。一段时间后,他开始和他人进行眼神交流,提问也更合情合理,并且能够等对方回答后再提出下一个问题。他还听取了女性成员对于他紧盯女性身体、让她们感到"毛骨悚然"的反馈。

团体成员以坚定、尊重和亲切的态度对待吉恩,见证了吉恩在人际方面的成长,大家都感到十分欣慰。在最后一次会谈上,吉恩告诉团体,这是他第一次在任何类型的团体中获得积极的体验。他还列举了他吸取的所有教训,对团体成员表达了深深的感激,并打算在所学基础上继续努力。

尽管分裂样人格不再是我们时代的产物,但是分裂样人格的来访者依然是团体治疗中的常客。他们的情绪表达受阻,显得孤独而疏离,经常因为模模糊糊的、若有所失的感觉而前来寻求团体治疗。他们无法感知,无法去爱和娱乐,也无法哭泣。他们好似自身的旁观者;他们的精神活动不在自身的躯体中,无法体验自身的感受。

没有人能像让-保罗·萨特(Jean-Paul Sartre)在《理性的时代》(*The Age of Reason*)中那样生动地描述分裂样人格个体的内心世界。

他合上报纸，开始阅读首页上特派记者的报道。目前已知有50人死亡、300人受伤，但这远非全部数据。在废墟里，肯定还有尸体。那天早晨，法国成千上万的民众在读了报纸后，都会感受到胸中燃起的怒火。他们紧握拳头，低吼道："猪猡！"马蒂厄也握拳低吼道："猪猡！"但他感觉更内疚了。他真的希望在自己身上发现那鲜明的、清楚的情绪反应，哪怕仅有一丝一毫也好。但是并没有，他感到空虚，巨大的、令人绝望的愤怒在他面前，他看着它，几乎伸手可及，但愤怒感却无处找寻。如果他能感受愤怒的存在，能表达并承受痛苦，他必须用自己的身体感受，但这是他人的愤怒感受。猪猡！他握紧拳头、迈着方步，但什么感觉都没有，愤怒仍游离于他的身体之外……某种感觉若隐若现，那是一丝胆怯的愤怒。愤怒终于产生了！但它还是变得微弱，最后消散了。他仍然游离于众人之外，在巴黎一个送葬的队伍中，迈着一个男人规范、礼貌的步伐。他用手帕擦拭额头，心想：人无法迫使自己有强烈的感受。远处发生的事情非常可怕且悲惨，理应激起一个人最强烈的情感。但没有用，那一刻是不会来临的[37]。

分裂样人格的来访者在团体中常会陷入类似于上述案例的困境中。几乎在每次会谈中，这类来访者都会看到自身情绪体验的性质和强度与其他成员明显不同。他们可能会对这种差异困惑不解，认为其他成员太装腔作势、太情绪化、太虚伪、过分关注琐事，或者认为仅仅是每个人的脾气不同而已。然而，这类来访者最终会逐渐对自己的体验心存疑虑。就像萨特笔下的主角马蒂厄一样，他们越来越怀疑他们内心的某个部位，存在一个冰封的情绪湖泊。

分裂样人格的来访者总会以某种方式，通过他们说的话或者没有说的话，把这种情绪隔离的体验传达给其他成员。在第2章中，我们曾提到一名男性来访者，他无法理解团体成员为何关心即将离开团体的治疗师，也无法理解某一名成员为何会过度害怕男友去世。他认为人是可以被他人取代的。他对情感有每日最低需求量，但似乎对情感的来源毫不关心。他对治疗师的离去感到烦恼，仅仅是因为担心这会使治疗进展延缓。当其他成员为失去治疗师而感到哀伤时，他无法感受到这种哀伤。在另一个团体中，一名分裂样人格的来访者由于未能与两个极度痛苦的成员产生共情而受到团体的责备。对此，他回应道："是啊，他们很痛苦，但此刻全世界有几百万人也感到痛苦，如果我为每一个受伤的人难过伤心，那么我会整天都忙不过来。"

我们大多数人是先有情绪冲动，然后开始理解情绪的意义。对于分裂样人格的来访者而言，他们的情绪感受来得要晚得多——理性支配着感性的优先级。团体成员经常能敏锐地察觉到分裂样人格来访者的言语、体验和情绪反应之间的不一致，常常可以从他们的姿势或行为线索中读取他们的情绪。事实上，分裂样人格的个体可能正是以类似的方式来了解自己的情绪，然后得出结论并表达情感。例如，他们会说"我的心跳得很快，所以我一定很害怕"或者"我的拳头紧握，所以我一定很愤怒"。在这方面，他们与前面描述的述情障碍来访者有共同的困难。

其他团体成员的反应是可以预料的，从刚开始的好奇、迷惑不解，逐渐演变为怀疑、关心、恼怒和挫折感。他们会不断询问分裂样人格的来访者："你对……到底有何感觉？"久而久之，他们才会理解，这对于对方来说有多困难，就好像在要求他能很快地学会一门外语。刚开始，团体成员会主动协助解决看似微小的烦恼，告诉分裂样人格的来访者他应该有何感受，以及如果他们在同样的处境下会有何感受。最终，团体成员会感到厌倦，挫折感会逐渐出现；然后，他们会加倍努力，但几乎总是收效甚微。最后，他们甚至会尝试"重拳出击"的方法。

此时，治疗师绝不能急功近利。我们从未见过分裂样人格的来访者会因某个戏剧性事件而发生显著改变。变化是一个单调、循序渐进的过程，它由费力、不断重复的细小步骤组成，人们几乎无法感觉到进展的发生。一种诱人的、可能有用的做法就是利用一些激活的、非言语的或格式塔的技术来加快来访者的进展。这些方法有助于促进来访者识别和表达原初的或被压抑的感受。但是请记住，分裂样人格的来访者不仅需要新的人际交往技能，他们还需要内化人际关系的全新体验——这需要时间、耐心和坚持。

在第6章中，我们描述了多种聚焦于"此时此地"的激活技术，这些技术在与分裂样人格来访者的工作中非常有用。治疗师要积极利用"此时此地"来进行工作。治疗师要鼓励这类来访者对团体成员进行区分，尽管他们会提出异议，但是他们对团体每个成员的感受的确不尽相同。治疗师要协助这类来访者体验他们认为微不足道的感受。当他们承认"好吧，我可能有一点点不耐烦或受伤……"时，治疗师可以建议他们在这样的感受上停留一会儿。你可以说："描述一下这到底是一种什么感觉。"

引导来访者想象团体其他成员的感受。尝试打断来访者对感受的习惯性逃避："你似乎避开了某些重要的东西。当你和朱莉谈话时，我觉得你好像要哭了。当时你内心深处发生了什么？[38]"

治疗师要鼓励来访者观察自己的身体。来访者常常不能体验到自身的情感，但是能觉察到情感流露时的表现——胃部的紧缩感、出汗、咽喉梗阻感、面部潮红等。团体可以逐渐帮助来访者理解这些躯体感觉的心理意义。

身为治疗师，你必须保持警惕，不要只依据自身的感觉经验来评估事件。正如先前所述，经历同一件事，来访者可以有截然不同的表现。对治疗师或某一名来访者来说似乎微不足道的小事，对另一名来访者而言，可能是非常重要的经历。一个拘谨的分裂样人格的来访者表现出一点点不耐烦情绪，可能意味着有重大突破。在团体中，分裂样人格的个体和本章中描述的其他困难来访者一样，都是"高风险、高回报"的来访者。如果来访者能在团体中坚持不懈，不因无法迅速改变自己的人际关系而泄气，那么几乎可以肯定他们会在团体治疗中有很大收获。

个性困难的来访者

现在，我们将讨论团体治疗中最后两种具有挑战性的来访者：边缘型来访者和自恋型来访者。临床工作者非常清楚，人格障碍的发生率较高，患者人数占普通人群的6%～13%[39]。在临床文献中，边缘型来访者和自恋型来访者通常是在"个性困难（characterologically difficult）"——或者以前被称为"B组人格障碍"——的分类下讨论[40]。但是，传统的*DSM*诊断标准并不能充分体现这类来访者的复杂性，也未能充分描述其内心体验[41]。

存在这些人格问题的大部分来访者，在感知和解读自己和他人、进行人际交往、冲动控制和情感调节方面都存在问题[42]。一般认为，这些个体的病理机制是基于他们在生命最初几年中遭遇的严重困境。他们的内在世界中缺乏具有安抚性或提供安慰的父母表征；他们的内在世界中充斥着抛弃孩子的、情感抑制的且令人失望的照料者表征。他们往往缺乏整合矛盾情感和人际反应的能力，他们擅长把世界绝对化地分成黑与白、好与坏，也会用爱与恨、理想化与贬低的两极态度对待他人。在某一特定时间，他们除了能体验到那一刻强烈的感受之外，几乎不记得任何别的情感。他们突出的困难包括易激惹、害怕被抛弃和自恋受损，以及倾向于使用投射性认同等[43]。

通常，存在这些人格问题的来访者在生命早期都经历过创伤性虐待，这会进一步增加治疗的挑战性。在一些人群中，创伤后应激障碍和边缘型人格障碍的共病率超过50%。创伤体验和随之而来的症状（主要以有侵入感的方式再次体验创伤、回避任何与创伤相关的提示物以及普遍的高唤醒状态）会对个体产生深远而复杂的影响，可能造成复杂性创伤后应激障碍（complex post-traumatic stress disorder）。这个术语阐明了创伤事件和对创伤事件的心理反应如何塑造个体的人格特征[44]。

在几乎所有的临床情境中，个性困难的来访者都普遍存在。在下列情形中，他们经常被个体心理治疗师转介至团体：(1) 移情变得过于强烈，无法进行个体心理治疗；(2) 来访者深陷防御性的隔离状态，需要团体互动来让来访者投入治疗；(3) 个体治疗开展顺利，但进展进入平缓期，需要加强互动体验才能产生进一步的疗效。

边缘型来访者

数十年来，心理治疗师都知道有一大群来访者极难治疗。在对于功能受损严重程度的主要诊断标准中，他们处于中间地带：比神经症来访者更紊乱，但比精神病性来访者更整合。他们表面上虚假的整合状态非常脆弱，隐藏着他们原始的人格结构。这些边缘型来访者在应激情境下会变得非常不稳定，有些人甚至会出现短暂的精神病性症状。

DSM 5 的诊断标准指出，患有边缘型人格障碍的来访者在人际关系、自我形象、情感以及冲动控制方面表现出不稳定的行为模式，并面临着围绕这种模式形成的一系列困境[45]。然而这种诊断精确度较低，信度并不令人满意，临床工作者也往往容易将无法诊断的人格障碍归为这一类型[46]。随着时间推移，这种诊断方式很可能在未来的分类系统中发生进一步的转变。

有关边缘型人格障碍的心理动力学和成因众说纷纭[47]，但这样的讨论对于团体治疗实践并不重要，此处也不会展开。正如我们在本书中一直强调的，对于团体治疗师来说，最重要的不是去思考那个难以解释、难以回答的问题——为什么一个人会变成现在的样子——而是着眼于当前的人际动力性质，不管是意识层面还是无意识层面的，这种动力影响着来访者与他人建立关系的方式。

最近，人们对边缘型来访者的诊断、心理动力学和有效的治疗方式非常感兴趣，很多团体治疗的新近文献也非常关注边缘型人格障碍[48]。团体治疗师对这类来访者产生兴趣，主要有两个原因：第一，因为边缘型来访者很难在一次筛选会谈中被识别出，所以许多临床工作者会无意间将这类来访者纳入由整合水平较高的来访者所组成的团体中；第二，越来越多的证据表明，针对特定问题的团体治疗是对这类来访者有效的治疗方法。一些对密集型、部分住院治疗的同质性团体的研究显示，团体治疗为边缘型来访者提供了涵容、情绪调节训练、情感支持和人际学习。这些团体治疗的整体氛围是抵制退行，弱化不恰当的移情反应，要求个体对自己的行为负责。研究报告显示，经过治疗，个体的情绪、心理社会稳定性以及自伤行为都得到了显著而持久的改善[49]。然而，大多数边缘型来访者可能都会接受异质性门诊团体的治疗，而研究表明，这些来访者十分珍视他们的团体治疗体验[50]。

需要注意的是，边缘型来访者的病理机制会对治疗师提出很高的要求，治疗师常会因为来访者无法在治疗中获益而备感挫败。有时，治疗师可能会非常希望拯救这类来访者，甚至可能会想要改变传统的治疗程序和设置。很多治疗师建议对边缘型来访者进行团体治疗，并不是因为这类来访者在团体治疗中表现得很好或团体治疗对他们来说更容易，而是因为要在个体治疗中帮助他们难度太大。治疗师常常难以处理边缘型来访者的要求和原始愤怒，特别是因为来访者往往会将它们付诸行动（例如，表现为缺席、迟到、物质滥用或者自伤行为）。在个体和团体治疗中，严重的移情和反移情问题经常出现，但团体设置提供了一些额外的功能：例如，其他成员可以表达他们对团体事件过程的看法，而且同伴支持可以减轻边缘型来访者对治疗师的依赖。边缘型来访者的原始情感和高度扭曲的感知也会非常影响团体治疗的进程，大量消耗团体的资源。这样的治疗常常比较耗时。现在，临床工作者倾向于认为，边缘型来访者需要接受多年的长程治疗，他们往往比其他成员需要更长的团体治疗时间。

分离焦虑和被抛弃的恐惧在边缘型来访者的心理动力中发挥着关键作用。具有威胁性的分离（例如，治疗师休假，有时甚至是一次会谈的结束）会引发边缘型来访者的严重焦虑，激活他们的典型防御方式：分裂*、投射性认同、贬损和逃避[51]。

---

* 分裂是一种心理防御，即个体会将积极的情绪与关系和消极的情绪与关系割裂开。这导致了边缘型来访者的急剧变化和两极分化的状态，他们的精神世界在充满理想化与爱和充满贬低与恨之间左右摇摆。他们无法整合内心的矛盾情感，因此，他们的世界被断然分割成黑白两极。

治疗团体可以用两种方式来缓和这类来访者的分离焦虑：首先，一名或（最好是）两名团体治疗师进入了来访者的生活圈，防止来访者在无法联系上个体治疗师时陷入强烈的烦躁；其次，团体本身成了来访者生活中的一个稳定实体，即使某些成员缺席，这一实体依然存在。当团体平稳持久地存在时，其内部反复出现的丧失（团体成员结束团体治疗）将有助于来访者接纳他们对丧失的极度敏感。治疗团体为成员提供了一个绝好的机会为重要关系的丧失而哀悼，团体中的其他人也同时经历着这样的丧失。团体成员间真实的关系可以以一种更为相互的、和风细雨的方式来抵消边缘型来访者疾风骤雨式的匮乏感[52]。一旦边缘型来访者对团体产生信任，他们就可能成为团体中稳定的重要力量。由于边缘型来访者的分离焦虑非常强烈，他们迫切需要环境中的重要人物稳定地在场，因此，他们会帮助团体增强凝聚力，自己也会成为最忠实的参与者，同时还会批评缺席或迟到的成员。

团体治疗的其中一个主要优点是，其他成员能持续不断地提供反馈和观察，这有利于边缘型来访者增强现实检验能力。因此，在团体治疗中，这类来访者的退行远不如他们在个体治疗中的退行明显。来访者也能逐渐学会理解自己和他人的内在体验。边缘型来访者对团体内人际关系的理解，会为建立人际信任奠定基础，从而使他们今后有能力更充分地与外部环境产生联系[53]。

○ 42岁的玛吉在个体治疗师的推荐下进入了一个团体，因为她在个体治疗中毫无进展。玛吉对其治疗师爱恨交加，这种感受过于强烈，以致个体治疗收效甚微。她的治疗师几乎打算结束治疗，让她加入团体是他最后的办法。

　　刚加入团体的前几次会谈中，玛吉拒绝说话，因为她想搞清楚团体治疗进行的方式。在4次会谈中保持沉默后，她突然猛烈地攻击了团体的一位协同治疗师，说他冷酷、以权威自居且排斥他人。除了她对那位协同治疗师的直觉，她对自己的评论不能提供任何依据。此外，对于喜欢那位协同治疗师的团体成员，她都嗤之以鼻。

　　玛吉对另一位治疗师的感受恰恰相反。她认为他和蔼可亲、体贴入微。她对两位协同治疗师非黑即白的评价，令其他成员震惊。他们认为玛吉的批判和愤怒情绪有明显的偏向性，鼓励她勇于面对和处理。她对其中一位治疗师的积极依恋足以使她继续留在团体中，这也让她能够耐受自己对另一治疗师的故意，继续在其他议题上努力工作——尽管她仍不时地攻击她所痛恨的那位治疗师。

在那位"坏"治疗师休假时，情况发生了重大变化，玛吉幻想着要杀死他，或至少要他受苦受难。其他成员对于她如此愤怒表示惊讶。一名成员认为，玛吉之所以会这么恨他，或许是因为她很想与他更亲近，但又确信这永远也不可能发生。这一反馈对玛吉产生了巨大影响。这不仅触动了她对治疗师的感受，也触动了她对母亲那种深刻的、充满矛盾的感受。她的愤怒情绪渐渐平息了，她表示，她渴望与治疗师建立一种不同的关系。此外，她还对自己在团体中的孤立处境感到难过，她说希望能与其他成员更亲近。在"坏"治疗师回来后的几周里，玛吉的愤怒逐渐平息，使她得以用一种更有建设性的方式与他一起工作。

这一例子说明，团体治疗的情境可以通过多种方式来减少来访者强烈的、造成严重后果的移情扭曲。首先，其他成员提供了对治疗师的不同看法，最终帮助玛吉改变了她扭曲的观点。其次，产生强烈负性移情反应的边缘型来访者之所以能继续留在团体中接受治疗，是由于他们经常会对协同治疗师或其他团体成员产生另一种相反的正性感受。正是出于这一原因，很多临床工作者强烈建议在有边缘型来访者参加的治疗团体中安排协同治疗师[54]。在治疗团体中，来访者还可以选择短暂休息、退缩或以较为消极的方式参与团体活动，而这种"喘息"的机会在一对一的个体治疗中几乎是不可能存在的。

心理治疗的工作伦理在团体中通常更为明显。边缘型来访者的个体治疗，通常以治疗联盟脆弱、关系反复破裂和疾风暴雨的情绪而著称[55]。有些来访者在治疗过程中会忽略个人目标，将精力聚焦于为遭受的伤痛寻求报复或要求治疗师提供他们需要的满足感。但是，团体其他成员为达成治疗目标所付出的努力，常常为这类来访者自行校正偏差提供了重要参考资源。

由于边缘型来访者的核心问题在于亲密感，因此，凝聚力这一疗效因子通常是至关重要的。如果这类来访者能够接受团体所提供的现实检验，并且他们行为的破坏性不至于使他们成为团体的特异分子或替罪羊，那么团体可以形成一个抱持性环境——一个极其重要的、能够提供支持的庇护所，可以容纳来访者日常生活中所面临的各种压力。边缘型来访者经常是治疗团体的重要资产，这一事实有助于增强他们的归属感。这类来访者对自身的情感、无意识的需求、幻想和恐惧的态度十分开放，他们可以帮助团体放松下来，还可以促进那些习惯压抑、较为拘谨的来访者的治疗工作。当然，这也可能是一把双刃剑。有些团体成员可能因为边缘型来访者的强烈愤怒和消极情绪而受到负面影响，尤其是那些曾遭受虐待或有创伤经历的来访者[56]。

边缘型来访者非常脆弱，容易曲解他人，因此他们常常需要同时接受个体心理治疗。很多治疗师认为，导致边缘型来访者团体治疗失败的最常见原因，是忽视个体治疗的辅助作用[57]。如果采用联合治疗，那么双方治疗师之间的持续沟通尤为重要。来访者分裂倾向的危险是客观存在的，因此要让来访者认识到治疗师们是一个稳固的、紧密联系的团队。

是否将边缘型来访者纳入团体，应取决于在筛选评估中得出的个体具体特征，而不是根据其诊断类别。治疗师不仅要评估来访者承受治疗团体强度的能力，同时也要评估团体当时是否能承受该来访者的诉求。多数异质性门诊团体最多能容纳一两个边缘型来访者。与新成立的年轻团体相比，成熟的团体可能更适合这些具有挑战性的来访者，能让他们获益更多。影响筛选过程的其他主要因素与第8章所讨论的因素相同。评估来访者成为团体特异者的可能性是尤为重要的。对于来访者的行为模式（尤其是与他人对抗的行为模式）的僵化程度，治疗师应仔细评估。对于那些自吹自擂、盛气凌人、傲慢自大的来访者，团体治疗可能收效甚微。进入团体的来访者必须有能力容忍适当的挫折或批评，而不会动辄付诸行动。带领者需要关注这类来访者的情绪调节和情感耐受策略，这样做通常十分有效，有助于启动或提升他们在人际互动团体中的工作[58]。

自恋型来访者

自恋一词有许多用法。与其认为自恋型来访者代表一种范围狭窄的诊断类型，不如说他们代表了一大类问题现象[59]。虽然我们有"自恋型人格障碍"这一正式的诊断名称，但具有自恋特征的个体还有很多，他们会在团体治疗过程中制造典型的人际问题。在这里，我们再次看到本节中提到过的4个关键困难领域：感知与解读自我和他人、人际功能、冲动控制和情感调节[60]。

很多有自恋问题的个体的共同特征是自我夸大，他们十分需要从他人那里获得赞美，同时对他人缺乏同理心。他们的情绪生活往往较为肤浅，除了他人的赞赏外，他们的生活很少有任何乐趣。他们容易抨击和贬低那些较少满足他们自恋的人[61]。他们的自尊十分脆弱，容易受损，被人侮辱会使他们雷霆大怒。在前一章所详细描述的一个高级团体中，成员诺亚就是一个自我关注的典型案例，他体现了自恋型来访者的主要特点及其容易引发的反移情。

适当的自恋——也就是一种健康的自爱——是发展自我尊重和自信的根本。过度自恋则是只爱自己而不考虑他人，忽视了别人也是有血有肉的生命实体，也可以构建和体验各自的独特世界。

相比于个体治疗，自恋型来访者在团体中通常更容易情绪化，但在团体治疗中的获益也更多。事实上，个体治疗能够提供给这类来访者很多的情感满足，以至于他们的核心问题需要很长时间才会浮现。在个体治疗中，治疗师倾听自恋型来访者的每一句话，讨论来访者的每一种感觉、幻想和梦境。治疗师给予了很多，而来访者的付出则很少。然而，在团体治疗中，自恋型来访要与他人分享治疗时间；要互相理解、共情并提供帮助；要和他人建立关系；要关心他人的感受；要接受他人的建议和反馈，有时甚至是批评性反馈。自恋型来访者常常希望站在舞台的中央，那时他们是最有活力的。他们会依据团体和治疗师分给他们的时间，来评判团体的有用程度。他们极力维护自己的特殊性，如果有人指出他们与其他成员的相似之处，他们就会提出抗议。同样，他们也反对针对团体整体的诠释，反对别人把他们与其他成员相提并论。

自恋型来访者可能会对一些关键的疗效因子（如团体凝聚力和普遍性）产生负面反应。与他人同属一个团体可能会被他们视为一种被同化、降低身价的体验。因此，团体互动会充分展现出自恋型来访者在人际交往中的困难。其他成员可能感觉难以对自恋型来访者产生同情，因为他们很少看到这类来访者脆弱的一面，更多的是看到这类来访者盛气凌人和夸夸其谈，因为自恋型来访者脆弱的内核往往深藏不露[62]。

○ 薇姬经常批评团体治疗的形式，说她更喜欢一对一的方式。她总是引用精神分析文献中对团体治疗的批评意见来佐证自己的观点。在团体中，团体成员必须分享团体时间，为此她非常痛苦。例如，在一次会谈进行了大约四分之三时，治疗师表示，他观察到薇姬和约翰都处于很大的压力之下。约翰在上一次会谈中谈到，他越来越觉得自己毫无价值。那天，他们两人都承认他们需要并希望团体给他们时间。一阵尴尬后，约翰做了让步，说他的问题可以等到下次会谈时再处理。于是，薇姬占用了余下的时间，并且在下一次会谈时，继续讲述她没说完的问题。她似乎有意占用整个会谈的时间，这时，有一个成员指出，在上次会谈中，约翰的事情被"搁置"了。但是，转换话题不是一件容易的事情。正如治疗师指出的，只有薇姬愿意才能完全转移话题，但没有丝毫迹象表明她想要这样做（薇姬默不作声，显得很不愉快）。

尽管如此，团体的讨论还是转向了约翰，讨论他的重大生活危机。约翰陈述了他的处境，但没有太大收获。在会谈的最后，薇姬掩面而泣。团体成员将注意力转向了她，以为她在为约翰哭泣。但是，她却说她为约翰浪费掉大量时间而伤心，因为本来她可以更好地利用这段时间。在团体中，至少有一年的时间，薇姬都无法理解，这类事件并不意味着她更适合接受个体治疗。与此相反，她在团体中遇到的困境正好说明团体治疗特别适合她。

自恋型来访者会因为自己在团体内和团体外的生活中寻求关注屡屡受挫而感到沮丧，但这种沮丧感却正是团体治疗的主要优势。此外，团体的工作也会得到促进：有些成员可通过不得不果断地拒绝自恋型来访者的过分要求而受益，而对那些缺乏决断能力的成员来说，自恋型来访者提出要求的行为的某些方面，可能为他们提供了示范。

另一名自恋型来访者，露丝，因为无法维持深度的人际关系而寻求治疗。她参与团体的方式非常特别，她坚持要向团体成员报告她每周的生活细节，特别是她跟男性的关系，这也是她最迫切需要解决的问题。许多细节与治疗并不相关，但她仍然坚持这样做（很像孩子在童年早期说"看着我"阶段的表现）。除了"看着"她，团体似乎没有其他方法来和她建立关系而不让她感受到拒绝。

某些有强烈独特感的自恋型来访者认为，他们不仅应该得到团体最大限度的关注，而且这份关注应该是自然出现的，他们无须做出努力。他们希望团体能照顾他们，能够向他们伸出援手，尽管事实上他们自己从不向他人伸出援手作为回报。他们期待礼物、惊喜、赞美、关心，尽管他们什么也没有付出。他们希望能够表达愤怒和轻蔑，但同时也希望免受他人的回击。他们期望，仅仅是出现在团体里，自己就能够被他人所簇拥爱戴。我们看到，在那些仅仅因为自己的外表或在场而长期受到赞美的个体身上，这种期望尤为明显[63]。

在团体中，自恋型来访者明显缺乏对他人的了解或共情。几次会谈后，成员们就会开始注意到，自恋型来访者虽然会在团体中谈论自己的问题，但他们从来不会提出问题，也不会支持或帮助他人。自恋型来访者十分热衷于描述自己的生活经历，但却是糟糕的听众。别人讲话时，他们就觉得百无聊赖，昏昏欲睡。有一个自恋的男性成员，当会谈中讨论的议题和他没有直接关系时，他常常会睡着。当其他人质问他为什么在会谈中睡觉时，他会请求原谅，理由是工作又苦又累（尽管他常常处于失业状态，并把原因归咎于怀才不遇）。有时候，我们可以指出，生活中只有一种关系，能让一个人不停地获取而不需要回馈另一方——母亲和婴儿之间的关系。这样做可能会对他们有所帮助。

很多治疗师会对过度满足的自恋者和缺乏满足的自恋者加以区分（前者的自我感往往过度膨胀，而后者更多地感受到被剥夺、愤怒，甚至暴躁）。后者的行为常会引起其他成员的误解，他们常常把后者的愤怒解读为对团体的攻击，而不是陷入困境时保护自己的最后挣扎。因此，这些缺乏满足的自恋者难以言表的伤口和缺陷很少得到滋养，他们有可能会逃离团体。对于这些来访者，治疗师要始终充满共情，聚焦于他们内在的主观世界，尤其是当他们感到被贬低或者受伤害时。他们的抗议应被理解为对于关爱的渴望，而非对屈服和顺从感到绝望后的负隅顽抗。有时候，团体带领者甚至要充当他们的辩护者，引导其他成员理解他们的情绪体验[64]。

治疗师需要识别自己的反移情，并用它打破自恋型来访者的负面人际循环。罗娜——一个团体成员，一直批评其他成员和治疗师"没有理解自己"。尽管她做出了努力，但每次会谈她仍会肆意发泄她的愤怒，最后总让团体成员感到毫无进展、无能为力。我（莱兹克兹）只有在反思自己的幻想——如果罗娜离开，团体会变得更好——之后，我的意识才清晰起来。这是投射性认同的见诸行动。罗娜的母亲在很小的时候就抛弃了她，一段时间后，母亲回到家中。然而，母亲总是否定罗娜，并对罗娜的情绪需求报以敌意。罗娜的在场使母亲感到内疚，但母亲完全否认了自己的这种情绪。现在，罗娜对待我们的方式正是她母亲对待她的方式，只是她期盼这次会有不同的结果。当我们开始剖析我们对罗娜否定团体成员和我的体验时，我们得以恢复与罗娜的共情性联结。她对我们的拒绝，为我们了解她对母亲的体验打开了一扇窗。这加深了我们的理解，我们向罗娜表示，我们不会拒绝她。当她逐渐明白我们一直在支持她时，她平静了许多，能更多地感受到我们对她的关怀。

○ 萨尔是一名自恋型来访者。他羞辱别人，缺乏共情能力，对轻微的批评也非常敏感。在一次会谈上，他不断地哀叹，称自己从没有得到团体任何人的支持或称赞，尤其是治疗师。事实上，他记得自己仅得到过3次积极评论。另一个成员马上直截了当地回应道："噢！萨尔，得了吧，别这么说。上周，两位治疗师都给了你很多支持。实际上，在团体中，你比别人得到了更多抚慰。"团体其他成员都表示赞同，并且举了很多例子，说明在最近几次会谈中，他们曾经多次给予萨尔积极反馈。

在那一次会谈的后期阶段，萨尔对下面两件事的回应显得非常不恰当。两位成员为与控制有关的问题争论不休，陷入僵局。双方都为彼此表达出来的愤怒情绪所震惊，处于极度受威胁的状态。团体许多成员说出自己的观察所见，并提供支持。但萨尔却说他自己不知道究竟为何有这一骚动，他认为这两个人无事生非，真是"一对傻瓜"。

几分钟后，团体要求一名叫法雷尔的成员多谈谈她自己。平时，法雷尔一直躲躲藏藏、沉默不语。她下定了决心，第一次暴露最近自己与一名男士交往中的一些隐秘细节。她说，她非常害怕这段关系破裂。此外，她非常想生个孩子，而她再次与这个明确表示不想要小孩的男人开始了一段关系。很多团体成员做出了共情的回应，对她的自我暴露表示支持，而萨尔却默不作声。被提问时，萨尔说他看得出法雷尔谈及这件事时心里不好受，但他不知道法雷尔为何如此。"这看起来似乎不是什么了不起的自我暴露。"对此，法雷尔回应道："谢谢你，萨尔，这真是棒极了。我不想与你产生任何瓜葛，我要尽可能地与你保持距离。"

就这两件事情，团体对萨尔做出了即刻的、直接的回应。那两名被他指责为傻瓜的成员告诉萨尔，听完他的评论，他们感觉受到了贬低。其中一个人说:"如果人们谈到一些你没有的问题,你就会把它看作微不足道的事情或者仅当作笑话。你看,你觉得你没有从治疗师或其他成员那里得到足够的赞美,可是我没有这样的问题,这对我来说根本不是问题。如果你每次提到这个问题,我就叫你傻瓜,那么你会有什么感觉呢?"

本次会谈阐明的是,当一个团体中有个性困难的来访者时,团体工作会呈现出的一些特征。萨尔是一个非常喜欢唱反调的人,在以前的个体治疗中,他对治疗师产生了强烈的、阻碍治疗的负性移情。这次会谈,他描述了对治疗师的扭曲的感知(萨尔说,在几十次会谈中,治疗师们只称赞了他3次,然而事实上,他们一直非常支持他)。在个体治疗中,萨尔的曲解可能会使他的治疗陷入重大的僵局,因为他的移情扭曲非常明显,导致他不会相信治疗师对现实的看法。而治疗团体完全可以避免这一僵局出现,因为治疗师不需要做现实的唯一捍卫者,团体其他成员也可以扮演这一角色,为自恋型来访者提供有力而准确的现实检验。

像很多自恋型来访者一样,萨尔对批评非常敏感。(在情绪层面上,此类来访者就像血友病患者,小小的伤口就会导致流血不止。[65])团体成员都知道萨尔非常脆弱,对批评的耐受力很弱。但是,他们会毫不犹豫地、以直截了当又充满关怀的方式与他对质。在本次会谈中,萨尔就像在其他许多场合中一样受到了伤害,但是他也听到了更多的反馈:团体成员认真地对待他,尊重他对自己的行为负责的能力。我们认为,团体对脆弱的来访者采取这种真诚而直接的立场是非常重要的。真诚而充满关怀的面质不同于由报复、惩罚或羞辱对方的愿望驱动的对抗[66]。一旦团体开始忽视或居高临下地对待自恋型来访者,就意味着治疗将会失败。

团体治疗师与具有上述各种问题的来访者工作的主要目标,既不是做出精准的诊断,也不是根据来访者的早年经历进行心理动力学的个案概念化。无论诊断的结果是边缘型人格障碍还是自恋型人格障碍,治疗的核心问题都是一样的:在治疗团体的"此时此地"环境中,和高度脆弱的个体进行工作。团体治疗环境可以将个体的人际病理机制展现得淋漓尽致,并在随后展开具有敏感性和支持性的心理治疗工作。

第13章
特殊模式与辅助方法

团体治疗的常见模式是：一名治疗师带领6~8名来访者。然而，该模式可能会由于一些重要的变量而变得复杂：例如，来访者也许同时还接受个体治疗，或除了参加治疗团体之外，可能还参加12步骤团体；团体中可能会有两位治疗师，而不是一位。对于以上这些变量，我们将在本章一一展开讨论。此外，我们还将介绍一些专业的技术与方法，它们可以用于促进团体治疗的进程。

个体治疗与团体治疗同时进行

首先，我们需要明确两个概念。联合治疗（conjoint therapy）是指来访者在接受某位治疗师的个体治疗的同时，接受另一位（或两位，假如有协同治疗师）治疗师的团体治疗。混合治疗（combined therapy）是指来访者同时接受同一位治疗师的个体治疗与团体治疗。与单独接受个体治疗或团体治疗相比，同时接受这两种治疗所带来的附加价值，尚无系统的数据支持；虽然大多数研究表明，团体和个体治疗的疗效相当[1]。尽管个体治疗联合团体治疗在临床中并不罕见，但对于治疗师具有指导作用的研究数据却很少。因此，我们将根据临床经验和已有文献，尽可能地提供一些指导方针和原则[2]。

任何时候，当我们要整合两种不同的治疗模式时，我们首先要考虑两者的兼容性。治疗并不一定是越多越好！不同的治疗方式具有不同的治疗目标，两者的目标是背道而驰，还是彼此强化？如果两种治疗可以兼容，它们可以通过取长补短来满足来访者不同的治疗需求吗？通常，我们认为团体治疗聚焦于解决"此时此地"的人际问题，而个体治疗注重处理早年经历的心理动力和内心冲突[3]。这两种视角的整合可能会增强彼此的疗效。

联合治疗和混合治疗各自的使用频率仍是未知的，然而，在私人执业的情况下，治疗师可能会更多地运用混合治疗而非联合治疗[4]。在医院和精神健康专业机构中则正好相反[5]。无论如何，我们绝不应将联合治疗与混合治疗混为一谈。事实上，二者的特点和临床指征截然不同。接下来，我们将分别讨论这两种治疗方法。

联合治疗

我们认为，除了某些特殊情况外，对于团体治疗来说，联合治疗并非必不可少。如果治疗师悉心选择了团体成员，那么治疗团体每周一次的会谈就已足够，大多数来访者应该能从中获益。然而，确实有例外。我们在第12章所讨论的个性困难的来访者，就常常需要在接受团体治疗的同时接受个体治疗。事实上，联合治疗的模式最早出现，正是为了满足这些具有挑战性的来访者的需要。对这些来访者的联合治疗，在心理动力学取向的治疗和基于心智化的治疗中都得到了发展[6]。经历过童年性虐待或存在其他和羞耻感有关的重大议题的来访者，也常常需要接受联合治疗[7]。个体治疗可以帮助来访者量身定制对情绪进行自我调节的方法，有助于他们在经历情感风暴和痛苦时，仍能继续留在团体中。

团体成员常常会经历严重的生活危机（如丧亲或离婚），需要短期个体治疗的支持。有的来访者非常脆弱，或者因焦虑和对攻击的恐惧而心力交瘁，而个体治疗可以帮助他们投入团体的治疗工作。有时，为了防止来访者从团体治疗中脱落，或者要严密监控有自杀或冲动倾向的来访者，也常常需要联合个体治疗。

○ 琼是一名年轻的边缘型人格障碍来访者，这是她首次参加团体治疗。最初的几次团体会谈令她感受到巨大的威胁。由于自己稀奇古怪的幻想与梦境似乎和其他成员的体验格格不入，琼感到越来越孤独。在第四次团体会谈上，琼对另一名成员进行了言语攻击，并遭到反击。在此后的几个晚上，琼噩梦连连。有一次，她梦见自己的嘴变成了一摊鲜血，这似乎表明她对于用言语攻击他人和造成破坏感到恐惧。另一次，琼梦见自己在海滩漫步，此时一个巨浪打来，将她完全吞没——这暗示她害怕在团体中丧失边界和自我。还有一次，琼梦见当治疗师给自己做大脑手术时，几个男人将她强行按住，而且对治疗师指手画脚——这显然体现着她害怕治疗，也担心治疗师无力抗拒团体中男性成员的控制。

　　琼的现实理解力越来越弱，如果不加以额外的支持，她似乎已不可能继续团体治疗。此时，她被安排同时接受另一位治疗师的个体治疗，帮助她容纳焦虑并确保她能继续留在团体中。

○ 在结束长达6年的个体分析治疗后，吉姆在分析师推荐下接受了团体治疗[8]。尽管吉姆进步很大，然而他仍然控制不住地对女性感到恐惧，而这正是他最初求治的原因。他发现自己甚至难以给自己的女秘书布置任务。在一次早期的团体会谈上，当一名女性成员称赞他时，他感到极不舒服。在剩下的时间里，他盯着地板一言不发，随后打电话给分析师，要求退出团体治疗而重新回到分析治疗中。

　　吉姆的分析师与团体治疗师讨论后，同意恢复个体治疗，条件是吉姆必须同时继续接受团体治疗。在以后的几个月里，每次团体会谈后，他们就进行一次个体治疗。两位治疗师展开了良好的合作，而且团体治疗师能够给吉姆提供足够的支持，使他得以继续团体治疗。经过几个月的治疗后，吉姆第一次能在情绪层面向女性成员伸出援手，并逐渐能在现实生活中与女性坦然相处。

迄今为止，我们讨论了个体治疗对来访者团体治疗进程的推动作用。反之亦然：团体治疗可以用于促进或推动个体治疗的进程[9]。事实上，大多数受联合治疗的来访者都是在个体治疗师的推荐下进入团体的。个体治疗师可能发现，某些来访者在接受个体治疗时感觉非常受限，无法接触有效的治疗所需要的素材。此时，团体治疗中内容丰富、情感倾注的人际互动常常具有巨大的唤起作用，能为个体及团体治疗提供大量有治疗意义的素材。另一种情况是，来访者的主要盲区使其无法准确或客观地述说他们生活中实际发生的事情。一位年长男性被他的个体治疗师推荐接受团体治疗，由于他产生了严重、负性的父性移情，他的个体治疗陷入了僵局。这位来访者总是挑战他的男性治疗师，无论治疗师说什么，他都坚信，治疗师的言论既不准确也不全面。尽管来访者和治疗师都能意识到，这是受压迫的儿子和施暴的父亲之间的关系的活化，但来访者仍然没有任何实质进展。后来，来访者进入了没有等级制度、更民主的团体环境，在团体中，他能够倾听其他成员所提供的、不带有父性权威的反馈。

还有一些来访者在个体一对一的治疗时段内行为表现改善，但无法将习得的行为应用于外界现实生活。此时，团体环境也许恰恰可以作为一个珍贵的过渡场所，允许来访者在一种安全的、低风险的环境中试验新的行为。这样或许能有效打破来访者的既有信念，因为来访者会发现，新的行为并不会招致自己所想象的灾难性后果。

有时，在个性困难的来访者的个体治疗中，会出现严重的、不可调和的移情问题，而治疗团体可能特别有助于降低来访者移情的强度并促进现实检验。在这种联合治疗下，个体治疗师可能也会因自身反移情的减弱而获益。对于惯用分裂和投射性认同等防御机制来模糊个人边界，或使用其他令个体治疗师难以招架的防御机制的来访者，团体治疗的这一优势就更为显著。回想一下前文中乔治的案例（第2章中"先发制人"的故事），乔治的女性个体治疗师推荐他同时接受团体治疗，以应对他日益增强的依赖性。乔治通过色情化他们的关系来防御自己的依赖性。团体降低了他的依赖强度，两种治疗均进展顺利。

本质上，联合治疗利用的是，治疗中存在多种情境、多种移情、多个观察者、多个诠释者以及多种成熟因子（maturational agent）[10]。团体治疗师和个体治疗师可以充当彼此的同辈顾问，有效地提升各自的治疗工作。

复杂情况

尽管联合治疗有以上优点，但它同时也存在一些复杂情况。当个体治疗师与团体治疗师的基本理论取向截然不同时，两种治疗也许就会各行其道，甚至会相互竞争。要想获得联合治疗的成功，我们需要将团体和个体治疗工作进行有效结合。

通常，对于刚刚开始接受团体治疗的来访者而言，团体初始访谈所提供的支持和特别关注会少于个体治疗，因此，来访者通常会感到泄气并有挫败感。他们尚未能将团体视为提供新机会的独特资源；相反，他们把其他团体成员看作相互竞争和造成资源匮乏的根源[11]。在遭到团体攻击或被团体施加压力时，有些来访者也许会将团体治疗体验与个体治疗体验做不恰当的比较，从而进行自我防御。这种对团体的攻击无一例外地会导致情况进一步恶化。

当来访者利用个体治疗消化来自团体的情感时，联合治疗的另一种复杂情况就会显露出来。来访者也许会像海绵一样，吸收在团体治疗互动中得到的反馈，然后将之带到个体治疗的安全环境中慢慢消化和释放。来访者可能会基于假性利他的合理化防御机制，抗拒在团体中工作："我会把团体治疗的时间让给别人，因为我拥有自己的个体治疗时间。"另一种形式的阻抗是在相反的环境中处理重要的材料——在团体中处理对个体治疗师的移情，并使用个体治疗来处理对团体成员的反应。当这种行为模式变得非常明显，并且所有干预措施都无效时，团体治疗师应该与个体治疗师达成一致，坚决要求来访者结束其中一种治疗。我们认识的几个来访者在终止个体治疗后，对团体的投入程度迅速提升了。

以我们的经验，如果具备某些条件，那么个体治疗和团体治疗就能相得益彰。首先，团体治疗师和个体治疗师必须结成良好的工作联盟。双方必须互相沟通，而且应当征得来访者的知情同意，允许他们交换他们认为适合交流的任何信息。没有这样的约定，联合治疗就寸步难行。重要的是，两位治疗师（如果采用了药物疗法，负责开药的精神科医生或内科医生也要参与）都应当认同使用联合治疗的依据，也应同等程度地投入联合治疗中。使用联合治疗不应该成为治疗师推卸临床职责的手段，如试图通过推荐来访者接受团体治疗以摆脱困难来访者[12]。此外，治疗师间的相互尊重也非常重要，包括对彼此的理论取向和专业胜任力的尊重。

当来访者对其个体治疗师和团体治疗师进行比较时，他们可能会厚此薄彼，理想化其中一方并贬低另一方，而治疗师间的稳固关系是消除这种必然出现的张力的良药。对于经验相对缺乏的团体治疗师而言，当他们和资深的个体治疗师开展联合治疗时，这个问题尤其令人不适。资深治疗师那光芒四射的形象，无形中使团体治疗师束手束脚，缺乏自信，他们可能会关心来访者如何向个体治疗师描述自己[13]。在联合治疗中，受到贬低的治疗师处境极为艰难。相比之下，被理想化的治疗师的处境或许更容易承受，但同样也是充满危险的。

因此，有效的联合治疗的首要条件是：个体治疗师与团体治疗师之间应该建立公开、牢固且相互尊重的关系。第二个条件是，个体治疗必须与团体治疗相辅相成——换言之，都必须聚焦于人际关系。理想情况下，联合治疗中的个体治疗应分出时间来探讨来访者对团体成员、对团体事件及当前会谈议题的感受。这种探讨可以促使来访者更加深入地参与团体。

有团体治疗经验的个体治疗师可以指导来访者如何参与团体的治疗工作，有效地为他们提供帮助。通常，这也会使团体中的其他成员受益良多。例如，我（亚隆）曾经有一位年轻的个体治疗来访者，他的问题是容易愤怒。他经常向妻子大发雷霆，或出现爆发性路怒（这使他几次陷入危险境地）。我推荐他进行团体治疗。在接受了几周的团体治疗后，他在个体治疗中谈到他对团体中的许多成员产生了不同程度的愤怒。当我提议他在团体中表达这种感受时，他显得犹豫不决：“在这个团体中，从来没有人会针锋相对——这不是我们的习惯……如果我说出来，我会很难为情……我会伤害他们……我没脸再见他们……我会被他们轰出去。”我们对他如何在团体中表达自己的愤怒进行了排练。有时，我也会扮演他的角色，示范如何在团体中表现。我为他演示了如何在团体中直言不讳而不引起反感。例如，我说：“我有一个问题，之前从来没有提起过。一直以来，我心里都有很多愤怒。我经常冲着妻子和孩子大发雷霆，并有严重的路怒症。我希望我能在这个团体中得到帮助，但我不知如何去做。我想讨论我在团体中感受到的愤怒，试着解决我一贯的问题。”据我们所知，听到这样的话，任何团体治疗师都会很乐意鼓励他进行尝试。

接下来，我建议他这样说：“比如，约翰（团体中的另一个成员），在很多方面我都极其欣赏你，欣赏你的聪明才智，也欣赏你对事业的专注。尽管如此，上周你在谈论你对和你约会的女性的态度时，我还是感受到一阵愤怒——不知是否只是我有这种感觉，还是其他人也有类似感受？”来访者记下了我的话，之后在团体中如法炮制。几周后，他的团体治疗师告诉我：来访者的分享非常成功，而且调动了整个团体的气氛，成员们纷纷投入更富活力的互动之中。个体治疗还可以帮助来访者将其在团体中习得的行为应用于新的情境和关系中——例如，与个体治疗师和其他重要人物建立新的关系。

尽管更为普遍的情况是，来访者先接受个体治疗，随后开始进行团体治疗，但相反的情况也会出现。团体疗法所激发的改变或唤起的记忆可能会让来访者陷入巨大的痛苦，因而他们需要更多的时间和关注，而这些是团体治疗所无法提供的[14]。通常，最好是先采用一种治疗方法，再根据需要决定是否增加另一种治疗方法，而不是两种疗法同时开始，这样可以避免来访者产生困惑或感到难以承受。如果治疗师建议某个团体成员增加个体治疗，他应向其他成员说明原因，并准备好公开讨论该建议。

混合治疗

我们在上文提到，对团体治疗而言，联合治疗并非必不可少。对于混合治疗，我们持同样的观点：它也并非团体治疗所必需。不过，我们也赞同许多临床工作者的观点，即混合治疗是一种富有成效的、强大的治疗模式。

通常，在临床实践中，混合治疗总是始于个体治疗。经过数周或数月的个体治疗后，治疗师安排来访者参加自己带领的某个治疗团体——该团体的成员通常全都接受团体治疗师的个体治疗。团体在这一点上的同质性——团体中所有的成员同时也接受了团体带领者的个体治疗——会有帮助，但并不是必需的。有时，日常临床实践的压力可能会导致有一两个成员没有接受带领者的个体治疗，而其余成员则都有。在这种情况下，那些未能与团体带领者单独会面的成员常常会产生嫉妒。

通常，来访者每周会接受一次团体治疗和一次个体治疗。另外，还有更经济的模式，如团体成员每几周参加一次个体治疗[15]。虽然这种模式也很有帮助，但它与混合治疗的理念却并不完全吻合。这样的模式中，次数较少的个体会谈显然只是团体治疗的辅助形式，它旨在促进团体规范的形成和优化成员对团体的使用。

在混合治疗中，团体通常是开放式的，来访者接受两种治疗的时间可以持续数月，甚至数年。然而，混合治疗也可以限定团体治疗的时长。我（亚隆）曾经多次将接受长程个体治疗的来访者组成为期6个月的治疗团体。团体治疗结束后，这些来访者的个休治疗可以继续进行。从团体治疗中所获得的信息，大大丰富了个体治疗。将个体治疗的来访者安排到治疗团体所带来的结果总是令我印象深刻：治疗的进展几乎总会加快，治疗本身也变得更丰富了。

毫无疑问，混合治疗（还有联合治疗）能降低来访者的脱落率[16]。我们曾对多个混合治疗团体——其中包括我们自己的、我们督导的以及同事所进行的混合治疗——做过历时数年的非正式调查，结果发现，来访者的早期脱落率相当低。事实上，在由个体治疗师担任团体带领者的情况下，那些在进入团体治疗前即已在个体治疗中打下良好基础的来访者，在最初的12次团体会谈中竟无一人脱落。显然，这与成员未同时接受个体治疗的团体治疗形成了鲜明对比，后者的脱落率较高。原因也显而易见。首先，治疗师对自己的个体治疗来访者非常了解，因此可以更精准地选择团体成员；其次，在个体治疗中，治疗师可以处理和解决阻碍来访者继续团体治疗的问题，从而避免他们脱落。

○ 戴维是一名50岁的男性，他是坚定的独身主义者，有一定的强迫倾向。在参加了7次团体会谈后，他已经处在退出治疗的边缘。团体成员给了他大量反馈，针对的是他身上一些惹人生厌的特质：经常顾左右而言他；反复絮叨无聊、冗长的故事，隐藏真实的自我；不断提出无关的、令人分心的问题。戴维对这些反馈熟视无睹，最终，其他成员失去信心，开始将他视为"吉祥物"——以温和的方式包容他，但并不把他当回事。

在一次个体会谈中，他向我抱怨他总是"游离"于团体之外，并问我他是否应该继续下去。他还提到，因为害怕被人嘲笑或者被人用有色眼镜看待，在团体会谈中，他没有佩戴助听器。一般情况下，戴维可能已经从团体治疗中脱落了；然而，在个体治疗中，我（亚隆）可以和他一起讨论让他困扰的团体事件，并探索他"游离于外"的意义。我们在讨论后发现，这正是戴维的核心问题。在整个童年和青春期，他都感觉别人在回避他，最终他也接受了这个处境。他成了孤家寡人，选择的职业（自由信息技术顾问）也正合其口味，他可以独来独往。

在我的鼓励下，戴维重新戴上助听器，而且将自己虽置身团体却"游离于外"的感觉和盘托出。他的自我暴露——更重要的是他的自我审视，反思自己在这个处境中扮演的角色——令整个治疗进程峰回路转，并使他更好地投入团体治疗。他坚持了一年的混合治疗，获益颇丰。

这个例子突出了混合治疗的另一个优点：团体中发生的内容丰富、不可预知的人际互动，常常会引导我们进入新的治疗领域，而这些领域在相对孤立的个体治疗中也许永远不会浮现。戴维在个体治疗时从来没有感到"游离于外"——毕竟，我会倾听他的每一句话，并竭尽全力保持对他的关注与理解。因此，在混合治疗中的工作有助于我们认识到，仅仅基于个体治疗而获得的对来访者的了解是有局限的。

○ 史蒂文多年来有过多次婚外性经历，却一直拒绝使用安全套。在个体治疗中，我（亚隆）花了数月时间，从各种可能性入手，与史蒂文讨论这一问题：他的自大，满以为自己可以抗拒生物学规律；他的自私，担心使用安全套会导致阳痿。我告诉他，我为他、他太太和他的性伴侣的健康感到担忧。我也表达了父亲般的感受：对他的自私行为愤恨不已，又对他的自毁行为痛心疾首。然而，这一切都无济于事。当我将史蒂文安排到治疗团体时，他并没有讲述自己高风险的性行为，但某些相关的体验却一览无余。

有许多次，史蒂文对女性成员的反馈都显得冷酷无情。渐渐地，团体成员意识到这一点，并直言指出他对女性漠不关心，甚至抱有敌意。于是，他的团体治疗任务大多聚焦在缺乏共情能力这一问题上。他逐渐意识到这一点，并慢慢学会设身处地地理解他人。那次团体治疗是有时间限制的（6个月），数月后，在个体治疗中，当我们再度深入探讨他的性行为时，他深有感触地回忆起团体成员对他的指责，即对人漠不关心。只有在那时，在意识到自己缺乏爱意后，他才能对自己的行为做出反思；也只有在那时，他的行为模式才有所改观。

○ 萨姆因过分压抑和缺乏人生乐趣而接受团体治疗，他在治疗团体中所表现的谨慎与刻板，比个体治疗尤甚。他向团体隐瞒了3个特别重要的秘密：接受过心理治疗师培训，且多年前曾有几年执业经历；他在继承了一大笔遗产之后退休；他有优越感，心里藐视他人。他在团体中保守着自己的秘密（正如在现实生活中那样），因为他相信，自我暴露将会导致自己与他人产生更大的隔阂：别人会对他产生某种偏见，也可能会利用他、嫉妒他，对他敬而远之或深恶痛绝。

参加新成立的治疗团体3个月后，萨姆痛苦地意识到，自己在治疗团体中俨然又成了一个游离于外的旁观者，这与他的现实生活如出一辙。其他所有人开始聚在一起，真心诚意地分享自己内心深处的秘密，只有萨姆选择冷眼旁观。

在做个体治疗时，我（亚隆）鼓励萨姆向团体展示真实的自我。在一次又一次的个体会谈中，我不断催促他抓住机会，心情之迫切就如同拳击场上的场边教练。事实上，随着团体会谈时间的流逝，我告诫他：拖的时间越长，情况就会越糟。如果过了很长一段时间，他才将自己曾是一名治疗师的情况告知团体成员，他会受到大家猛烈的抨击。（他的洞察力和敏锐曾受到团体成员一连串的称赞。）

终于，萨姆抛开顾虑，和团体分享了自己的秘密。这样做的效果立竿见影，他和其他成员开始建立起更真诚的联结。同时，他也为其他成员做出更多的自我暴露树立了一个很好的榜样。一名当时是实习治疗师的成员表示，她害怕别人觉得她的评论十分肤浅；另一名成员坦言自己暗地里很势利；一名富有的成员透露自己担心被别人嫉妒。此外，其他成员还谈到了以往深藏不露的、对金钱的感受——包括对治疗师收费的愤怒。

该治疗团体终止后，萨姆在其个体治疗中继续讨论这些互动体验，而且更愿意向我敞开心扉了。自我暴露后，团体成员仍能接纳自己，这对于萨姆来说是一种全新的、极具震撼力的体验。萨姆以往之所以被团体成员接纳，是因为他有益于人的洞察力，然而这种接纳对他来说意义不大，因为他知道这种接纳建立在欺骗的基础上：展示虚假的自我，隐瞒自己的职业训练、财富及个性特点。

萨姆的案例也暴露出混合治疗所固有的一些缺陷。其中一点是，治疗师的角色变化显著，并且变得更复杂了。如果治疗师对每个成员的了解与其他成员并无二致，事情会简单得多。然而，在混合治疗中，治疗师知道得太多了，导致治疗变得错综复杂。一名团体成员曾将我（亚隆）的角色喻为漫威漫画中的X教授：我无所不知——包括成员对彼此的感受、他们想说什么，最重要的是，他们想回避什么。但是，这种获取信息的渠道本身同时也注定了治疗会产生困境。

如果团体成员均未接受团体治疗师的个体治疗，治疗师的顾虑就会较少，而发挥就会更自由：治疗师可以自由询问、随意猜测、广泛提问，也可以要求团体成员自由描述对其他成员或某个事件的感受。但在混合治疗中，治疗师知道得太多了！治疗师熟悉来访者，而明知故问又极为尴尬。结果，许多治疗师发现，与带领其他团体的时候相比，带领接受自己个体治疗的来访者团体时，自己在团体中反而不太积极。需要考虑的另一点是，当提供个体和团体治疗的是同一位治疗师时，来访者的依赖和负性移情以及治疗师的反移情可能会被放大。

进行混合治疗的治疗师常常要面临与边界和保密相关的问题。（这也同样会发生在联合治疗过程中，比如，团体治疗师从个体治疗师那里得知来访者的重要感受和生活事件，而这些内容来访者并未在团体中展现。）个体治疗中的内容是否可以作为团体治疗的讨论素材？如果这些内容与团体有关，最好鼓励来访者在团体中呈现相关素材。例如，如果来访者在个体治疗中表达了对某个成员的愤怒感受，治疗师应鼓励来访者把这种感受带到团体中讨论。

假如来访者拒绝，怎么办？多数治疗师会选择尽可能地减少对来访者的冒犯：首先，再次鼓励来访者并探索其阻抗的原因；然后，聚焦这两个成员在团体内的冲突，即使冲突并不激烈；随后，用眼神示意来访者；最后，征得来访者的允许，将相关素材呈现在团体中。当然，治疗师必须运用自己敏锐的判断力。无论有什么技术层面的理由，治疗师都不应该羞辱来访者。如前所述，治疗师承诺绝对保密也经常给治疗带来负面制约。对于保密和边界问题，治疗师只能承诺自己将会慎重处理并做出专业判断。同时，治疗师必须努力帮助来访者意识到他们应该承担的责任：他们有义务将相关信息从一种情境转至另一情境。

来访者的羞于启齿往往会妨碍他们的自我暴露，此时，避开来访者的羞耻感对其强行逼迫也无济于事[17]。事实上，对于治疗师而言，在未经许可的情况下将来访者在个体治疗中呈现的信息带入团体是违背伦理的行为，因为这样做侵犯了来访者的隐私。当团体由两名治疗师协同带领，而来访者与其中一人进行个体治疗时，情况就会更加复杂。治疗师的权力、权限以及来访者的自主权之间的动力交互会产生诸多类似的伦理问题[18]。无论如何，关于透露信息、遵守边界和保密原则的知情同意，在混合治疗中是必不可少的（如第9章所述）[19]。

结合团体治疗和12步骤团体

一种日益普遍的联合治疗形式是：让参加12步骤团体或其他互助团体的来访者同时接受团体心理治疗。历史上，这两种治疗形式的支持者彼此之间并不相容，以竞争性的、带有怀疑的态度看待对方[20]。幸运的是，人们对这两种治疗方法如何相互取长补短有了越来越多的兴趣和理解。物质使用障碍产生的巨大经济代价和社会心理影响（直接影响美国至少2000万人口，间接影响更是无法估量），物质使用障碍与其他心理问题的高共病率，这种障碍易复发的性质，以及成瘾的社会背景等因素，使得团体心理治疗特别适用于这一问题[21]。

患有物质使用障碍的个体在患病的每一个阶段都会遇到人际关系问题。第一，他们本身容易遇到人际关系问题，这会带来情绪痛苦，而他们试图通过物质使用来减轻痛苦；第二，物质使用问题会造成人际关系上的困难；第三，他们的人际困难使得他们难以摆脱物质滥用而保持清醒。有证据表明，团体治疗可以在他们的康复阶段发挥重要作用，帮助他们发展应对技能，以维持戒断并增加心理韧性，从而防止复发[22]。构建新的支持网络和人际学习往往是这一群体的康复过程中不可或缺的一部分[23]。

有强有力的证据表明，12步骤团体不仅有效，而且深受来访者重视[24]。（匿名戒酒会是最常见的12步骤团体，但12步骤团体的形式共有超过100种，包括针对药物成瘾、赌博、性成瘾和暴食症等问题的团体。）*有数以百万的匿名戒酒会成员正在参加全球各地每周11.5万次的匿名戒酒会会谈，他们中的一部分人同时也接受团体心理治疗[25]。

在消除了某些误解和隔阂后，团体治疗和匿名戒酒会可以相得益彰。首先，团体带领者必须了解12步骤团体工作的原理，学习欣赏12步骤项目中蕴含的智慧及其为戒瘾人士提供的巨大支持。其次，团体带领者要看到这两种方法所具有的共同特征：12步骤法使用我们熟悉的团体原则，重视建立关系和归属感，采用榜样示范，努力帮助成员发展新的、有价值的人际关系和获得个人的效能感[26]。最后，我们必须消除团体治疗师和（或）匿名戒酒会以及类似团体的成员持有的常见误解。这些常见的误解如下所述。

1. 12步骤团体与心理治疗或者药物治疗是对立的。

2. 12步骤团体鼓励把自己交给更高力量，放弃个人责任。

3. 12步骤团体不鼓励表达强烈情感。

4. 主流团体治疗忽视成员的灵性修炼。

5. 主流团体治疗不必依靠12步骤团体也照样有效。

6. 主流团体治疗认为12步骤团体中成员间的关系以及帮助者（sponsor）与被帮助者（sponsee）之间的关系存在过度依赖[27]。

---

* 新近的非12步骤同辈支持团体也在逐渐发展，使用的是社会学习的方法，如自我管理和康复训练（SMART Recovery）与女性戒瘾（Women for Sobriety）团体。

　　请记住，要想对12步骤团体做出总结性评论是很困难的，因为团体会谈并不完全相同：团体与团体之间存在很大差异。但总体而言，在治疗核心上，匿名戒酒会和团体治疗主要存在两个方面的不同。

　　匿名戒酒会的12步骤团体基于这样一个理念，即依赖"比我们更强大的力量"是达到戒断必不可少的元素。虽然每个成员可以自行定义什么是"更高力量"，大量非宗教性和具有人文精神的12步骤团体也在逐渐增多，但"传统"的匿名戒酒会非常关注成员与更高力量的关系，而匿名戒酒会的"大书"明确将更高力量定义为"上苍"，强调成员应臣服于上苍的旨意，在与上苍的关系中理解自己[28]。然而，与此同时，匿名戒酒会团体推动个体改变的一个基本原理是，团体为成瘾者提供社交网络、志同道合者、不同的应对方式、成功戒断的榜样，以及旨在提升个体自我效能感的支持[29]。这些机制都与人际互动团体治疗十分兼容。

　　团体治疗鼓励成员间的互动，特别是此时此地的互动，这是团体的精髓。匿名戒酒会则相反，特别规定禁止"串话（crosstalk）"——会谈中成员间的直接互动。"串话"可以是任何直接的询问、建议、忠告、反馈或者批评。（但这也是一个笼统的概括，如果你仔细观察就会发现，有的匿名戒酒会团体的成员也有大量的互动，特别是在会谈的前后。）然而，禁止"串话"并不意味着会谈缺乏人情味。有匿名戒酒会成员曾经指出，得知自己不会遭到评判或者批评，让他们感觉放松，并且敢于进行更深层次的自我暴露。考虑到会谈时并没有训练有素的团体带领者来调整和处理此时此地的互动，匿名戒酒会避免高强度的人际互动，不失为一种明智之举。

　　团体带领者在安排匿名戒酒会成员接受团体治疗时必须牢记，他们并不了解什么是团体反馈。带领者应在治疗开始前的准备阶段，向他们解释匿名戒酒会模式和治疗团体间的差异。我们也建议团体带领者参加匿名戒酒会的会谈，以全面了解12步骤法。向来访者表明你对12步骤法的尊重，并尝试向来访者解释，12步骤法的大部分内容在治疗团体的背景下也存在意义；如果他们能够遵循这些步骤，就能促进自身的治疗性改变。

　　表13.1列出了12步骤团体的12个步骤，并提出了对应的团体治疗主题。我们无意重新诠释这12个步骤，而是想大致把这些步骤的理念转变成与人际互动团体兼容且相关的概念。在这个框架下，团体带领者能够轻易地运用共通的语言，同时涵盖两种方式，并强调治疗和康复的过程是互相促进的[30]。

表13.1　12步骤团体和人际互动团体治疗方式的交汇点

12步骤法	人际互动团体心理治疗
1. 我们承认，我们无法抵御酒精，我们的生活已变得无法掌控。	放弃夸大和反依赖（counterdependence）。开始信任团体的过程和力量。
2. 认识到有一种比我们自己更强大的力量，可以帮助我们恢复心智健康。	在关系和人际联结中进行自我修复。把"比我们自己更强大的力量"化作一种慰藉、滋养和希望的源泉，用来取代对物质的依赖。
3. 决定把我们的意志和生活托付给我们所理解的"上苍"来照管。	让信任在治疗过程和团体成员的善意中产生一次飞跃。
4. 做一次彻底而无畏的自我道德反省。	进行自我探索，向内寻找。尽可能多地了解自己。
5. 对"上苍"、对我们自己和对他人承认自己错误的实质。	进行自我暴露。与别人分享你的内心世界——充满羞愧与内疚的体验以及你的梦想和希望。
6. 完全准备好让"上苍"消除我们性格中的一切弱点。	在治疗的此时此地探索并阐明所有会导致故态复萌的破坏性人际行为。团体的任务是帮助成员找到自己内在的资源，为行动做准备。
7. 谦卑地祈求"上苍"消除我们的缺点。	承认你的人际情感和行为妨碍了自己建立令人满意的关系。通过尝试新的行为来修正关系。寻求反馈并接受反馈，以此扩大你的人际互动范围。尽管团体提供了解决问题的可能，但是否行动仍是你自己的责任。
8. 列出我们曾经伤害的人的名单，并愿意尽我们所能进行弥补。	鉴别你需要为哪些人际伤害负责；培养对他人的同理心。试着理解你对他人造成的影响并有意愿去修复伤害。
9. 尽我们所能进行弥补，除非这样会伤害他们或其他人。	把团体作为改变认知和修复关系的实验性场所。要完成第9步，从补偿你以任何方式伤害或冒犯过的团体成员开始。
10. 继续进行自我检讨，及时承认我们自己的错误。	将自我反思、承担责任、自我暴露等过程内化。让这些特质成为你在治疗团体和现实生活中的一部分。
11. 通过祈祷和冥想，改善我们与自己所理解的"上苍"的灵性沟通，只求理解他对我们的旨意，并获得实现他的旨意的力量。	没有直接的心理治疗焦点，但治疗团体可以辅助你进行安抚心灵的冥想和灵性探索。

（续表）

12步骤法	人际互动团体心理治疗
12. 经过这些步骤而获得了精神上的觉醒后，我们设法把这些原则传达给其他成瘾者，并且在我们的日常生活中贯彻这些原则。	开始积极地关心别人，从关心团体成员开始。用一种利他主义的态度生活，将会让你对自己有更多的爱和尊重。

资料来源：Adapted from R. Matano and I.Yalom，"Approaches to Chemical Dependency: Chemical Dependency and Interactive Group Therapy: A Synthesis"，*International Journal of Group Psychotherapy* 41 (1991): 269-93. "The 12 Steps of AA".

协 同 治 疗

尽管有的治疗师选择独自一人带领团体，但多数治疗师更倾向于和另一名协同治疗师一起工作[31]。实际上，两位治疗师协同治疗的实践很普遍，但是少有研究去评估协同治疗的疗效增益。虽然协同治疗会增加治疗的复杂性，但如果两名治疗师合作良好，团体的凝聚力就不会因此而被削弱。一项大型的研究对一名治疗师和两名治疗师所带领的团体进行了对照，结果发现，对于团体中的青少年而言，两名治疗师带领的团体的临床疗效更为显著[32]。我们自身的临床经验提示，协同治疗既存在特殊的优势，也有潜在的风险。

让我们先来谈谈协同治疗对治疗师和来访者的好处。在协同治疗中，两名治疗师可以取长补短与相互支持。两人合作还能拓宽认知和观察视角，双方的观点能碰撞出更多的灵感火花及治疗思路。例如，当其中一名治疗师与某一团体成员热烈互动时，另一名治疗师也许能保持旁观，更好地关注其他成员对此的反应，拓宽交流和探索的范围。当一名治疗师的同理心和心智化能力有所欠缺时，另一名治疗师可以帮助团体成员维持治疗焦点[33]。而且，不要低估协同治疗带来的治疗师休假的操作性便利，当你休假时，团体成员将与你的同事继续工作。40年来，我（莱兹克兹）每周三晚上都与一名精神科住院医师共同带领一个团体，我非常珍视协同治疗所带来的灵活性。

协同治疗还可能催生移情反应，并使其扭曲现实的本质昭然若揭，因为不同的来访者对每一位治疗师的反应和对治疗师之间的关系的看法都会有很大差别。在团体中，治疗师也会对某些特殊团体产生强烈的反移情或者容易认同来访者（例如，艾滋病患者团体、癌症患者团体或心理创伤团体），此时，协同治疗师的支持作用对来访者和治疗师都尤其重要[34]。我（莱兹克兹）清楚地记得玛丽——晚期乳腺癌女性患者团体的一名成员——来参加的最后一次团体会谈。她知道自己将不久于人世，她谈到了她的家庭，她对这个团体的感激之情，以及她一生所珍视的人和事。当时，我母亲也患了癌症并且病得很重，我发现自己情绪激动，无法恢复到治疗师角色所需要的沉着状态。我的协同治疗师意识到了这一点，并有效地促进了会谈，然后帮助我在会后回顾这一过程。

许多临床工作者一直认为，男女搭配的协同治疗师团队可能有独特的优势。这样的搭配可能会强烈唤起团体成员对原生家庭的感知、对两名治疗师之间关系的许多幻想和误解，并有利于成员们对此进行有益的探索。男性治疗师和女性治疗师相互尊重、包容合作，他们之间并不存在来访者想象中的男女间的破坏性竞争、相互贬损、利用或潜在的性意味，因此可以给来访者做出示范。对于遭受童年创伤和性虐待的来访者来说，男女搭配的治疗团队为他们提供机会去处理不信任、滥用权力以及无助感等议题。来自男尊女卑文化背景的来访者，可能会感受到由一位坚强、有胜任力的女性和一位温柔、有胜任力的男性所组成的带领团队的独特魅力[35]。同样需要注意的是，社会中的性别角色正在迅速地悄然改变，刻板的性别印象正在逐渐退出历史舞台。在运作良好的协同治疗团队中，角色应该是流动而非僵化的。

我们曾观察过200多个由新手治疗师带领的治疗团体，我们发现，加入协同治疗师对于新手带领者有独特的优势。许多学生都认为，作为协同治疗师带领团体的经历是最有成效、对专业成长最有帮助的学习之一。还有什么其他培训课程，能让两名治疗师同时参与同样的治疗，并接受同样的督导[36]？一方面，与另一名治疗师同时在场，可以降低新手治疗师的焦虑，使其得以更客观地理解团体会谈。通过每次会谈结束后的回顾和总结，两名治疗师能给对方的行为提供更为客观的评估和极有价值的反馈信息。同样，在识别并修通反移情方面，协同治疗师们也能相互促进。

要在面对巨大的团体压力时保持客观，对于新手治疗师来说尤为不易。要承受团体成员对自己的攻击，并帮助团体建设性地利用攻击，则是一项更棘手且令人不适的任务。当你成为众矢之的时，你也许会因受到太大的威胁而无法清醒地辨识攻击，更无法面不改色地鼓励对方继续攻击。然而，遭攻击者最明智的反应莫过于说：

"你们正在攻击我，非常棒。继续！"此时也许正好能体现协同治疗师无与伦比的价值，他能帮助团体成员继续表达对另一治疗师的愤怒，并最终探询这种愤怒的根源与意义。

两位治疗师是否应该在团体会谈中公开发表不同意见，是一个颇有争议的问题。一般来说，我们认为，在最初几次会谈中，治疗师之间的分歧对团体毫无益处。此时，团体还不够稳定，凝聚力尚不够强大，难以承受治疗师之间的分歧。然而，在治疗后期，治疗师们的分歧也许具有巨大的治疗作用。在一项研究中，我（亚隆）询问了20位结束长程团体治疗的来访者，了解他们如何看待治疗师之间的分歧对团体治疗过程及对其本人治疗效果的影响[37]。他们一致认为，治疗师之间的分歧是有益的。对于很多来访者而言，那是一种示范：他们看到自己所尊重的个体如何公开发表不同意见，并不失尊严、机敏智慧地处理彼此间的差异。

让我们来看一个临床案例。

○ 在一次治疗中，我（莱兹克兹）的协同带领者，一名住院医师，问我为什么每次在罗布收到批评的反馈时，都很快站出来支持他。这个问题让我措手不及。我表示，如果她不说，我根本没注意到这一点。随后，我征询成员意见，看看大家的观点是否与她的观察一致。成员们点头称是。我很快明白，我确实对罗布保护过度了；我评论道，虽然罗布在控制愤怒方面取得了实质性进展，我仍然以为他很脆弱并需要我保护，这种保护是为了防止他反应过度。罗布感谢我和协同治疗师的开放态度并表示，虽然他过去可能需要额外的关照，但现在已经不再需要了。

这样一来，团体成员会发现治疗师也是人，尽管不完美，却仍然真诚地设法帮助来访者。这种人性化过程有利于消除来访者的刻板印象，而且来访者可以学会根据个人特质而非角色来区分他人。如果团体成员存在与权力、地位、种族或特权有关的议题，他们可能会将这些问题投射到协同治疗关系上。这可能会引发治疗师之间的紧张感和竞争。如果两位合作的治疗师可以在团体内展开相互尊重、公开透明的讨论，这对团体来说会非常具有建设性。不幸的是，治疗师们很少能够把握这个绝佳的示范机会。对治疗团体中沟通模式的研究表明，治疗师对另一治疗师的评论相当少见[38]。

尽管治疗师之间的分歧会使部分来访者感觉不舒服，如同孩子目睹父母的冲突一样，但在大多数情况下，它可以提升团体的真诚度与效能。在这方面，有关治疗师透明度的原则至关重要。在你做自我暴露时，请确保这样做具有治疗作用，以及你的言语能够传达你想表达的含义。我们曾多次观察到，当两个治疗师真诚地发表自己的不同意见时，一潭死水的团体又重新焕发生机。

协同治疗模式的缺点源于两位治疗师之间的关系问题。协同治疗进行得如何，团体也会发展得如何。这也是在培训环境以外使用协同治疗饱受诟病的主要原因之一[39]。为什么要在人际关系错综复杂的团体环境中增加另一种关系（而且这种关系会消耗专业资源）呢[40]？

因此，两位治疗师在与对方工作时感觉舒服、彼此坦诚是非常重要的。他们必须学会利用对方身上的优势：一位治疗师也许更善于呵护与支持，而另一位也许更能够进行面质并耐受愤怒。但是，如果两位治疗师彼此竞争，力求做出自己的精彩诠释，而不是支持另一方所开始的探询，治疗团体将变得人心涣散。另外，治疗师使用相同的专业语言也同样重要。一项对42个协同治疗团队的调查表明，协同治疗出现问题最常见的根源是治疗师的理论取向不同[41]。

在某些培训项目中，新手治疗师会和另一位资深治疗师搭档——这种协同治疗形式有许多优势，但又有各种问题。资深治疗师必须通过示范和鼓励来指导新手治疗师，而新手治疗师则要学习独立工作，既要避免优柔寡断又要排除恶性竞争。最重要的是，他们必须愿意作为平等的双方去审视他们的关系——这不只是为了治疗师自己，也是为了给成员树立榜样。两个协同治疗师在性别、文化、年龄和经验上的差异所产生的影响需要得到妥善处理。随着时间的推移，两位治疗师都应该发挥全方位的团体领导力，不应受刻板印象或团体成员投射的限制。协同治疗师之间的角色如果有主导和从属之分，会给团体树立一个坏榜样，让团体成员认为他们可以回避退缩和接受从属的地位[42]。

◯ 我们最初的协同治疗经历提醒着我们这些原则。在我（莱兹克兹）受训时，欧文邀请我和他共同带领一个持续进行的、一直由他自己带领的团体治疗师团体。进入一个由经验丰富的团体治疗师所组成的团体是令人生畏的。通常，会有一名团体成员携带本书的最新版本（他们给自己的学生布置了这本书）来参与会谈。

团体成员表现得非常拘谨，对欧文十分恭敬，不敢相互挑战或谈论他们体验到的竞争感。我们希望，改为协同带领的模式可以有助于激活该团体，并释放一些未得到表达的紧张感。在我加入后的前几次会谈中，我所做的每一条评论都像铅球一样沉重地落在压抑而鸦雀无声的团体中。最终，我有点气愤地指出，团体陷入了僵局，成员们都瞻前顾后、小心翼翼，把一切都交给"欧文这个消瘦的团体带领者"。

这似乎让团体松动了一些。之后，在团体会谈后的讨论中，欧文问我是否意识到我对他怀有竞争情绪，并幽默地补充说，他以为我原本会说"欧文这个有智慧的团体治疗师"，而不是"这个消瘦的（也就是枯萎的）团体治疗师"①。唉，一个人不可能欺骗自己的无意识，我的口误出卖了我的心，但歪打正着，效果反而更好。

在选择协同治疗师时不能掉以轻心。我们曾经观察许多治疗师如何选择协同治疗师，并有机会追踪这些团体的进展，因此我们相信，团体的最终成败在很大程度上取决于这一选择的正确性。如果两位治疗师和彼此在一起时不自在，或者自我封闭、相互竞争，或在风格和策略上迥然有别——并且这些分歧不能通过督导解决——那么他们带领的团体就不太可能富有成效[43]。和具有敌意或自己不信任的治疗师共同带领团体，是团体带领者所经历的最糟糕的专业体验之一。

协同治疗师在气质和自然节律方面的差异是不可避免的。但是，我们可以避免让这些差异限制各自的角色和功能。有时，团体的反馈可能极具启发性并可能促成重大改变。例如，有一次，在一个由对配偶施暴的男性所组成的团体中，有成员质问道：为什么每次团体治疗结束后，都是由男性治疗师收取费用，而由女性治疗师来"清理现场"？

当顾问医师或督导为进展缓慢的团体提供帮助时，最有效的方式是关注协同治疗师之间的关系（我们将在第16章中详加讨论）。针对新手团体带领者的一项研究

---

① 在英文中，"有智慧的（wise）"与"消瘦的（wizened）"二词读音接近。——译者注

发现，那些报告对临床团体体验不满意的受训者提及的共同因素是，未提出、未处理的协同治疗关系中的紧张感[44]。一位沮丧并且意志消沉的协同治疗师，在她那自大而无能的搭档退出培训项目后，在督导中汇报了一个梦。在梦中，她是一个曲棍球守门员，守卫着她们队的球网，而她们自己队的一名球员（猜猜是谁？）却不停地给她捣乱。

选择协同治疗师时不应该盲目行事：不要同意与自己不了解或不喜欢的人合作带领治疗团体。不要因为工作压力或者无法拒绝邀请而勉强做出选择，因为这是一种太重要、太有约束力的关系。宁可在好的督导帮助下独自一人开展团体治疗，也不要被束缚于不匹配的协同治疗关系中。最好选择一位你感觉亲近但个性不同的人做你的协同治疗师，这种互补性能丰富团体治疗体验。

互为配偶的治疗师经常共同带领夫妻治疗团体。然而，如果夫妻双方要共同带领一个长程的人际互动团体，那么他们自身的婚姻关系必须极其成熟与稳定。如果两个治疗师刚刚确定恋爱关系，我们会建议他们不要共同带领治疗团体。明智的做法是，等到关系稳定、恒常后再做决定。两个过去是恋人、如今形同陌路的治疗师，更不适合一起带领团体。

有些个性困难的来访者无法整合爱与恨，因此会将无法整合的情感分别投射在不同的治疗师身上，最后使协同治疗团队出现"分裂"——将积极情感投射于一位治疗师，将之理想化；将消极情感投射于另一位治疗师，攻击或回避之。除非这些部分得到探索和修通，否则它们会导致治疗的失败和协同治疗师关系的破裂。

有些团体分裂成两部分，每位治疗师拥有一个来访者"团队"，并与这些来访者维系着一种特殊的关系。有时，这种分裂源于治疗师与来访者在团体开始前的个体治疗或咨询中所建立的关系（因此，我们建议两位治疗师都参与来访者的入组访谈，而且最好是同时。我们见过很多来访者，在整个团体治疗过程中，他们对于最初会见他们的那位治疗师，自始至终都会有一种特殊的亲近感）。有些来访者之所以亲近某位治疗师，或因为该治疗师的个性特征，或因为他们感觉这位治疗师比另一位更聪明、更资深或更性感，或因为某位治疗师的种族或个人特质与自己更相似。无论形成亚团体的原因是什么，这个过程都必须得到重视和公开讨论。

对于良好的协同治疗团队而言，讨论时间是必不可少的。协同治疗师之间的合作关系需要时间来发展和成熟。协同治疗师必须留出时间和彼此交谈，并关注两人间的关系[45]。至少，在每次会谈前，协同治疗师需要花些时间讨论上一次会谈，并审视当天会谈可能会讨论的议题；每次会谈后，协同治疗师也需要花15～20分钟做简要的回顾总结，并提出自己对会谈和彼此表现的看法。如果团体有督导，两位治疗师都要参加督导会谈。许多繁忙的诊所，以追求效率和经济效益为名，挤占协同治疗师的讨论时间，这绝对是一个严重错误。齐心协力带领一个团体需要亲密无间的合作体验，协同治疗师之间可能会发展出深厚而持久的友谊。

梦

团体成员在会谈中呈现的梦的数量和类型，在很大程度上由治疗师对梦的关注度决定。治疗师对来访者第一次呈现的梦做何反应，将影响来访者后续选择是否呈现和呈现什么样的梦。在精神分析取向的个体治疗中，治疗师会对来访者的梦进行深入、细致、具体的探究，但这一点在团体治疗中则很难实现。对梦的深入探究将导致团体花费过多时间在某一个来访者的身上，并且这个过程对其他成员并无多大用处，因为他们仅仅是旁观者。

那么，梦在团体治疗中起何作用呢？治疗师通常认为梦既包括显性（意识层面的）内容，也包括隐性（无意识层面的）内容。我们建议治疗师同时也考虑梦的心理维度和人际维度。梦是来访者的内在创造，但当他们在团体中分享自己的梦时，梦就会转化为人际行为[46]。

在心理动力学取向的个体治疗中，来访者通常会向治疗师呈现大量的梦。因此，治疗师从不力求处理所有的梦，而是选择与现阶段治疗相关的梦或梦的片段来加以分析。因此，治疗师可能忽略某些梦，而探询与另一些梦相关的广泛联想。例如，如果一个丧亲的来访者梦见对自己已故的丈夫怒气冲冲，而梦中又夹杂着一些有关性别认同问题的隐喻和象征，那么治疗师通常会聚焦于前一个主题而搁置后一个主题。此外，这个过程本身也具有自我强化的效果。众所周知，深度投入治疗的来访者常会顺着治疗做梦或记住梦，即他们会做与当前治疗主题相关的梦，并强化治疗师的理论框架（弗洛伊德称之为"如影随形的梦"）。

对来访者特定梦境的探究可以加速团体的治疗工作。最有价值的是有关团体的梦（在梦中，团体作为一个实体）或者是反映做梦者对某个或多个成员的情感的梦。

这两类梦都可能隐含做梦者及其他成员尚未完全意识到的内容。某些梦可能通过伪装表现出一些意识层面的素材，而由于种种原因，成员们过去一直对这些素材讳莫如深。因此，邀请团体成员共同讨论梦境，并就梦及其对自身的影响展开联想，这种做法通常会带来许多收获。同时，治疗师也要探讨来访者出现此梦的背景：为什么在此刻做这样的梦或者说出这个梦？探索这个梦如何加深了大家对报梦者和团体的理解[47]？

○ 在团体即将加入两个新成员前的会谈上，杰夫，一个自我关注的男性成员，向团体报告了他的第一个梦。这时，他已经参加了几个月的团体。"我正在给我的宝马跑车抛光。然后，正当我把车的内部都清理得十分干净时，有7个打扮得像小丑的男子冲进我的车里，在车上大吃大喝，把我的车弄得一团糟。我就站在那里看着他们，火冒三丈。"

　　杰夫和团体成员都对这个梦展开了联想，这些联想反映了杰夫的老问题——他总是无止境地追求完美，要以最好的形象示人，并且在这个过程中总是受挫。团体带领者提出疑问："为什么是现在做了这个梦？"这个问题将团体引向更有意义的讨论。杰夫说道，在过去的几个月里，他已经开始让团体成员进入他那不够完美的"内部"世界。他表示，也许这个梦反映出他害怕新来的成员不能妥当地保护好他的内心。其实，有这种担忧的并不止杰夫一个人，其他成员也在担心新来的成员会破坏这个团体。

在另一个团体的第20次治疗时，萨莉讲述了这样一个梦。

○ "我和妹妹正在散步。走着走着，妹妹越变越小。最后，我不得不背着她。我们到达团体治疗室时，成员们正围坐在一起喝茶。我不得不让大家见见我妹妹。此时，她已经变得非常小，待在一个包裹里。当我打开包裹时，里面却只有她一颗青铜色的小头。"

对此梦的探索，使萨莉以往未意识到的担忧清楚地显露出来。萨莉极其孤独，加入团体后立即就全身心地投入——事实上，这是她唯一重要的社交环境。然而，与此同时，她又担心团体对于自己而言过于重要了。她总是竭尽全力调整自己以满足团体成员的期待，因此往往会忽视自身的需求，看不清真正的自我。迅速缩小的妹妹象征自己变得越来越幼龄，越来越未分化，以致最终变成无生命的物体，如同将自己当作祭品来换取团体的肯定。想象团体成员正在"喝茶"，也许蕴含着她内心的愤怒。团体真的在工作吗？其他成员真的在乎自己吗？他们想要的就是一个没有生命的、青铜色的小头吗？梦反映了做梦者自我知觉的状态，需要被认真审视，应被作为自我表达来尊重和认真地对待，而不是作为一种粗暴的、破译密码的智力游戏[48]。治疗师应将梦视为来访者给团体成员和治疗师带来的礼物，细心观察每个团体成员对梦的情绪反应。

通过以下这个梦，我们会看到治疗师可以如何有选择地将重点集中于那些可促进团体治疗工作的梦境。

◯ "我丈夫将我关在我们杂货店的门外。我非常担心店里易坏的东西会腐烂。他在另一家店里找到一份工作，正忙着清理垃圾。他微笑着，挺自得其乐，尽管他显然是在犯傻。店里有个年轻的帅哥伙计向我挤眉弄眼，然后，我们一起出去跳舞。"

该来访者是一位中年女性，她参加了一个年轻成员团体。从她个人的心理动力来看，这个梦是极有意义的。她的丈夫是个冷淡的工作狂，不让她介入他的生活。她强烈感到自己的生命在白白流逝（易坏的东西正在腐烂）。以往在团体中，她曾将自己的性幻想喻为"垃圾"。她对丈夫怀着满腔怒火，却不敢发泄；在梦中，她赋予了他一个滑稽可笑的形象。

虽然来访者的梦境丰富多彩，但治疗师选择关注与团体有关的主题。来访者非常担心遭到团体的排斥：感到自己年纪大，没有吸引力，与其他成员关系疏远。据此，治疗师把重点放在"被关在门外"这一主题和她"希望得到其他成员（尤其是男性）更多的关注"这一愿望上（其中有个成员与梦中那个挤眉弄眼的帅哥很像）。

来访者的梦常常能揭示未表达的团体忧虑或团体中的僵局[49]。以下这一梦境阐明，来访者能意识到却刻意回避的团体素材如何通过梦而被带入团体的讨论中。

○ "在我的屋子里有两个并排的房间，中间以镜子相隔。我感觉隔壁房间有
小偷。我想，如果我拉开窗帘，我会看见一个蒙面人正在偷我的东西。"

这个梦是来访者在一个有时间限制的团体的中期提出的，当时，治疗师的学生
们通过单向镜子观察整个团体。除了在第一次会谈时，团体成员对此有所讨论外，
他们从未表达过自己对观察者的感受。对这个梦的讨论将团体引向一个非常有价值
的话题，即治疗师与团体及其学生之间的关系。观察者是否从团体中"偷走"了什
么？治疗师是否优先考虑自己的学生，而团体成员只不过是教学示范的道具？

视 听 技 术

视听技术似乎已成为团体治疗师的一大利器，早期专业团体治疗文献反映出这
一新技术问世时的狂热风潮。视频录像可以更为清晰地纵观治疗全程，提高向来访
者反馈的效果[50]。我们一直以来的一个愿望就是最大限度地提升来访者的学习和直
接的临床团体工作。在这一章后续的部分中，我们将讨论其他有用的反馈方式[51]。

近年来，有关视听技术临床应用的文章和书籍大幅减少。这或许与追求高效率
的社会风气有关，因为在临床上应用视听技术通常十分不便，而且耗费时间。如今，
团体治疗越来越多地通过视频电话会议进行，这所带来的治疗机会仍有待探讨。视
频电话会议很容易被录制（当然，前提是征得来访者的知情同意），这对于向团体成
员和治疗师提供直接反馈，以及对团体治疗的研究都十分有用。当然，我们需要注
意传输和存储音像资料涉及的隐私问题。然而，这项技术仍然有很大的潜力。我们
至少应该对它在临床上的应用进行简短的评估，即使这种方法显得有些过时。视听
技术在教学和研究中的应用更为持久，并且仍然十分普遍。

在早期，有些临床工作者在每次团体会谈时录音，并在会谈期间对选定部分进
行即时的回放（"焦点反馈"）。有的治疗师会请一位辅助治疗师，后者主要负责录制
会谈，甚至会选择合适的片段回放。有的治疗师会录制团体会谈，并在下次团体治
疗时回放关键部分并加以讨论[52]。

有些治疗师会在团体治疗时间之外另行安排回放时间，观看以前团体治疗的大

部分录像。还有些治疗师运用一种"集锦回看"技术：他们录下每一次团体治疗实况，将其中具有代表性的片段进行剪辑，随后在团体中回放[53]。有些治疗师则只向那些想在两次团体治疗的间隔时段观看团体治疗片段的来访者回放。录制视频还能让缺席的成员有机会观看自己错过的团体会谈。

来访者对录像的反应取决于观看的时机。来访者第一次观看回放录像的反应会与后来的反应不同。第一次观看时，来访者主要关注自身形象，而对自己与他人互动的风格或团体治疗过程则不太在意。以我们自己和其他人的经验来看，在治疗早期，来访者也许会对观看录像有浓厚的兴趣。然而，团体一旦产生凝聚力且有活跃的互动，他们很快就会对观看录像感到索然无味了，而且会对浪费团体会谈时间而心怀不满[54]。通常，录像回放会让来访者长期以来所珍视的自我形象受到严峻的挑战。在看完视频后，来访者常常更容易回忆起并接受其他成员以往所给予的反馈信息。自我观察是一种强大的体验，任何反馈都不如自己发掘的信息那么具有说服力。

我们发现，有时录像技术对于危机情境具有重大价值。例如，有一次，一个嗜酒者团体中的一名来访者醉醺醺地跑来参加团体，他垄断发言，出言不逊，举止粗鲁。酩酊大醉的人显然无法从团体治疗中获益，因为他们不能记起并整合会谈期间所发生的事情。不过，那次团体会谈全程被录像，事后的录像回放给来访者带来了巨大的帮助。他曾被告知酒精对自己、对他人有多大的危害，可他从未当回事，直到他亲眼看到了录像，才如梦初醒。

还有一次，一名来访者醉醺醺地跑来参加会谈，很快就醉得不省人事。他一头倒在沙发上，其他成员都围着他，讨论各种对策。酒醒后，该来访者观看了录像，受到了深深的震撼。人们经常告诫他，滥用酒精无异于自我毁灭，可他总是不以为然。这次，他看到录像中自己躺在沙发上形同死尸，这让他想起了自己死于嗜酒的双胞胎兄弟。

另有一名周期性躁狂发作的来访者，一直否认自己的行为不正常。通过录像，她终于有机会目睹自己特别狂乱、失常的状态[55]。在所有这些案例中，录像技术都为来访者提供了强大的自我观察体验——这是治疗过程中必不可少的第一步。

许多治疗师不愿将摄像机架在团体中，他们认为这样会抑制团体的自然发挥，而且团体成员也会憎恨这种入侵（尽管他们不一定会公开表达出来）。就我们的经验而言，其实感觉最不舒服的人就是治疗师。尤其是在督导中，害怕自我暴露、担心丢脸是治疗师阻抗的主要原因，而这正是督导需要处理的[56]。

观看录像回放的来访者通常能够接受录像的提议。当然，他们会关心保密性问题，而且需要这方面的保证。如果非团体人员（如学生、研究者或督导师）要观看录像带，治疗师必须明确观看的目的和观看者的身份，并且必须事先就预期用途（临床、教育和研究目的）获得该团体每个成员的书面同意。在决定存储或删除录像带时，所有团体成员都应在场。

教学录像

视频录像在各种心理治疗教学中的价值已经得到了证实。学生与督导师都可以通过观看真实的团体治疗现场记录，最大限度地减少受训者对情况的扭曲或出于防御目的而做出的不实描述[57]。学生与来访者的重要非言语行为也可以得到观察，而这在传统的督导模式中常常无法做到。学生治疗师有很好的机会，可以充分观察他们的自我表现与肢体语言。在传统的督导模式中，往往不是学生的"错误"被忽视了，而是他们那些出自直觉的有效干预常常无法被察觉。对于会谈中让人困惑的部分，也可以反复观摩直至理出头绪。另外，能够清晰体现治疗基本原理的珍贵教学录像可以被储存起来，而教学录像图书馆就这样创建好了。视频录像已经成为心理治疗师临床实践训练的重要工具，也是在临床试验中带领基于说明手册的团体时不可或缺的部分，可以确保治疗师不会偏离事先规定的治疗模式[58]。

研究录像

录像的使用也大大促进了研究领域的发展，录像可以确保研究者在临床试验中测试的心理治疗得到有效开展并符合研究设计[59]。心理治疗试验与药物治疗试验一样，都需要监控治疗的开展过程，以证明来访者所接受的治疗类型和量是正确的。在药物治疗领域，研究者可以通过血药浓度监测达到同样的目的。而在心理治疗研究领域，视频录像是十分出色的监测工具。如果没有清晰可靠的研究设计和监测工具，以确保试验中不同的治疗师在不同的治疗情境中都能用正确的方式开展心理治疗，那么研究者几乎不可能获得研究资助。

书 面 摘 要

在我（亚隆）的团体心理治疗实践生涯中，我经常使用一项辅助技术——为我带领的团体写会谈摘要。每次团体治疗结束后，我会用口述的方式记录此次会谈的详细摘要，并给每位成员发送文字副本[60]。这份摘要采用叙事评论的方式，描述团体会谈的过程、每位成员所说的内容、我所说的内容（不仅包括我说过的话，而且包括我想说而未说的和我说了却又后悔的话），以及此次团体结束后我产生的感觉或疑问。这份摘要可以用语音识别软件进行处理，然后通过电子邮件发送给团体成员。口述这份摘要（两三页，单倍行距）需要花费二三十分钟时间，最好在团体治疗结束后立即完成。耽搁的时间越长，要花费的时间就越多，而且越不准确。团体中的事件序列很快就会变得模糊不清。在完成摘要之前，尽量不要让其他事情打扰你，哪怕是接电话。迄今为止，我和我的学生、协同治疗师以及同事已经完成并给团体成员寄出成千上万份这样的摘要。我坚信，这一做法可以大大推动治疗的进程。

但是，在心理治疗面临巨大经济压力的今天，谁有时间去做这样的工作？它需要治疗师再花半小时完成，还需要额外的行政支持。关于这一点，让我们回顾一下本章的内容：谁有时间架起摄像机，并选择录像片段为团体成员重播？谁有时间在团体会谈前后与协同治疗师进行简短的交流？或与团体成员的个体治疗师沟通？当然，答案就是筋疲力尽的治疗师必须有所选择，而他们经常选择的是舍弃一些有效但耗时的辅助手段，以迎合当代实践的需求。堆积如山的案头记录工作很容易让人感到沮丧[61]。

医疗卫生管理人员或许认为，程序化的治疗方式可以节约时间——让治疗变得更讨巧、更简短、更整齐划一。但是，如果治疗师舍弃了他们的真诚，无法以创造性的方式对非同寻常的临床情境做出反应，那么，这就意味着他们舍弃了治疗的核心。因此，尽管目前临床上尚未广泛使用诸如书面摘要之类的技术，但我们还是会继续在本书中对此加以讨论。我们相信这是强有力的、能够推进治疗的技术。我们的经验是，所有愿意尝试书面摘要技术的团体治疗师都会发现，它推动了团体治疗的进程[62]。此外，这项技术能够帮助年轻治疗师熟练地使用语言，以此发挥一定的教育培训作用[63]。撰写摘要鼓励我们进行反思和刻意练习，还能磨炼我们的团体带领技能[64]。

书面摘要甚至可以起到意想不到的双重作用，既可以记录治疗过程，也可以把通常枯燥的记录过程变成有治疗效果的干预过程[65]。我们要记住，来访者的治疗记录是属于来访者的，来访者在任何时候都可以获取自己的治疗记录。在任何情况下，治疗师都可以做一些适当的笔记，并期待来访者会阅读。治疗记录的内容应该只记录名而隐去姓，应该公开透明、带有治疗性质，不对来访者进行病理化，斟字酌句且富有共情。

我（亚隆）首次使用书面摘要是在做个体治疗的时候。金妮，一名年轻女性，已经接受了6个月的团体治疗，却因搬家且无法克服交通问题、难以准时出席会谈而不得不结束治疗。此外，过度的害羞与压抑导致她无法融入团体。金妮在工作上同样感到压抑：尽管她在写作上极有天分，却因严重的写作障碍而举步维艰。此外，由于收入有限，她负担不起个体治疗的费用。

我同意为她免费做个体治疗，但附加了一个特殊条件：每次治疗后，她必须写一份治疗摘要，对会谈的"地下"部分做一个印象性的、随意的概括——描述自己未说出口的真实想法和情感。我希望以此帮助她打破写作障碍，鼓励她更加自由发挥。我也同意写一份直言不讳的书面摘要。金妮有明显的正性移情。她将我完全理想化，而我则希望我的书面摘要可以传达我真实的情感——快乐、沮丧、迷惑、疲惫——让她看到我真实的一面。

在一年半的时间里，我和金妮每周都写一份治疗摘要。我们将其封好后交给我的秘书，然后每隔几个月就阅读对方的摘要。实验的结果非常成功。金妮在治疗中表现很好，而书面摘要对此功不可没*。通过这次尝试，我有了足够的勇气（治疗师做这样的自我暴露，在开始阶段还是非常困难的，确实需要勇气），并开始思考如何

---

* 这次实验让我对心理治疗有了更深入的理解。首先，它让我认识到治疗过程的类似罗生门的属性。对于同样的会谈，我和来访者居然有着截然不同的体验和看法。我的精辟见解？她根本置若罔闻！相反，金妮在治疗过程中感受到的是另一些东西：深刻的心灵相通，短暂的、带着支持的、接纳的眼神，以及真正亲密的短暂时刻。交换会谈摘要同时还对心理治疗的教学起着有意义的支持作用，我也把这些摘要应用到教学中。几年之后，我和金妮决定将摘要编辑成书并公开发表，增加序言和后记。我们二人平分版税所得。See I. Yalom and G. Elkin, *Every Day Gets a Little Closer: A Twice-Told Therapy* (New York: Basic Books，1974；reissued 1992).

将这种技术应用于团体治疗。很快，两个嗜酒者团体给了我尝试的机会[66]。

我和我的协同治疗师试图以一种互动的模式带领这两个团体。治疗进展很顺利，因为团体成员之间的互动很坦诚，并且富有成效。然而，"此时此地"的互动总会带来焦虑，而众所周知，患有酒精使用障碍的来访者对焦虑的耐受力相当低。到了第8次会谈时，已数月滴酒不沾的来访者又旧态复萌（或威胁说：如果治疗还像上次那样，他们肯定会再次饮酒）。我们赶紧寻找缓解焦虑的办法：增强结构、为每次团体会谈设置书面的议程、录像回放，以及在每次团体治疗后发送书面摘要。团体成员反映，书面摘要是其中最有效的方法。于是，它很快就取代了其他方法。

我们相信，如果书面摘要能够真实、直接地记录治疗过程，那么它是极有价值的。实际上，这些书面摘要与我（亚隆）为自己的档案所做的摘要（它们为本书提供了大部分的临床素材）几乎相同，而且都基于这样的假设：来访者在治疗过程中完全是合作者——心理治疗的神秘面纱一旦揭开，心理治疗的力量将被强化而非削弱。

书面摘要的功能有以下诸多方面：让人理解治疗中所发生的事件；标记好的（或阻抗性的）会谈；记录来访者的收获；预测（并据此避免）来访者不良的发展倾向；让沉默的来访者融入团体；增强团体凝聚力（通过强调相似性、团体中的关怀或其他方式）；引发新的行为和互动；提供诠释（无论是重复在团体内所做的诠释还是治疗师后来想到的新的诠释）；给团体成员带来希望，帮助来访者了解团体治疗是一个有序的过程，并且治疗师对于团体的长期发展有连贯的认识。事实上，摘要可以应用于拓展团体带领者在团体中的每一个任务。

接下来，让我们来看看书面摘要的功能。（在随后的讨论中，我们将引用几段真实的摘要。）

复原与连贯性

摘要成为两次治疗间隔时段内的又一次团体接触。对成员而言，团体会谈被复原了，而团体也更有可能维持连贯性。我们在第5章曾提及，如果团体工作是连贯的——某次会谈提出的主题不止谈一次，而是可以在接下来的团体会谈中得到更深入的探索——那么团体就会更有力量。而会谈摘要能够为这个过程提供支持。在会谈开始时，团体成员经常会提及前一次会谈的摘要，也许因为其中有他们希望探究的主题或者他们不同意的言论。

理解团体进程

会谈摘要帮助来访者再次体验并理解团体会谈中发生的重要事件。在第6章里，我们描述了"此时此地"的两个阶段：体验和理解体验。会谈摘要有利于第二阶段的发展，有利于来访者理解并整合自身的情感体验。有时，团体治疗可能太具威胁性或令人不安，所以，成员会退缩至只求生存的防御姿态。只有在一段时间后（常常在摘要的帮助下），他们才能回顾这些重要事件，才能将它们转化为具有建设性的学习体验。治疗师在来访者头脑混乱时所做的进程阐释（特别是复杂的阐释），来访者通常会置若罔闻。但在会谈摘要中，当这些阐释经过微调并被重复时，它可能会变得更有效，因为经过一段时间，来访者已经可以冷静地思考这些阐释。

塑造团体规范

会谈摘要可以直接或间接地强化规范。例如，以下的摘要片段就强化了有关"此时此地"的规范。

目前，菲尔与老板的相处有些困难。对他而言，与老板的关系无疑很重要，因此，他必然会在团体中提及此事。可是，其他成员并不认识那个老板，不知道他长什么样，也不知道他怎么想，更不知道他有什么感受，所以，即使想帮菲尔也力不从心。然而，当成员们开始了解彼此，并且更加确定在团体中自己对他人的反应时，大家就能够针对彼此间产生的感受给予对方准确的反馈，而不是盲目猜测菲尔老板的想法。

治疗作用

治疗师可以在会谈摘要中强化风险承担，让来访者聚焦于他们的主要任务，即他们寻求治疗的初衷。例如：

由于被吉姆称为"生活的旁观者"，艾琳感觉受到了伤害，在随后的45分钟里一言不发。随后，她说自己感觉被卡住了，想退出团体。艾琳应时刻谨记自己接受治疗的主要原因，即感到自己与人疏远，无法与人建立亲密、稳定的关系（尤其是和异性）。所以，对艾琳而言，重要的是看到、理解并最终克服自己在面对反馈时感觉"被卡住"并想要退缩的冲动。

另外，治疗师可以复述来访者某些有利于治疗的言论，这些言论在未来可能会发挥重要作用。例如：

> 此时，南希开始哭泣，但当埃德试图安慰她时，她却厉声说道："不要安慰我！我并不是因为悲伤而哭泣，而是因为愤怒。如果你因为我流泪而来安慰我、帮助我，反而会帮倒忙，让我无法正视自己的愤怒。"

新的想法

治疗师常常在事后才理解某一事件。还有另一些情况是，做澄清性评论的时机不对（有时，太多的认知可能会抑制情感体验），或者仅仅因为团体会谈时间不够，或者因为来访者的防御太强、拒绝任何澄清。会谈摘要为治疗师提供了传达重要想法的第二次机会。

传递治疗师的时间视角

在对团体或每个成员的长期了解上，治疗师往往比任何一个团体成员都更胜一筹，能注意到数周或数月中发生的变化。分享这些观察常常能给成员带来希望、支持与意义感。例如：

> 今天，西摩在团体中很直率地指出，当杰克和伯特把他的话题扯开时，他感到很受伤。我们（协同治疗师们）对此相当惊讶，因为他竟然能够如此轻松地讨论这种感受。我们清楚记得，在过去的类似情境中，他表现得很被动，带着受伤的心情沉默不语。如今，他可以公开表达他的感受，他明显的变化令我们印象深刻。

会谈摘要还能以另一种方式为来访者提供时间维度的参考。因为来访者几乎无一例外地会保存这些摘要，所以，他们能够对自己在团体中取得的进步有全面的了解，而这在将来或许会对他们有很大的帮助。

治疗师的自我暴露

以来访者在治疗中的获益为考量，治疗师可以利用会谈摘要表达自己在"此时此地"的个人感受（困惑、沮丧、恼怒、愉悦），以及他们在团体中所做行为背后的理论依据。以下的摘要片段展示了治疗师这方面的自我暴露。

> 对于西摩，我们感到十分不知所措。他在团体会谈中总是一言不发。我们非常想让他融入团体，帮助他开口，尤其是自从知道他中途退出前一个团体就是因为觉得别人对他说的话不感兴趣之后。但是，我们又担心，这种帮助反而会使他退行。因此，今天我们没有这么帮他。我们知道，如果西摩自己能够做到这一点，无论早晚，都会更好。
>
> 欧文对自己今天在团体治疗中的表现很不满意。他感到自己主导的事情太多、太主动、引导得太多。毫无疑问，他的这些表现很大程度上与他因前两次治疗缺席而产生的内疚有关，他今天想通过尽可能多的付出来加以弥补。

弥补差距

会谈摘要的一个明显而重要的功能是，帮助由于生病、休假或其他原因而缺席会谈的来访者弥补差距。会谈摘要能让他们了解最新的团体事件，帮助他们更快地重新融入团体。

新的团体成员

给新的团体成员提供前几次会谈的书面摘要，有利于他们融入团体。我通常会要求新成员在初次参加团体会谈前阅读相关摘要。

总体印象

我们相信，书面摘要可以推动治疗。来访者对此也一致给予了正面评价：大多数来访者都非常认真地阅读了这些摘要并进行思考；许多人还多次阅读它们；几乎所有的人都将摘要保存起来，以供将来使用。来访者的治疗性视角与对治疗的投入都得到了深化；治疗关系得到了加强；在我们的经验中，来访者并未产生严重的负性移情或不良后果。有关会谈摘要的讨论和分歧总是有帮助的，并成为成员间合作的持续过程。摘要不应该给来访者造成一种"结束语"的错觉。

许多治疗师向我们询问有关保密性和来访者隐私的问题。迄今为止，我们还没有遇到过此类问题。我们要求来访者像对待团体中的任何事件一样，对摘要严格保密。有一点要额外注意，我们强烈建议治疗师只使用来访者的名，不要提及姓，而且，对一些特别敏感的话题（如外遇），尽量避免明确的来访者身份信息，并且要使用安全的、成员一致同意的传送系统。我们最开始使用的是普通信封，不注明回信地址。当然，现在使用加密电子邮件来保护隐私是更为便捷的手段。

我们建议治疗师可以用这种方式来记录摘要：首先，回忆此次团体会谈中的2~4个主要议题，建构出会谈的基本框架；其次，回忆议题之间的转换；最后，回到每一个议题上，尽量描述每个成员对每个议题有何反应。要特别关注治疗师自己的角色，包括说过什么（或者没说什么）以及来访者对治疗师说的话。

不必追求完美，没有人能够回忆起每一个细节。也不必听治疗录音来刷新回忆——这样太花时间。发送摘要前无须校对，来访者对错误或遗漏并不介意，或者这些错误和遗漏会成为之后团体探索的内容。

如同团体的所有事件一样，会谈摘要会让来访者产生不同的反应。例如，过度依赖的来访者会珍惜摘要上的每一个字；反依赖的来访者则会挑战摘要上的每一个字，或者偶尔也会根本不看一眼；强迫性来访者会反复推敲每一个字的准确含义；不信任他人的来访者则会探究摘要的潜在含义。因此，尽管摘要具有澄清作用，但它也无法避免扭曲的产生，而对于这些扭曲的矫正是治疗所固有的内容。

监控团体治疗效果和进程

贯穿本书，我们始终强调，每个团体带领者都可以成为循证科学的执行者。实践循证科学的一个重要途径是，带领者应获得团体成员对于治疗实际效果的反馈。这被称为"基于实践的证据"，是我们工作所要承担的责任的核心元素[67]。为什么这样的反馈弥足珍贵？因为没有反馈，团体治疗师只能依靠自己的临床直觉印象。当治疗进展顺利时，这也许就足够了。然而，如前所述，会有相当一部分来访者进展不顺利并退出治疗。无论是个体治疗师还是团体治疗师，通常都很难提前识别出哪些来访者有恶化或脱落的风险。监控团体治疗的效果和进程有助于治疗师及早发现问题，减少消极的临床结果并增加来访者在治疗中的获益[68]。这个由现代技术推动的新兴研究领域，使每一个团体治疗师在本质上都得以成为临床科学研究者。

两个被广泛使用的疗效监控系统是：《治疗效果问卷》（Outcome Questionnaire，简称OQ-45.2）评定系统和合作-改变效果管理系统（Partners for Change Outcome Management System，简称PCOMS）[69]。两者都能就每一个团体成员的个人痛苦、人际关系和社会功能提供相关反馈。这些系统还能提供每个成员如何体验团体治疗过程的相关数据。纳入《团体问卷》[70]（参考第3章）能够通过测量来访者在团体中的人际关系体验，为治疗师提供额外的反馈。通过将每个成员与其他成员进行比较，治疗师可以关注与团体发展不同步的成员和可能需要额外关注的成员。疗效测量还能把单个来访者与大数据进行比较，单个团体成员的进展轨迹可以与大样本中成千上万名来访者的进展轨迹进行比较。反馈信息会显示：来访者已步入正轨（绿色），可能不在正轨上（黄色），明显偏离正轨（红色）。反馈信息还可以提醒团体带领者，哪些临床领域需要特别关注。在这些信息的指导下，对于积极参与团体但回避冒险的来访者，治疗师可以更坚决地提出挑战。同样，按时出席但缺乏情感参与的来访者也会被识别出来。

反馈可以针对个人、团体或整个系统，用以确认团体在特定的机构或设置中的运作情况。来访者可以在各种手持设备上轻松、安全地完成问卷。理想情况下，反馈报告需要在每次会谈开始前完成，这样团体带领者可以在会谈前查看报告。反馈报告甚至有助于记录保存。如果来访者了解反馈的重要性，他们定会乐于提供反馈。

治疗师可以鼓励来访者将反馈过程看作验血，目的是协助家庭医生提供良好的医疗服务。与来访者分享反馈可增强治疗联盟，让来访者感受到自己是治疗师的合作伙伴，有助于构建合作性更强、更平等的决策过程。使用客观数据有助于提高治疗效率和治疗效力[71]。

监控的陷阱

收集信息而不将其应用于治疗，将很快打消来访者之后完成问卷的积极性。在确定如何最好地将反馈纳入临床工作时，治疗师需要考虑时机，并且应该根据对来访者（尤其是那些觉得在问卷上表达自己的痛苦比当面表达更容易的来访者）的理解进行订制。治疗师有时不愿意利用这种反馈系统，因为觉得它有侵入性，而且会损害他们的自主性或治疗的神圣感。其他人可能会因为这种监测的潜在额外成本而犹豫不决[72]。一些临床工作者担心，获得关于自身工作有效性的负面反馈将招来机构的惩罚。组织文化和组织氛围在正确利用这种反馈方面发挥着关键作用。组织文化应当能够给临床工作者提供支持，提升他们有效工作的能力。我们应该致力于创造一种文化，能够促进团体带领者的专业发展，确保来访者和治疗师都受益[73]。

结构化练习

结构化练习这个术语特指团体遵循某些特定的方向所进行的活动，是在团体内开展的一项实验，通常在治疗师的提议下进行，偶尔由有经验的成员提出。关于结构化练习的准确的基本原理众说纷纭，但一般认为，结构化练习是一种加速进程的措施，旨在促进成员参与治疗或提高疗效。

结构化练习试图应用"热身运动"，以避免团体起步阶段的犹豫和不自在，从而加速团体进程。结构化练习会给成员分派互动性的个人任务，避免初次见面时仪式化的社交行为，从而加速团体互动。结构化练习还能帮助成员迅速触及被压抑的情绪和自己未知的部分，应对强烈的情感，以及重新与自己的身体和创造性的自我建立联结[74]。在特定环境下面向特定临床人群的团体中，结构化练习可能是团体会谈的核心。结构化练习的形式多种多样，一些常见的团体形式包括：行动和活动取向的老年人团体（包括艺术和舞动团体），这类团体的目的在于让成员重新体验效能感、胜任感以及与社会的互动；面向住院精神障碍患者的结构化活动团体；以及面向癌症手术后患者或遭受创伤的受害者的引导意象或身体觉知练习[75]。我们与晚期乳腺癌女性患者团体的工作总是以渐进式肌肉放松和引导意象的练习结束[76]。在慢性病和艾滋病患者的团体治疗中分享由来访者撰写的个人叙事，可以获得良好效果[77]。

正念减压（mindfulness-based stress reduction，简称MBSR）团体教导成员运用冥想、深呼吸和放松，以及将觉知聚焦于当下每一刻的存在状态，这对于治疗躯体疾病、焦虑障碍和防止抑郁复发是一种行之有效的治疗方法[78]。这些技巧也可以用作更广义的团体干预的一部分。

○ 萨拉是一名82岁的女性，她患有焦虑症和抑郁症，参加了老年人日间医院团体。她告诉大家，5天后她将要参加孙女的婚礼，因此感到非常焦虑。她非常害怕需要打扮自己，并且要暴露在众人面前。萨拉说着说着，开始恐慌，呼吸急促，并哭了起来。团体治疗师试图去安慰她。这时，萨拉身旁的成员，85岁的多丽丝，伸手抓住萨拉的手，慈爱地说："你知道该怎么做，萨拉。你知道要深呼吸，专注于呼吸，让自己感觉好些。没有什么可害怕的，我知道你有多想参加婚礼。我现在要和你一起深呼吸，我想让你和我一起呼吸。你练习过，现在我们一起来。你并不孤单。"

多丽丝开始与萨拉一起练习深呼吸，慢慢地，周围的人也加入进来。包括两位团体带领者在内的12名团体成员手牵手，跟随着多丽丝的呼吸节奏。萨拉慢慢地平静下来，恢复了镇静，说道："非常感谢你提醒我这一点。深呼吸总是很有帮助，但是当我开始焦虑时我就忘了。我感到不知所措，非常孤独。"

在会谈的剩余部分，大家聚焦于团体成员在合作和支持其中一名成员时所感受到的效能感。萨拉承诺每天进行呼吸练习，并计划让一位密友在婚礼前过来帮助她做好准备。她答应给团体一份关于婚礼的完整报告，后来她充满感激地完成了自己的承诺。

在人际互动团体中，结构化练习可能只需要几分钟，也可能占用整个团体会谈的时间。它主要以言语或非言语的方式开展。一般而言，成功的结构化练习都会产生值得讨论的素材。为了最大限度地发挥练习的影响，成员必须既要体验练习，又要回顾和讨论这个过程。在会心团体运动的早期阶段，经常只有练习而没有对于练习意义的归纳总结，这样的处理是不够的[79]。这种练习在会心团体中很常见，但在治疗团体中则远非如此，结构化练习可能将团体视为一个整体（例如，要求团体成员一起计划外出或建造某种东西），或者让一个成员面对团体（例如，"信任跌倒"：一个成员站在团体中央，双眼紧闭，向某个方向摔倒，而围绕在其四周的成员将接住他、撑住他，然后抱他和晃动他），或者视整个团体为许多个体的组合（每个成员都要说出对其余每个成员的初步印象），或者视团体为双人关系的组合（例如，"盲人走路"：团体中两两配对，一人双眼紧闭，由另一人领路），或者针对某一特定的双人关系（例如，要求冲突双方轮流将对方推至地上，再将对方拉起），又或者针对某一特定个体（例如，"换椅子"：要求某个成员代表两个或者更多相互冲突的内在角色发声；当扮演另一个角色时，就从一个座位换到另一个座位）。任何涉及身体接触的练习，都需要经过慎重考虑。如果治疗的常规边界需要被打破，即使用意良好、目的清晰，治疗师也有必要获得团体成员的知情同意。

结构化练习的不当使用违背了创立这项技术的初衷。最初的培训团体（或T团体）制定这种练习的目的，是展示团体动力（既有团体间又有团体成员间的动力）的原理，以及推动团体加速发展。因为标准的培训团体的会谈时间十分有限，带领者需要寻求各种可能的方式，让成员快速跨越初始阶段，不再停留于保守的、传统仪式化的社会行为，其目的在于使成员最大限度地体验小团体的发展过程，而并不旨在发挥治疗作用。

关于结构化练习对团体进程和效果的影响，研究告诉了我们什么？我（亚隆）与莫顿·利伯曼和马修·迈尔斯开展的会心团体项目，对结构化练习的效果进行了详细研究[80]。我们的结论是，大量使用结构化练习的治疗师深受团体的欢迎：与较少使用结构化练习的治疗师相比，在团体结束时，大量使用结构化练习的治疗师更多受到成员的肯定，被认为更有能力、更高效、更具洞察力。但是，使用这种练习最多的团体成员，其获得的疗效却显著弱于使用练习最少的团体成员。（在使用这种练习最多的团体中，有明显改变的成员较少，产生完全正性改变的成员较少，而产生负性改变的成员较多。而且，在使用最多结构化练习的会心团体中，即使成员出现明显改变，其改变也很少能够持续。）

此研究表明，如果你的目标是让团体成员认为你有能力，而且你知道自己在做什么，那么你就大量使用结构化干预吧。这样做——提供明确的方向，担负起所有的执行功能——你确实满足了团体成员对于团体带领者应该做什么的幻想。但是，你的团体成员不会有进步；事实上，过于依赖这些技术反而使治疗事倍功半。团体必须处理的许多重要主题在较多使用结构化练习的团体中从未得到讨论。虽然这些练习使得团体成员迅速表现出很高的表达性，但是，团体也为此付出了代价。它阻碍了许多团体的发展任务，而且团体无法发展出自主感和效能感。

此会心团体项目还证实，治疗师与团体成员间的互动并不是导致改变的唯一原因，更重要的原因包括许多社会心理力量：个人在团体中的角色（中心性、影响力、价值观的一致性、活跃度）和团体的特征（凝聚力、紧张度与和谐度高的气氛、团体规范的结构）都是重要影响因素。换句话说，治疗师与每个成员之间直接的治疗性互动的重要性并未得到足够的证据支持。

虽然这些结论来自总共会面30小时的短程会心团体，但是也与治疗团体密切相关。首先，要考虑速度：结构化练习的确可以绕过缓慢的团体互动早期阶段，也的确可以推动成员较快表达正性或负性情感。但是，结构化练习是否可以加快治疗进程，却完全是另一个问题了。

在短程培训团体或短程治疗团体中，为了绕开某些困难阶段或帮助团体摆脱僵局，治疗师运用练习技术通常是合理的。但在长程治疗团体中，这种对于困难或僵局的回避却不那么恰当。治疗师通常会希望引导团体穿越焦虑，化解僵局或困难阶段，而不是绕过它们。正如本书自始至终所强调的，阻抗不是治疗的障碍，而是治疗的要素。

我们之所以强调在治疗团体中使用多种结构化练习需要谨慎，还有另一个原因：这样做会增加使团体幼儿化的风险。在高度结构化并以治疗师为中心的团体中，成员会逐渐认为帮助（而且是所有的帮助）均来自治疗师。成员轮流等着与治疗师合作，他们抹杀了自己的能力，不再利用团体的力量和资源。他们放弃了自身的责任。

我们不希望过分夸大不使用结构化练习的理由。在允许团体漫无目的地无效折腾，与狂热积极、以过度结构化的方式带领团体这两个极端之间，自然还有一个中间地带。事实上，这就是我们在会心团体研究中得出的结论。该研究表明，带领者的主动性、执行力和带领风格与团体的疗效呈曲线相关：结构化程度过高或过低都与疗效呈负相关。过度结构化会导致上述问题（以治疗师为中心、过度依赖的团体）；而结构化程度过低（放任式的方法）则会导致团体行动迟缓、缺乏活力且成员流失率高。

结构化练习的使用在多种类型的团体中都很常见。我们在第5章曾描述过一些技术，包括治疗师在建立规范、激活"此时此地"和做过程阐释时所使用的技术，都具有一定的规定性。（例如："在团体中，你感觉和谁最亲近？""与玛丽说话时，你能看着她的眼睛吗？""如果为自己在团体中的表现打分，你会打多少分？"等。）

每一个有经验的团体带领者都会使用某些结构化练习。例如，当团体气氛紧张、出现一两分钟的沉默时（对于团体而言，一分钟的冷场也是相当漫长的），我们常会请每个成员轮流快速地谈谈自己刚刚在沉默时想说却没有说的感觉或想法。这个简单的练习常会产生大量有价值的材料。

在使用结构化练习的问题上，重点是治疗师使用这些练习的目的。如果结构化干预用于帮助塑造一个自主运作的团体，或将团体带入"此时此地"的情境中，或阐释团体进程，那么，结构化干预是有价值的。在短程团体治疗中，结构化干预可能是极有效的工具，能够帮助团体成员聚焦于治疗任务，推动成员更快投入任务中。但在具体应用时，仍要选择适宜的时机。时机不准，场合不对，再好的主意也是白费。如果把练习当作情绪空间的填充物——当团体似乎漫无目的时，将练习当成有趣的事情来做，那可就大错特错了。

在团体中，结构化练习也不能用于制造情感。得到正确引领的团体不需要从外部获取活力。如果团体缺乏活力，如果成员在会谈中无精打采，如果治疗师一再觉得有必要为团体打气，那么，最可能的原因是团体存在重大的发展问题。如果治疗师依赖于结构化练习，反而会使情况更加复杂。相反，团体有必要探索团体发展的障碍、规范的结构、成员对治疗师的消极态度、每个成员与自己主要任务的关系等。与长程的、流动的普通团体相比，结构化练习在短程的、针对特定问题的治疗团体中常常发挥着更为重要的作用。

团体治疗记录的保存

每个团体治疗师都应该了解他们所在环境中团体治疗的具体存档要求。治疗文件的储存必须保护好来访者的隐私及满足若干目的：证明治疗师为来访者提供了适当的服务；描述了治疗的过程和有效性；显示对来访者的临床风险评估；方便以后的治疗师提升治疗的连贯性；证明治疗师在特定时间和日期内提供了计费服务。

治疗记录属于来访者，来访者很可能阅读它。治疗师在写治疗记录时应当铭记这一点：记录的语气应客观、中立且尊重来访者，要坦诚地描述治疗依据和治疗计划[81]。我们鼓励从业者充分了解《健康保险便利及责任法案》（Health Insurance Portability and Accountability Act）对来访者隐私和个人健康信息的影响[82]。另外，治疗师在记录为每个团体成员所提供的治疗时，还需要保护其他团体成员的相关私人健康信息。

出于这些原因，许多人建议团体治疗师保留记录复本：一份团体的记录和每个成员单独的一份记录[83]。如果治疗师使用书面团体摘要，则应将它们归档至团体记录中。对于受训者，团体记录或许也可以作为团体进程记录，在接受督导时使用。团体记录应包括：出席情况、主要议题、团体凝聚力状况、突出的互动、移情和反移情、讨论和回避的内容，以及对下次会谈主题的预期。团体治疗师始终应该在下次会谈开始之前及时回顾之前的记录。

此外，治疗师必须保留每个来访者个人的图表或记录。这会作为来访者的个人治疗进展记录，包括初始目标、症状、安全风险（如果有）、心理治疗过程的参与度以及实现的治疗目标。治疗师和来访者之间的电子邮件往来，通常也被视为来访者个人临床记录的一部分，也应当留存。个人记录与每个来访者相关，治疗师必须确保个人隐私信息或其他成员的可识别性信息不会在个体图表中被泄露。团体记录与整个团体相关。团体记录应该在每次团体会谈后完成，而个体进展记录的频率可以稍低，但也要定期完成，并根据临床需要提高记录频率。住院或高强度门诊治疗团体可能需要增加记录频次。在所有情况下，临床记录资料都必须安全存放好。

第 14 章

网络心理治疗团体

本章是书中最短、最年轻的一章。在本书第6版将要出版前不久，我们看到一种开展团体心理治疗的新方法突然崛起[1]。那是因为在2020年最初的几周内，新型冠状病毒肺炎疫情（以下简称新冠肺炎疫情）在极短时间内就让团体心理治疗的实践产生了重大改变，许多面对面的线下团体不得不转变为线上的网络团体[2]。我们将这种新形式称为视频电话会议（video-teleconferencing，简称VTC）团体治疗，在疫情持续的很长时间里，人们需要保持物理上的隔离，因此VTC团体蓬勃发展，使团体治疗得以持续进行。对于这种团体治疗的新形式，我们要了解的仍然很多，但到目前为止，已有充足的科学文献和临床智慧为治疗师带领VTC团体提供了一定的指导原则。尽管我们无法精准地预测未来，但我们相信，即使是在新冠肺炎疫情消退后的很长时间内，VTC团体仍然会是团体治疗领域的一部分。在下面的讨论中，我们将描述VTC团体的独特之处，以及在前文对常规团体心理治疗实践的讨论中，哪些部分适用于VTC团体。

VTC团体在许多方面都与线下团体相同——时间、人数、时长和焦点——但团体成员是在线上视频相见，而不是在治疗室内会面。即便相隔千里，团体成员也能在屏幕上见到彼此。这种形式的变化是巨大的，许多团体治疗师已经迅速、积极地投入这一变化过程中。一些治疗师指出，从团体成员围坐一圈到团体成员线上视频的改变，犹如治疗早期从躺椅转变为团体成员围坐一圈，这种改变影响深远[3]。总之，VTC团体维持了团体治疗的连贯性和可获得性，但这一新生事物在成长过程中也面临诸多问题。

VTC团体：早期发现

在新冠肺炎疫情爆发之前，VTC团体治疗就已经存在，并且有证据支持这种团体治疗形式的有效性。尽管在开始之初，来访者和治疗师双方都有所迟疑，但经过精心设计、周密组织的短程VTC团体报告的治疗效果与线下治疗团体的治疗效果旗鼓相当。VTC团体可用于为抑郁症患者提供团体认知行为治疗，为患有创伤后应激障碍的退伍军人提供认知加工（cognitive-processing）团体治疗，处理痴呆症患者照料者和癌症患者的心理困扰，以及为一系列其他临床人群提供心理治疗[4]。虽然有的来访者和治疗师最初认为这种新的治疗形式会带来各种挑战，但来自各方面的支持和专业培训打消了他们最初的疑虑[5]。

那么到目前为止，这种新的尝试效果如何呢？总体上，来访者的满意度似乎挺高。参与者报告，他们的孤独感降低了，了解了更多的信息，并且获得了良好的支持。这类团体的参与度高，脱落率低，而且具有很高的完成率。在VTC团体中，团体凝聚力似乎比传统的面对面团体稍逊一筹，不过这种微弱劣势尚不至于影响治疗效果[6]。在新冠肺炎疫情发生之前，来访者的隐私问题并不突出，当时的VTC团体还是在较老的技术平台上进行。相较而言，现在的平台更安全，更符合《健康保险便利及责任法案》的规定。目前，平台数量呈指数级增长，开发商也更加关注来访者医疗信息的安全性。VTC的迅速扩张使开发商、谨慎的从业者和来访者都加强了对安全问题的关注，这些问题也有望通过发展更好的线上平台而得以解决。

虽然迄今为止，学界对于VTC团体尚缺乏深入研究，但VTC团体似乎能有效利用常规团体的所有疗效因子[7]。毋庸置疑，随着VTC团体的经验积累，我们可能需要发展新的方式来定义VTC团体的团体凝聚力、团体动力和团体进程。目前的相关研究虽然有限，但毫无疑问，在未来的几年内，更多的研究成果将会出现。我们还需要理解，相比于迫不得已地将团体从线下转为线上，从开始时就创立一个VTC团体会如何影响团体的运作。

当前，被迫快速地过渡到VTC团体，使团体成员产生了一系列的反应，包括成员间的丧失感和动荡感，这些感受会影响他们在治疗中的体验。从线下到线上的转变，也会和人们因疫情引发的身体、经济和心理社会层面的波动所产生的焦虑联系在一起。尽管治疗师正在逐渐适应这项新技术，但许多人仍然对依赖互联网来提供治疗服务而感到担忧[8]。我们都遇到过令人沮丧的网络连接问题，这类问题会对团体的治疗工作造成干扰。

给团体心理治疗师的指南

按照伦理原则的要求，治疗师只应该在自己胜任的专业领域里进行实践。因此，对于VTC团体治疗师来说，这意味着他们需要具备使用VTC技术的能力。团体带领者的任务始终包括负责为团体提供一个安全、稳定、牢靠的治疗环境。现在，治疗师同时还需具备管理VTC技术平台的能力[9]。治疗师运用自己熟悉的办公室或机构场所组织团体已属不易。试想，现在有9个团体成员，分别从他们的家、办公室或汽车里连线进来，在这种情况下要建立一个有效的工作团体环境比原来还要困难得多。

要使用VTC平台，治疗师必须事先征得来访者的书面知情同意。在这个过程中，治疗师必须解释清楚协议的各项条款，包括咨访双方的物理距离使得线上治疗一旦出现临床紧急情况，治疗师的反应措施可能会受限。治疗师必须与来访者制订明确的备用计划，以保证来访者的安全，也确保来访者能够获得紧急情况下的援助。因此，治疗师应备有所有团体成员的电话号码。此外，当治疗师和来访者遇到网络连接问题时，改用电话联系可能是有用的备选方案。团体成员也应熟悉如何使用网络平台。同时，治疗师应尊重团体成员各自希望在网络上使用何种名称及别人如何称呼自己。注意这些细节可以防止隐私的意外泄露。例如，我们曾经见到团体成员对屏幕上显示出他们的真实姓氏感到诧异和不适。甚至，为了提升视频效果，选择合适的照明亮度或理想的拍摄角度，可能都需要不断讨论和尝试。

随着VTC的普及，确保网络咨询实践有效且符合伦理的专业准则将会出台，并得到补充和修订[10]。从业人员应了解各自的专业协会和司法许可的要求。所有的网络团体治疗，都必须使用符合《健康保险便利及责任法案》规定的平台。

例如，一个常见的问题是：治疗师是否可以和一个身处自己未获得执业许可的地点的来访者进行跨地区治疗。如果治疗开始于某一个州，随后来访者搬迁至另一个州并希望继续治疗呢？在这种情况下，哪项伦理原则应该优先被考虑——治疗的连续性还是执业许可的问题？这种伦理的灰色地带正在逐渐扩大，需要联邦政府通过立法来匹配当代治疗实践模式的转变[11]。

在团体开始前的准备阶段，治疗师在告知来访者参与团体的注意事项时，还应指导来访者使用在线平台，并明确每个成员保护彼此隐私的责任。团体成员还必须理解，即使有一个安全的平台，在网络团体中，隐私和保密性也较难确保万无一失。例如，某个成员家中可能会有其他人无意中听到团体讨论的内容——即使是最好的软件也无法杜绝此类问题。网络团体的带领者必须强调，团体成员在参与团体会谈时，应尽量避免可能出现的干扰因素。

在网络世界中，保护团体的边界可能会变得更为困难。用最新的技术手段解决这一难题非常重要。例如，线上的团体会议应有密码保护，与会成员不应与他人共享密码。团体成员也不应该使用不安全的无线网络——例如，咖啡店或酒店房间的无线网络。团体会议的信息不应发布于社交媒体。屏幕共享、录像和文件传输功能应被禁用。最后，治疗师要确保使用最新版本的VTC软件，因为安全补丁可能有助于避免问题的出现。随着VTC越来越普及，这类建议将不断更新，因此治疗师要不断地获取最新的信息。

即使你尽量面面俱到，有些来访者可能还是不愿意选择VTC团体。在我们早期的VTC团体实践中，就有一个团体成员拒绝切换到VTC团体，因为在家里上网使她无法将团体会谈与个人生活分开。另一位成员申请暂时离开团体，他为自己丧失了治疗室——他"心中的圣殿"——而感到悲痛。这个圣殿让他有机会深入讨论他的个人问题，而在他狭小的家里登录网络，他感觉自己的隐私受到侵犯，因此缺乏安全感。

VTC团体的挑战和机遇

VTC团体除了面临特定挑战外，还必须应对与线下团体相同的挑战：提高团体凝聚力，制定建设性的团体规范，处理反团体行为，缓解不健康的团体压力和杜绝团体中的替罪羊现象[12]。我们预期，在向VTC团体过渡的过程中，脱落的成员数量会有所上升。有报告显示，一些长程团体在转为线上团体时会出现成员减少的情况。对于情绪失调的成员，使用VTC时遇到的技术问题可能会让他们难以承受。例如，团体的治疗工作进行到深层情绪层面时，个别成员的断网会尤其令人烦恼。

VTC团体会同时减少和增加成员所获得的关于彼此的信息。团体成员和治疗师可能会失去部分非言语交流的机会，他们只能看到屏幕上彼此的脸。此外，在VTC团体中很少能够产生有意义的眼神交流，特别是当屏幕显示着6个或8个成员的缩略视图时。在网络团体中，很难判断出谁在看谁，也很难透过屏幕用非言语的方式传达舒缓、安慰或共情的信息。观察各个成员以捕捉有关他们参与程度或焦虑程度的信号也同样变得困难。有时，音频和视频功能可能出现不同步，这就进一步增加了团体的分裂感。VTC的这些缺点可能会十分令人沮丧；一些团体治疗师将这些局限性形象地比喻为"在一只手被绑在背后的情况下工作"。VTC团体过程中伴随的不确定性、陌生感和忧虑，可能会放大治疗师自身的反移情[13]。

这些潜在缺陷能否用优点加以抵消呢？毫无疑问，答案是肯定的。现在，团体成员被"邀请"到其他成员的家里，这丰富了成员之间的关系。每个成员的个人生活、宠物、室内装饰和家居用品都更好地呈现在团体面前[14]。例如，某成员的孩子进入屏幕，坐在他的腿上，这一场景可能胜过许多语言的描述。切记，在团体会谈中，任何事情都是有意义的、值得被讨论的，包括进入团体视线的内容。同样，如果有成员未能保护好团体的边界，导致出现外部因素的侵入和干扰，团体也需要对此加以讨论。

一些治疗师和团体成员对网络团体持有非常积极的态度。他们认为VTC团体是有用且高效的，特别是因为在这种形式下，成员不必开车或乘坐公共交通前往治疗地点，避免了找停车位和其他的麻烦。而且，外出旅游的成员也可以参加会谈。有些成员认为VTC团体的强度更大，工作得更深、更加聚焦。的确，有些来访者感觉VTC团体让他们更为自在，他们在团体中也更愿意尝试人际冒险[15]。这可能是因为在线互动所特有的人际距离起到了促进和保护的作用，同时也降低了羞耻感和对于评价的恐惧。

请记住，VTC团体缺乏线下团体的热身过程——步行前往治疗室，或在等候室和其他成员聊天。有些团体带领者会鼓励来访者更专注地参与会谈，在团体会谈期间全神贯注，屏蔽外界干扰。

带领VTC团体不同于带领地面团体，前者需要带领者具备更强的灵活性、调整能力和开放的态度，如以下案例所述。

○ 哈罗德是一位65岁的退休教师，他参加的一个地面团体由于疫情的影响临时改为 VTC 团体。在 VTC 团体刚开始的某次会谈中，他变得和往常不同，表达了很多情绪。在谈到疫情带来的影响时，他声泪俱下。他担忧家人的健康，唯恐失去身边熟悉的人和事物。

整个会谈充斥着丰富的情感。疫情下的隔离与疾病和死亡带来的威胁冲击着我们所有人。哈罗德似乎承担了团体成员们共同的脆弱情感。大家都渴望回归熟悉的面对面会谈，但也意识到视频会谈至少还能使我们相见。这是无奈下的最佳选择。

由于网络连接问题，团体成员休在视频中时隐时现，这让团体会谈变得更为困难。网络的中断让休焦躁不安，同时也增加了我们的脆弱感，以及在维持彼此间的联结感时的无助。这时，团体的另一位成员山姆回应道，如果我们像往常一样在治疗室会面，他会给哈罗德和休一个安慰的拥抱。但在 VTC 团体中，这是无法实现的。

我（莱兹克兹）也对我们不能当面见到彼此表示失望，但我谈到，我们可以充分感受山姆的提议中蕴藏的温暖和关怀。我补充说，这次会谈承载着我们之间珍贵的情感联结。我们在 VTC 团体里已经努力做到了最好，并且我期待着回归线下，回到我们熟悉的面对面会谈中。但是，显然，我们彼此之间的情感联结是非常重要的——比起过去，现在这一点甚至更重要了，物理上相互隔离的我们，愈加需要彼此。我们无法预测何时能回归线下，但我们仍然可以有效地利用团体。

迄今为止的经验表明，VTC 团体治疗师需要比传统的团体带领者更为积极主动，更为关注每个成员和整个团体的动向。治疗师应对团体进程明察秋毫，因为在 VTC 团体中，治疗师很容易错失团体或个体身上有意义的微妙信息。两位协同治疗师之间也需要发展出新的方法来达到默契的状态，以弥补不能像在地面团体中通过扬眉、微笑或眼神等熟悉的方式来领会彼此想法的缺憾。由于非言语交流的受限，治疗师可能需要提升自身的透明度，以深化和维持来访者对团体的参与[16]。

同样，所有团体成员也应尽可能开放地表达对彼此和对团体的感受。主动询问团体成员身体方面的感受，可能有助于弥补 VTC 团体中成员间非言语交流和肢体语言的缺乏。VTC团体也有一个让人意想不到的、技术层面的好处：团体成员可以更好地倾听彼此，因为VTC团体中的声音很容易被放大。

VTC团体对参与者，特别是对团体带领者有较高的认知要求，这一点已经引起了关注。在VTC团体中，带领者需要长时间观察团体内的七八名成员，很容易产生疲惫感。画廊视图能够同时显示所有参与者，但图像会缩小，显示方式也是受限的。虽然能看到彼此的脸，但我们的大脑还在寻找（甚至渴求）更多的非言语的情绪线索。这些非言语线索，我们可以在日常交流中捕捉，但在网络团体中难以获得[17]。一些来访者也畏惧在屏幕上看到自己，因为这会增强他们的自我意识。有时，关闭自己的视窗会让他们感到心安。当然，这个问题也需要探索。

通过VTC团体提供精神健康服务尚处于萌芽阶段。毫无疑问，对于如何获得心理治疗，不同年龄和不同年代的人有不同的偏好，而这种偏好也会随着时间发生变化。对于某些持怀疑态度的人来说，现代科技使人类的联结有所增加而非减少，这可能会令他们感到惊讶。我们认为，这是一条通往有意义的人际联结的当代路径，在传统面对面团体无法进行的情况下，VTC团体是一种不可替代的资源[18]。

第 15 章

针对特定问题的治疗团体

团体治疗方法在众多临床环境中的作用如此之大，以至于不适合笼统称之为"团体治疗"，而应具体指明是何种"团体治疗方法"。即便是粗略地浏览一下专业期刊，我们就会发现，团体治疗方法的数量和适用范围正在急剧扩大。无论是面对面的团体还是线上团体的爆炸式发展，都是如此。如前所述，互联网的发展使得罹患任何疾病或面对任何生活挑战的个体都有可能找到并加入一个合适的团体[1]。

临床需求推动临床创新，这在大学心理咨询中心尤为明显[2]。在北美各地的校园里，咨询师为学生量身定制团体，帮助学生解决下列各类问题：进食障碍、社交焦虑、发展性挑战、分离焦虑、抑郁、非自杀性自伤障碍（nonsuicidal self-injury disorder，简称NSSID）、注意缺陷/多动障碍（attention deficit hyperactivity disorder，简称ADHD）、孤独症谱系障碍、糖尿病、慢性疲劳、物质滥用问题、性虐待和创伤相关问题、写作障碍、性别认同和性取向问题、沟通技巧、自信培训、压力管理以及种族歧视带来的影响等。这些团体通常是短程的，提供4~12次团体治疗，以适应学生的学期长度。

在大学校园之外，我们可以找到更多样的团体形式。随着人们对解决心理问题、生理疾病和社交困难的需求越来越多，各种临床治疗团体形式也应运而生。一般来说，同质性团体相对适用于满足成员对增加归属感、去污名化和提高应对技能的需求。有的团体则针对特定人群：乱伦和性创伤幸存者、艾滋病病毒携带者/艾滋病患者、进食障碍或惊恐发作患者、有自杀倾向者、遭受性虐待儿童的父母、强迫性赌博和性瘾者、酗酒者、酗酒者子女、患有产后抑郁症的女性、性功能失调的男性和性功能失调的男同性恋者等。此外，还有专门为下列人群服务的团体：离婚人士、阿尔茨海默病患者的子女和配偶、男性施虐者、吸毒者的母亲、精神障碍患者的家属、抑郁的老年女性、愤怒的青春期男孩、恐怖袭击事件的幸存者、大屠杀幸存者的后裔、乳腺癌女性患者、肾透析患者、多发性硬化症患者、耳聋和听力障碍人群、发育障碍患者、变性者、边缘型人格障碍患者、肠易激综合征患者、截肢者、大学辍学者、心肌梗塞或中风患者、收养子女的父母、失去亲人的配偶和父母、临终患者、难民和寻求庇护者及其他各类人群[3]。

显而易见，不可能有哪一本教科书的分类能涵盖上述所有的特殊团体。即使可能，那也绝非一种明智的培训方法。例如，有哪一位聪明的动物学教师会要求学生——记住各种脊椎动物亚型的解剖形态，从而了解脊椎动物的解剖结构吗？当然没有。相反，教师会先教形态、结构与功能的基础性与一般性原则，然后才会教具有代表性的标本的解剖结构。还记得那些生物解剖实验室吗？

同样，在学习团体治疗的过程中，团体治疗师必须先掌握基本的团体治疗理论，对一种典型的治疗团体形成深刻理解。那么，到底哪一种团体治疗可以称为最基本、最具代表性的典型呢？如果确实存在一种主要的、源远流长的团体治疗典型，那就应该是本书所阐述的人际门诊团体治疗。这是最早的团体治疗形式，在过去的70多年间，研究者对它已经进行了深入的研究，有大量关于该团体治疗形式的专业文献涌现，其中还包括临床工作者和研究者独特的临床观察和心得。

现在，你已经熟悉了这种团体治疗的基本原则与技术，可以准备进入下一阶段：学习如何调整基本的团体治疗原则，以将其应用于各种特殊的临床情境。这是本章的重点。首先，我们会描述几个基本的调整原则。然后，我们会举两个不同的临床实例进一步加以说明——对于精神科急性住院患者团体，我们应该如何调整团体治疗的模式，以及如何将团体治疗广泛应用于来访者面对的各种生理疾病。在本章的最后，我们会讨论团体治疗的重要发展——结构化团体、自助和支持性团体以及网络心理治疗团体。

根据特定的临床情境做出调整：基本步骤

在设计某个特定团体的治疗方案时，我们认为应遵循以下四个步骤：(1)评估临床状况；(2)制定适当的临床目标；(3)针对新的临床状况和新临床目标，对传统技术进行调整；(4)评估调整的效果。

评估临床状况

　　谨慎、认真地评估与团体治疗相关的各种临床因素是至关重要的。评估时，应注意内在限制因素（类似于计算机硬件）与外在因素（类似于软件）的区别。内在因素是指某些既成事实的临床环境，它们往往很难改变——例如，缓刑来访者被强制要求参加治疗、诊所的团体治疗有规定的持续时间，以及由于癌症患者常需要住院接受治疗而造成的缺席。

　　外在限制因素则并非固定不变，对它们进行调整是治疗师力所能及的。例如，一个住院病房有政策规定，治疗师要轮流带领治疗团体，导致每次团体治疗的带领者各不相同；在乱伦幸存者团体中，传统的开场白总是相当冗长（耗去了大部分团体治疗时间），每个成员都要依次叙述一周内发生的重要事件。

　　在某种意义上，这有点类似于匿名戒酒会的静心祷告：治疗师必须接受那些无法改变的事实（内在因素），而在必要时努力改变那些可以改变的事情（外在因素），并且有足够的智慧来区分这两者。请记住，随着治疗师经验的增长，他们经常发现，越来越多的因素看起来似乎是内在因素，实际上却是外在的——而且可以改变。例如，治疗师可以让项目或机构的决策者了解团体治疗的基本原理和有效性，从而为治疗团体创造更有利的环境[4]。要让团体治疗获得成功，这通常是治疗师要完成的首要任务。

制定治疗目标

　　当你对临床因素——包括来访者的数量、治疗时长、团体会谈次数与频率、临床上关注的主题、病理类型及严重程度、是否有协同治疗师——了如指掌后，就可以着手准备下一步，制定一系列合理的临床目标。

　　作为治疗师，你可能会不喜欢自己所处的临床情境，或者感到许多内在限制因素导致自己无法带领一个理想的团体。此时，请勿因为这些不可改变的情境而灰心丧气或无所作为。诅咒黑暗不如点亮一支蜡烛！只要合理调整目标和技术，你总能为团体提供某种形式的帮助。

　　制定清晰、合理的目标的重要性如何强调都不为过。没有什么比缺乏适当的目标更容易导致失败。我们在本书中描述的人际门诊团体的目标相当远大：要消除症状，并且改变性格结构。但是，如果你试图将这一目标应用到由最近被诊断为精神分裂症首次发作的年轻患者组成的团体中，你很快会发现自己变得毫无头绪，整个治疗将不起作用，甚至带来负面效果。一个相关的原则是，治疗师要根据特定的团体需要制定与其相适应的治疗目标，这样才能发挥出团体的疗效。

根据不同临床情境、有限的治疗时长来制定一系列可实现的目标是非常必要的。治疗师本人和团体成员都必须清楚了解治疗的目标。在第9章讨论团体的准备工作时，我们强调了将来访者视为治疗合作者的重要性。治疗师向来访者明确治疗目标、治疗任务及两者的密切关系，可以促进治疗关系的发展。这意味着，治疗师应该向来访者阐明，团体治疗工作将如何帮助他们实现治疗目标。

对于有时间限制、针对特定问题的团体而言，我们的治疗目标也必须根据团体成员的能力和潜力而定。让团体治疗成为一次成功的经历非常重要，因为来访者都是带着挫败和沮丧来参加治疗的，他们不希望再一次经历失败。在后面讨论住院来访者团体时，我们将通过实例阐明制定目标的过程。

调整治疗技术

当你对临床状况了如指掌，并制定了合理、现实的目标以后，接下来要考虑的就是，如何根据现有的条件及目标来调整治疗技术。这一步的重点是，分析哪些疗效因子是实现目标的关键。这是一个重要的摸索阶段，在此期间，你可以适时地改变治疗技术、治疗风格，而且如有必要，你也可以改变治疗团体的基本形式，以适应临床情境和新的治疗目标。请记住，我们面对的是独特的来访者和独特的临床问题，因此经常需要对团体进行调整，但治疗师对团体治疗过程和团体带领核心原则的理解是极为宝贵的[5]。

假设你被要求带领一个自己不熟悉的团体类型，例如，有一群家庭医生请你带领一个由经历过心脏病发作的男性组成的短程团体。这些成员经常出现抑郁情绪并且抗拒心脏康复训练[6]。你的首要目标是帮助他们逐渐变得有能力和有动力参与自己的康复计划。

进行筛选访谈时（永远不要跳过这一步），你可能会发现有另一些情况需要处理。你也许会发现有些患者疏于服药，而所有患者几乎都有严重的社交孤立问题、弥漫性无望感及无意义感。他们感到自己脆弱不堪，很多人还担心自己会再次遭遇心脏病发作。在这种情况下，你应该如何着手下一步工作呢？你如何调整标准的团体治疗技术，以达到最大的有效性呢？

首先，你必须严密监测成员的抑郁强度和起伏变化。例如，你可能会要求团体成员每周填写简化的抑郁量表，也可以在每次团体开始前，让成员针对自己的孤独感和情绪状况做简要的描述。因为成员有强烈的沮丧感和社交孤立感，所以你可以鼓励（而不是反对）成员在团体治疗以外的时间进行接触，甚至要求成员每周给治疗师或给其他成员打电话、发短信或写邮件（设定一定的频率）。你可以鼓励成员在团体治疗结束后或两次团体治疗的间隔中，加设一个"咖啡时间"。你还可以利用利他主义的疗效因子帮助他们消除孤独感和无用感。例如，你可以实验性地运用"伙伴制"：将新加入的成员分配给有经验的老成员，让老成员担任导师的角色，协助督促新成员按时服药和参加康复训练。老成员还可以在会谈时为新成员"做担保"，确保新成员在团体治疗时得到足够的时间与关注。

治疗孤独的最佳良药莫过于全身心地投入团体治疗。所以，作为治疗师，在每次团体治疗中，你都应当竭尽全力地聚焦于团体成员此时此地的人际互动。关注成员对彼此的即时价值可以产生奇效。由于灌注希望对这些成员至关重要，为了促进这一点，你可以选择将一些已经重获自我效能感和社会功能的来访者纳入团体。

因躯体残疾而羞耻也是导致孤独的原因。对此，治疗师可以通过身体接触（例如，要求团体成员手牵手进行简短的引导性冥想，并以此作为团体治疗的结束）来消除这种羞耻感。在理想的状况下，你可以发起一个支持性团体，在团体治疗结束后，让原来的治疗团体演变成独立的自助团体，而治疗师则充当顾问的角色。

通过上述例子我们可以看出，对任何一类患者而言，为了保证他们的治疗效果，治疗师必须充分地了解每一个即将加入团体的成员的特定问题。没有解决所有问题的万应灵药，治疗师必须针对各种可能做到有备无患。只有全身心地投入团体，治疗师才能洞悉和理解治疗过程中的各种独特问题和动力状态[7]。

例如，在带领由嗜酒者组成的人际互动团体时，治疗师就必须有能力处理戒酒、参加匿名戒酒会、偷饮、欺骗、情感依赖、焦虑调节能力不足和行事冲动等问题[8]。

对于丧亲团体，治疗师必须聚焦于团体成员的内疚感（因为自己做得不够多，爱得不够深，愧对配偶）、孤独感、重要的人生抉择、人生遗憾、对不愉快的新角色的适应、和老朋友相处时的"备胎感"以及即使痛苦仍需忘掉已故配偶等情绪。（对许多人来说，开始新的生活就好像意味着对已故配偶的不忠与背叛。）团体还必须聚焦于开始与人约会（以及随之而来的内疚感）相关的议题，而且，如果治疗师的经验足够丰富，还应关注成员的个人成长。

退休团体要探讨的议题主要是反复的丧失、依赖性的增加、社会角色的丧失、需要确立新的自我价值感、收入和期待的降低、惯有优越感的丧失、晚年的发展任务，以及由于退休之后与配偶有更多的相处时间而引发的夫妻关系的改变[9]。

阿尔茨海默病患者的家属由于承担着照料患者的重任而苦不堪言，由这些家属所组成的团体，其治疗应聚焦于成员的丧失感和照料家人的痛苦体验——患者只有外表和过去一样，无法体会照料者的辛苦，甚至叫不出照料者的名字。此外，团体治疗还要关注成员的孤独感，关注他们应对照料负担的方式，以及他们由于希望摆脱（或者已经摆脱了）一部分负担而感受到的负罪感。这些团体可以用角色扮演的方式演绎照护患者的困难，可以由训练有素的演员（标准化病人）扮演痴呆症患者，来帮助成员培养解决棘手、对抗或攻击行为的技能。而且，重要的是，这些团体能充分肯定照料者的付出和品德[10]。

医护人员团体（针对疾病流行期间提供医疗服务的压力），为成员创造了解决其主要担忧的机会。他们可能会有如下担心：如何充分利用医疗资源来帮助病人，担心自己的安全，能否获得个人防护设备，因无法按照专业和个人标准提供医疗服务而感到道德上的痛苦，以及哀伤和丧失的感受。这样的团体将努力建立成员的安全感，促进社会支持，教授应对策略，帮助成员恢复效能感并增加成员对未来的希望[11]。

心理创伤治疗团体可能会通过一系列不同的团体任务来处理多种问题。一开始，建立安全感、信任感和安全性是至关重要的。与有过类似创伤经历的人相处，认识到创伤如何影响心智和身体，都能减少成员的孤独感和困惑。随后，团体可能会采用结构化的行为干预措施（如深呼吸或意象技术）处理具体的创伤症状。接下来，团体可能会讨论创伤是如何改变成员对这个世界的基本信念和假设的。如果创伤主要由性虐待造成，那么团体在早期最好由同性别成员组成。到团体后期，为了促进来访者创伤后的适应能力，有必要让不同性别的成员加入团体[12]。

如果经历创伤的来访者是逃离战争和暴力的难民，团体带领者需要调整方法，努力提供敏感的、文化调谐的团体治疗。所有心理教育书面材料都需翻译成来访者熟悉的语言，并与来访者的精神健康素养水平相适应。你可能应该使用更多非言语的干预行为。例如，教父母如何通过与年幼的孩子玩耍来提升孩子的安全感、增进交流和帮助孩子更好地掌控恐惧。单个家庭获得了支持，进而能够提升更大的社区的安全感[13]。

总之，要建立一个针对特定问题的治疗团体，我们建议采取以下步骤。

1. **评估临床环境**。确定无法改变的临床限制。

2. **制定目标**。在一定的临床限制范围内制定适当可行的目标。

3. **调整传统技术**。保留团体治疗的基本原则和疗效因子，根据临床情况和特定人群的心理动力特点，调整治疗技术以达成特定目标。

4. **评估工作进展**。研究和设法提升治疗工作。

虽然这些步骤很明确，但太抽象，无法给治疗师提供即时的操作参考。我们将描述一个急性精神疾病住院病房治疗团体的发展过程，以此为例来详细说明整个步骤序列。

我们选择聚焦于急性住院患者团体是出于两个原因。第一，它提供了一个很好的机会，展示了调整临床策略和技术的许多原则。临床挑战很严峻：急性住院的环境非常不适合开展团体治疗，所以治疗技术必须进行根本性的调整。第二，这一特别的例子对许多治疗师来说可能具有价值，因为住院团体是一种常见的特定团体，即使在住院时间越来越短的现状下，大部分急性精神疾病病房也都有治疗团体。住院精神疾病治疗似乎也在增加，这往往是由于社区对来访者的照护不足造成的[14]。来访者重视住院时的社交机会和人际关系，但在住院的大部分时间里，他们都无所事事，并且与社会脱节[15]。团体治疗可以解决这些关系需求。对许多人来说，这是他们的第一次团体治疗体验，因此，我们理应让他们获得具有建设性的体验。并且，团体治疗对患者的整体疗效有显著影响。住院环境中的团体治疗也能提高医护人员的士气和使命感[16]。医护人员很容易察觉，团体治疗远比"病床和药物"的治疗理念更为人道和有效。

急性住院治疗团体

临床情境

我们在本书中所描述的门诊治疗团体独立性很强，所有重要的讨论都发生在治疗师与七八个团体成员之间。但是，住院治疗团体却截然不同。带领住院治疗团体时，治疗师所面临的首要问题就是该团体的非独立性和非自主性，因为该团体一定会和其所依存的更大的团体——住院病房——产生复杂的关系。发生在小团体中的成员间事件会不可避免地与发生在大团体（病房和机构）中的事件相互影响[17]。

住院患者团体的形成和团体治疗的效果，在相当程度上依赖于病房的行政支持。带领者必须认真区分住院患者团体的不同类型：病房社区会谈、团体活动与整体团体规划，以及团体治疗。所有这些团体形式都很重要，但是它们的目标以及培训和带领的要求是非常不一样的[18]。有些团体介于两种形式之间，比如让成员一起看一部精心挑选的电影，讨论电影对于识别与传达来访者的感受和社会关系的意义[19]。如果病房的医疗主管和临床护士协调员不相信团体治疗的效果，他们就不可能在这方面提供支持，还可能会以多种方式破坏治疗团体的名声。例如，他们可能不会定期安排医护人员带领团体（或是让经验更少的治疗师去带领团体），也不会提供督导或者为团体治疗安排一个方便和固定的时间。处于这样的环境中，团体治疗无疑将形同虚设。治疗师缺乏支持，很快就会灰心丧气。团体会谈的时间很不规律，患者也常常被唤走，去接受个体治疗或完成医院的各类安排。

这是一个内在的、无法改变的问题吗？不，绝对不是！相反，这是一个外在的、态度上的问题，这些问题有许多来源，特别是病房管理人员的专业教育。许多精神科培训项目和护理学院教学中都缺乏完整的团体治疗相关课程（更不用说针对住院患者团体治疗的有效教学）。因此，我们很容易理解病房管理人员为何不愿对此投入资源与精力，毕竟他们对团体治疗知之甚少，也缺乏信心。另外，专业视角之间的冲突也可能是其中一个原因：团体治疗的带领是值得重视的，还是可有可无的？应该由哪个科室、部门提供心理治疗？治疗团体不应被当作争夺专业利益的战场。

没有有力的心理治疗干预，住院病房仅仅依靠药物和医务人员的日常工作，病房治疗就只剩下看护作用了。我们相信，通过加强临床参与，住院治疗可以得到改善。大量的研究已经证实了住院团体治疗的有效性[20]。

运作良好的团体可以影响环境并使整个环境受益。团体应被视为整个系统资源的一部分[21]。美国一个庞大的行为医疗保健网络（每年为1.3万名来访者提供医疗服务）通过将培训、督导和定期向临床工作者反馈（基于对住院团体疗效的测量数据）相结合，有效改善了临床医疗质量。其结果是，临床疗效显著改善，来访者满意度显著提高，攻击行为和重大事故显著减少，员工士气显著提高[22]。这就是有效团体治疗的力量。

除了这些外在的程序性问题外，急性住院病房中还有许多令团体治疗师束手无策的内在问题。每个住院团体治疗师都必须面对几个特别具有挑战性的问题。

成员的快速流动性　精神科病人住院时间急剧缩短，很多病房的平均住院时间从几天到一两周不等。这显然意味着小型治疗团体面临高度不稳定性。多年来，我们在不同的住院病房内带领过治疗团体，这些团体每周会面3～5次。我们发现，我们很少能连续两次面对完全相同的团体成员，更别说连续3次了。

由此暴露出一个似乎无法改变的状况：团体治疗师无力影响病房的出入院政策。事实上，临床工作者根据财务状况和系统压力，而不是根据临床情况决定病人是否应当出院的现象越来越常见。工作人员为此感到负担过重，力不从心。住院病人出入院的"旋转门"现象将一直存在，并带来大量压力。临床工作者应该继续聚焦于来访者的治疗，在有限的时间里尽可能多地为其提供服务[23]。但是，团体治疗在没有提供相应支持的情况下，也不应增加对工作人员的要求。

成员心理病理机制的异质性　在第8章，我们提出过以谨慎的态度组建团体的重要性，强调应注意避免无法融入团体的成员，以及尽量选择自我力量相当的来访者。然而，面对人员混杂、几乎无法控制成员组成的治疗团体（精神病性来访者可能会与功能较好、更整合的来访者坐在一起），治疗师应该怎么开展工作呢？

除了以上两个主要影响因素（成员的快速流动及心理病理机制的不同）外，还有其他几个内在因素也显著影响着住院团体心理治疗，如时间限制、团体边界和对团体带领者的特殊挑战。

时间限制　治疗师的时间非常有限。在来访者加入团体前，治疗师通常没有时间与其进行会谈以建立治疗关系，帮助其做好加入团体的准备。此外，治疗师也几乎没有时间帮助新成员融入团体、处理成员结束治疗的工作（几乎每次团体会谈后都有成员结束团体治疗）、修通团体中出现的问题或关注成员学习的迁移。

团体界限　在住院环境中，团体界限常常模糊不清。团体成员通常会一起参加团体治疗之外的其他活动。团体外的社交也就成为必然，因为来访者在病房里朝夕相处。保密性的界限同样模糊，在住院治疗团体中没有真正的保密可言。团体成员常常与病房其他患者交流团体治疗过程中的重要信息，而且，医护人员在会诊、写护理报告或职工会议等各种场合中都可能和彼此交流相关信息。事实上，对于小型住院来访者治疗团体而言，保密性的界限是有弹性的，需要扩展至整个病房而不仅局限于病房内的某个团体。因为如果严格强调界限，小型团体就会与整体脱节。协商和管理这些边界是团体带领者的关键任务[24]。

团体带领者的挑战　住院团体带领者在病房中会以其他专业角色与来访者接触，这使其带领者角色变得复杂。而且，他们的出席情况也常常是不稳定的，因为带领治疗团体的通常是精神科护士，而由于轮班的关系（如周末正常休息、轮夜班等），带领者常常无法保证连续数次参与团体治疗。

治疗师的自主性同样受到多方面的限制。例如，就像治疗师对团体成员的构成缺乏掌控，他们也往往不能选择协同治疗师，因为协同治疗师只能根据排班表而定。住院团体治疗师通常会感觉比门诊团体治疗师有更多的自我暴露。团体面临的困境也常常不胫而走，传遍整个病区。最后，由于急性住院病房的节奏如此之快，治疗师很少有机会接受督导，协同治疗师之间甚至没有机会进行治疗后的讨论。

制定团体目标

一旦你了解了住院治疗团体面临的实际状况，并将内外因素加以区分，接下来要提出的问题就是：在住院团体治疗受到如此多内在因素影响（和阻挠）的前提下，治疗团体还能做些什么？什么是合理和可实现的目标？

首先我们应明确，急性住院团体治疗的目标与急性住院治疗的目标并不相同。团体治疗的目标并不是解决精神疾病发作、让躁狂患者平静下来、减少幻觉或妄想或治疗重度抑郁。住院团体治疗无法达成上述任何一个目标。

如果住院团体治疗的目标不在于此，那么，它能够提供什么？我们将描述六个团体治疗可实现的目标：

1. 协助来访者参与治疗过程；

2. 向来访者证实交流的有益性；

3. 帮助来访者识别和发现问题；

4. 降低来访者的孤独感；

5. 为来访者提供帮助他人的机会；

6. 缓解病房的冲突和住院带来的焦虑。

1. 协助来访者参与治疗过程

当代精神科急性住院治疗的模式——短程、由综合医院中的精神科病房反复收治——只有在配合适当的出院后康复措施时，才能比长期住院取得更好的疗效。有充分证据表明，团体治疗是一种特别有效的出院后康复措施[25]。

从这些发现中，我们可以总结出住院团体治疗的首要目标，那就是：让来访者参与一个他们认为具有建设性和支持性的治疗过程，他们在出院后会希望继续接受这样的治疗。

2. 向来访者证实交流的有益性

住院治疗团体帮助来访者明白一个事实：倾诉自己的问题是有帮助的，因为在与他人分享痛苦和被他人倾听、理解和接纳的过程中，来访者可以得到安慰。在倾听他人的过程中，来访者还会认识到，其他人也承受着和自己一样的痛苦，并不是只有自己一人处于痛苦之中。

○ 在一个住院治疗团体中，有偏执妄想症状、躁动不安的女性成员萨莉要求知道：为什么她的室友罗丝会邀请她在病房里打乒乓球。萨莉说，她喜欢打乒乓球，但罗丝怎么会知道呢？萨莉担心罗丝能读懂她的心事，也担心罗丝正在从她的大脑中窃取想法。罗丝回答说，她不知道萨莉的想法——提出打乒乓球只是为了打发时间。这样的回应需要不断地被重复和强化，萨莉才最终回答道："那是否意味着你不能读懂我的想法？我很害怕你能。"

3. 帮助来访者识别和发现问题

由于住院团体治疗的持续时间太短，所以可能没有足够的时间让来访者修通自身的问题。但是，治疗团体能够快速地帮助来访者发现问题所在，这样他们可以在长期的个体治疗中（无论是在住院期间还是出院以后）有效处理自己的问题。通过给来访者提供特定的关注点和治疗方向——来访者非常重视这一点——住院治疗团体可以提高其他治疗的效率[26]。

有一点很重要：团体治疗所揭示的问题应该是较为具体且可以解决的（而非诸如长期的不幸福感、抑郁或自杀倾向等问题，这些问题过于宽泛，无治疗着力点）。团体治疗最擅于帮助来访者识别自己的人际交往模式。它提供了一个无可比拟的治疗环境，用以了解来访者适应不良的人际行为。埃米莉的故事就是一个很好的例证。

○ 埃米莉是一名极度孤独的年轻女性，由于抑郁而被收治入院。她抱怨道，她总是发起社交活动，却从未收到过邀请。她没有知心的同性好友，与异性的交往则总是以一夜情收场。她企图以上床的方式取悦异性，但事与愿违，这些男人从未和她有第二次约会。人们好像转眼间就把她忘了。在她所参加的三次团体治疗中，团体向她反馈了同一个事实：她总是令人愉悦，总是带着优雅的笑容，总是说些取悦他人的话。然而，他们很快就忘了埃米莉到底是谁。她有什么愿望和感受？她不断取悦他人反而造成了严重的后果：人们觉得她很无趣，而且无法靠近。

在第二次团体治疗时，发生了一个戏剧性的事件：我（亚隆）突然忘记了她的名字！当我为此向她道歉时，她却说："没关系，反正我也不介意。"我意识到，这种"不介意"可能正是我忘记她名字的原因之一。换句话说，如果她介意，或者如果她充分表达了自己的需求，我很可能就不会忘记她的名字。经过三次团体治疗，埃米莉终于明白，导致她与外界社交活动隔离的主要原因是：她倾向于以一种绝望而自我挫败的方式来设法博得他人的喜爱。

4. 降低来访者的孤独感

住院团体可以帮助成员消除彼此间的孤独感，因为团体是一个帮助成员提升沟通技能的实验场所。成员越善于沟通，他们的孤独感就越少。沟通能够帮助成员和他人分享内心的感受，了解他人对自己的看法。通过反馈，成员能够发现自身的盲点。

降低成员间的孤独感有两个明显的好处。首先，沟通技能的提升将有助于来访者出院后与他人建立良好关系。几乎每个因急性危机而住院的来访者，都经历了重要支持性关系的破裂，或者缺乏这样的关系。如果来访者能够将自己在团体中习得的沟通技能运用到日常生活中，那么，团体治疗就完成了一个非常重要的目标。

另一个好处显著体现在来访者在病房内的行为上。来访者的孤独感越低，他就越能有效地利用病房内的治疗资源，包括与其他病人建立的关系[27]。

○ 杰克，一名慢性精神分裂症患者，极不情愿地参加了他所在病房的第一次团体会谈。他告诉团体成员，他的守护天使经常通过电视给他传递信息，守护天使建议他在与病房或团体中的人交谈时要小心谨慎。我（莱兹克兹）欢迎杰克参加会谈，肯定了他的谨慎并指出，通过描述他的守护天使，他是在告诉我们，他需要安全感和联结。我说，我希望他能感觉到病房和团体对他及所有参与者来说都是安全的，感觉到有人在照看我们，会让我们感到安心。当我这样说的时候，杰克明显放松下来。随后，玛丽——她因患有抑郁症而住院治疗，感觉自己毫无价值、无所作为——问杰克那天晚上他们是否可以一起吃饭。玛丽注意到杰克十分孤独，并希望通过邀请他共进晚餐而让他感到更自在。她补充说，她正在努力让自己参与更多，并且正在冒险一试。杰克积极回应道："我们可以坐在一起，但暂时还是不要指望我会说话。"

5. 为来访者提供帮助他人的机会

基于利他主义的疗效因子，这个目标与前一个目标有密切关联。来访者不仅仅受到其他团体成员的帮助，他们还会因为发现自己对他人有用而获益匪浅。来访者入住精神科病房时通常都是非常消极的，他们感到，他们不仅不能帮助自己，也对他人毫无用处。因此，帮助他人的体验是对自我价值的极大肯定。玛丽在上述案例中对杰克的回应就是这个过程的例证。

6. 缓解病房的冲突和住院带来的焦虑

在精神科住院的过程可能会带来大量焦虑，很多来访者会感到非常羞耻，害怕遭受歧视，担心由于住院而影响自己的工作和友谊。在病房内的所见所闻令许多来访者心情沮丧，这不仅包括某些重症来访者奇异恐怖的行为，也包括工作人员显而易见的紧绷状态。

这种继发性的紧张来源会加重来访者原本的恶劣心境，这在治疗时必须得到处理。住院治疗团体（还有更大的、覆盖整个病房的社区会谈）提供了一个表达这些焦虑的场所，来访者常常会因他人也有同感而得到些许安慰。例如，他们逐渐认识到他们的室友并不是敌对或故意拒绝的，而是因为自己的烦恼而忧心忡忡。一名来访者曾于躁狂发作期间在病房里表现出吓人的行为。他来到住院治疗团体，为他在精神疾病发作时的行为而道歉。他很惭愧并想告诉大家，这种行为对他来说并不常见。这种现象我们已经在治疗团体中司空见惯（尽管表现不同）。对于这名来访者来说，这一体验也有力地提醒他要坚持药物治疗。

治疗技术的调整

我们已经讨论完设计当代住院治疗团体时的前两个步骤：(1) 评估住院团体的临床环境，包括明确病房的各种内在限制因素；(2) 制定一系列切实可行的治疗目标。现在，我们要谈谈第三步：制定临床策略与技术，为来访者提供支持和教育，以及帮助他们习得沟通技能、学习应对技巧和生活技能[28]。

治疗师的时间框架 在前文介绍的常规门诊来访者治疗团体中，治疗师的时间框架是数周、数月甚至数年。治疗师必须有耐心，必须历经数次团体治疗后逐渐建立团体凝聚力，必须针对某些问题反复进行治疗，直至修通。但住院团体治疗师却面临完全不同的状况：团体成员的构成几乎每天都在变化，成员的治疗期通常相当短，许多成员实际上只会参加一次团体治疗。

因此，住院团体治疗师必须采用一个被彻底压缩的时间框架。我们认为，住院团体治疗师必须考虑到这类团体可能只有一次治疗机会。或许会有第二次治疗，或许会有连续几次参加团体治疗、传承团体文化的来访者，但是治疗师绝不能指望这些情况一定会发生。最具建设性的态度是：治疗师将每次团体治疗都当成最后一次治疗，因此，必须在有限的时间内尽可能多地为来访者提供所需的帮助。

效率与主动性　单次治疗的时间框架要求高效率。治疗师没有时间仔细分析问题、让问题在团体中自然发展，或者慢条斯理地修通问题。治疗师也许只有一次治疗机会，必须争分夺秒。住院团体治疗容不下被动、多思多虑的治疗师。治疗师必须积极带动团体，予以积极支持，并与来访者进行个人互动。对于曾经接受过长程团体治疗训练的治疗师而言，想要表现出主动性就需要在技术上做重大调整，但这种技术上的调整是绝对必要的。尽管带领住院团体治疗往往比带领门诊开放式团体更具挑战性，但实际情况是，住院团体治疗师的培训、发展和督导问题非常缺乏关注[29]。

请记住，住院团体治疗的一个主要目标是，让来访者参与治疗过程，使他们愿意在出院后继续接受这样的治疗。因此，治疗师必须在团体中创造一种积极的、富有支持性和建设性的氛围，使来访者有安全感，体验到团体是一个可以理解与接纳自己的地方。

住院团体不是一个对质、批评他人、发泄与审视强烈愤怒的地方。在团体中，常常有不诚实或操纵他人的来访者，对这些人或许需要强烈的对质，但是为了避免大多数人对团体丧失安全感，治疗师应尽量息事宁人，减少正面对质。此时，团体带领者需要平衡团体需要和个人需要，并且尽可能做到两全其美。在住院团体中，识别团体进程和团体动力的重要性不亚于开放式长程团体，但有一个区别：在住院团体中，治疗师运用自己的理解来使团体感到安全和被支持，而不是通过深度探索的方式[30]。

团体带领者需要将团体需要和个人需要同时纳入干预策略。例如，贾里德，一名患有双相情感障碍、易激惹的男性，在被病房工作人员强制管制和隔离的第二天来到了团体。他曾因为护士拒绝了他离开病房的要求而威胁要伤害这名护士。贾里德固执地静坐在团体围成的圆圈之外，背对着团体成员。处理贾里德的行为是必要的——他的行为如此具有威胁性，让人无法忽视——但是，与贾里德明显针锋相对也意味着引火烧身。团体带领者请大家注意贾里德的到场，并指出，经历前一天晚上的激烈对抗后，贾里德能参与团体实属不易。团体欢迎他更充分地参与进来，但如果他不愿意参与，也欢迎他的到场。虽然贾里德仍然缄默不语，但团体成员们还是如释重负，会谈得以继续进行。

在长程的门诊患者团体治疗中，治疗师同时提供直接与间接的支持。直接支持包括个人的参与、共情性倾听、理解以及接纳的眼神、点头或姿势。间接支持是建立一个有凝聚力的团体，从而提供强有力的支持。

住院团体治疗师必须学会如何提供更快速、更直接的支持。支持不是任何一个治疗师自然而然就能提供的。事实上，许多治疗的训练方案无意中抹杀了治疗师天生具有的支持他人的倾向。治疗师被训练成对来访者的病理机制嗅觉敏锐、对弱点明察秋毫的专家，却经常忽视了给来访者提供基本的、人性化的、支持性的行为表达。

提供支持的方式不胜枚举。最直接、最有效、最容易被受过良好训练的治疗师所忽视的方式是：温和地承认团体成员的努力、意图、优点、积极的奉献以及冒险[31]。例如，如果某个成员表示他发现另一成员非常智慧或热情，此时支持该成员所做的冒险举动就非常重要。治疗师可以询问来访者，他以前能否如此坦然地公开表达自己对他人的赞美。如果合适，治疗师应该做出肯定：这表明来访者在团体中确实有进步。或者，如果治疗师发现在某个成员分享了细致、重要的信息后，另外几个成员也做了更多的自我暴露，那么，治疗师就应该公开指出这一现象发生的顺序。治疗师不应想当然地认为团体成员能够自动意识到自己的分享帮助了其他人。治疗师要认同和强化来访者行为表现中具有适应性的部分[32]。

对于成员的防御性举动，治疗师应该尽量强调积极的方面，而不是消极的方面。例如，当来访者坚持充任协同治疗师的角色时，不要质问他为什么不愿对自己的个人议题进行工作，而应该先对其中积极的方面予以肯定，如他对别人的帮助等，然后用温和的方式讨论他的这种无私行为，指出他似乎不情愿向团体提出自己的需求。在这种情况下，很少有来访者会拒绝治疗师让他学习"自私一点"，并"向别人多索求一点"的建议。

治疗师也可以帮助来访者在团体中获取支持。例如，某些来访者由于存在令人反感的个性表现，在团体中很少获得支持；一个毫无休止地关注躯体化表现的自我中心的来访者会令团体迅速失去耐心。一旦发现类似问题，治疗师应快速采取干预措施，以免团体滋生敌意和拒绝，导致来访者"社会性死亡"。治疗师可以尝试许多方法，例如，直接指导来访者换一种行为模式，或者给他分配任务，如让他向团体介绍新成员，或给予其他来访者反馈意见，或让他猜测并说出当天每个成员对团体的评价。

○ 一名来访者十分热衷于谈论自己的手术过程。通过她对自己生活的描述，我（亚隆）很清楚地感受到她内心的不平衡：她觉得自己为孩子和家人付出了一切，却未得到任何回报。我表示，当她谈论外科手术过程时，她其实在表达："我也有需求，但难以启齿，我对手术的描述实际上只是一种寻求他人关注的方式。"

　　在总共三次的治疗中，来访者认同了我的观点，并允许我在任何时候，只要她谈及她的手术，就指出她的真实想法："多关注我一点"。当这名来访者这样明确表达后，成员们给予了她积极的回应。相反，在她反复抱怨自己的躯体不适时，这些积极的回应从未出现过[33]。

　　另一种提供支持的方法是通过预见并避免冲突的发生来确保团体的安全感。如果某位来访者易激惹，或者想变得更加坚定自信，或者想学习表达与别人不同的意见，最好的办法是让他把目标转移至治疗师身上。较其他团体成员而言，治疗师应该更有能力处理批评意见。

　　住院团体不是加剧情感或敌意的地方。如果两个成员发生冲突，治疗师最好迅速介入并探究其中的积极方面。例如，由于团体内的镜映现象，当一方在另一方身上发现自己的某方面特质（尤其是负性特质）时，常常就会发生冲突（因为不喜欢自己的这一特质，从而也讨厌具有同样特质的人）[34]。此时，治疗师可以要求他们讨论彼此之间的相似之处，以此平息纷争。引导他们换位思考，猜测对方内心的感受。这样，治疗师就可以把剑拔弩张的对抗转变成共情性理解。

　　还有很多避免冲突的方法。嫉妒常常是造成人际冲突的原因。因此，要求团体成员讨论对方身上令自己欣赏或嫉妒的东西，常常也具有建设性意义。角色转换技术有时会产生很好的效果：要求双方互换身份，站在对方的立场上表述观点。一种有效的技术是，提醒团体成员注意，敌对的双方往往对彼此很有帮助，反倒是那些互相漠不关心的成员很少能够帮助彼此成长。

　　有些来访者觉得团体不安全的原因之一是，害怕自己会受团体的影响而一发不可收拾，例如，团体互动可能会使他们失控——去谈论、思考或感受那些将导致人际危机的事情。此时，治疗师可以让他们掌控自己的参与度，从而帮助他们获得在团体中的安全感。可以反复询问他们这样的问题："你觉得这样对你来说会有太大压力吗？""这样会让你非常不自在吗？""你是否觉得你今天自我暴露得太多？"在治疗过程中，不断与来访者立下小小的参与契约。

在带领由患有更严重的障碍、退行程度更高的来访者所组成的团体时，治疗师甚至必须提供更多、更直接的正性支持。在表面的精神病性症状下找到潜在的人类精神内核。探究这些严重退行的来访者的行为，从中发现积极的方面；表扬那些沉默的来访者，因为他们自始至终待在团体中；称赞那些早退的来访者，因为他们已经待了20分钟；鼓励那些迟到的来访者，因为他们毕竟还是来了；肯定那些不活跃的来访者，因为他们在整个治疗过程里集中了注意力。如果来访者尝试给别人提建议，即使不恰当，也应聚焦于他们试图帮助别人的意图。如果来访者的陈述难以理解或离奇，则肯定他们为了沟通而努力做出的尝试。一个团体成员，杰克，因为精神病性失代偿而入院，他在团体中愤怒地脱口而出：他将要驱使魔鬼撒旦来散播"地狱之火和硫黄到这座上帝遗弃的医院"。团体成员都陷入了沉默。我（莱兹克兹）询问道，是什么引发了他的愤怒。另一个团体成员说，杰克自从知道自己将要出院后，就表现得非常不安。然后，杰克补充说，他不想出院去住旅馆，他想回到他的寄宿处，因为这样可以远离被偷盗和攻击的危险。这些想法在团体中都可以得到理解和支持。发现行为背后隐含的意义和可理解的人性关切，使得杰克和团体成员回到了一起——这比由于杰克举止离奇而孤立他要好得多。

住院团体的治疗焦点：此时此地

综观全书，我们反复强调此时此地的互动方式在团体治疗过程中的重要性，也强调了围绕此时此地工作是团体治疗过程的核心，是激活治疗团体的力量所在。但是，在我们拜访过的住院病房中，我们发现，治疗团体中大都缺乏对此时此地的互动的关注。在我们看来，这是多数住院团体治疗无效的主要原因。

如果住院团体不把重点放在"此时此地"，那么还能有什么选择呢？大部分住院患者团体将重点放在彼时彼地，一些来访者顺着治疗师的提示轮流提出"家里的问题"（这正是他们入院的原因），而其他来访者则热衷于提供相应的告诫和建议。这种方法对住院团体治疗而言，绝对是个错误。这是最无效的团体治疗方法，从一开始就预先宣判了团体治疗的失败。

导致来访者住院的问题往往错综复杂。处理这些问题常常令经验丰富的治疗师心力交瘁，更不用说来访者了，这些问题会使他们深陷泥潭。聚焦于彼时彼地还有许多其他弊端。例如，时间分配将高度不均，如果将过多的，甚至所有的时间都投入在一个来访者身上，其他人会感到被冷落或觉得无聊。他们甚至不能像门诊团体的成员一样，认为自己在团体中"放贷"——团体欠他们时间与注意力。住院时间如此短暂，以致还没轮到上场就已经出院，或者发现团体中的成员已经完全换了一批，他们只是徒然地握着毫无价值的"欠条"。

有些住院团体将注意力集中在病房内部问题上，如病房人际紧张、医患矛盾、抽烟场所、探访事宜、与勤杂人员的冲突等。一般来说，这样的团体形式也有点大材小用。任何一次团体治疗，只会有少数来访者及一两名工作人员在场，无法就上述问题进行有意义的商讨。更适合用来处理病房内部问题的，是所有患者及工作人员均参加的社区会谈[35]。

另外一些住院团体将重点放在一个或若干个一般性的主题上，如自杀观念、住院治疗的体验、症状（如幻觉）或药物副作用。这样的团体只对某些患者有用，其主要目的是提供信息，而这种信息很容易通过其他方式获得。无论如何，这并不能最有效地利用住院团体潜在的力量。

住院团体的临床条件并不应该影响团体成员聚焦于此时此地，它并不会削弱这一治疗焦点的重要性或效用。事实上，聚焦于此时此地对于住院团体和门诊团体一样有效。但是，住院团体成员的临床状况，要求治疗师对治疗团体进行技术上的调整。正如我们前面所说，没有时间来解决团体成员间的人际冲突问题，取而代之的是，你必须帮助来访者发现自己人际交往模式中的问题，强化其人际交往的长处，鼓励他们出院后继续参加康复治疗团体，针对他们在住院团体中发现的问题继续接受治疗。

其实，在先前关于支持的讨论中，我们已经指出了在住院团体中利用此时此地的最重要之处。我们要进一步强调，冲突、对质和批判性反馈并不等同于此时此地。我们确信，正是因为有了这样错误的等同，很多治疗师才无法把握此时此地互动的价值。

冲突是此时此地互动中的一个方面，但绝不是最重要的方面。聚焦此时此地有利于来访者学会许多有用的人际交往技能：更清晰的人际沟通，更亲近的人际关系，表达正性的情感，意识到自己惹人生厌的习性，倾听，给予支持，自我暴露，建立友谊，等等。

住院团体治疗师必须格外注意与"此时此地"相关的问题。住院团体成员正处于危机状态，他们被生命中的难题苦苦纠缠，因为恶劣心境或混乱而寸步难行，不像门诊团体来访者那样，对自我探索、个人成长、提高应对危机的技能等诸如此类的问题感兴趣。住院患者只能顾及基本的生存，不愿意理解他们的问题与此时此地间的关联性。

因此，治疗师必须明确指出这种关联性。每次团体治疗开始时，我们都会为新成员做简短介绍，强调虽然每个患者住院的原因不尽相同，但每个人都可以从审视自己与他人的关系中获益，每个人都可以得到帮助——通过学习如何更好地利用关系中的资源。我们之所以注重团体治疗中的"关系"，是因为这是团体治疗最擅长处理的。团体中有其他成员和一两个精神健康专家（治疗师）愿意给予反馈，指出他们如何与团体中的其他人相处。同时，我们也承认，除了人际关系问题外，成员们还有其他重要而令人困扰的问题，但这些问题需要通过其他治疗方法解决，如个体治疗、社会服务、伴侣或婚姻咨询，以及（或者）药物或其他生物医学治疗。

结构模式

无论采用何种形式，急性住院患者的团体治疗中迫切需要具有指导性的团体治疗师。团体带领者是团体必不可少的"定海神针"。团体所体验的凝聚力，主要通过团体带领者来建立。绝大多数住院患者处于不知所措、担惊受怕、严重混乱的境地，他们渴求结构化与稳定感。可以想象一下刚刚入院的来访者当时的情绪体验：他们被其他备受困扰、丧失理性的人所包围；药物副作用导致他们反应迟钝；每天认识新的工作人员，这些工作人员因为轮班而无法稳定出现；他们需要面对（也许是生平头一次）各种各样的治疗和治疗师。

通常，获得内部结构的第一步是将自己置身于一个清楚可辨的外部结构中。当个体处于一个可以对自己的行为结果进行有效预测的情境时，其焦虑也就自然缓解了。在对刚出院的患者进行的访谈报告中，绝大多数患者都偏好那些为团体提供明确结构的团体治疗师[36]。他们欣赏那些向成员明确说明治疗流程的治疗师，那些主动邀请成员参与会谈的治疗师，那些平均分配治疗时间的治疗师，还有那些提醒成员注意基本的团体任务及方向的治疗师。研究和临床文献也表明，上述治疗师的工作更具疗效[37]。

空间和时间设置

住院团体的空间和时间应该是神圣不可侵犯的。对于住院来访者团体的治疗而言，就像其他类型的团体治疗一样，理想的治疗空间应是在一个可以关门、大小适中的房间内，成员们舒适地围坐一圈。然而，这看似简单，但其实许多病房的结构并不能满足这些基本要求。团体界限的缺乏将削弱团体的完整性和凝聚力，进而降低团体的工作效率。因此，找一个安全、私密的空间，甚至在病房外设置一个团体治疗室（如果能保证安全）也远比毫无空间界限更为理想。

时间的稳定性也是结构的一部分。较为理想的方式是，等到团体成员全部到场后再准时开始团体治疗，而且中途不得有任何中断，一直持续到治疗结束。但是，在住院患者团体中，以下原因使得维持时间设置充满困难：精神混乱的成员常常因为忘记治疗时间和地点而迟到；成员可能被中途叫出来服药或进行其他治疗；注意力集中时间有限的成员可能会要求提前离开；大剂量药物治疗的副作用导致成员昏昏欲睡而不能坚持治疗；焦躁不安或惊恐的成员可能随时逃离团体。病房管理部门可能会主张允许来访者随时进入房间，以最大限度地提高来访者的出席率，即使这样做破坏了团体的边界。

治疗师必须想方设法进行干预，以提供最大的稳定性。例如，治疗师可以敦促病房管理部门宣布，任何个人和机构不得占用团体治疗时间，如此一来，来访者将不会以任何理由被中途唤走（并不是因为团体本身是病房中最重要的治疗，而是因为这种打扰显示出对团体治疗的不够重视，而团体治疗在本质上是不允许随意改变人数的）。治疗师也可以请工作人员提醒那些精神混乱的来访者，并且护送他们到团体治疗室。确保来访者参与治疗，应当是病房工作人员的基本责任，而非由团体带领者一人全权负责。当然，带领者应当在守时方面做出示范。当医院的同事使用"你的团体"一词时，要保持警惕。这不是你的团体，而是病房的团体，只是由你带领而已，它是病房结构的一部分，并由病房工作团队支持。

有几个方法可以解决成员"中途逃离会谈"的问题。如果来访者意识到团体治疗不允许中途离开，那么，他们会更加焦虑不安。因此，最好的办法是简单地表示希望他们能够坚持参加完团体治疗。如果他们最后仍然无法坚持，则可建议他们等下次情绪稳定后，再来继续参与治疗。如果来访者坚持离开，治疗师当然不能强行阻拦。你需要采用其他的方式，重新为来访者找一个继续留在不舒服情境中的理由。例如，假设某个来访者曾说过自己经常逃离不舒服的情境，而现在决定改变这种模式，那么，你就可以提醒他曾经下过的决心。你可以这样说："埃莉诺，看得出来你现在非常不舒服，我知道你一定很想离开这里，但我记得你曾经说过，当你不舒服时你总是习惯性地将自己孤立起来，而且你还说过你在想办法接近他人。我在想，如果你努力尝试留下来，这也许正是解决这个问题的契机。"你可以建议她在接下来的时间里充当旁观者，只听不说，或是建议她换一个感觉更舒服的座位，从而减轻她的焦虑。你也可以确认她的苦恼，并肯定她尽可能多地参与会谈的勇气，从而减轻来访者的失败感。

采用"禁止迟到者入场"的原则（或许有5分钟的宽限期）可以达到较理想的稳定性。采用这种政策在平衡包容性和保护团体边界方面可能会造成道德两难，可能需要与病房领导层讨论。这个原则可能会让那些迟到的来访者不满，但同时也让他们感受到：治疗师尊重团体时间和团体工作，并且想在每一次治疗中不受干扰地完成尽可能多的团体工作。对出院患者的访谈表明，他们憎恶被打断，并且认同治疗师为团体稳定性所付出的努力[38]。

治疗师的风格

治疗师的个人风格和治疗性在场也会明显影响团体结构的稳定度。坚定、坦率、果断且对自己的行为缘由持开放态度的治疗师，会促使混乱或过度敏感的来访者趋于稳定。正如我们之前讨论过的，治疗师对于自身透明度的审慎把控（见第7章），可以减少来访者的焦虑，帮助他们理解团体的体验。住院团体的特点是反复出现严重的混乱事件，而成员们通常压力很大、易受伤害，无法有效处理这些事件。此时，如果治疗师的行动果断、坚定，成员们会感到安心。例如，某个躁狂症患者突然情绪失控，并且垄断了整个团体治疗时间。这时，作为治疗师，你必须及时介入，避免该患者妨碍团体的治疗工作。例如，你可以敦促该患者保持安静，倾听他人。如果他仍不能有效控制自身行为，你可以护送他离开治疗团体，并邀请他在情绪平稳后返回团体。

治疗师面对此种情景时表露出的矛盾心理，通常可以为成员树立榜样。例如，你可以与成员们分享：为了团体的整体利益，你必须采取适当的行动，但同时，充当权威角色，令你感到非常不安。团体成员都会高度关注你的感受以及你的处理方式。即使团体治疗的情况紧急，也请记住处理原则：不羞辱和不责备。你还可以提醒团体成员注重人际支持和沟通这一团体任务，从而打断不相干的讨论。保持团体治疗重点是当务之急，你应本着这种精神，毫不犹豫地发挥你的引导作用。

团体治疗的流程

提供结构化的团体治疗模式，最有效的方法之一是为每次团体治疗时段安排明确一致的程序。这与传统门诊团体治疗技术大相径庭，却能够在针对特定问题的短程治疗团体中获得最大效果。我们将在稍后讨论认知行为治疗团体时对此加以详述。在住院患者团体中，每次会谈都遵循结构化的流程，这不仅效率高，还可以缓解患者的焦虑与困惑。我们推荐成员流动较快的住院团体治疗采用以下流程。

1. **最初几分钟**：治疗师向团体明确治疗结构，以使团体成员对治疗有所准备（稍后，我们将以一实例进行说明）。

2. **明确任务**：在此期间，治疗师会设法确定最有益于此次团体治疗的方向。但是记住，千万不要犯这种错误，即在成员提出的第一个问题的讨论上陷入过深，而无法讨论其他具有潜在作用的主题。治疗师有很多方法可以确定此次团体的任务。例如，倾听并感受团体成员当天迫切需要解决的问题是什么，或者提供一些结构化的练习，以明确当天治疗中最有价值的治疗方向。你的住院医师同事也可能会告知你最近影响团体成员的关键事件。

3. **完成任务**：一旦对此次治疗中潜在的众多问题有了一个大概的框架，治疗师就必须尝试讨论这些问题，并确保在讨论的过程中有尽可能多的成员参与进来。

4. **总结**：最后几分钟是总结阶段。治疗师表示本次团体治疗工作结束，需要大家用几分钟回顾分析今天的治疗。这是此时此地的"自我反思回路"，你需要用最清晰的语言来澄清此治疗中所发生的团体互动。你还可以在结束前理顺一些内容，如询问成员是否带着不安和支离破碎的情绪体验离开治疗，或询问成员（包括主动与沉默少语的成员）对这次团体会谈的体验与评价。

结构化的缺点

本书中我们曾多次反对过度结构化。例如，在讨论团体规范的建立时，我们主张治疗师赋予治疗团体最大的自主性，使其为自身的运作负责。正如第13章所指出的那样，实证研究表明，尽管提供过度结构化治疗模式的治疗师可能获得成员的好评，但是，这种治疗对于整个团体却并没有任何积极的治疗作用[39]。恰到好处才是王道，治疗师的结构化程度过高或过低都不利于团体的成长。

因此，我们面临一个两难情境。对很多针对特定问题的短程团体，我们必须提供结构化模式，但是，如果提供的结构过多，成员将无法学会运用自身的资源。对于住院团体，结构化模式的利弊尤为重要：一方面，根据我们先前提到的理由，必须将住院团体结构化；另一方面，又必须避免将团体成员幼儿化。

对此两难情境有一个非常重要的解决办法，这也是很多特定团体治疗技术的一项基本原则：治疗师必须利用团体的结构化，激发每个成员的自主功能。这看上去似乎有悖常理，接下来，我们将通过一个住院团体工作模型来阐明这一原则。

一个工作模型

在本节中，我们将详细介绍住院来访者团体的一个工作模型。它最适用于能够有效使用语言的来访者，而参与能力较弱的来访者则更适合参加较为安全、低难度的团体活动和项目。值得注意的是，在美国，这种特定模式在一个大型行为健康网络上的推广非常成功，具有很大的影响力。该模式首创于一家位于低收入地区的医院，该医院主要治疗贫困和边缘化的精神障碍患者，平均住院时间为5天。该模式在取得初步成功后，被用于培训60名团体治疗师，他们每年需要照顾1.3万多名精神障碍患者。该模式已被证明是更有效、更安全的，来访者的满意度更高，工作人员的士气也得到了提升[40]。

我们建议，团体每周进行3～5次治疗，每次持续60～75分钟。如果团体成员更少，也可采用45分钟的治疗时间。此模型在更早期的著作《觉醒与超越：住院病人的团体心理治疗》（*Inpatient Group Psychotherapy*）中有更详细的描述[41]。

1. 定位与准备：3～5分钟

2. 确定个人议题：20～30分钟

3. 解决个人议题：20～35分钟

4. 回顾：10分钟

定位与准备　对住院团体而言，治疗开始时准备工作的重要性与门诊团体治疗一样。当然，两者在时间上的安排截然不同。门诊团体治疗可以花上20～30分钟单独给某个来访者进行治疗准备工作，而住院团体的治疗师则必须利用团体治疗开始的几分钟来帮助所有成员完成准备工作。我们建议治疗师在每次会谈开始时做一番简短介绍，包括团体治疗的基本规范（会谈开始时间、每次持续时间、准时参与治疗的规则等）、团体治疗的目的以及团体治疗的基本程序。以下是一则具有代表性的准备性说明。

我是欧文·亚隆，这是治疗师玛丽·克拉克（Mary Clark）。我们将共同带领这个下午的治疗团体。团体治疗每天下午2点开始，持续75分钟。我们这个团体的目的在于帮助大家更多地了解自己是如何与他人沟通和建立关系的。虽然每个人住院的原因不尽相同，各自特定的重大问题也不尽相同，但有一件事是相同的：我们对生命中一些重要的人际关系现状感到不满。

除此之外，每个人当然还有其他迫切的问题需要解决，但这些问题可以通过其他的治疗模式得到更好的处理。团体最突出的功能在于帮助个体更好地理解自己与他人的关系，而把焦点聚集于成员彼此的互动关系，这是团体最有效的工作方式之一。你在团体中与其他成员沟通得越好，你在团体之外的现实生活中也就越能有效地与他人沟通。当然，病房中的其他团体可能会强调他们各自的方法和目标。

［另外，如果需要，你还可以说：还有一件事大家务必知道，几乎每天都有观察员通过这个单向玻璃，对团体进行观察。（此时，可以用手指一指单向玻璃和麦克风，让成员尽可能地熟悉环境。）观察员都是专业的精神健康工作者，通常是医学或护理学专业的学生，或是病房的医护人员。在团体会谈的最后10分钟，这些观察员将加入我们，与我们分享他们的观察结果。］

在会谈开始阶段，我们会请每个成员轮流说说自己在生活中所遭遇的并想在团体治疗中解决的问题。这需要15～30分钟。在第一次团体治疗中，要提出明确的议题的确是困难的，不过，不必担心，我们会帮助你们，这是我们的工作。轮流提出问题之后，我们将尽可能地围绕这些问题展开工作。会谈接近尾声时，团体带领者将与成员们共同讨论会谈进行的情况，这时观察员将会走进这间治疗室，和我们分享他们观察后的一些感受。（如果没有观察者，则由团体协同治疗师利用这段时间进行会谈回顾，并且团体参与者在场。）然后，在最后剩下的几分钟里，我们会听听在座各位对本次治疗的评价，以及是否有任何残留的情绪必须在团体治疗结束之前加以处理。我们并不总是能在每次会谈上充分讨论每个议题，但我们会尽力而为。希望我们能在下次会谈上继续讨论剩下的议题，你们或许也可以在治疗结束后与你的护士、医生或其他支持者就这些议题进行工作。

请注意，这一团体治疗准备工作有几项基本要素：（1）描绘团体的基本规则；（2）说明团体的目标和目的；（3）描述团体治疗程序（包括每次治疗的明确结构）。有些住院患者团体的治疗师建议，部分准备工作可以在团体外进行，而且应该更加具体明确，如还应包括对盲点的讨论、富有支持性与建设性的反馈（举例说明）以及社会缩影的概念[42]。书面的准备资料可以提前分发给病房的每个来访者，并注意需要为来自不同种族文化的来访者准备翻译版本。

确定个人议题　团体治疗流程的第二阶段是制定任务。许多团体带领者发现这是最令人生畏的部分。团体的首要任务是帮助每个成员探索并改善其人际交往模式。然后，团体带领者帮助每个成员确定一个将要在团体中讨论的简短的个人议题。这个议题必须在当天的会谈中切实可行。它必须着眼于人际关系问题，如果可能，应与团体此时此地互动中的一个或多个成员有一定的关系。

确定适当的议题是一项复杂的任务。来访者往往需要治疗师的积极引导，尤其是在最初的几次治疗中。事实上，每个成员的议题陈述必须包括三个要素：（1）承认自己想改变；（2）与人际关系有关；（3）在此时此地的互动中有一定体现。把这个过程视为从普遍到特殊、从非个性化到个性化、从个人的到人际间的发展。"我觉得不高兴"会发展为"我觉得不高兴，因为我没有朋友"，进而再发展为"我想与人交往"，再发展为"我想和团体的另一个成员交朋友"。尽管来访者在开始时会提出各种各样的议题，但大部分人的担心都集中反映在以下少数几个核心议题上。

- 我希望自己不那么孤独。
- 我希望与人建立更亲密的关系。

- 我希望能更坚定地说出我的需求。

- 我希望自己更擅于交流。

- 我希望自己成为更好的倾听者，更少关注自己。

- 我不希望自我压抑。

- 我希望能够更信任他人。

- 我希望获得关于我在……方面表现的具体反馈。

- 我希望以破坏性更小的方式，更好地处理愤怒。

治疗师头脑中有这些例子，可能更容易帮助来访者建立工作焦点。

议题的前两个方面对来访者来说并没有多大的困难，但第三个方面往往需要治疗师的大力相助——建立此时此地的议题。幸好，第三步并不像看上去的那样复杂。治疗师只要掌握几个基本的要点，就可以将任何议题引入此时此地的情景之中。

看看下面这个常见的议题："我想学会与人更好地交流。"这里，来访者已经完成了前两步：(1) 他已经表达了想要改变的愿望；(2) 与人际关系相关。治疗师接下来要做的是将此议题引入此时此地的情景中。治疗师可以很轻易地协助来访者完成这一步，比如这样询问："看看所有在座的人中，你和谁沟通得好，又想改善与谁的沟通？"

另一个常见的议题是："我想学会如何与人发展亲密关系。"治疗师同样需要这样把它引入此时此地的情景中："在团体中，你觉得和谁比较亲密，又想和谁建立更亲密的关系？"还有一个常见的议题是："我希望能够表达自己的需求并得到满足，我一直将痛苦埋在心底并一直试图取悦每一个人。"治疗师可以这样把议题引入此时此地的情景："你愿意试着让大家了解你今天的需求吗？""你有什么样的痛苦？""你想从我们这里得到什么？"

请注意，这些议题一般都不是来访者住院的原因。但是，来访者常常不能意识到这些议题可能是潜在的或诱发的因素，两者之间不太可能毫无关联。来访者可能因为物质滥用、抑郁、自杀企图等原因住院，但在这些行为表现背后往往隐藏着人际关系的高度紧张或破裂。

同时要注意的是，治疗师应尽量选用温和、积极、非对抗性的议题。在刚才提及的关于沟通和亲密关系的例子中，我们首先询问其积极方面（例如，"你在团体中和谁沟通良好？"），这通常是帮助成员敞开心扉的有力而安全的方式。

许多来访者会提出和愤怒相关的议题。例如，"我希望能够表达我的愤怒，医生说我因将愤怒指向自己而陷入抑郁。"这种议题必须小心谨慎地加以处理。治疗师不希望来访者将愤怒肆意发泄到其他成员身上，所以，应该将这个议题重塑成一个建议性的议题。

我们发现这样引导对来访者很有帮助："我相信愤怒通常是一个很严重的问题，因为人们总是任其累积到很高的水平却不知如何表达。一旦发泄出来，就像火山爆发一样，对自己、对他人都充满危险。在团体中处理萌芽状态的愤怒——尚未变得热血沸腾的愤怒，往往更为有效。因此，我建议你把今天的焦点集中在萌芽状态的愤怒上，如急躁、挫败感或轻微的不满。你愿意在刚开始体验到轻微的急躁或不满时就向大家表达吗？比如对我今天带领团体的方式感到不满。"

这种议题练习有很多优点。一方面，它解决了结构必须存在却同时会抑制团体成长的矛盾。议题练习为团体提供结构化模式，同时又激励来访者的自主行为。因此，这些议题鼓励来访者开始在他们自己的治疗中扮演一个更为积极主动的角色，并且更为有效地利用团体。他们领悟到这样一个道理：与团体成员直接有关的明确议题将能保证自己在这段团体时间内充分获益。下面这个例子就是一个清晰、直接、可操作的讨论议题："今天早些时候我试着接近休，与她谈话，但我一直感到她在拒绝我，不想和我有什么瓜葛。我很想知道这是为什么。"这种清晰的陈述具有减少人际紧张的好处，因此也将会提升团体治疗在病房中的地位。

许多来访者很难直接并明确地表达自己的需求。事实上，许多人是因为存在自毁式行为——这是他们表达需要的间接方式——而被收治入院。议题任务教会他们清晰、直接地表达自身的需求，并且明确地向他人寻求帮助。实际上，对许多来访者来说，这种议题练习比接下来的任何团体任务都更为重要。如果这些来访者能够学会用言语而并非一些非言语的自毁行为来表达自己的需求，那么，这段住院治疗的经历就没有白白浪费。

议题练习还能为团体当天的治疗工作提供一个广阔的视野。治疗师能够很快识别出每个来访者想要处理什么问题，哪个来访者的目标和同一个团体中另一些来访者的目标相呼应。

议题练习虽然颇有价值，但并不能立刻被团体成员领会和采纳。通常，一个团体需要历经数次治疗才能理解议题任务，并对其用途有所认识。单靠团体成员自身往往无法确定个人议题：治疗师必须具有高度的主动性、毅力、创造力以及指导性，才能推动成员完成确定议题的任务。然而，一旦它被确立为团体规范，就会出现一种强化这种工作模型的团体文化。团体成员就会将这一工作模型传递给下一波参与者，而你所在病房的同事也会对此加以强化。

　　假如有成员表现出极大的阻抗，对这样的成员，较合适的议题是去探索为什么确定一个议题对他来说如此艰难。强烈的阻抗或沮丧可能通过这样一些语句表达："治疗有什么用？""我没有任何问题！""我根本就不想在这里！"在你能够发挥真正的治疗影响力之前，可以暂时与阻抗结盟，而不是耗费团体的时间与产生阻抗的成员做无谓的争斗。你可以简单地说："入院时有这种感觉并不奇怪，在下次会谈时你可能会有不同的感觉。"你还可以补充说，来访者可以选择随时加入，如果有任何事情让他感兴趣，他可以表达出来。请记住，来访者的这种表达不应该受到指责和羞辱，治疗师也应尽可能地避免他们产生失败感。

　　有时候，如果来访者不能清晰地确定议题，可以先鼓励他倾听其他成员的发言，然后选择一个成员，有针对性地向其提供反馈。有时候，让其他团体成员为这样的来访者提出合适的议题也是有用的。试想，团体成员可能在病房有大量时间在一起，对彼此有很多了解。

○ 乔伊，一个19岁的男孩，提出了一个不切实可行的议题："我父亲把我当小孩一样对待。"他是第一次接受团体治疗，无法充分理解议题的含义。因此，我（亚隆）邀请其他人帮助他提出议题。然后，大家提出了好几个不错的议题："我想知道为什么我在这里感到恐惧不安。""我希望自己在团体里不要那样沉默寡言。"最后一名成员提出了一个完美的议题："我想知道自己到底做了什么事情，导致父亲把我当成孩子对待，请问大家，我在团体中的表现像一个小孩吗？"

　　请注意：为何这是一个完美的议题？因为它不仅表达了乔伊对自我问题的关注——为什么父亲把他当成小孩对待，而且强调了他在团体中的行为，这一行为使他无法充分利用团体功能。此外，它聚焦于此时此地的互动，这无疑使得团体会谈对他具有治疗作用。

解决议题 一旦个人的议题被确定，团体治疗就进入了下一个阶段——解决议题，这个阶段与任何以互动为基础的团体治疗类似。在此期间，成员探究并试图改变自身适应不良的人际关系模式。但是有一个重要的区别：治疗师可以把握每个成员的议题，使成员们得以用更加个性化、更有效的方式开展治疗工作。我们假设住院患者所能利用的团体治疗只有一次，因此治疗师必须提高效率，为尽可能多的来访者提供最大程度的帮助。

根据我们的经验，理想的团体人数是6人。但是如果团体很大——比如有12个成员——而且假设有新成员，需要花费更多的时间确定议题，这样，团体治疗可能仅剩余30分钟，却要完成12个人的议题。显然，一次治疗无法解决所有议题，团体成员意识到这一点至关重要。治疗师可以明确地告知来访者，他们轮流提出的个人议题并不一定都能成为团体讨论的焦点。在议题确定阶段，治疗师也可以用条件句向来访者传达这种可能性。例如，你可以说："如果时间允许，你想在今天处理什么问题？"鼓励来访者与护士、医生或其他值得信赖的支持者继续处理他们的议题，通常很有帮助。即便在团体会谈没有解决自身议题的情况下，来访者仍表示，当他们不知所措时，有一个清晰的求助方向也是有重大价值的[43]。

尽管如此，一个高效、主动的治疗师在每个治疗时段中应尽可能解决大多数议题。我们有一个最有价值的指导方针：将几个议题糅合在一起，这样一次就可以同时处理几个议题。例如，如果约翰的议题是："我感到自己非常孤独，很想让其他成员告诉我，为什么别人不愿意接近我？"那么，治疗师可以让有类似下列议题的成员为约翰提供反馈："我想学会表达自己的情感。""我想学习如何更好地与人沟通。""我想学习如何清晰地表达自己的观点。"这样，治疗师就可以同时处理几个议题。

同样，假设团体中有位来访者正在哭泣，表现得极为痛苦，此时，如果团体中有来访者的议题是"我想学会表达自己的感受"或"我想学习如何靠近他人"，治疗师就不必亲自安慰哭泣的来访者，只要邀请有上述议题的成员去完成此项任务，治疗师就同时糅合了数个议题。

总之，在确定个人议题期间，治疗师会收集一些承诺——来访者承诺在本次治疗期间要完成的某些特定任务。例如，当某一来访者表示自己在团体内学会冒险是一件很重要的事情时，治疗师明智的做法是记住这一议题，待时机成熟时，邀请来访者做出冒险行为，比如提供反馈或对团体治疗做出评价。如果某个成员表示愿意打开心扉，将自己的痛苦告诉别人，此时，治疗师需不失时机地要求这个来访者定下清晰的契约——甚至可以只是两三分钟的分享——然后你必须确保团体能给他留出这段时间，并且能够按时结束。如果可能，你还可以让来访者指定一两名监督者来保证自己在约定时间内履行契约，这样做可以增进来访者对治疗的责任感。新手治疗师可能会觉得这种"大师般的操作"过于强势、高压，但它会提高住院治疗团体的效率。团体成员通常有能力区分带领者的行为究竟是有帮助的还是过度控制的。

治疗结束前的回顾总结　在团体会谈的最后一个阶段，治疗师一方面告知团体本次会谈即将正式结束，另一方面则对团体治疗进行回顾和评价。我们常常在教学病房带领住院团体，通常有学生通过单向玻璃观察整个团体过程。我们更愿意将结束阶段分成两个同等重要的部分：(1) 治疗师与观察员就本次会谈展开讨论；(2) 团体成员对这一讨论进行回应。

第一部分，治疗师与观察员在病房内围坐成一小圈，开诚布公地分析团体会谈的内容，宛如屋内没有团体成员在场。在讨论中，治疗师与观察员回顾整个会谈并聚焦于团体的带领和每个成员的体验上。例如，团体治疗师可能会询问自己有没有遗漏什么，在团体中还能做些什么，以及是否忽略了某些成员。讨论者应提供对每个成员的反馈，包括成员提出的议题类型，在这些议题上已完成了哪些工作，评估成员对团体的满意度等。

尽管这种结束团体会谈的方式是非正统的，但就我们的临床经验来说，这种方式还是相当有效的。其中一方面是，它建设性地发挥了观察员的作用。在传统的教学方式中，学生观察员在整个会谈过程中始终隐匿，直到团体会谈结束后才出来单独与团体治疗师就治疗过程进行讨论。团体成员通常憎恨这种传统的观察模式，甚至有时会对暗地里被观察这件事产生种种妄想。将观察员带入团体后，观察员所发挥的作用发生了转变，从消极、不透明的力量转变为积极、透明的力量。事实上，当观察员不在场时，我们经常会听到来访者表达自己的失望。

这种模式要求治疗师能够做到透明化，而且提供了一个绝佳的示范机会。协同治疗师可以讨论他们的两难处境、顾虑以及困惑。他们可以向观察员询问自己的表现如何，比如：观察员是否认为他们侵入性太强？他们是否给某一成员施加了过大的压力？观察员如何看待两位治疗师之间的关系？

回顾阶段的第二部分是团体成员的公开讨论。通常，这一时刻的团体是最具有活力的，因为治疗师、观察员的讨论已经产生了大量的信息。最后的这几分钟可以有两种利用方式。

第一，来访者可以对治疗师与观察员的讨论发表意见。例如，他们可以评价治疗师和观察员是具有开放性还是缺乏开放性，也可以对治疗师表达的疑惑或失误做出反应，他们也可能同意或质疑那些关于他们在团体中的体验的观察评论。和来访者一起回顾团体过程能体现出真诚的合作精神。第二，治疗师可以让来访者自己对会谈进行处理或评价。治疗师可以询问一些问题来加以引导。例如："你对今天的治疗感觉如何？""你是否从中得到了自己想要的东西？""这次治疗中，让你最失望的是什么？""假如我们还有半小时会谈时间，你将如何利用？"最后的几分钟也是治疗师与沉默寡言的来访者接触、询问其体验的时机："你有过在团体中发言的念头吗？""是什么阻止了你？""你希望被邀请发言还是很庆幸没有参与会谈？""假如今天你已经说过一些话，那你说的会是什么呢？"（最后一个问题常常具有神奇的效力。）

因此，会谈的最后阶段有许多功能：回顾、评价和指出未来的治疗方向。这一阶段受到成员们的高度重视[44]。这段时间也可用于让成员在离开前进行反思，完成收尾工作。团体是大环境中的一部分，因此最好让团体成员在会谈结束前尽可能地融入环境。如果来访者因为团体治疗而带着不安和躁动回到病房，这对于你个人的信誉来说不是好事。

在会谈结束后，你应向整个医疗团队汇报有关团体治疗的情况。这一过程应该是及时、双向、对等的信息交流，通过团队会议和数据图表来提升照护的完整性。团体结束后，带领者向其他医护成员（他们可能好奇他们的患者在团体治疗中的表现）汇报团体的治疗情况，这样能提供高效和及时的沟通。

最后一点有关来访者的边界问题。在住院环境中，来访者不可避免地会在治疗团体之外相互交流。这是十分可取的做法，但每个成员都应承诺尊重彼此的隐私，对于团体治疗中暴露的信息守口如瓶。

针对生理疾病的治疗团体

在综合医疗服务中，团体心理治疗发挥着日益重要的作用，鉴于其有效性及经济性，团体治疗的发展前景也越来越广阔[45]。团体治疗使用的方法与其处理的问题种类一样丰富。这样的团体常常是同质性团体，针对各类需要接受医疗照护的重大生理疾病和状况，包括癌症、心脏病、肥胖症、红斑狼疮、肠易激惹综合征、妊娠、产后抑郁、不孕症、器官移植、关节炎、慢性阻塞性肺病、脑损伤、帕金森综合征、多发性硬化、糖尿病、携带艾滋病病毒/感染艾滋病以及躯体症状障碍等[46]。这些团体通常由精神健康专业人员和医护人员合作带领，其中，医护人员对患者参与团体的支持至关重要。

对各种慢性病患者的整合治疗（药物和心理综合治疗）中，人们越来越多地采用团体治疗形式[47]。这些团体主要在初级保健机构中开展，通常由初级保健医生和精神健康专业人员共同带领。这样的方式是提供后续医疗服务的有效措施。这些团体的参与者除了患有慢性疾病外，同时还面临重大的社会心理困扰[48]。团体治疗可提供同伴支持，还能经济高效地传授疾病相关的知识和应对技能。参与者的生理疾病和心理健康水平都能有显著改善。

之前，我们确立了调整团体治疗的几个关键原则：确定来访者的需求，设定相关目标，调整团体以实现目标，评估治疗效果以提高团体的效能。同时，还要区分可能影响团体治疗的固定因素和可变因素。对于患有生理疾病的来访者，还应考虑：团体对那些缺乏帮助和支持的人最有价值，对于那些已能良好应对挑战的来访者来说，效果相对逊色[49]。

患有生理疾病的来访者有什么心理需求？抑郁、焦虑和应激反应是严重生理疾病的常见结果，这些结果通常会放大生理疾病的不良影响[50]。例如，我们知道，50%的心肌梗塞患者可能出现抑郁情绪，而抑郁情绪是导致再次心肌梗塞的高危因素[51]。另外，生理疾病伴发的抑郁、焦虑等会增加损害健康行为的发生率，如酗酒、吸烟等。抑郁和焦虑情绪还会降低来访者在执行膳食计划、遵嘱服药、进行康复锻炼和减压训练方面的依从性[52]。

讽刺的是，医疗手段的新近发展造成了新的心理压力来源。例如，许多以前致命的疾病现在可以作为长期慢性疾病来管理。这些结果导致患者不断担心复发，或需要适应手术带来的身体或生活改变[53]。预防和早期发现方面新近取得的突破同样可能以压力增加为代价来拯救生命。现在，基因测试在医学实践中起着重要作用，允许医生计算个人患亨廷顿舞蹈症或乳腺癌、卵巢癌和结肠癌等疾病的风险[54]。然而，这些知识是有代价的。许多人被充满焦虑的重大决定所折磨。例如，当一个人了解到自己罹患乳腺癌的遗传倾向时，她会面临许多问题：我应该做预防性乳房切除术吗？我应该结婚吗？我应该要孩子吗？我是否应该与我的兄弟姐妹分享此信息，他们又是否可能不想知道？我注定要步我母亲的后尘吗？许多人高估了自己面临的风险，因此遭受严重的情绪困扰[55]。

有的生理疾病声名狼藉，如新冠肺炎、携带艾滋病病毒/感染艾滋病、丙型肝炎和帕金森综合征。当个体得知自己罹患上述疾病时，他们非常需要社会支持，但同时，疾病的污名化和病耻感可能导致他们羞于启齿、回避社交，而这又会给他们带来很大的心理压力及伤害[56]。

另外，严重患病的个体和家庭常常不希望增加旁人的担忧和负担，因此会尽量表现出"阳光"的一面，强颜欢笑，这使得交往流于形式，进一步加剧了个体的孤独感[57]。

如今，在慢性疾病中，医患双方的沟通、合作和信任越来越引起人们的关注。双方顺畅的交流有利于个体更好地做出决策，增进疗效。然而，在现实中，许多患者对医患关系并不满意，但也感觉无力改进。他们需要协助，才能表达自身的需求和获得照顾[58]。

生理疾病让我们直面人类的脆弱性和局限性，冲击了支撑着我们、给我们提供安慰的幻觉，例如：生活在我们的掌控之中；我们是特别的，超越自然法则；我们有无限的时间、能量和选择。这些幻觉在疾病面前顷刻间灰飞烟灭。严重的疾病让我们直面死亡，唤醒了我们对生命的意义、无常乃至人类在浩瀚宇宙中的存在位置方面的思考[59]。

疾病造成的影响绝非仅限于患者个体，家属和照料者同样承受着巨大的负荷[60]。团体往往能发挥重要的支持作用。比如，面向阿尔茨海默病患者的照护者的团体数量激增，就能体现出这一点[61]。

一般特征

我们可以根据团体的侧重点对生理疾病团体进行分类:

1. 基于情绪的应对——社会支持,情绪表达;

2. 基于问题的应对——积极的认知和行为策略,心理教育,减压技巧;

3. 基于意义的应对——提升存在意识,重新调整生活的优先级,寻找人
   生目标。

这三种不同的侧重点很容易被组合成整合式团体模型[62]。

针对生理疾病的团体通常是同质性的。它们通常是短程团体,一般进行4～20次会谈。正如我们在第9章所讨论的,短程团体需要明确的结构和治疗师极高的主动性。但是,即使在短程、高度结构化、以手册为指导的团体中,团体带领者也必须关注团体动力和团体进程,使团体保持在正轨上。在生理疾病团体中,团体带领的质量和在传统的团体治疗中同样重要[63]。

同质性的团体倾向于很快形成凝聚力。然而,治疗师应努力让游离在团体之外的成员参与治疗,还要以共情的态度和巧妙的方式去描述某些行为,使其变得更易处理。例如,在一个由心肌梗塞后存活者组成的团体中,有一个浮夸、不友善的成员正在抱怨儿子对自己漠不关心。由于这类团体心理治疗不主张关注深度个人化的内容,因此,治疗师应在不违反团体规范的前提下处理该来访者的问题。例如,治疗师可以采用心理教育的方法,讨论愤怒和仇视如何损害心脏健康,或指出愤怒掩盖下的悲伤会产生何种潜在的伤害,并指导成员如何更直接、有效地表达相应的原始情感,或者邀请团体中的其他人分享他们如何应对愤怒或失望。

这样的团体并不强调人际学习,而且治疗师一般也会避免聚焦于此时此地。然而,许多疗效因子在针对生理疾病的团体治疗中的作用尤为强大。例如,普遍性有利于降低病耻感和孤独感;自我暴露焦虑和恐惧可以带来解脱,加深与团体成员的联系;凝聚力可直接提供社会支持。成员们在治疗时段之外的接触也是受鼓励的,而非被看作阻抗行为。看到其他成员能有效地应对与自己相同的处境,会给来访者灌注希望,这种希望在疾病的各个阶段会呈现出不同的形式:希望获得疗愈、增加勇气、保持尊严、带来安慰、获得陪伴和维持内心的平静。一般情况下,个体成员在

其他成员的示范下学习应对技能，会比从治疗师身上学习更为有效[64]。

传递信息（针对个体病症的或广义的心理教育）在这些团体中十分重要。这种交流不仅来自治疗师，也来自成员间交换的信息和建议。利他因子的作用也十分突出，通过让个体感觉能为他人提供价值而增进健康。存在主义因子也很常见，它能使成员们直面人生的基本焦虑。我们平时会将这种基本焦虑掩盖起来，而一旦病灾来临，它们即赫然出现在眼前。此时此地的工作都聚焦于建立支持和联结，以及加强新的和具有适应性的行为，而不是深入的人际探索。这些团体干预会让成员获得社会支持和联结，在逆境中寻找意义，以及习得应对技能[65]。

针对生理疾病的典型团体

我们将以乳腺癌女性患者团体为例。乳腺癌患者的案例是团体治疗作用的有力例证，因为这种疾病的发生率很高（八分之一的女性一生中会被诊断出乳腺癌），从遗传和家族倾向到早期原发性乳腺癌（通常可以治愈），再到预后不良的晚期乳腺癌[66]。我们描述的模型随后进行了调整，被广泛使用。相关模型（包括认知-存在团体疗法和基于意义的团体疗法）都具有良好的疗效[67]。

发展过程　20世纪70年代初，在建立第一个实验性的乳腺癌患者治疗团体时，乳腺癌女性患者的处境十分危险。当时外科手术的效果不甚理想，术后的化疗也收效甚微。癌症转移患者的存活率很低，常常承受巨大的痛苦，备感孤独，而且因为不愿亲友陷入同样的绝望而缄默少语。此外，亲朋好友也不知道如何与她们交谈，所以经常避开她们。这些患者陷入了双重孤独的境地。患有晚期乳腺癌的女性常常自责，因为民间流传：这种绝症常常是某种程度上的因果报应[68]。

最后，医学界对组建一个团体产生了相当大的阻力，因为人们普遍认为，公开谈论癌症和听到几个女性分担痛苦及恐惧只会使事情变得更糟。正是在这种环境下，我（亚隆）第一次开始与乳腺癌患者工作*。

团体治疗的目标　最主要的目标是降低孤独感和提升应对能力。我希望，如果团体治疗能让相同病症的成员分享各自的体验和情绪，就能创造一种支持网络，降

---

* 见《妈妈及生命的意义》（*Momma and the Meaning of Life*；New York: Harper Collins，1999，15-53），书中"与葆拉共舞（Travels with Paula）"的故事，详细描述了我带领的第一个癌症患者团体。

低成员的病耻感,并帮助成员分享应对策略。这些女性的很多亲朋好友都离她们而去,而我希望成员们认识到,治疗师和团体将始终与她们同行,相伴到最后。

团体治疗技术的调整 将预后较好的原发性乳腺癌女性患者与预后不良的转移性乳腺癌女性患者混合在一起,会破坏团体凝聚力,因为转移性癌是前者最大的恐惧。根据针对不同类型、不同阶段的乳腺癌患者的团体治疗经验,我发现,同质性团体提供的支持最多。我曾组织过一个转移性乳腺癌的团体,每周治疗一次,每次90分钟。在这个开放式团体中,不断有新成员加入,他们在加入团体时知道有成员因死亡而离去。

在这一治疗团体中,为成员提供支持是首要任务。我希望每个成员体验到有人"在场"的感受,即知晓其他成员正经历与自己相同的体验。正像一个成员所描述的那样:"我的生命之舟正载我孤单地飘荡,但我举目四望,海面上生命之舟的灯光如繁星点点,刹那间,我感到我并非那样孤独。"

为增强个体的自我控制感,我尽量把控制权交给团体成员。让他们邀请彼此发言,分享经验,谈论无处倾诉的痛苦感受。他们认同每一个人的担忧,示范共情,设法厘清困惑的感受,努力利用成员身份所带来的积极资源。

例如,有人面对医生时感到害怕,不敢提问题。此时,我会鼓励团体中其他成员分享他们处理这类问题的经验。有时,我会提议成员通过角色扮演(与肿瘤科医生会面)来解决这类问题。因此,常常会有团体中的成员邀请其他成员相伴去就诊,毕竟压力当前,两个人总比一个人好。团体成员学到的最有力的一个干预方式是,面对匆忙的医生,她们可以直截了当地说:"医生,我知道你很忙,但如果你今天能再多给我5分钟,也许能让我获得一个月的平静心情。"没有医生会拒绝这样的请求。

我们都知道,在团体中表达情绪总归是一种积极的态度,成员在别的场合大多缺乏表达的机会。在治疗师的正确引导下,成员们可以谈论任何情绪:对死亡的恐惧、担心死后被遗忘、无意义感、不知是否该告知儿女的纠结、如何安排葬礼等。这些讨论有助于减轻成员对上述议题的恐惧感。表达情绪几乎总是能改善这些女性成员的状态[69]。

我总是设法表达支持,决不对质。如果利用"此时此地",我也一定会聚焦于成员间的积极情感。成员们的应对方式不尽相同,有的人希望对自己的病况了如指掌,有的人则不想了解太多。我从不质疑那些能给患者带来安慰的行为,除非我有更好的方法，否则我从不干预患者的应对方式。有的团体形成了特有的增强凝聚力的仪式，比如在结束前成员们互相手牵手站成圈，进行几分钟的冥想或引导意象。

不同于传统的团体治疗，成员们在治疗外的接触也是被鼓励的，如互通电话、聚餐或偶尔一起进行临终陪伴，有的成员在其他成员的葬礼上发表了感人肺腑的悼词，履行了永不放弃彼此的承诺。他们的悼词一再体现了对彼此深切的理解和关怀。

许多成员能成功地战胜恐惧和绝望，犹如置之死地而后生，她们称自己进入了通达的人生，更加珍视生命。有人重新审视自己的日常生活，先前困扰她们的许多事情已不再重要，她们转而关心自己真正希望关注的人与事：与家人亲密相处、享受四季之美以及发掘自身的创造性。有一位女性成员明智地说："癌症治愈了我的神经症。"过去让她痛苦的小事不再重要了。她们感到遗憾的是，自己身患绝症后方才明白应该如何生活，她们希望子女们能在健康的时候就明白这些道理。这样的态度也使成员们对学生观察员表示欢迎，而不是反感。与死亡零距离的接触，给她们的生活增添了不少有价值的体验，她们最后的日子充满意义，因为她们能将这些智慧传递给他人，如学生、子女及团体带领者。

由莱兹克兹带领的一次团体会谈凸显了这一点[70]。

○ 凯瑟琳，65岁，女性，患有晚期癌症。她告诉团体，自己很享受化疗间隔的喘息机会。她的医生鼓励她珍惜这些时光。凯瑟琳知道自己的预后很差，但是她此刻感觉良好，这是最近几个月所未有的。她甚至想最后一次去爱尔兰看望她的哥哥。她哥哥有心脏病，无法长途跋涉来看望她，双方都在等待中让时光流逝。

团体成员鼓励凯瑟琳抓住最后的机会，而她回答说，她需要照顾她92岁的婆婆，因此不能旅行。团体对此感到无可奈何，直到团体成员休提议："凯瑟琳，你有4个成年的孩子，他们都住在城里。让他们帮你照顾祖母，这样你就可以旅行了，你可以把这看成送给孩子们的一份礼物，让他们有机会为你做些事。"这是一个绝妙的主意，凯瑟琳想了一下，欣然同意。她很快安排了爱尔兰之行。旅行返回后，她对团体成员的智慧和支持深表感谢。之后不久她疾病复发，几周后便离开了人世。

凯瑟琳去世后，她的孩子们给团体成员写了一封信，感谢团体成员鼓励母亲做出旅行的决定。他们爱他们的母亲，但苦于无法报答母亲的恩情，因为母亲总是把自己的需求放在最后。通过支持母亲的这次旅行，他们觉得终于可以如愿以偿。虽然对于母亲的离去倍感伤心，但她的爱尔兰之旅减轻了他们的哀伤，让他们感觉对母亲"少了一些亏欠"。

必须指出的是，带领这样的团体需要治疗师投入很深的情感，我们强烈建议治疗师寻求协同带领者以及督导的帮助。团体中的议题深深触动着所有人，因此带领者很难不为所动。此时很难区分"我们和他们"。我们是同行的旅人，面对着同样严酷的生存威胁[71]。

上述团体治疗方法现被称为支持性-表达性团体治疗（supportive-expressive group therapy，简称SEGT），已见诸许多报刊[72]。大量心理肿瘤学的专业人员学习了这种方法，并将其应用于各类癌症患者的治疗工作中[73]。

这一方法也适用于有乳腺癌遗传风险或家族史的女性患者。报告显示，在同质性团体中，团体治疗效果尤佳。团体治疗以12周为一疗程，每周一次，最后4次可调整为一月一次，主要作为整个疗程的提升，这样完整的疗程即是6个月。这些团体主要关注：如何看待生命的不确定性、是否进行预防性乳房切除术，以及如何面对以前认为自己坚不可摧的幻觉。强烈的失落和哀伤情绪往往会增加罹患乳腺癌的风险。处理这些感受有助于患者更全面、更准确地评估疾病风险[74]。

有效性 最近25年的研究证实了这种治疗的有效性。针对乳腺癌高危人群、原发性乳腺癌女性患者和转移性肿瘤女性患者的SEGT，可减少疼痛体验和提高心理应对及适应能力。以往认为谈论死亡会导致患者感觉更糟或退出治疗的想法已被证明是错误的[75]。

癌症患者团体治疗能延长成员的生存时间吗[76]？对转移性乳腺癌团体治疗的第一项对照研究报告，团体成员的存活时间更长，但之后的几项研究无法重复这一研究结果。最初的研究结果使人心存希望，我们或许能发现一个神经心理免疫机制，用于解释心理社会干预如何能延长个体的生命。之后的研究无法验证这一假设，但也不能消除我们寻找治疗在延长生命方面的疗效的愿望。如果团体治疗能对患者的生存时间产生影响，原因可能在于团体增强了社会支持、减少了社会孤立、促进了心身平衡以及帮助患者获得治疗并遵从治疗方案。此类团体治疗研究的结果都显示出显著的积极心理效应：缓解痛苦，减轻心理压力，提高生活质量，即便面临死亡带来的创伤也能继续个人成长。团体治疗也许不能延长生命，但是毫无疑问，它改善了成员的生活质量[77]。

把CBT和IPT融入团体治疗

在这一节中，我们将介绍两种广泛使用的短程团体治疗形式：认知行为治疗（cognitive-behavioral therapy，简称CBT）和人际关系治疗（interpersonal therapy，简称IPT）。这两种方法最初是在个体心理治疗的背景下被建构、描述和验证的[78]。目前，它们被用作短程团体心理治疗的干预方法，并被证明有良好疗效。

对团体治疗方法的判断不要被标签所迷惑。在对乳腺癌女性患者的团体治疗的回顾性综述中，许多团体治疗都声称自己是CBT取向，但其实这些团体治疗常常是多种治疗模式的综合[79]。这一重要发现并非偶然：一些声称采取不同理论取向、富有疗效、组织良好的团体治疗，其实具有诸多相似之处。不出所料，会心团体研究的结果显示：富有成效的、不同理论取向的治疗师所表现出的行为相似性，远远高于低效的、相同理论取向的治疗师之间的行为相似性[80]。为什么会如此？产生这种结果的原因，可能是治疗师有效使用了共同的、有循证依据的疗效因子，这些因子预示了各种治疗的有效性，这也是贯穿本书的重要观点[81]。优秀的团体治疗师应致力于帮助来访者，而不是拘泥于某一理论流派。

团体认知行为治疗

团体认知行为治疗（简称CBT-G）最初源于旨在提高临床疗效的实践。认知行为治疗师利用团体舞台，同时面向多个团体成员开展个体认知行为治疗。请注意，CBT治疗师是利用团体来提高认知行为治疗的效率，而不是着重关注我们在本书中始终强调的、团体本身固有的好处。起初，CBT治疗师的着眼点较窄，只重视对成员的心理教育、认知重建和行为技能训练，他们在团体环境中进行上述操作，而不是利用团体本身作为治疗的载体。同伴支持、普遍性、灌注希望、模仿行为、利他、降低病耻感、社会技能训练和人际学习这些因子呢？他们只把这些看作团体背景的益处。团体进程、凝聚力和团体发展阶段？他们认为这些代表了系统里的噪音，经常干扰认知行为治疗的工作；事实上，有的CBT治疗师最初担心团体治疗会冲淡CBT的效果[82]。

我们现在已发展出第二代CBT-G的应用，它更为完备，整合了团体治疗中的一些基本元素。CBT-G治疗师有效地利用团体来加深学习和体验，更加关注团体治疗因子的使用、团体凝聚力的发展和早期的来访者参与度，以及注重团体带领风格，上述措施都提高了CBT-G的有效性[83]。团体凝聚力促使成员进行更多的冒险，更深入地参与任务，也减少了羞耻和回避。关系建设和技能发展相互加强，团体体验的质量极大地影响团体治疗的结果，即使在以技能为中心的团体中也是如此[84]。

根据认知行为理论，心理困扰是人们信息处理过程受损和社会行为强化模式受阻的结果[85]。尽管思维、情感和行为相互关联，认知行为理论认为：人的思维居核心位置，自动地支配人的意识，左右人的情绪和行为。因此，CBT治疗师设法通过探索、苏格拉底式提问、鼓励自我审视和自我监控来挖掘来访者的核心信念。

挖掘出的核心信念是什么呢？核心信念主要分为两大类，即关系和能力。"我值得被爱吗？""我能获得我证明自己价值所需要的东西吗？"整合取向的治疗师认为，核心信念的内核往往和人际体验高度相关[86]。一旦不良的核心信念被察觉（如"我完全不值得被爱"），那么治疗就应对这种信念进行重构，使之更具有适应性和自我肯定性。

CBT-G可用于各种临床状况，如急性抑郁[87]、慢性抑郁[88]、慢性恶劣心境[89]、抑郁复发预防[90]、创伤后应激障碍[91]、急性应激障碍[92]、进食障碍[93]、失眠[94]、躯体化和疑病症[95]、配偶暴力[96]、惊恐障碍[97]、强迫症[98]、广泛性焦虑障碍[99]、社交恐惧[100]、愤怒管理[101]、精神分裂症（包括阴性症状，如冷漠和退缩，还有阳性症状，如幻觉）[102]、围产期焦虑[103]、针对儿童焦虑的亲子团体[104]和许多其他问题，包括生理疾病[105]。

在针对上述问题的治疗中，CBT-G取得了实质性的、长久的治疗效果。最近几代CBT-G更为关注团体凝聚力和团体进程，研究发现，其治疗效果不逊于个体认知行为治疗，而且脱落率通常也并不会更高。但是，其中针对创伤后应激障碍的团体暴露疗法脱落率较高，因为这种疗法要求来访者在现实或想象中逐渐靠近与创伤相关的记忆、感受或情境，而来访者常常很难忍受创伤性事件的情景再现。在这种状况下，短程治疗难以奏效，脱敏治疗需要相当长的时间[106]。

CBT-G的具体应用可根据各类团体成员的需要有针对性地实施。但是，所有

CBT-G都具有共同的特征[107]：通常是同质性团体、有时间限制、相对短程（一般8～12次，每次2～3小时）[108]。治疗注重结构，聚焦于重点议题，强调认知和行为技能的习得。治疗师会明确表示，团体中每一个成员对治疗进程都负有责任，每次治疗间隔期应完成家庭作业。家庭作业是根据来访者的问题量身定制的，可能会要求成员觉察和记录自己的自动化思维，以及这些自动化思维如何影响心情，或者要求成员完成行为作业——挑战自己的回避行为。接触可怕刺激的梯度可以由来访者和团体带领者共同构建，并由来访者实施。

每次团体治疗时都需要回顾家庭作业，这是这一疗法与人际互动团体治疗的一个关键区别：CBT团体带领者会对来访者在团体外的功能进行"冷处理"，以此取代人际互动团体中标志性的"热处理"[109]。换言之，CBT-G侧重于用言语描述来访者在团体外的功能，而人际互动团体侧重于来访者的功能在此时此地的实时呈现。

通过自陈问卷，治疗师可持续评估成员的困扰程度和治疗进展，并根据这些常规的反馈调整治疗内容和方向。

CBT-G治疗师可组合应用多种策略和技术，并和成员一起探讨应用后的效果[110]。这样做有利于将成员所面临的困难分解，各个击破，以避免成员将问题普遍化、夸大化和扭曲化。例如，治疗师可能会要求成员完成以下任务。

- **记录自动化思维**。使潜隐的思想明晰化，并将之与情绪和行为相联系，如："我永远找不到喜欢我的人，为什么还要去约会呢？"

- **挑战自动化思维**。挑战负性信念，发现思维的偏差，探寻自动化思维背后的个人臆断，如："假如我下班后不跟他们去喝两盅，我怎么能与人结交呢？"

- **监控心境**。探索心情与思维和行为的关联，如："没人邀我同去食堂共进午餐，我就开始感到不爽。"

- **建立刺激等级**。标明引起焦虑的事件等级，然后从易到难，逐级面对。例如，患有广场恐怖症的来访者将会建立有关地点的等级排序，从引起最小焦虑的地点到最具挑战性的地点。例如，星期天早晨和伴侣一起去教堂可能处于焦虑唤起等级的最低级别，而夜晚独自前往新开的商场购物可能是最高级别。逐级的暴露最终使来访者得以脱敏，消除焦虑和回避的反应。

- **监控行为**。追踪自己的时间和精力的去向，如监控自己花了多少时间来反思工作能力，而这又是如何影响自己完成所需的任务的。

- **解决难题**。列举日常问题，寻找答案。治疗师可通过分析、判断，帮助成员将难题分解为数个可操作、可控制的部分，改变成员认为自己必定会失败的信念。例如，治疗师可能会询问来访者如何平衡自我照料与照顾生病的家庭成员。

- **通过心理教育来获取知识**。这可能包括对于焦虑的生理学机制或应激反应症状的教育。

- **放松训练**。通过渐进式肌肉放松、引导意象、呼吸练习和冥想，降低紧张情绪。一般来说，可以用一两次会谈来专门训练这些技巧，目标是提高来访者对体验的反思能力，降低反应的敏感性。

- **风险评估**。来访者需要审视什么会令他们感觉受到威胁，以及他们有哪些应对威胁的资源。例如，帮助来访者审视其信念，即他的惊恐其实是一次心脏病发作，并提醒来访者，他可以用深呼吸来有效地恢复平静。

- **采用引导意象来进行暴露**。引导来访者挑战对于自我价值的负面归因和对被拒绝的预期，这两者导致了回避和逃避行为。同时，让来访者专注于构建积极的、治愈性的意象。

- **预测复发并制订预防复发计划**。帮助来访者识别潜在的触发因素——包括外部事件和内部假设——以及应对触发因素所需的核心技能，为未来做准备和练习实施计划。

    用CBT团体治疗社交恐惧症是一个典型的例子[111]。每个团体5～7人，共12次会谈，每次2.5小时。每次会谈都由初始议题以及入场、中间工作阶段和结束部分的回顾所组成。团体治疗前后，是否要和每个成员单独会谈视情况而定。

    最初的两次团体治疗主要用于处理成员在焦虑情境下的自动化思维，例如："我如果发表见解，就必定当众出丑，让人笑话。"治疗师会向成员教授技巧，挑战这种自动化思维和逻辑，例如："你担心你的表述会很糟糕，会招致难堪，可事实上，当你在描述自己的问题时，团体成员都反复告诉你，你的叙述清楚明白。"以此促进成员重新审视自己的观点。

中间的几次团体治疗通过家庭作业、团体内的角色扮演以及让成员反复暴露于焦虑来源，着重解决各成员的具体问题。最后几次治疗要巩固成员已取得的进展，识别今后可能再次诱发焦虑的情景[112]。总之，整个治疗过程包括识别功能不良性思维、挑战这些思维、重建思维以及改善行为。

团体人际关系治疗

个体人际关系治疗（简称IPT）由杰拉尔德·卡拉曼（Gerald Klerman）、默纳·韦斯曼（Myrna Weissman）及其同事创建，现已为团体治疗所用[113]。认知行为治疗认为心理机能失调来源于个体信息处理和行为强化过程的功能紊乱，与此相仿，个体人际关系治疗认为心理机能失调来源于人际关系问题，只要个体的社会功能和人际功能得到改善，其症状（如抑郁或暴食症）也会随之改善。有趣的是，即便治疗较少关注实际的障碍（除了关于其性质、病程和产生的影响的心理教育），上述情况也会发生[114]。社会和人际功能的改善可以产生广泛的积极影响，加强和维持主要症状的改善。

团体IPT（Group IPT，简称IPT-G）强调让来访者习得人际交往技能和策略以应对社会和人际问题[115]。IPT-G的应用不但使团体治疗的效率更高，更重要的是，它彰显了成员间的互动为解决人际问题提供了良好的治疗机会，例如减少社交孤立、示范、消除病耻感以及提高治疗依从性和投入度。起初，团体IPT主要用于治疗暴食症，但其临床应用范围随后不断扩大，近年来已广泛用于抑郁、社交恐惧、产后抑郁和创伤等临床病症团体。现在，IPT-G已作为一种独立、有效的治疗方法，并与针对双相情感障碍患者的社会节奏干预相结合，帮助患者自我调节，以改善睡眠、调节活动和刺激反应。这种治疗已被证明对于学习能力较差伴抑郁情绪的青少年十分有效[116]。IPT-G可单独使用，也可与药物治疗结合或交替使用[117]。

IPT-G也适用于其他文化背景，而且，缺乏心理治疗受训背景的人员也较容易学习和掌握这个方法[118]。世界卫生组织已经出版了一份手册，支持在资源不足的国家提供IPT-G，这些国家可能无法获得抑郁症的其他治疗资源。IPT-G对关系的关注使其与不同的文化及人群匹配良好。它甚至可以在流离失所者营地这样具有挑战性的环境中实施[119]。

团体IPT的原理和个体IPT类似，它倡导积极的、透明的、具有支持性和合作性的咨访关系。在治疗前的个别访谈时，治疗师要评估团体成员的关系模式，确定其人际困难所在，并将其分成下列四类中的某一类或两类：哀伤和丧失、人际冲突、角色转换以及人际敏感。自陈问卷和人际量表可以用于提炼成员的问题及测量治疗进程。最常被使用的自陈式测量工具涉及来访者痛苦的主要方面：心境、创伤、进食行为或人际模式。通常，每个来访者会设立1~3个治疗目标，使工作聚焦并启动治疗。

常规治疗包括一两次治疗前个体访谈（旨在建立治疗联盟和确定治疗目标）；8~12次团体治疗（每次90分钟），以及在之后的三四个月中，治疗师对成员进行的个别随访。在治疗中期，有时也可进行一次成员个体评定；也可以在团体治疗中安排巩固性会谈，即在高强度治疗阶段后的几个月中安排规律的、有间隔的会谈。

团体治疗会谈包括最初的介绍熟悉期、中间的工作期以及最后的巩固与回顾期[120]。治疗师可以将每次治疗的书面摘要（见第13章）在下次会谈开始前发送给各成员。

在团体治疗的第一阶段，成员会描述自己的目标，这一阶段有助于激发凝聚力和普遍性。治疗师和各成员会给需要的成员提供心理教育、人际问题的解决方法、建议、反馈等。理想的治疗师应表现出积极关注、支持和鼓励。对于移情的议题，治疗师主要是掌控而非探究。治疗师应鼓励成员分析并澄清自己在生活中典型的交流模式，但并不着手解决成员之间的人际紧张。

团体IPT和本书所描述的人际互动团体之间究竟有何不同？在持续时间较短、目标更局限的治疗中，IPT-G一般不注重此时此地，也不强调团体作为社会缩影的功能。这种做法减少了成员间的紧张或潜在的、有干扰性的分歧。（重视这些冲突可能有利于长程治疗中的远期目标，但对短程治疗则弊多利少。）这样，通过支持和榜样作用，团体治疗形成了一种重要的社会网络。在一些特定的情境中，治疗师也可采用此时此地的方法，并将之与成员的治疗目标和关注点联系起来。但一般来说，这种关注远不如在本书描述的人际团体模型中那么突出。正如我们多次强调的，团体治疗师应深刻理解团体动力、团体凝聚力、团体发展和团体进程，从而能够熟练、恰当地带领团体，这在提高治疗有效性方面发挥着重要作用[121]。

自助团体和网络支持团体

现今加入自助团体（self help groups，简称SHGs）的人群日益壮大。在互联网支持团体急速扩增之前，一项调查表明，在先前的一年中，超过1000万美国人参加了共计50万个自助团体，而在过去，累计有2500万美国人曾参加过自助团体。此调查中的自助团体均为没有专业人士带领的团体，但实际上，半数以上的自助团体都由某类专业人士带领。这意味着，即使是保守估计，当时更真实的情况可能是，前一年有2000万人、总共有5000万人参加了各种形式的自助团体，这已远远超过了接受专业精神健康服务的人数[122]。随着消费者的自我意识、主见、在线获取信息的渠道增多以及获得昂贵的专业医疗服务的难度升高，这种趋势只会继续增长。

团体心理治疗师经常会遇到参加自助团体的来访者，有时也可能会鼓励来访者参与自助团体。对于各种生活挑战，几乎都存在对应的自助团体，尤其是精神健康问题和物质使用障碍[123]。幸运的是，来访者可以借助大量出色的指南和切入点来利用这个巨大的资源。例如，美国国家精神健康联盟（The National Alliance on Mental Illness，简称NAMI）每年与500家当地分支机构合作，为数百万美国人提供支持、心理教育和在线资源。NAMI提供针对特定来访者定制的线上支持团体。在线自助信息交换中心——如美国精神健康中心（Mental Health America）和美国国家精神健康消费者自助信息交换中心（National Mental Health Consumers Self-Help Clearinghouse），同样为多种自助团体的发展提供相关材料、支持和操作指南[124]。

自助团体的数量正在飞速激增，但这种团体形式实际并不新颖。事实上，我们可以很容易看出从14世纪兄弟会到今天线上支持团体的演变[125]。虽然实现方式发生了变化，但自助团体的目标保持不变。自助团体为其成员提供相互援助和支持，包括安全感和归属感、信息共享和应对策略。这些团体还可以帮助成员推进宣传，例如母亲反醉驾（Mothers Against Drunk Driving，简称MADD）。用自己的亲身经历去感化他人，可以使成员产生被赋能的感受和更大的自我效能感[126]。

尽管对此类自助团体的疗效进行评估很困难——因为参加者常常是匿名的，无法追踪随访，也无法客观记录，但仍有一些系统研究可以证实其有效性。成员对这种形式评价很高（有时甚至会高于来访者的客观改善程度），普遍反映自己的应对能力和日常状态有明显改观，对自己的状况有了更多的了解，更少使用其他类型的医疗服务[127]。

自助团体在很多方面类似于治疗团体：同辈带领的水平和团体凝聚力的发展至关重要。自助团体几乎应用了团体治疗所有的疗效因子，特别是利他主义、凝聚力、普遍性、行为模仿、灌注希望和宣泄。但一个重要的例外是，与治疗团体相比，人际学习在自助团体中的重要性要小得多。

自助团体为何能蓬勃兴起并经久不衰？这有几个原因。这种团体形式是开放的，来访者加入团体的门槛较低，只要认同该团体即能获得心理支持。专业医疗体系低估或难以解决的疾病，极有可能催生相应的自助团体，这样的团体能够让成员感到安慰，帮助成员接受现状并使之正常化[128]。除了传统的面对面自助团体之外，互联网还促进了那些在困境中孤立无援者的对外联系。那些患有罕见疾病的人，现在能够得到来自世界各地、同病相怜的人的支持，而不再只能依赖资源有限且可能反应迟钝的当地社区。

自助团体成员间的力量源自内部而非外部，即这种支持来源于团体内部存在的资源，而非来源于外部专家。这种转变会使成员感到更有力量。相同的经历使成员成为彼此的同伴和专家。成员同时是支持的提供者和接受者，他们可以从两种角色中获益——通过利他行为而提升自我价值感，通过观察别人如何战胜相似的困难而获得希望。主动和积极的应对策略将带来功能上的改善[129]。

自助团体中专业带领者的存在可能有助于参与者进行更深入的暴露[130]。因而，一些研究人员呼吁专业医疗服务人员与自助团体之间开展更积极的合作。然而，这里存在一种风险，即专业权威可能会掩盖自助团体成员自身的知识和技能。在此类合作中，尊重、承认成员和专业人员的价值至关重要[131]。

网络心理健康应用程序

网络心理健康平台，包括移动设备应用程序、远程健康监测和健康教育素材。应用程序和个人设备可以提供关于情绪和压力管理的一系列个性化反馈，旨在促进个体对于心理健康的自我意识和自我照料。这方面的应用程序和个人设备每天都在激增。虽然这些网络服务提供的反馈通常偏重通用性，很少单独定制。但毫无疑问，人们能够从中获益[132]。

　　早期的线上团体（技术上较简单但仍然流行），首先采用实时团体形式（同步聊天），或非同步的形式（登录发帖）。在这两种形式中，成员都没有视频联系，只能通过发布书面消息进行沟通。例如，这两种形式都存在于Facebook团体中。团体可能是有期限的，也可能是无期限的；协调员可以通过对帖子发表评论或提问来对团体进行积极管理，团体也可以在没有任何专业人员的情况下运作。团体的大小可能不同，甚至不确定。如果团体中有专业协调员，那么其责任在于协调和展示成员发布的信息，以使团体功能最大化[133]。

　　线上布告栏或聊天团体是一个支持系统，每天24小时可用，使成员有时间草拟、发表和调整其言论[134]。这是利好方面，其影响力往往深刻而积极。不良影响是，这一类型的团体缺乏界限感，可能会助长线上的退行行为。尽管线上聊天团体或布告栏团体看起来像治疗团体，但它们可以被看作由网络空间塑造出的超大团体，具有特殊的团体动力和力量。这可能包括网络语言中强烈的情感因素，以及无意识的社会和文化影响（关于种族、认同、多元选择、权威和包容等）。参与者只能通过有限的发帖相互认识，缺乏深入的人际了解，这样就很容易仅凭想象做出假设或产生投射[135]。这可能会增加发帖的攻击性或煽动性。专业人员的适时介入可以减少破坏性和伤害性言论的危害。

　　另一项针对有103名参与者、聚焦抑郁情绪的线上留言板团体的研究发现，参与者对团体做出了高度评价，他们前两周的上线时间至少有5小时。参与者获得了情绪支持和有关抑郁症治疗的建议。使用留言板多的人更多地体验到抑郁的缓解。超过80%的参与者之后继续接受面对面的专业治疗，他们认为网络团体是传统治疗的辅助支持，而不是替代品[136]。其中一名参与者根据自己的体验描述了网络支持团体独有的好处。

〇 我发现，线上留言板对于那些缺乏现实社会支持的人来说无疑是个福音，有时，我更愿意借助网络与人交流而不是与人面对面交流。网络能让我更真实地表达自我，对自己的所思所想直言不讳。抑郁情绪涉及许多羞耻感和自尊议题。而线上留言板的匿名性能让我规避"团体治疗"或甚至个体治疗可能引发的焦虑。我并不是说，留言板可以代替专业人员，但它的确能支持和鼓励我，让我在康复过程中变得更加主动[137]。

发布消息作为交流手段还具有利于研究的作用，因为所有的交流都可以被记录和探究。对乳腺癌女性患者团体成员发帖的分析表明，有受训经历的主持人所在的团体，其成员比没有主持人的团体成员更有可能表达不良情绪。参与者的情感表达越多，抑郁程度越低[138]。主持人一般是精神健康专家，具备促进、激活、容纳和探索强烈情绪方面的技能。这些能力对于面对面团体同样重要[139]。

互联网支持团体的参与者表达出这类团体更多其他的优势。例如，由于地域、费用、残疾、体弱或缺乏社区专业人员而无法参加线下团体的人现在能够参加线上自助或治疗团体[140]。患有易受歧视的疾病或社交焦虑的个体可能更喜欢互联网支持团体的相对匿名性，这类团体增加了人们获得医疗健康服务的机会，促进了健康平等。对许多寻求帮助的人来说，互联网支持团体相当于"试水"，是为接受其他治疗做准备；对另一些人来说，这就是最终的治疗。连亲密关系（intimacy）本身也正被网络重新定义。海姆·温伯格（Haim Weinberg）创造了"在线亲密（E-ntimacy）"一词来描述线上平台产生的亲密关系[141]。

第16章
团体心理治疗师的培训

团体治疗是心理治疗花园中的一朵奇葩。许多研究证实，团体治疗与个体治疗同样有效和可靠，并且团体治疗可以高效利用治疗师资源[1]。它是一种"三E"疗法：有效（effective），同个体治疗效果相当（equivalent），效率高（efficient）。 然而，团体治疗需要更多的关注，它总被冠以"肤浅""危险""次等"之类的辞藻，只有当个体治疗无计可施或让人无法负担时，人们才退而用之，因此掩盖了团体治疗真正的光华。美国心理学会在2018年正式把团体心理治疗确立为一种心理学专业门类，我们希望这一举措将改变现状，将团体治疗实践和培训提升到其应有的地位[2]。

来访者和许多精神健康专业人员仍然对团体治疗心存疑虑。不幸的是，这样的态度对团体治疗的培训产生了不良影响[3]。究其原因，也许是因为团体治疗无法摆脱以往老式的会心团体运动的反智主义恶名；也许是因为来访者希望成为个体治疗中特殊和唯一的关注对象；也许是因为许多来访者发现团体更多的是成为他们生活中的问题而不是解决方法；或许我们中的很多人更倾向于逃避团体带领者角色所固有的焦虑——更多的自我暴露，较少的控制感，担心团体失控，有太多的临床资料需要综合分析；或许还因为团体会激发出我们早年与同伴互动的不愉快体验。

我们现在需要大量更为训练有素的团体心理治疗师，因此如何培养这样的治疗师就成了当务之急。接受培训将与治疗师生涯终身相伴。从业时长和经验积累远不足以充盈团体治疗师所需的职业素养；专业能力的增长需要团体治疗师有意识地更新知识和接受反馈[4]。

在本章中，我们不仅将对团体治疗师的培训计划提出明确建议，也会对培训隐含的指导思想加以概括说明。本书所提及的团体治疗方法，均基于大量的临床经验及可靠的研究证据。在培训团体治疗师时，我们也同样遵循类似的原则。

大部分心理治疗专业人员的培训课程，均基于个体治疗模式，不提供团体治疗培训，或将后者列为选修课程。事实上，我们经常可以看到，学生们接受了系统而密集的个体治疗教学和督导，却在实习初期，在没有任何特别的指导下，被要求带领治疗团体。许多课程的规划者天真地期望学生们能将所接受的个体治疗培训转化成团体治疗技能，而不需要额外的临床团体经验和培训。这不仅造成了团体带领工作无效，而且会导致学生因缺乏基本知识而贬低团体治疗的价值[5]。同样的现象也发生在许多临床工作环境中。尽管团体治疗实践比个体治疗更复杂，但治疗师经常在没有充分培训的情况下仓促上阵，结果自然令人沮丧[6]。

对于新手团体治疗师，犯错在所难免，但如果错误不被及时指出和纠正，他们可能会重蹈覆辙。良好的培训应该能帮助团体治疗师循序渐进，逐渐理解团体的复杂性，能够对团体过程进行全面的考虑，包括团体进程、团体动力和团体发展。在新手团体治疗师的实践中，治疗过程缺乏整体计划，遗漏问题往往比操作失误更为突出[7]。

精神健康培训项目应重视严谨的、组织良好的团体治疗培训，并根据受训者和来访者的需要制订相应的教学计划。美国团体心理治疗协会（AGPA）和美国咨询协会（American Counseling Association，简称ACA）都制定了团体治疗师资格认证需要的最低培训要求标准，这种要求标准可以作为培训模板。例如，美国团体心理治疗协会国际委员会认证的团体心理治疗师（IB-CGP）要求至少接受15小时的理论课程、300小时的团体带领实践以及75小时的团体治疗督导（来自符合认证要求的督导师）[8]。这样才符合认证团体心理治疗师（CGP）的要求。许多国际组织也制定了培训标准，并坚持将个人团体治疗体验作为培训的核心组成部分[9]。对于许多团体治疗师来说，培训机构在学术会议中提供的体验式强化培训可达到类似目的：团体过程中的个人体验可以大大提高团体治疗师的带领能力。

医疗卫生经济学迫使我们意识到，一对一的心理治疗方式不能满足大众迫切的精神健康需求。医疗保险公司也预计团体治疗将会得到更多的应用，并且结构化、有时间限制的团体将尤其受欢迎[10]。我们确信，任何未意识到这一点的心理治疗培训课程，如果不期望学生在团体治疗上像对个体治疗那样精通，他们将有负于心理治疗领域的责任，也有误人子弟之嫌。

虽然我们并不指望能提出一个通用的培训课程蓝本，但本章将讨论我们认为完整的培训课程必须具备的四个要点（在专业课程的学习基础上）：观摩学习，首个团体的密切督导，个人的团体体验，以及个体心理治疗。

观 摩 学 习

对学生而言，观摩一位资深心理师做个体治疗是极其罕见的，但团体治疗具有更大的公开性，使受训者能有机会直接观摩治疗过程。实习治疗师可经由观察有经验的团体治疗师的工作而获益良多[11]。起初，有经验的治疗师会对被观察感觉不自在，但一旦投入工作，这一感觉就会烟消云散，所有人员（包括学生、治疗师和团体成员）都能从中获益[12]。在一项研究中，受训者将观摩持续进行的团体过程描述为最具影响力的培训体验。他们表示自己对团体带领、团体动力，以及如何承受团体治疗中产生的强烈情绪有了理解[13]。

当然，观察的模式取决于物质条件。我们选择让学生通过单向镜子观察我们的团体工作，但如果学生没有足够的时间观摩90分钟的团体及参加团体结束后的讨论，我们会把过程录下来，并在事后重播（需要来访者的知情同意）。然而，直接观察更为生动，通过单向镜进行实时观察与坐在团体治疗室中观察这两者之间也存在显著差异。如果仅有一两名观察者，他们可以在不打扰成员的情况下坐在治疗室中。在这种方式下，观察者会保持沉默，坐于团体圈子的外围，并拒绝回答团体成员提出的任何问题。

不管用何种方式，团体成员必须被告知有观察者存在及这一举措的目的。观察者在保密和道德伦理方面都应与治疗师保持相同的专业标准[14]。双方需要签署明确的观察者协议，用以保护临床和学习环境。如果有受训者认识或了解某个团体成员，那么该受训者不能参与团体观摩。

我（莱兹克兹）曾经面临这样的情况：团体成员唐娜声称，观察室里的某个学生是她认识的邻居。唐娜对这种明显的违规行为感到愤怒，我当时有些慌乱。通过单向镜，我要求那位观察者立即离开观察室，但事后我们得知，唐娜认出的那位观察者其实和她认识的人是同卵双胞胎。当我在下一周的会谈上向唐娜解释这种不可思议的巧合时，我的信誉一度受到质疑，但最终这一事件没有破坏我和她之间的信任。

来访者可能会提出抗议，感觉自己像"标本"一样暴露无遗，但这种感觉一般很快就会消失。我们会提醒来访者，观察是培训所必需的，我们也曾如此受训；他们允许被观察，将造福这些实习观察者未来所治疗的来访者。

学生对团体的观察持续多久，常受制于临床工作与受训时间。如果课程有足够的灵活性，我们建议观察至少持续6～10次，这样才足以让受训者观察到团体的发展进程、互动模式以及成员们发生的改变。

会后讨论是培训中绝对必要的，并且，在会谈后立即进行讨论最为理想。我们倾向于讨论30～45分钟，讨论的方式有许多：获取学生的观察结果，回答他们关于我们干预的理由的问题，以及用临床资料来探讨团体治疗的基本原则等。虽然做一些理论讲解是有用的，但我们发现，最好的方式是将本书中的内容与学生们观察团体的临床素材结合起来进行讨论。这样的结合会使理论变得生动有趣。

观察者与团体以及团体治疗师之间的关系是非常重要的。有时观察者会苛责和挑剔团体治疗师。他们会问"你为什么没有……"，这样的问题可能会让治疗师不自在，但这也正是示范保持开放、接受反馈的机会。有时，观察者抱怨说很无聊，治疗师也觉得应营造愉悦的团体氛围，而我们的经验是，通常无聊情绪与经验积累成反比。随着学生观察经验的积累和技术的成熟，他们就能更多地了解到每个互动背后隐含的精妙之处。

观察小组也有自身的进程，这一进程可能与团体主题遥相呼应。观察者可能认同治疗师，或者具有来访者的某些特征，这将是探讨共情、反移情和投射性认同等主题的良好时机。有时，观察员会对团体成员产生强烈的依恋，恨不得亲自参与团体。曾经有一名观察员因为某个团体成员用言语攻击另一成员而非常不安，他幻想进入团体与攻击他人的那名成员对话。这些都能引发关于如何管理强烈情感和反移情的丰富讨论。

对于被学生观察，团体成员的反应是不同的。像其他团体事件一样，成员不同的反应就像投射测试。面对同样的状况（被学生观察），为什么有人愤怒、有人怀疑、有人窃喜、有人欢欣？在相同的环境中，大家的反应为何如此不同？答案是，每个成员有不同的内心世界，而这些不同的反应构成了一个窗口，我们可以由此审视每个人的内心世界。

无论如何，对大部分团体成员来说，观察是一种干扰。有时候，观察者可能起到焦虑的避雷针作用。例如，我（莱兹克兹）带领的一个经常被观察的团体突然非常关注观察者，并且断言观察者在模仿和嘲弄成员。一名团体成员报告，会谈前他在洗手间碰到一个人，这个人冲他得意地笑，而他相信那个人是个观察者。团体成员要求观察者进入团体，对他们做出解释。团体成员的反应异常强烈，不禁使我思考，团体是否产生了信任危机。当我们继续追踪这股热潮来自何方的时候，我们发现事实上团体把他们的顾虑投射到了观察者身上。团体正在发生一些变化——两名资深成员离开了，两名新成员即将到来。团体的真正议题是：新成员会珍惜现有的团体，还是会嘲笑治疗过程和其他成员。

尽管治疗师可预见的是，来访者多半会勉强接受，然后渐渐不那么注意观察者的存在，但有一些方法可能会将观察过程转变成有利于治疗的部分。通常，我们会告知团体，观察者的观点对于我们带领者而言是有价值的，如果适宜的话，在下次治疗时，我们可能会转述团体观察者提出的一些有益的意见。同时，我们也会让团体知道，我们常将某些观察者的意见纳入我们的摘要。

另一种更大胆的策略是邀请团体成员参加观察者的团体后讨论。我们在第15章中曾讨论过一种住院来访者团体，这种团体固定地让团体成员观察为时10分钟的观察者讨论会[15]。我（亚隆）也在门诊来访者团体中运用类似的模式：在会谈结束时，要求成员与观察者互换房间，让团体成员通过单向镜，观察治疗师与观察者的团体后讨论。这样做唯一的条件是团体必须整体参与，如果仅有部分成员参与，那么这个过程可能会造成分裂，而且会影响团体凝聚力的发展。另外，还要取得时间方面的承诺：45分钟的团体后讨论会加上90分钟的团体治疗，往往要花去整个下午或晚上的时间。这种方式对教学有良好的意义。它教会学生如何做到以建设性的方式保持"透明"，同时也传递了对来访者的尊重，并在治疗过程中视来访者为同盟。

另一个好处是，观察室里的无聊消失殆尽：学生知道他们稍后会参加会谈，因此会更加投入地观察团体。

用于解释带领技术与团体动力学的团体录像带，是特别有用的教学辅助工具。我们曾推荐过三种有用的录像资料—— 一种是针对门诊来访者的，一种是针对住院来访者的，还有一种是基于《叔本华的治疗》的[16]。

临 床 督 导

临床督导是团体治疗师培训过程中的必要程序。本书谈了不少基于实证研究的团体治疗方法与技术原则，但是，构成治疗核心的修通过程，不可能在一本书中彻底描述清楚。各种各样的临床情况随时随地都会发生，每种情况都需要丰富的、充满想象力的应对方法。因此，督导确实能对实习治疗师的培训产生有价值的、独特的贡献。由于督导在培训中的核心地位，它已成为心理治疗文献中的主要关注点[17]。

我们可以将团体心理治疗督导的任务设想为三个部分：规范性、结构性和调节性任务。规范性要素是指在管理和实操层面为受训者开展临床工作、接受督导和评估提供常规性原则；结构性要素是指导受训者通过具体的团体带领工作，把理论和实践进行紧密联系；调节性要素是指在受训者面对临床挑战时为其提供支持：承受强烈的情绪，处理反移情，进行道德重塑以及保持自身心理健康[18]。

我们希望受训者不仅学习如何成为优秀的团体治疗师，而且同时学习如何在专业工作中照顾自己。团体治疗工作绝非容易之事：日复一日地暴露于来访者的创伤经历中，可能会引起治疗师的替代性创伤。心理治疗师的职业倦怠——感觉疲惫、注意涣散和效率减退——越来越引起人们的高度关注。对职业倦怠的预防（包括自我照顾、限定工作强度、保持同事间的沟通以及将平衡个人生活纳入对专业性的定义中）比事后的亡羊补牢更为可取。职业倦怠会阻碍治疗师的发展，而这反过来也会削弱临床治疗的效果[19]。

有效的督导有什么特点？督导首先需要建立督导联盟，借此也能让学员理解治疗联盟的氛围和价值。督导联盟包括学员和督导师就督导的目标、任务和督导关系的本质达成一致。督导不仅传授技术专长和理论知识，还能示范和传递职业的价值和伦理。相应地，督导师必须讲究有教无类：他们应当用同样的尊重和关怀去对待每个学员，而这也正是学员应该效仿的、今后用以对待来访者的态度。如果我们希望受训者带着尊重、关怀和尊严去对待来访者，那么这也是我们对待受训者之道[20]。当培训的内隐学习和外显课程方向一致时，就会事半功倍。

督导师应当关注受训者专业和临床技能的发展，以及他们所遇到的其他阻碍——不管是知识的缺乏还是反移情带来的挑战。在提供培训和治疗二者之间必须保持一个良好的平衡。安妮·阿朗索（Anne Alonso）建议道：督导师要像临床工作者一样倾听，但要像老师一样表达，永远不要越界成为受督者的治疗师[21]。

最富有成效的督导师能够想受训者所想，了解他们最关切的问题，捕捉他们叙述的精要，引导他们走出临床困境，并且表达对他们的关心与支持。任何不适当的、过严的、羞辱性的或无视受训者主要需求的督导，不仅会造成专业教育上的失败，还会导致受训者情绪萎靡。富有成效的督导师会关注自己对于受训者所展示的临床工作的情绪反应，以此更好地理解受训者及其呈现的临床案例[22]。

督导师应该在多大程度上展现自我？第7章所描述的团体治疗师的工作原则也适用于此。督导师必须能够识别自己的心理动力以及个人暴露对督导可能产生的影响。督导师可以通过展示自己的经历和临床挑战，弱化权威形象，帮助受训者认识到，不知晓所有的答案并不可耻。此外，这种暴露和非防御性的姿态，将潜移默化地影响受训者带入督导中的临床素材类型。如果我们期望来访者能接纳自己的不完美而不是防御羞耻，那么，在对团体治疗师的督导过程中，我们也应运用这一接纳的原则。

受督者报告，督导师审慎的自我暴露能促进合作，减少等级观[23]。我（莱兹克兹）发现关于我自己在团体中回避攻击的自我暴露有时会很有帮助，例如，我会表露：作为大屠杀幸存者的孩子，我从小就很熟悉如何减少人际紧张。在我的治疗实践中，我会有意关注这一点，不去活化这种回避倾向。这种自我暴露有助于厘清反移情性质的差异，即反移情多大程度上来源于来访者（客观）的影响，多大程度上来源于治疗师（主观）被激起的内在因素。心理治疗培训的一个主要任务就是培养受训者觉察、识别以及利用反移情的能力[24]。

新手治疗师带领首个团体的经历是极具挑战性的。在掌握如何建设性地利用团体力量之前，新手治疗师可能要经历团体休克（group shock）状态——被各种临床现象、展示自己能力的需要以及对团体进程的担心所淹没。哪怕是有清晰内容和结构的心理教育团体，对新手治疗师来说仍是异乎寻常的挑战[25]。在一项对新手治疗师的研究中，研究人员对照了两组分别拥有积极团体治疗培训经历和消极团体治疗培训经历的受训者。两个小组都报告了在工作早期对治疗的高度恐惧和不愉快的情感体验。但之后，曾经的"督导质量"将两个小组区分开：那些接受过高质量督导的新手治疗师更可能对随后的团体治疗产生积极的体验[26]。

我（亚隆）和同事曾研究过12位未受专业训练的带领者在带领精神病患者团体时的情况。一半带领者接受持续的督导和密集的团体带领课程培训，另一半不接受督导和培训。不了解治疗师接受督导情况的观察者在团体开始时及6个月后给治疗师打分。结果显示，6个月后，有督导的治疗师有所进步，而无督导的治疗师比开始时反而退步了[27]。显然，仅仅靠经验的积累是不够的。没有持续的督导与评估，原始错误会因简单重复而被强化：受训者可能会对团体工作丧失信心，缩小干预范围，工作有效性也因此降低。

因为团体给带领者带来的固有压力，与个体新手治疗师相比，督导对团体新手治疗师而言可能更加重要：在即将开始带领第一个团体时，许多受训者在梦中充满各种焦虑，多半是想象在团体治疗中失去控制或具有威胁性的团体情境。由于这样的梦频繁出现，我们在督导时经常询问类似的梦，这样有助于缓解受训者最初的焦虑。

不仅仅是新手治疗师能从督导师提供的支持和反思空间中受益，我（莱兹克兹）在几年前也有过一次震撼不小的经历。它发生于我在一次会议上带领的示范团体中。

○ 一名女性自愿加入我带领的一个示范团体，她加入团体抱有特殊目的，就是想当众批评我早些时候的团体带领和教学工作。她把我说得一无是处。我努力克制自己的脆弱感和羞耻感，而且，具有讽刺意味的是，我知道，明天我将因对团体治疗领域的杰出贡献而获得一个奖项。

其他成员纷纷站出来为我辩护，此时，我知道我应该保护那名成员，避免她被其他团体成员当成替罪羊。在有限的时间里，我无法判定她来参加团体的动机，但这无疑表明事情应该不只是表面上看到的那样。这一事件的影响，不仅是我的当众出丑，参加示范团体的受训者也深受影响。

观众席上的一位同事给了我非常有用的帮助。会后他给我发了短信，告诉了我一些有趣的信息。他也对这次攻击感到迷惑不解，之后他询问这名女性，她为什么如此沮丧和挑剔。她讲述了自己学习困难的问题。她对于我之前在学术演讲时，大多使用理论而不是体验式教学很不认可。由于学习障碍，这样的学术演讲对她来说是"无声"的。由于学习困难，每门课程都会让她感到羞辱，只有在大量便利措施的辅助下，她才能勉强完成培训课程。我同事问她以前是否曾如此强烈地表达过这种情绪，她回答说："从未有过，直到今天。"

这些信息对我帮助极大。我很快稳定了情绪，认识到她抓住了这次机会，勇敢地做出了冒险行为。正是因为我在团体中的开放态度，让她感到足够安全，才能提出自己的抗议——也许通过把它投射到我身上，她可以抵消自己一贯的失败感。

让我震惊的是，我算是一位经验丰富的临床工作者，还因此而即将获得巨大的荣誉，然而，我作为治疗师的自我感知和对自己工作的理解却在瞬间被她的攻击扰动。那位同事看到了我没有看到的东西，和他交谈让我恢复了平静。幸运的是，他向我提供了"背景故事"的信息。

督导往往能够提供这样的背景故事。督导师应该能够洞察受训者的盲点——隐藏在事物表面下的深层内涵。

在此提供几点实用的建议。首先，在开始第一次团体治疗前，就应建立督导关系，这样有利于团体开始前的成员筛选和准备工作，也有利于治疗师处理对于开始团体治疗的担忧。根据我们的经验，最好是每次团体治疗后有一小时的督导。虽然团体治疗结束后，马上进行协同治疗师的团体后讨论以及督导会比较困难，但督导仍然最好在团体会谈后尽快进行，最好是第二天。有的督导师会观察团体治疗的最后一部分，然后随即进行督导。在督导初期，督导师至少亲自观察一到两次团体会谈，如果可以，要在一年中进行不定期的观察；这样做可以让督导师将成员的脸与名字对应起来，同时体会到团体的情感氛围。

现场观察还有另一个好处，因为即使是最认真的受训者也会遗漏团体中的某些重要信息。我们经常有这样的体会：观察一个团体治疗片段时，你可以写5页的笔记，但受督者对它的总结仅用30秒。如果是以胜任力为基础、面向健康服务工作者的培训，那么我们需要更多地对受训者进行直接观察，提供更有针对性的反馈[28]。视频记录有助于达到这个目的（音频记录也可以，但效果远不及前者）。

如果治疗与督导的间隔时间太长，团体事件就会变得模糊，在这种情况下，可以建议学员尽量做好详细的团体后记录。治疗师有各自的记录风格，我们通常喜欢记录每次团体会谈中的1~3个主题。例如：(1) 华金沮丧于失去工作，团体提供了支持；(2) 沙丽塔对团体中的男性感到愤怒；(3) 安娜贝勒的感觉是自卑与不被团体接纳。

一旦有了基本框架，可以再填上其他重要资料：主题间的承接，各成员对每个主题的贡献，治疗师的干预与感受（针对团体整体的及每个成员的）。有些督导师会建议学员注意选择时机——团体中一系列需要治疗师介入的关键时间点。另外有些督导师会使用团体结束时来访者填写的问卷中的反馈（见第13章关于结果和进程的监测）[29]。

一次90分钟的团体治疗提供了丰富的资料。如果受训者对治疗有详细的叙述，探讨了每个来访者传达的言语和非言语信息，以及受训者自身的参与情况和对每个成员的感觉与回应，那么他们就会有足够的材料进行督导。反之，如果受训者缺乏足够多的材料，或者督导师需要费力了解会谈的内容，则表明督导过程出现了严重的问题。这时，督导师应该审视自己与受训者的关系。是不是受训者有不安全感，不信任或害怕向督导师暴露自己？也许他更注重保护自己的自尊而不是学习[30]？

和团体治疗一样，督导会谈也是一种缩影。在督导中，督导师可以通过注意受训治疗师在督导过程中的行为，获取大量有关他在治疗团体中的行为的信息。（有时这种现象被称为督导过程的"平行进程"。）我们在团体-治疗师-督导师体系的任何组成部分中所感受到的重要情绪，可能在整个体系中都有所表达，并可以在督导中得到有效处理[31]。

如果有协同治疗师（正如第13章所言，我们推荐新手治疗师采用此方式），督导过程中的聚焦点就会更为丰富。这两个治疗师在督导过程中的关系很可能反映出他们在治疗团体中的关系类型。督导师需要关注治疗师间的开放程度及信任程度。由谁主导报告团体事件？谁听从谁的意见？两个治疗师的观点差异是否太大？他们是否竞相争取督导师的注意？两个治疗师之间的关系对治疗团体来说是至关重要的，而督导师需要对此给予充分关注。

督导师必须探索受训治疗师的言语和非言语干预，并检查它们是否有助于建立有效的团体规范。与此同时，督导师必须避免让受训者过于自我关注，以免阻碍治疗的自发性。

这也许并不罕见，许多督导师都会对受训者言传身教——在团体进程的某些关键点应该如何应对。然而，许多受训者往往会在治疗中依葫芦画瓢，接着在督导讨论时说："我照你说的做了，但……"因此，当我们向学员示范我们会如何应对某种情境时，我们会提醒道："不要在治疗时生搬硬套，这只是回应方法之一……"当然，在某些关键时刻，某种特定的干预措施确实会非常有效，但仍然需要一种微妙的平衡。尽管我们常常直接描述我们的干预原则，但督导不应一味说教，也绝不能指手画脚。

团体督导

许多督导师为了追求良好的效果，将督导扩展为连续的案例研讨，并且要求受督者轮流将各自的团体向整个督导小组展示。因为理解各个团体的资料比较耗时，我们倾向于对一个团体督导数周再转移到另一个团体。这样，一年可以跟进三四个团体的情况。根据我们的经验，这种方法对较成熟的受督者效果更好。

用团体这一形式来进行团体治疗的督导也有好处。第一，督导师能够熟练地聚焦于被督导团体的成员互动和团体动力。成员们对于督导团体的反思也能启发各位成员理解各自带领的团体的动力学特征。受督者现场的冒险尝试、归属感（或缺乏归属感）、羞愧或沉默的尴尬，都可成为他们了解临床团体工作的有力途径。第二，团体督导可产生同辈间的互相支持，这将有利于学员们将带领团体的压力分散化解。这能进一步淋漓尽致地彰显团体的凝聚力、抱持及容纳功能[32]。

另外，同道对于团体体验、概念化和技能的描述，能使受训者开阔眼界，并且提高共情意识。受训者也有机会学习像督导师一样思考，这一技能将使受训者在其执业生涯中受益无穷[33]。给他人的临床工作提供反馈通常是一个微妙的过程。督导团体也能使成员们学习如何以真诚、彼此尊重和共情的态度互相交流。

通过展示同辈督导、磋商和支持的价值，团体督导可能会激励成员今后参与同辈督导[34]。然而，督导团体不应该转变为个人成长团体或治疗团体——后两类团体有着截然不同的规范和期待。

多元文化取向和督导

最近，一些督导师利用互联网为边远地区的从业人员提供督导。便利的网络督导团体日益普及，来自世界各地的学员"济济一堂"[35]。这一直是中国的亚隆学院（Yalom Institute）所采用的主要方法。这个项目由鲁塞伦·乔塞尔森（Ruthellen

Josselson) 博士和我 (莱兹克兹) 带领，给许多中国心理健康从业人员和学员提供了持续的督导 (当然配有翻译)[36]。文化在培训和治疗中都起着至关重要的作用。在西方，人们对自我表达、情感表达和权威的态度与世界上许多其他地区都是不一样的。

　　在中国提供培训时，我们最初面临的挑战之一是，学员 (和他们的来访者) 倾向于顺从权威，希望被赋予智慧，缺乏自我主张和质疑精神。治疗和督导是自上而下的，师生之间的协作比西方少得多，这就需要我们不断调整，理解不同的文化规范和社会期待对协作工作的影响。然而，现在的情况同 10 年前已今非昔比，这也反映出当今世界的文化正在迅速变化。

　　心理治疗师与团体治疗师的督导和培训的关键之一是：理解文化因素对治疗的重要影响。治疗师的多元文化取向与显著更佳的临床团体疗效密切相关。治疗师能否提供与文化相适应的关怀取决于：文化谦逊——治疗师以开放的、不带偏见或不敬的态度进行新的学习；文化慰藉——治疗师探究自身对于来访者的文化认同或与文化相关的素材的想法和感受；文化契机——抓住机遇讨论文化议题[37]。

　　在团体治疗过程中，这些问题变得更加重要。歧视对个体的心理健康有害，而且团体的社会缩影这一独特功能，可以为处理与种族和特权有关的困难对话提供一个便捷的舞台。这项工作极具挑战性，文化刻板印象常常会导致成员间意想不到的隐晦攻击，这些攻击会打击团体成员的积极性，削弱他们之间的信任感，造成彼此间的相互排斥。当然，团体也有潜力去促进我们社会的疗愈和打破种族歧视创伤的代际传递。这项工作非常重要，而督导过程中的体验，将帮助受训者建立起对这项工作的胜任力。团体的环境应该是一个安全、让成员勇于尝试的空间[38]。

受训者的团体体验

　　近几十年来，团体体验被普遍认为是心理治疗培训课程的一部分。如今，这一趋势有所下降。尽管团体体验在许多精神医学培训项目中依然重要，但调查显示，团体治疗培训课时总体上有所减少，这是因为精神医学培训项目不再那么强调心理治疗的重要性[39]。我们坚信，培训团体体验可提供许多其他项目无法提供的学习体验。受训者可以从情绪层面学习过去只能以理智理解的事情。他们会体验到团体的力量——伤害的力量和治愈的力量。他们会认识到被团体接纳是多么重要；自我暴露到底需要什么；表露自己的秘密、幻想、脆弱的情感、敌意和柔情是多么不容易。受训者可以学会欣赏自己的优点与缺点，了解到自己在团体中喜欢扮演的角色，自己的习惯性反移情和潜藏在会谈背后的、涉及整个团体和系统的议题。他们可以了解团体的进程，理解过于简单的解释有何危害。最让人感到惊奇的也许是，他们会逐渐觉察到自己的依赖性与自己对带领者力量和知识的不切实际的想象，从而对带领者的角色有更多的理解[40]。这就是这种培训形式在持续的专业发展中经久不衰的原因。

即使是那些训练有素的治疗师，在接受新的团体治疗培训模式时，如果在理论培训中加入情感体验部分，他们也会有很大的收获。个人的参与，是教授和学习团体进程最重要的方法。这是我（莱兹克兹）和同事在一项全国性的团体治疗师的培训中使用的方法，当时我们在进行一项针对支持性-表达性团体治疗的多地点试验，团体成员是患有转移性乳腺癌的女性[41]。

最常见的模式是由其他受训者组成团体，并冠以许多名称（培训团体、支持团体、过程性团体、体验性培训团体等）。这类团体可以是短期的、持续约12次，或者是1~2天的密集体验。我们推荐的模式是，持续时间为一年的过程性团体，每周会谈60~90分钟。

30多年来，我们一直带领着由精神健康受训人员组成的团体，带领这些团体对于团体治疗的教学极有价值。事实上，在回顾整个培训课程时，许多学生把团体体验列为最有价值的经历。由学员组成的团体有很多值得推荐的地方：成员不仅可以学习如何带领团体，如果团体得到适当的带领，还可以增进学员间的关系和沟通，从而丰富他们的培训经历。学员常常可以从同伴身上学到许多东西，从而增加了课程的价值。这类团体还可以促进治疗师的精神健康和自我关照。

○ 在一个精神科住院医师培训团体中，一位年长的男性问一位有魅力的、冷漠的年轻女性蒂法妮，为什么她显得如此拒人千里。令他惊讶的是，她并不反感他的评论，承认自己有"冰皇后"的外号。她补充说，她在住院医师工作期间感觉十分孤独，她希望能减少自己传达给他人的冷漠气息。她还透露，她的工作特别具有挑战性，因为需要照顾自杀病人。并且，她父亲也是一名医生，他在过度使用麻醉剂一段时间后选择自杀。没有人知道这一点，包括她的同事和主管。这是她第一次谈论这件事。

我（莱兹克兹）停下来与蒂法妮确认她自我暴露之后的感受。她流着泪回答，她感到宽慰和如释重负。团体成员非常支持她，感谢她的勇气和信任，然后做了更加深入而有意义的讨论——医生的心理健康，以及为什么这一职业的自杀率如此之高。他们确认，至少在住院实习期间，他们可以互相为彼此减少这种孤独和有害的自我依靠状态。

团体体验是否也存在弊端呢？我们经常听到关于工作人员或受训者体验性团体可能有破坏效果的警告。但是，我们相信这些警告是基于不合理的假设。例如，一旦压抑的潘多拉魔盒被打开，将会爆发大量的破坏性敌意，或者当不幸的受训者被迫逐一自我暴露时，他们的隐私会受到极大的侵犯。现在我们知道，尽心负责地带领团体，确立明确的团体规范和边界，将有利于增进成员间的沟通与建设性的合作关系。

培训团体是否应该是自愿参加的？

如果参与者都是自愿加入团体且不只把它当作培训课程，还把它看作个人的成长机会，那么体验性团体会更加有效。事实上，我们喜欢让受训者确切地陈述，他们期望在个人和专业方面从团体体验中获得什么，然后再开始团体进程。用这种方式向学员介绍与描述团体是非常重要的，这可以使学员了解团体目标和个人与专业的目标是一致的。我们喜欢让学员畅想自己未来在这个领域中的角色，从而让团体聚焦于他们的培训生涯。毕竟，精神健康专业人员今后可能会把更多的时间投入团体中——作为治疗团队的成员和带领者。他们的来访者也会加入团体。为了让自己在这一角色中更有成效，未来的临床工作者必须了解自己在团体中的行为。临床工作者需要了解团体是如何运作的，并且尽可能深入地了解自己是如何在团体中工作的。

一旦体验性团体成为培训课程的常规部分，一旦培训项目确信团体是有价值的培训方法，把团体推荐给后来的受训者就是一件容易的事。目前，把课程列为选修课还是必修课还有争议。就我们的经验而言，如果适当地推荐团体，学生就会期待参与团体，并且如果因为某种原因失去了这个机会，他们还会非常失望。

纳迪亚·松德尔吉（Nadiya Sunderji）、简·马拉特（Jan Malat）和我（莱兹克兹）

整理出针对每年密集体验性团体日模式的几年的回顾性评估数据。在这个模式下，60～80名住院医师以8～10人为一组，与经验丰富的带领者共聚一日。虽然每位住院医师在住院训练的四年中被要求参加两次团体日，但其中许多人的参加次数都超过了要求。这是一种安全的学习体验，获得一致的良好评价。在这项研究中，参与者报告，他们的自我暴露比预期要多得多，同伴的反馈也比他们预期的更有价值。我们不断收到这样的反馈：团体日具有重要的个人意义和专业价值[42]。参与者报告了以下好处：

- 作为团体参与者获得了直接经验；
- 体会作为来访者的立场；
- 了解自我暴露的困难；
- 在安全的环境中了解自己；
- 增加对同事的了解，并能与他们建立更好的联结；
- 了解团体进程和团体促进的技术；
- 提高团体带领的技能。

谁来带领学员的体验性团体？

培训课程的负责人必须慎重选择带领者。一方面，团体体验在学员的培训生涯中是一个不同寻常的重要事件；带领者通常是学员重要的榜样，因此，他们必须有相当高的专业水准和深厚的临床与团体经验。当然，最重要的是个人品质与带领技能；另一方面需要考虑的是带领者的职业规范。

我们相信，培训团体由熟知人际互动团体治疗的带领者带领，可提供最好的培训体验[43]。一项针对有434名专业人员参与、由美国团体心理治疗协会举办的为期两天的培训团体的研究支持了这一观点。与强调理论或结构化的团体相比，强调此时此地互动、以进程为导向的团体，能更多地提供有关团体带领能力和同伴关系的学习机会。成员们能从带领者所营造的气氛（支持成员、示范技巧等）中获益匪浅，这种气氛促进成员相互支持、表达个人感受和尝试冒险[44]。

培训团体是不是治疗团体？

这是一个恼人的问题。在专业人员的培训团体中，这个问题最常被用于为团体阻抗服务。聪明的方法是带领者一开始就发表自己对于培训与治疗的观点。我们一开始就要求成员对团体做某种承诺。每一个成员都应该了解作为团体成员的条件，就是愿意将自己的情感投入团体中，愿意暴露对自己及对他人的感受，愿意探索想要进行个人改变的领域。

一种有用的方式是将治疗团体与有治疗作用的团体加以区分。培训团体虽然不是治疗团体，但它具有治疗性，因为它提供了了解自己的机会。虽然这并不意味着每个成员都需要做大量治疗工作。

实际上，团体的基本契约是培训而不是治疗。当然，在很大程度上，两个目标相互重叠，带领者提供的最好的培训团体，应该是一个有效的治疗团体。再者，每一种密集式团体体验都含有极大的治疗潜能：如果培训团体缺乏治疗作用，就很难使受训成员积极参与，他们会无法完全进入团体成员的角色，也很难获得关于自身人际风格和观察盲点的准确反馈。但培训团体与治疗团体的目标泾渭分明，培训团体成员并不以达成治疗性改变为目的。

带领者的技术

精神健康专业人员培训团体的带领者的任务是艰巨的：带领者不仅要通过塑造与带领一个有效的团体以提供一个榜样，还必须做某种技术调整，以满足团体成员的特定教育需求。对于带领者而言，带领这类团体是有压力的。他们暴露在团体成员的审视下（成员可能会评估带领者工作的有效性），可能会担心团体进入防御性回避的状态，变得了无生机，或者出现最糟糕的情况——对于受训者而言，团体成了一个不安全的环境。

然而，带领培训团体的基本方法并没有脱离本书前面所描述的指导原则。例如，带领者最好是以此时此地的互动为重心。让团体变成督导形式——学员将他们在治疗工作中所遇到的问题提出来讨论——是错误的，这种讨论应在督导时段中进行。如果团体的讨论在其他正式场合也可以进行得相当好，那么，我们认为这辜负了团体独特的特性与全部潜能。但是，成员也可以用比较有益的、和团体有关的方式，讨论这些和平时工作相关的事宜。例如,他们可以讨论成为某个成员的来访者会有何感受。团体同样提供了绝佳的机会,让刚好组成协同带领的两个成员处理他们之间的关系。

带领者可通过多种方式,引导成员把专业经验用在团体工作中。在治疗团体中,表达和整合情感、识别此时此地的互动是核心要素,但与通过团体使个体发生治疗性改变相比,则属于次要考虑。对于培训团体,情况正好相反。很多时候,团体治疗师会抓住机会,不失时机地探索更深层的情感,而培训团体的带领者同样会抓住这些机会,用于解释和教学。我们发现,在对培训团体进行调整时有两个有用的关键点,第一个就是重新平衡情绪激活和认知整合。

第二个关键点聚焦于培训团体带领者的透明度。带领者容易在培训团体中展示自己的想法,也会时不时地自我暴露——实际上,带领者所呈现的部分比成员要多。通过这样的展示,带领者树立了开放和交流的榜样,也是在告诉成员,我们是不可能评判他们的。这种带领者的自我展示,可以平息团体成员的疑惑,降低他们感知到的风险。

例如,我们经常用以下方式向培训团体做出坦诚的陈述:"今天团体会谈进行的速度非常缓慢,在我询问原因时,你们说今天有点懒洋洋的,或说是因为刚吃过午餐就开始进行会谈。如果你们是团体的带领者,听到这些,你们会如何利用这个机会?你们会怎么做?"或者说:"不止琼妮和斯图尔特拒绝讨论彼此之间的不同,其他人也默不作声,我这个带领者有什么方法可采用呢?"在培训团体中,我们倾向于比治疗团体更明确地解释团体的进程。在治疗团体中,如果澄清团体进程没什么治疗功效,我们就没有理由这么做。但在培训团体中,这正是培训教学的最高目标。

以带领者的角度评论团体进程,往往特别有用。例如:

○ 让我(亚隆)来告诉你们今天我身为带领者的感受。半小时前,你们给了汤姆很多的鼓励与支持,这让我觉得不大舒服。这在以前也出现过,虽然那是一种肯定,但我觉得那对汤姆并不是真正的帮助。我曾想要介入,询问汤姆为什么会引出团体这种行为,但后来我决定不介入。因为最近以来,我已经因为缺乏支持性而受到许多批评。我保持了沉默,我想我做了正确的选择,因为后来团体变得非常有成效,有几个成员深刻地表露了其实自己是多么需要支持与关怀。其他人还看到今天发生了什么吗?

马克·阿夫利娜 (Mark Aveline) 是一位资深的培训团体带领者,她在一篇非常有用的文章中指出,带领者有五项主要任务。

1. 探索团体中的焦虑来源,从而容纳焦虑,并提供可以缓解焦虑的团体结构。
2. 通过建立支持、接纳、团体自主性等规范,在团体中营造治疗性的氛围。
3. 设立在时限内可行的恰当目标。
4. 调整团体的运作节奏,既不能太快,也不能太慢,避免成员做出受迫性或带有伤害性的自我暴露。
5. 顺利地结束团体[45]。

受训者个人的心理治疗

培训团体不足以给受训者提供他们所需要的所有个人自我探索。很少人会否认,接受个体心理治疗是团体治疗师成熟的必经之路。长期以来,整个领域一直认为个体治疗是治疗师个人和职业发展不可或缺的要素。个体心理治疗对心理治疗师的作用催生了许多研究和调查[46]。

一项针对318位执业心理学家的大型早期调查发现,70%的人在他们的培训过程中曾经接受过治疗,而治疗的类型经常超过一种:63%的人接受个体治疗 (平均100小时),24%的人接受团体治疗 (平均76小时),36%的人接受夫妻治疗 (平均37小时)。哪些因素影响着他们接受治疗的决定? 如果心理学家在培训初期曾经接受过治疗,他们会更愿意接受治疗;如果他们在工作中是动力学取向,并且每周工作负荷很重,那么他们也更可能接受治疗[47]。另一项调查发现,过半数的心理治疗师在他们受训完后曾接受个体心理治疗,其中,超过90%的人表示,他们从治疗的经验中得到相当多个人与专业方面的收获[48]。

新近的研究呢? 一项对600名非医学背景的心理治疗师的全国性调查报告表明,85%的人接受过个体心理治疗,其中90%的人从中受益。治疗的主要动机是关系问题、抑郁情绪、自我理解以及处理压力或焦虑。他们从个体治疗中体会到了治疗师的可靠、技能和共情的重要性，而这些是良好的心理治疗的主要指标。

对精神科住院医师的调查提供了更多数据[49]。一项对400名加拿大精神科住院医师的调查报告表明，43%的人在培训期间寻求治疗。治疗动机是个人成长、自我理解和职业发展；其中三分之一的人因为心理健康问题而寻求治疗。治疗对个人和职业都有非常积极的影响。美国一项类似的研究表明，26.5%的人接受过治疗，这比前一项研究中的参与率要低。接受治疗的动机也是个人需求和职业发展。项目负责人十分支持和鼓励住院医师寻求心理治疗，但时间和经济成本仍然是主要障碍[50]。

虽然调查方法和结果不尽相同，但这些研究一致发现：受访者对个体治疗有很大的兴趣，并明显受益。毫无疑问，培训环境会影响学员寻求个体治疗，我们应该创造更好的环境来促进这种行为。今天的美国精神科医生寻求个体治疗的可能性远不及从前，这实在令人担忧[51]。

我们都认为，我们在住院医师实习期间的个体心理治疗经历是我们作为治疗师培训的重要组成部分。此外，在后来的几年里，我（亚隆）重新进入治疗，治疗师来自各种不同的流派，包括格式塔、行为主义和存在主义。我们敦促每一个进入这一领域的学员，不仅要寻求个体治疗，而且在职业生涯的不同时间点要不止一次地寻求个体治疗——不同生活阶段会引发不同的问题。问题的出现是一个机会，它迫使我们寻求更多的自我探索，这会让我们成为更出色的治疗师[52]。

我们工作的挑战性和丰富性都在于我们将自己当作治疗媒介的能力。我们的工具主要是我们的理论方法和我们自己。治疗师的自我了解在治疗的各个方面都扮演着重要角色。如果不能觉察到自己的反移情反应，不能辨识自己的扭曲和盲点，或者不能将自己的感受和幻想运用在工作中，那么，这将会限制治疗师的工作成效。

如果对自身动机缺乏洞悉，你可能会由于习惯性压抑感受而使团体回避冲突；或是为了寻找自己的活力，而不恰当地鼓励团体进行面质。你可能因为急于证明自己，或者一直想展示真知灼见，而削弱团体的力量。你可能因为害怕亲密而过早做出诠释，以此阻止公开表达感受，或者相反，你也可能过度强调感受，较少解释，从而过度刺激来访者，以至于让他们陷入混乱。你可能因为太需要被接纳，以致无法挑战团体，在团体中随波逐流。你可能因被攻击而感到极度不安，并且因为自体表征非常不清晰，所以无法区分攻击是来自现实性还是移情性因素。

推荐所有心理治疗师接受个体治疗还有一个很好的理由：个体治疗是保持心理

健康和减少职业耗竭的极佳资源[53]。

在历史上，有些培训课程曾经建议学员像真正的来访者那样，参与由资深临床工作者所带领、由寻求个体治疗的非专业人员所组成的治疗团体[54]。这种课程的倡导者指出，成为治疗团体的真正成员有许多优点。和同伴团体比起来，这种团体较少出现手足竞争的情形，成员自我表现的需求较低，较少防御，也较少在意被评价。

我们相信，在真正的治疗团体中完全地投入所获得的经验是无与伦比的，我们鼓励所有的受训者寻求这样的治疗。不幸的是，很难找到合适的团体。那些倡导受训者接受个人团体治疗的人都来自大都会区域（伦敦、纽约、多伦多、日内瓦），而在较小的城区，个人的团体治疗资源很有限。很少有团体符合适当标准，即高功能、持续进行、由资深临床工作者用折中派的动力取向带领（并且带领者既非受训者的熟人，也非同事）。

网络团体的出现（见第14章）为治疗师和受训人员创造了新的机会，无论在哪里，他们都能够加入和参与团体治疗。线上的形式也增加了绝缘层，使治疗师在当地社区的同事面前可以尽量避免专业暴露。良好、可靠、符合《健康保险便利及责任法案》的VTC平台的发展将促进线上形式的推广使用。

还有另一种方式可以让受训者获得团体治疗培训和个体心理治疗。几年来，我（亚隆）带领了一个由执业心理治疗师所组成的治疗团体。事实上，有一年——莱兹克兹在斯坦福大学获得研究奖学金资助的那一年——那还是我们作为协同带领者带领的团体。那是个地地道道的治疗团体，而非培训团体。参加的人必须要有进行个体治疗的需求和愿望，而且必须支付标准的团体治疗费用。大多数的成员（不是全部）同时是团体心理治疗师，他们在治疗过程中自然而然地学习了很多与团体治疗进程有关的知识。

总　　结

就我们的观点而言，我们所提到的培训经验——观摩学习、团体心理治疗的督导、参与体验性团体及个体治疗——构成了团体治疗师培训项目最基本、最主要的元素。这些都建立在团体治疗理论和基础的全面教育的根基之上。我们建议，观摩团体、个体治疗以及体验性团体应该在培训项目早期的阶段就开始，几个月后再组建团体以及接受持续的督导。我们认为，根据临床经验，受训者最好先带领传统的团体，了解了如何在传统团体中处理基本的团体动力与互动动力之后，再开始带领有特定目标、由特定的来访者人群所组成的团体，或者使用某种新的特殊治疗取向。

当然，学习是终生的过程。每门学科都需要从业人员坚持不懈地拓展其专业能力。我们认为，这不应是一种敷衍了事的态度，而应是对精益求精的深切承诺。很重要的一点是，临床工作者要持续地与同道保持联系，无论是非正式的接触，还是通过正式的组织，如美国团体心理治疗协会（AGPA）和团体治疗专家协会（Association for Specialists in Group Work）。为了持续成长，持续的投入是必要的。继续教育的形式有许多，包括阅读、与不同的协同治疗师一起工作、教学、参加专业工作坊、线上研讨会或与同事进行非正式的讨论等。对于许多人而言，毕业后的个人团体体验是一种再生的过程。AGPA 每年召开年会之前，总会在会场举办两天的体验性团体，由相当资深的团体领导者带领。追踪研究证实了这些团体的价值（包括专业的与个人的）[55]。AGPA 的许多当地分会也提供了类似的机会。

另一种专业训练的模式是形成无领导者的支持性团体。在近期之前，很少有文献讨论由精神健康专业人员组成的支持性团体，但是我（亚隆）个人非常肯定这类团体的价值。30多年来，我参加了一个由和我年龄及经验相近的10位治疗师所组成的团体，这个团体隔周会面90分钟，我从中获益良多。随着时间的流逝，该团体的几位成员相继去世，又有新成员加入该团体。目前，我是该团体年龄最大的成员。为了确保团体能够持续发展，我们已经对团体在发展、目标和规范方面达成了明确共识，同时，也致力解决我们的个人问题和关注团体进程[56]。我从这个团体的工作中获益匪浅，并向所有精神健康从业者推荐这样的团体。

技 术 之 外

团体心理治疗的培训项目，除了教导学生如何做之外，也要教导他们如何去学习。一个临床指导者不能对自己的技术或治疗假设过分执着，因为这一领域如此复杂而多元化，与永恒的真理相距甚远。为此，我们相信，最重要的是教授与示范最基本的研究导向——这意味着对临床和研究证据持开放的、自我批判的、探询的态度。正如我们前面指出的，单凭经验并不一定能带来疗效，而如何运用经验会直接影响我们的专业成长。

近来心理治疗研究方面的发展强调了这一原则：无论我们的理论模型如何，我们都可以成为循证的团体治疗师。归根结底，带来疗效的是治疗师而不是理论模型。我们相信，富有成效的治疗师应具备这些关键特点：同各种来访者建立牢固的治疗关系的能力，强大的人际交往能力，职业谦逊和自我反思，以及致力于学习和精进自己的技艺[57]。

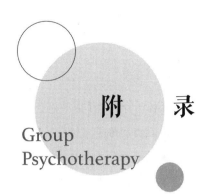

给来访者的团体治疗信息和指南（示例）

你的团体将开始于：＿＿＿＿＿＿＿＿

团体会谈地点：＿＿＿＿＿＿＿

你的团体治疗师是：＿＿＿＿＿＿＿和＿＿＿＿＿＿＿

联系方式：＿＿＿＿＿＿＿＿＿＿＿＿＿

这份资料概述了你可以从团体治疗中获得什么，以及如何让你的团体治疗经历给你带来最大的收获。

你选择接受团体治疗是一个明智的决定。团体治疗是一种非常有效的心理治疗形式，并且有着悠久的历史。大多数来访者认为，团体治疗和个体治疗同样有效。对有些人来说，团体治疗甚至可能更有效——特别是当获得社会支持和理解人际关系是治疗的重要目标时。绝大多数接受团体治疗的人都从中获益匪浅。虽然团体治疗通常具有高度的支持性，但你可能会发现，它有时也具有挑战性。

团体心理治疗的一些目标

许多寻求团体治疗的人感到孤独，对生活状况不满。他们可能难以与他人建立和保持一种亲密、让彼此满意且有意义的关系。他们常常想更多地了解如何与他人相处。

团体治疗提供了以下机会：

- 获得和给予支持及反馈；

- 改善人际关系和沟通；

- 尝试新的人际行为；

- 坦诚、直接地谈论内心感受；

- 通过探讨团体内外的关系模式，洞察和理解自己的想法、感受和行为；

- 了解他人的想法、感受和行为；

- 提升自信、自我形象和自尊；

- 在团体内部启动个人的改变过程，并将改变带入团体外的生活。

保　密　性

我们在团体心理治疗中讨论的一切会受到最大程度的尊重和保密。这是构建安全、可靠的治疗体验的重要组成部分。

治疗师

团体治疗师承诺绝对保密，只有一种情况例外：存在对某个团体成员或其他人造成严重伤害的即刻风险。为来访者保密是咨询和治疗职业伦理的核心。

如果你同时在接受个体治疗，我们需要你允许我们定期与你的个体治疗师沟通。治疗师是你的盟友，治疗师之间的沟通对于你的治疗而言十分重要。

团体成员

所有团体成员都需要遵守保密原则。这一承诺对于团体内部建立信任至关重要。大多数接受治疗的人倾向于将治疗视为个人隐私，不与他人谈论。但是，如果在与朋友或家人的谈话中，你希望在某个时候提及你的团体治疗，那你应该只谈论自己的经历，而不应谈论任何与其他成员有关的经历。切勿提及其他成员的姓名，也切勿透露任何可能用于识别团体成员身份的信息。

你会在团体里做什么？你应该如何表现？

每次会谈没有规定的议程。团体鼓励参与者谈论与他们寻求治疗的问题和目标相关的任何个人议题或关系议题。

团体鼓励参与者提供支持、提问、对所说或未说的内容表示好奇，以及分享自己的联想和想法。团体治疗将注重此时此地成员之间的关系。治疗师常常会邀请成员分享他们对彼此的印象——他们的想法、担心和积极的感受。我们在团体的此时此地中越积极地工作，团体治疗就越有效。

自我暴露是从团体治疗中获益的必要手段，但成员应按照自己的节奏来进行自我暴露。

为了构建一个治疗团体环境，我们要求成员努力以建设性的方式与其他成员交谈。有益的反馈应侧重于此时此地发生的情况。这种直接的反馈和参与也许比较新颖：在我们的文化中，人们很少如此直言不讳。虽然成员一开始可能觉得有风险，但慢慢也可能觉得这种方式很吸引人，而且很有意义。

来自团体成员和治疗师的直接建议通常没有益处。对体育或政治等主题的泛泛而谈也同样如此，除非当前事件与成员个人或人际问题有特别的相关性。

虽然你可能会与团体成员发展出深厚的情感联结，但治疗团体不是交友的场所。你可以把团体看作一个社会实验室——一个获得技能以发展有意义和令人满意的关系的地方。事实上，治疗团体（不像支持团体或社会团体）并不鼓励个体在团体外与其他成员交往。与一个或多个成员在团体外交往通常会妨碍治疗！

你在治疗团体的主要任务是充分探索你与其他每一个成员的关系。起初，这似乎令人费解或与你寻求治疗的原因无关。但是，当你把这个团体看作一个社会缩影——你在社交生活中遇到的问题总是会在你团体内的关系中复现——你就会开始理解这一点。因此，探索和理解你与其他成员之间的关系的各个面向，有助于你将这些知识迁移到你的外部生活中，从而让你开始在生活中发展出更令人满意的关系。

但是，如果你与另一个（或几个）成员在团体外建立了密切关系，你可能会不愿意在团体内部分享你对该关系的所有感受。为什么？因为这种友谊可能意义重大，以至于你不愿意谈论任何可能对它造成威胁的事情。当开放和坦诚受到损害，治疗就会停滞不前!

因此,当成员在团体外见面(无论是出于偶然还是计划之中)或在线联系时,最好与团体分享所有相关的信息。任何对于这种关系的保密都会减缓治疗工作。有时,成员会对其他成员产生强烈的情感。我们鼓励成员讨论这些感受,无论是积极的还是消极的,如愤怒或失望。在整个过程中,我们都期待团体成员谈论自己的感受,而不是根据感受采取行动。

团体治疗师

你的团体治疗师不会"指导治疗过程"。他们将更多地作为参与者或协调者,而不是教练。当治疗团体是一个协作和共享的集体时,它会最有成效。请记住,其他成员的意见往往和治疗师的评论一样重要,甚至比治疗师的评论更重要。治疗师会观察团体的互动和行为,或观察特定成员在团体中的言谈举止。团体治疗师也可能对团体的进展或受阻发表评论。

我们希望,当你有话想对团体治疗师说时,你会尽可能在团体会谈上直接表达。但是,如果有紧急事件,你必须与团体治疗师在团体外讨论,那么我们可以在两次会谈之间安排这种沟通。在这种情况下,你在下一次团体会谈上对此进行讨论是有益处的。你甚至可以分享与你的个体治疗或夫妻治疗相关的内容。我们希望团体内没有不能讨论的问题。同时,我们认识到信任是随着时间而发展的,只有当你在团体中感到足够安全时,才会进行个人暴露。

团体治疗的时间承诺

团体治疗通常不会给参与者立即带来益处。鉴于这个事实,在治疗早期,当团体变得有压力时,参与者有时会想终止治疗。我们希望你不要过早得出有关团体疗效的结论,而是继续留在团体中谈论相关的压力和你对团体治疗的疑惑。

我们要求你做出初步承诺,至少参加12次团体治疗。那时,你将更清楚地了解团体潜在的作用。

出勤和团体凝聚力

当团体具有凝聚力、可靠性和可预测性时，团体的工作最为有效。定期出席是其中的关键部分，因此我们要求你在日程安排中将其列为优先事项。定期出席、积极参与会谈是尊重和重视每个成员工作的重要方式。同样，每次按时到达也很重要。如果你知道你要迟到或缺席，希望你提前告知团体治疗师，以便他们能够在会谈开始时告知团体成员。

如果可能，你应提前通知团体你的休假计划。团体治疗师也会如此。

有时候，团体是你最不想去的地方，因为它可能会带来不舒服的感觉。根据我们的经验，这可能是心理治疗工作中非同寻常的治疗契机，从中你可能会获得不寻常的体验。同样，可以预料的是，你生活中遇到的一些困难也会在团体中呈现出来，因此请不要为此而气馁。这实际上是一个很好的机会，因为这意味着你和团体成员正在处理你关心的重要问题。

你已决定开启给予和接受支持的旅程，并努力改变自己的生活和人际关系。我们期待着与你在这个团体中合作。

网 络 团 体

如果你的团体会谈将在线上进行，请额外注意以下准则。

- 你的团体将使用安全且私密的线上平台进行视频电话会议。
- 需要注意的是，即使是最安全的线上平台也可能受到隐私泄露的影响。
- 一旦加入团体，即表示你同意以此种形式参与治疗。
- 我们将采取一切预防措施，确保你和团体的保密性及隐私安全。我们要求你从你的个人位置加入团体会谈；仅使用你的姓来进行身份识别；确保你可以连接到无线网络或使用支持视频会议的数据流量；提供一个电话号码，这样，在无线网络出现故障或紧急情况时我们可以联系上你。

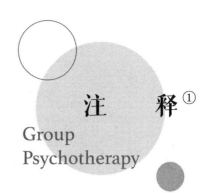

注　释①

Group
Psychotherapy

第1章　疗效因子

1. S. Lorentzen, T. Ruud, A. Fjeldstad, and P. Hoglend, "Comparison of Short- and Long-Term Dynamic Group Psychotherapy: Randomized Clinical Trial," *British Journal of Psychiatry,* 203 (2013): 280–87. G. Burlingame, B. Strauss, and A. Joyce, "Change Mechanisms and Effectiveness of Small Group Treatments," in *Bergin and Garfield's Handbook of Psychotherapy and Behavior Change*, 6th ed., ed. M. Lambert (New York: Wiley, 2013), 640–89. G. Burlingame et al., "Differential Effectiveness of Group, Individual, and Conjoint Treatments: An Archival Analysis of OQ-45 Change Trajectories," *Psychotherapy Research* 26 (2015): 556–72. R. Grenon et al., "Group Psychotherapy for Eating Disorders: A Meta-Analysis," *International Journal of Eating Disorders* 50 (2017): 997–1013. W. Piper, "Underutilization of Short-Term Group Therapy: Enigmatic or Understandable?," *Psychotherapy Research* 18 (2008): 127–38. L. Greene, "Group Psychotherapy Research Studies That Therapists Might Actually Read: My Top 10 List," *International Journal of Group Psychotherapy* 67 (2017): 1–26.

2. A. Jorm, S. Patten, T. Brugha, and R. Mojtabai, "Has Increased Provision of Treatment Reduced the Prevalence of Common Mental Disorders? Review of the Evidence from Four Countries," *World Psychiatry* 16 (2017): 90–99. L. Onken, K. Carroll, V. Shoham, B. Cuthbert, and M. Riddle, "Reenvisioning Clinical Science: Unifying the Discipline to Improve the Public Health," *Clinical Psychological Science* 2 (2014): 22–34.

3. M. Leszcz, "The Evidence-Based Group Psychotherapist," *Psychoanalytic Inquiry* 38 (2018): 285–98. D. Kraus, L. Castonguay, J. Boswell, S. Nordberg, and J. Hayes, "Therapist Effectiveness: Implications for Accountability and Patient Care," *Psychotherapy Research* 21 (2011): 267–76.

---

① 由于本书注释篇幅较大，为了环保，也为了节省您的购书开支，不在此一一列出。如果您需要完整的注释，请通过电子邮箱1012305542@qq.com联系下载，或者登录www.wqedu.com下载。您在下载中遇到问题，可拨打010-65181109咨询。——译者注